POCKET
NOTEBOOK

麻醉口袋书

第 4 版

主编 〔美〕理查德·于尔曼 (Richard Urman)
〔美〕耶西·埃伦费尔德 (Jesse Ehrenfeld)

主 译 申乐　许力
主 审 黄宇光　张秀华
副主译 谭刚　裴丽坚

北京科学技术出版社

著作权合同登记号　图字：01-2023-3316

图书在版编目(CIP)数据

麻醉口袋书：第 4 版/(美)理查德·于尔曼(Richard Urman)，(美)耶西·埃伦费尔德(Jesse Ehrenfeld)主编；申乐，许力主译. —北京：北京科学技术出版社，2024.4

书名原文：Pocket Anesthesia,4e

ISBN 978-7-5714-3460-1

Ⅰ.①麻… Ⅱ.①理… ②耶… ③申…④许… Ⅲ.①麻醉学 Ⅳ.①R614

中国国家版本馆 CIP 数据核字(2024)第 000088 号

责任编辑：杨　帆　张慧君
责任校对：贾　荣
责任印制：吕　越
封面设计：北京永诚天地艺术设计有限公司
出 版 人：曾庆宇
出版发行：北京科学技术出版社
社　　址：北京西直门南大街 16 号
邮政编码：100035
电　　话：0086-10-66135495（总编室）
　　　　　0086-10-66113227（发行部）
网　　址：www.bkydw.cn
印　　刷：三河市华骏印务包装有限公司
开　　本：710 mm×1000 mm　1/32
字　　数：648 千字
印　　张：25
版　　次：2024 年 4 月第 1 版
印　　次：2024 年 4 月第 1 次印刷
ISBN 978-7-5714-3460-1

定　　价：128.00 元

译者名单

主　　译：申　乐　许　力

主　　审：黄宇光　张秀华

副 主 译：谭　刚　裴丽坚

主译助理：陈唯韫　龚亚红

译　　者：（以姓氏笔画为序）

马璐璐　王　瑾　车　璐

刘子嘉　李　旭　汪　一

宋锴澄　张　雪　张羽冠

陈　思　赵　欣　赵　娜

徐宵寒

译者前言

2019 年，北京协和医院麻醉科联合国内兄弟医院麻醉科，首次翻译了第 3 版《麻醉口袋书》(*Pocket Anesthesia，3e*)。《麻醉口袋书》及其姊妹书《内科口袋书》《外科口袋书》等，在青年医师的职业成长过程中都发挥了重要的作用。

每一位麻醉医师的职业成长，都需要先后经历住院医师、总住院医师、专科住院医师、主治医师、高级职称医师的阶段。其中，在入门阶段，接受规范化培训的住院医师需要有一本提纲挈领、简明扼要、重点突出、言之有据的手册作为日常参考。

与此同时，我们也要求住院医师在规范化培训阶段通读《米勒麻醉学》《现代麻醉学》《摩根临床麻醉学》等经典专著。在这些"大部头"面前，《麻醉口袋书》很好地扮演了一个导读的角色，引导青年医师按图索骥，选择性、分阶段读完经典专著。

《麻醉口袋书》还能满足临床工作速查之需。无论是"三基"涵盖的"基本知识、基本理论、基本技能"，还是特殊手术麻醉管理的临床流程，住院医师都能从《麻醉口袋书》中找到帮助。2023 年 9 月，北京协和医院麻醉科原创出版了《协和麻醉医疗手册》，其目的也是从具体临床实践出发，高效解决实际问题。

《麻醉口袋书：第 4 版》的翻译尊重英文原版，确保将原版最新修订内容原汁原味地传递给中国读者。期待本书为青年麻醉医师的成长助一臂之力！

申乐　许力

2024 年 2 月 5 日

目 录

第1章 术前患者评估

J. Matthew Kynes、Jesse M. Ehrenfeld

概述

美国麻醉医师协会（ASA）分级		举例
I	无器官、生理、精神问题	不吸烟的健康患者
II	合并症控制良好，对全身系统影响较小，功能不受限	控制良好的高血压、吸烟、肥胖、糖尿病
III	合并症对全身系统有严重影响，功能受限	控制良好的慢性心力衰竭、稳定型心绞痛、病态肥胖、慢性阻塞性通气功能障碍、慢性肾功能不全
IV	合并症控制很差，功能严重受损，对生命有威胁	不稳定型心绞痛、有症状的慢性阻塞性通气功能障碍或慢性心力衰竭
V	危及生命的状态，不进行手术存活率很低	主动脉瘤破裂、严重创伤或多系统器官功能衰竭
VI	脑死亡，进行器官捐献	
E	急诊	延误治疗可能会对生命或肢体造成严重威胁

术前访视

术前访视	
目前情况	手术指征
既往病史	合并症种类及严重程度
系统回顾	关注整体功能
心血管系统	心绞痛、呼吸困难、活动耐量、活动水平及限制因素、活动后喘憋
呼吸系统	哮喘、吸烟、使用吸入剂、基础氧耗、阻塞性睡眠呼吸暂停

续表

术前访视	
神经系统	短暂性脑缺血发作、脑卒中、疼痛、抑郁、焦虑、神经系统疾病、神经病变
胃肠系统	胃食管反流症状、禁食水情况
泌尿生殖系统/妇科系统	是否怀孕、泌尿系统感染
血液系统	淤青、出血，贫血病史，凝血功能异常
骨骼肌肉	颈部活动度，骨骼肌肉疾病
内分泌系统	糖尿病、甲状腺疾病
手术史	既往手术史，包括并发症和转归
麻醉史	检查既往手术病历：是否存在困难气道、术后恶心和呕吐、任何提示恶性高热的家族史
社会史	吸烟、酗酒、药物滥用史
过敏史	药物过敏（类过敏反应、气道水肿、荨麻疹、呼吸系统反应）及副作用/不耐受，乳胶过敏史
用药史	尤其是心血管药物、胰岛素、抗凝血药

术前体格检查

- 生命体征：静息心率、血压、脉搏血氧饱和度（SpO_2）、身高、体重、体重指数（body mass index，BMI）
- 心血管及呼吸系统：心音及呼吸音、颈静脉怒张、肺/外周组织水肿、颈动脉血管杂音
- 气道评估
  - Mallampati 分级（图 1-1）
  - 甲颏间距：嘱患者颈部后仰，并测量下颏与甲状软骨之间的距离；小于 6 cm 可能提示插管困难
  - 颈椎伸屈活动度：检查颈椎活动范围，判断是否会影响气

管插管时头部摆成嗅花位

♦ 其他：张口度，下颌大小（小下颌）及舌头大小（巨舌），牙齿（是否有松动、缺牙、义齿）

Mallampati 分级		
患者坐直、尽力张口、不伸舌		
分级	可见结构	插管难度
1	扁桃体、软腭、整个悬雍垂	困难可能性小
2	扁桃体、软腭、部分悬雍垂	困难可能性小
3	软腭、悬雍垂根部	可能存在困难
4	只能看到硬腭	困难/不可能插管

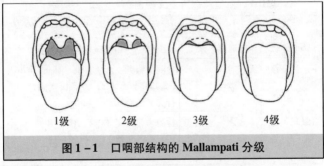

图 1-1　口咽部结构的 Mallampati 分级

（引自 Samsoon GLT，Young JRB. Difficult tracheal intubation，a retrospective study. *Anaesthesia* 1987；42：487-490. ）

禁食水共识指南（最短时间）	
固体食物、牛奶、婴儿配方奶	6 h
母乳	4 h

续表

禁食水共识指南（最短时间）	
清亮液体（水、苏打水、果汁、黑咖啡）	2 h
急诊病例	快速顺序诱导插管

术前实验室检查

- 麻醉前没有绝对需要进行的检查，尤其对于健康患者而言
  - 对**可能怀孕**的患者（育龄期、既往无双侧附件切除或子宫切除史）进行妊娠检查
  - 如果需要使用造影剂则进行**血肌酐**检测
  - 如果可能发生大出血，则检测**血细胞比容（Hct）、血红蛋白（Hb）、血型**及进行**交叉配血**

术前检查建议表		
ASA 分级	**低风险手术[a]**	**中高风险手术[a]**
Ⅰ 级和Ⅱ级	无	检测血肌酐、血糖、Hb、Hct、血小板（尤其高龄患者），考虑检查血型和进行交叉配血
Ⅲ 级和Ⅳ级	非必须，根据患者合并症及手术类型进行检查	检测血肌酐、血糖、Hb、Hct、血小板，检查血型，进行交叉配血

注：[a] 应用心脏风险预测工具评估低风险和中高风险手术。

根据特殊合并症建议进行的额外实验室检查	
糖尿病、肾脏疾病、内分泌疾病	电解质、血肌酐、血糖[a]
心血管疾病	电解质、血肌酐、血糖[a]
重度肥胖	电解质、血肌酐、血糖[a]

续表

根据特殊合并症建议进行的额外实验室检查	
严重肝脏疾病、不能解释的出血	全血细胞分析、血小板、凝血酶原时间（prothrombin time，PT）、部分凝血活酶时间（partial thromboplastin time，PTT）、肝功能检查
血液系统疾病、恶性肿瘤	全血细胞分析、血小板、PT、PTT

注：[a] 包含电解质的成套化验，比单独进行血肌酐、血糖检测更便宜。

其他检查	说明
胸部 X 线	很少有用，除非患者有异常呼吸音、可疑慢性心力衰竭、胸骨后甲状腺肿或低 SpO_2 通常在心脏手术前评估以作为基线值
肺功能	对风险评估没有价值，除非患者准备行肺叶切除术
超声心动图	推荐对有心脏杂音（除明确的功能性杂音之外）、慢性心力衰竭或不能解释的呼吸困难患者进行检查
颈动脉超声	对有症状的颈动脉杂音患者（如短暂性脑缺血发作患者）进行检查 高风险手术（如冠状动脉旁路移植术、主动脉瘤切除术）患者的术前检查
颈椎 X 线（前屈后伸位）	长期类风湿关节炎、21 - 三体综合征患者，若之前未进行筛查则推荐此检查（无症状者无须筛查）
无创心脏检查	用于冠心病患者的围手术期心脏风险评估（图 1 - 2）

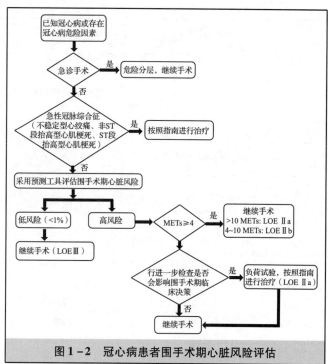

图 1-2　冠心病患者围手术期心脏风险评估

根据手术/临床风险及功能状态对已知或有风险的冠心病患者行非心脏手术的心脏评估流程。详见本章的心脏风险预测工具、代谢当量及关于术前心脏情况处理的推荐意见（非冠心病）。METs—代谢当量；LOE—证据等级。（引自 Fleisher LA，et al. ACC/AHA 2014 guideline on perioperative cardiovascular evaluation. *Circulation* 2014. doi：10.1016/j.jacc.2014.07.944.）

心电图（electrocardiogram，ECG）检查

- 用于术前诊断而非术前评估；不推荐以年龄来判断是否需要检查

- ECG 检查指征
  - **症状或体征**：如胸痛、晕厥、心悸、喘憋、心律失常、心脏杂音、外周水肿、啰音、可疑或近期已发生心肌梗死、不稳定型心绞痛
  - **风险评估/优化**
    - ★ 对冠心病、严重心律失常、外周血管疾病、心血管疾病或其他严重心脏疾病的患者进行风险评估，行低风险手术时除外
- 行低风险手术的无症状患者不推荐进行 ECG 检查

心脏风险评估

关于术前心脏情况处理的推荐意见（非冠心病）	
病情	**推荐意见**
心力衰竭	对呼吸困难加重或临床症状有变化的患者进行左心室功能评估
心律失常	寻找术前心律失常的原因，尤其对高度房室传导阻滞（Ⅲ度房室传导阻滞、莫氏Ⅱ型房室传导阻滞）或室上性心律失常患者
中至重度血管疾病	若患者近1年未进行检查，或上次检查后症状、体征出现明显变化，则进行术前超声检查

注：引自 Fleisher LA, et al. ACC/AHA 2014 guideline on perioperative cardiovascular evaluation. *Circulation* 2014. doi：10.1016/j. jacc. 2014.07.944.

心脏风险预测工具
(1) 校正心脏风险指数（revised cardiac risk index, RCRI）[*Circulation* 1999；100 (10)：1043 – 1049]
总结　根据患者及手术因素评估心肌梗死、肺水肿、完全性传导阻滞或心室颤动风险

续表

心脏风险预测工具	
标准	①高风险手术（开腹手术、开胸手术、腹股沟以上部位的心血管手术）；②心肌梗死病史、负荷试验阳性；③慢性心力衰竭病史；④短暂性脑缺血发作或脑卒中病史；⑤需胰岛素治疗的糖尿病；⑥术前血肌酐大于 2 mg/dL
计算方法	低风险（<1%）：0~1 分；中高风险：2~6 分

（2）美国外科医师协会国家外科质量改进计划（ACS NSQIP）心肌梗死或心搏骤停量表（MICA）[*Circulation* 2011；124（4）：381–387]

总结	根据患者和特定部位手术因素评估心肌梗死或心搏骤停的风险
标准	年龄、血肌酐>1.5 mg/dL、功能状态、手术类型（21 项）
计算方法	网上或电子表格（http://www.surgicalriskcalculator.com/miorcardiacarrest）

（3）ACS NSQIP 手术风险计算 [*Am Coll Surg* 2011；217（5）：833–842]

总结	根据特定手术及患者因素评估重大心脏事件、死亡及其他 8 种后果的风险
标准	手术名称、ASA 分级、伤口分级、腹水、全身性脓毒血症、依赖呼吸机、癌症扩散、使用类固醇、高血压、既往心脏事件、性别、喘憋、吸烟、慢性阻塞性肺疾病（chronic obstructive pulmonary disease，COPD）、透析、急性肾损伤、体重指数、急诊病例
计算方法	网上评估（http://www.riskcalculator.facs.org）

代谢当量（METs）		
差（<4 METs）	中等（4~7 METs）	好（>7 METs）
吃饭、洗澡、穿衣	爬一层楼梯	清洗地板
慢走（3.2 km/h）	快走（6.4 km/h）	网球单打
使用吸尘器打扫	除草、骑自行车	慢跑、打壁球

注：引自 Fletcher GF, et al. Exercise standards. *Circulation* 1995；91：580－615.

感染性心内膜炎（infective endocarditis，IE）
抗生素预防应用

- 如果有发生 IE 的可能，则基于 IE 进展风险及后果严重程度选用抗生素
- 高危患者（需要预防性使用抗生素）包括以下类型
  - ◆ 心脏瓣膜置换术后或既往有 IE 病史
  - ◆ 先天性心脏病
  - ◆ 慢性心脏疾病，既往接受过治疗并遗留损伤
  - ◆ 既往行心脏移植并遗留心脏瓣膜病变

注意：指南不再包含一般瓣膜疾病（如主动脉瓣二瓣化畸形、获得性主动脉瓣或二尖瓣病变、二尖瓣脱垂、肥厚型心肌病等）患者

推荐的抗生素用法（术前 30~60 min）		
分类	一线抗生素	其他可选抗生素 （氨苄青霉素过敏时可选）
口服	阿莫西林 2 g 头孢氨苄 2 g	克林霉素 600 mg 阿奇霉素 500 mg 克拉霉素 500 mg

续表

推荐的抗生素用法（术前 30~60 min）		
分类	一线抗生素	其他可选抗生素 （氨苄青霉素过敏时可选）
静脉注射（iv）/ 肌内注射（im）	氨苄西林 2 g iv/im 头孢唑林 2 g iv/im 头孢曲松 1 g iv/im	克林霉素 600 mg iv/im

注：引自 Wilson W, et al. Prevention of infective endocarditis. *Circulation* 2007；116（15）：1736 – 1754.

围手术期 β 受体阻滞剂治疗

- 围手术期使用 β 受体阻滞剂可以降低心脏事件的发生率及死亡率，但可能增加脑卒中、低血压及心动过缓的风险，并可能对手术死亡率产生不确定的影响（*Circulation* 2014；130：2246 – 2264）
  - 若患者已在接受 β 受体阻滞剂治疗，是否应继续原治疗方案仍有争议，但不应在手术当天开始使用 β 受体阻滞剂
  - 对于有 3 个或 3 个以上 RCRI 危险因素的患者可以考虑手术当天开始使用 β 受体阻滞剂（2014 ACC/AHA 指南）

他汀类药物

- 围手术期继续使用，包括手术当天（2014 ACC/AHA 围手术期指南）

支架及抗凝血药

- 冠状动脉旁路移植术：持续使用阿司匹林至少 14 天（2014 ACC/AHA 围手术期指南）
- 裸金属支架：氯吡格雷及阿司匹林（"双抗"）治疗应持续至

少 4 周

- 药物洗脱支架："双抗"治疗应持续至少 6 个月
- 若停用氯吡格雷，围手术期应继续使用阿司匹林（≥81 mg/d）治疗［*J Am Coll Card*：*Cardiovasc Interv* 2010；3（2）：131 – 142］
- 术前停用抗血小板药的支架患者（7.3% 及 4%）与继续使用的患者（0.3% 及 0%）相比，发生重大心脏事件及心肌梗死的风险增高，严重出血风险相同［*Thromb Haemost* 2015；113（2）：272 – 282］

为优化患者状况可能需要推迟手术的情况

- 近期发生的心肌梗死，不稳定心律失常，控制不佳或恶性的高血压
- 凝血功能障碍
- 低氧血症或呼吸功能不全
- 未治疗的甲状腺功能亢进

围手术期需要特殊考虑的药物

- **抗凝血药**：阿司匹林、硫酸氢氯吡格雷片（波立维）、华法林、阿加曲班——尤其当患者有冠状动脉支架或考虑区域麻醉时（见上文"支架及抗凝血药"部分）。Xa 因子抑制剂（利伐沙班、阿哌沙班、依度沙班）可以停药 2 ~ 3 d。普拉格雷是血小板抑制剂，应在术前 7 d 停用
- **降糖药**：胰岛素、二甲双胍
- **抗高血压药**：血管紧张素转化酶抑制剂（angiotensin converting enzyme inhibitor，ACEI）、血管紧张素受体阻滞药、β 受体阻滞剂

第2章 药 物

第1节 吸入麻醉药

Megan Gray、Bill Anders

概述

- 强效吸入麻醉药的作用机制尚不明确。试验结果表明，挥发性物质能使 $GABA_A$ 受体/K^+ 通道增强；氧化亚氮（N_2O）可抑制 NMDA 受体。麻醉药与这些受体和离子通道的结合可能显著改变细胞膜结构

吸入麻醉药的摄取

- 脑组织中的药物浓度取决于肺泡中的药物浓度（分压）
- 目的是提高肺泡麻醉药浓度（Fa）与吸入麻醉药浓度（Fi）的比值
- Fa/Fi 升高→诱导速度加快（图 2-1）

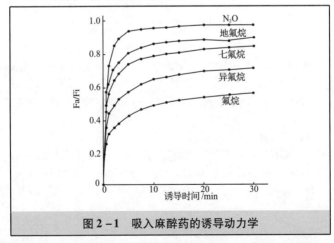

图 2-1　吸入麻醉药的诱导动力学

（引自 Ebert TJ，Naze SA. Inhaled Anesthetics. In：Barash PG，Callan MK，Cullen BF，Stock MC，Stoelting RK，Ortega R，Sharar SR，Holt N，eds. *Clinical Anesthesia*. 8th ed. Philadelphia，PA：Wolters Kluwer；2018：463.）

影响摄取的主要因素

溶解度

- 分配系数指麻醉气体在平衡时的相对溶解度
- 分配系数越低，溶解度越低，分压更快达到平衡（肺泡↔血液↔脑），诱导速度更快（例如地氟烷）
- 分配系数高表示溶解度高，由于更多的分子溶解在血液中，使达到平衡的过程减慢，延长了诱导时间（例如氟烷）
- 组织：血液分配系数 ＝组织和血液中药物浓度达到平衡的时间

心输出量

- 增加心输出量使摄取量增加，但是 Fa 下降，因此，诱导速度减慢（更多血液流经肺组织意味着麻醉药被带走得更快）
- 不可溶性药物的效应不明显

注意：由于分流血液不摄取药物，所以有心脏右向左分流的患者诱导速度减慢，尽管 Fa 上升得更快，但是动脉浓度被稀释；可溶性药物受影响最大

肺泡 - 静脉浓度梯度

- 取决于所需组织（大脑）和非所需组织的摄取量
- 组织摄取量由分配系数和局部血流量所决定
- 组织摄取量少意味着血液返回肺泡时麻醉气体的分压更高，因此 Fa 可以上升得更快

其他影响摄取的因素

- **浓度效应**：吸入气体浓度的增加程度与 Fa 上升的程度不成比例。最有临床意义的是 N_2O，比起其他麻醉气体，N_2O 能

被用来显著增加吸入气体浓度

- **第二气体效应**：对第一种气体的大体积吸收（典型的是 N_2O）引起肺泡中总气体容积下降，因此增加了 Fa，加速了第二种气体（挥发性麻醉药）的摄取

常见吸入麻醉药的药理特性						
药物	血/气	肌肉/血	脑/血	脂肪/血	气压/mmHg (20℃)	MAC/% (30~60岁)	MAC/% (>65岁)
N_2O	0.46	1.1	1.2	2.3	—	104	—
氟烷	2.5	1.9	3.4	51	243	0.75	0.64
异氟烷	1.5	1.6	2.9	45	238	1.2	1.0
地氟烷	0.42	1.3	2.0	27	669	6.6	5.2
七氟烷	0.65	1.7	3.1	48	157	1.8	1.45

注：MAC – 最低肺泡有效浓度（minimum alveolar concentration）。

引自 Barash PG，Cullen BF，Stoelting RK. *Clinical Anesthesia*. 6th ed. Philadelphia，PA：Lippincott Williams & Wilkins；2009：415.

加快诱导速度的因素（Fa/Fi↑）

- 使用溶解度低的药物（低分配系数）
- 低心输出量、最低的右向左分流、保留脑血流
- 增加每分钟肺泡通气量，增加吸入气体浓度，增加新鲜气体流速（代替麻醉药在血液中的摄取）
- 儿童患者——肺泡通气量大，功能残气量小，脑血流大，因此诱导速度快

消除/苏醒

- 脑组织中麻醉药的消除途径有下列 3 种：呼气 > 生物转化 > 经皮肤排出
- 相比七氟烷（生物转化率 5%）、异氟烷（生物转化率 0.2%）和地氟烷（生物转化率 < 0.1%），氟烷更依赖于

P450 酶的生物转化

- 可以通过增加新鲜气体流量、消除重复呼吸、减少回路吸收、降低溶解度、提高脑血流量、增加每分钟通气量来加速消除

- 输注即时消除时间：麻醉药的使用时间越长，苏醒时间越长；随着麻醉时间的延长，更多的麻醉药蓄积在非所需组织中并需要被"洗出"；麻醉药的溶解度越高，这种效应越明显（图 2-2）

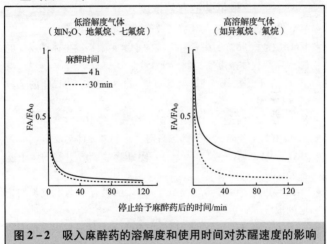

图 2-2 吸入麻醉药的溶解度和使用时间对苏醒速度的影响

FA—在呼气末测定的肺泡麻醉药浓度；FA_0—刚刚给药时测定的肺泡麻醉药浓度。（引自 Epstein RM，Rackow H，Salanitre E，et al. Influence of the concentration effect on the uptake of anesthetic mixtures：the second gas effect. *Anesthesiology*. 1964；25：364. In：Barash PG，Callan MK，Cullen BF，Stock MC，Stoelting RK，Ortega R，Sharar SR，Holt N，eds. *Clinical Anesthesia*. 8th ed. Philadelphia，PA：Wolters Kluwer；2018：465.）

弥散性缺氧

- 高浓度的相对不溶性气体（N_2O）弥散出血液进入肺泡中，取代了肺泡中的气体，并且降低了肺泡中 O_2 和 CO_2 的浓度
- 肺泡中 O_2 浓度的稀释会导致低氧血症，CO_2 浓度的稀释会降低通气动力并加重低氧血症
- 在停止使用 N_2O 后应给予高流量（100%）O_2 吸入 5~10 min

最低肺泡有效浓度（MAC）

- MAC 是用来比较吸入麻醉药效能的无单位的数值
- 1 MAC 是指 50% 的患者对标准的手术刺激不发生体动反应的肺泡麻醉气体浓度，类似于 ED50
- MAC 值可粗略相加（即 0.5 MAC 的 N_2O + 0.5 MAC 的七氟烷 ≈ 1.0 MAC）
- MAC 在 1 岁时最高，随着年龄的增长，每 10 年减少 6%
- MAC 值为 1.3 时，95% 的患者对手术刺激无体动反应
- MAC – BAR（1.5~2.0 MAC）：阻断疼痛刺激引起的肾上腺素受体反应的浓度
- MAC – 知晓（0.4~0.5 MAC）：50% 的患者不会形成长期记忆的浓度
- MAC – 苏醒（0.15~0.5 MAC）：50% 的患者能够根据指令睁开眼睛的浓度

降低 MAC 的因素（增加效力）	
酸中毒	静脉麻醉药
使用酒精	低血压（严重）
高龄	低温
贫血	缺氧
苯二氮䓬类药物	阿片类药物
海拔增高	妊娠

增加 MAC 的因素（降低效力）
慢性酒精滥用
低龄（接近 1 岁）
体温升高（>42 ℃）
海拔降低
药物：单胺氧化酶抑制剂、三环类抗抑郁药、可卡因、苯丙胺（紧急使用）

吸入麻醉药的临床考虑

- 挥发性麻醉药可能引起恶性高热（见附录 C）
- 目前使用的吸入麻醉药在临床浓度下是不可燃的
- 所有吸入麻醉药都有神经肌肉阻滞作用，其阻滞程度与其他合并用药有关；挥发性麻醉药的阻滞作用大于 N_2O
- 挥发性麻醉药与 QT 间期延长有关
- 挥发性麻醉药和干燥的 CO_2 吸收剂反应过程中会产生一氧化碳（地氟烷 > 异氟烷 > 氟烷、七氟烷）；使用 CO_2 吸收剂（如巴拉林）和干颗粒，回路中的温度升高，麻醉药浓度增加都可使一氧化碳产生增多
- 七氟烷在 CO_2 吸收干燥罐内的放热降解反应可能引起罕见的吸收罐火灾
- 吸入麻醉药（尤其地氟烷、N_2O）都是温室气体

吸入麻醉药对全身系统的影响

- 心血管系统
  - ◆ 尽管血压下降的机制有所不同，但是所有挥发性麻醉药都会引起剂量依赖性心血管抑制
  - ◆ 对心率的影响与 MAC 值和吸入麻醉药的浓度有关

- 呼吸系统
  - 所有吸入麻醉药都会引起呼吸频率加快、潮气量下降；总体而言，挥发性麻醉药可导致每分钟通气量下降及静息动脉血二氧化碳分压（$PaCO_2$）上升
  - 所有吸入麻醉药都会减弱机体对低氧血症的通气反应（即使在 0.1 MAC 时），挥发性麻醉药也会降低机体对高碳酸血症的反应性
  - 挥发性麻醉药是潜在的支气管扩张剂
  - 轻微抑制缺氧性肺血管收缩
- 神经系统
  - 所有吸入麻醉药都会增加脑血流量，增加颅内压（尤其是氟烷），并且会损害血管张力的自动调节（七氟烷 < 1 MAC 时影响最小）
  - 挥发性麻醉药可降低脑代谢率，但 N_2O 可能使其增加
  - 地氟烷和异氟烷的浓度 < 1 MAC 时，能抑制癫痫持续状态，但七氟烷浓度增加与癫痫样脑电图表现有关
  - 所有麻醉药均会降低躯体感觉诱发电位（somatosensory evoked potential，SSEP）/运动诱发电位（motor evoked potential，MEP）信号
- 肝脏：氟烷会引起肝动脉收缩和门静脉血流下降（潜在的缺氧性肝脏损伤，肝功能相关化验指标↑），其他吸入麻醉药以肝动脉血流的增加代偿了门静脉血流的下降，从而更好地保留了血液供应
- 肾脏：所有吸入麻醉药均会引起肾血流下降、肾小球滤过率（glomerular filtration rate，GFR）下降、尿量减少；未纠正的低血压可引起急性肾损伤

不同吸入麻醉药的生理效应					
项目	非挥发性	挥发性			
	N_2O	氟烷	异氟烷	七氟烷	地氟烷
心率	↔或↑	↔或↓	↑	↔	↑
外周血管阻力	↔或↑	↔	↓	↓	↓
心输出量	↔或↑	↓↓	↔	↔	↔
心肌收缩力	↔或↓	↓↓	↓	↓	↓
肝血流量	↓	↓↓	↓	↓	↓

注：↔—无变化；↑—增高；↓—下降。

吸入麻醉药具体介绍

N_2O

- 主要特点：MAC 值为 1.04，不能作为手术麻醉的单独用药；使用 30% ~70% 的浓度可以作为静脉麻醉或者强效吸入麻醉的辅助用药。溶解度低，因此可以快速起效/消除。无刺激性，具有镇痛作用

- 缺点：快速弥散并膨胀进入含空气的腔→警惕气体栓塞，避免在气胸（75% N_2O 能在 10 min 内使腔隙扩大一倍）、肠梗阻、颅腔积气、中耳和视网膜手术中应用；注意气管导管套囊和肺动脉漂浮导管气囊是否膨胀。大气寿命大于 100 年的重要温室气体

- 暴露时间延长→抑制负责髓鞘和核酸合成的维生素 B_{12} 依赖性酶；使用 12 ~24 h 可能出现骨髓巨幼红细胞改变；反复暴露（滥用）会产生神经毒性

- 可导致同型半胱氨酸水平增加，进而推测会增加术后心肌梗死的发生，但是 ENIGMA – Ⅱ 研究并未发现死亡率及心血管事件发生率增加 [*Lancet* 2014；384（9952）：1446 – 1454]

- 在动物模型中致畸，但在人类中未发现临床证据
- 尽管具有燃烧能力，但不可燃
- 术后恶心、呕吐（postoperative nausea and vomiting，PONV）发生率增加
- 心血管效应：拟交感神经作用，但在低血容量、心脏疾病的条件下会出现直接心肌抑制作用，尤其在已有肺动脉高压的患者中会导致肺血管阻力增加

异氟烷
- 主要特点：价格低，起效/消除慢，有刺激性，用途广泛
- 缺点：扩张冠状动脉；潜在的冠状动脉"窃血"效应（血液从有病变的血管中分流），临床意义尚不明确

地氟烷
- 主要特点：在挥发性麻醉药中，起效/消除最快，刺激性大
- 缺点：高蒸汽压需要电加热挥发罐（消除由于环境温度的变化而引起的输送变化）。气体的刺激性气味对于易发生支气管痉挛的患者可能是刺激物。浓度快速上升或高浓度可引起短暂但显著的交感神经刺激。强效温室气体

七氟烷
- 主要特点：刺激性最小（吸入诱导时的最优选择）；快速起效/消除；相较地氟烷或异氟烷，较少引起心动过速，不增加心肌对儿茶酚胺的敏感性
- 缺点：由于生成代谢产物氟离子和降解为化合物 A（动物实验显示肾毒性），其潜在的肾毒性有争议。低新鲜气体流量、高浓度七氟烷、干燥钡石灰吸收剂使化合物 A 生成增加；尽管研究并没有表明七氟烷对人类有肾毒性，但还是推荐尽量缩短暴露时间（如果使用 1~2 L 的流量，则限制暴露为 <2 MAC h；若需要应用更长时间，应使用 >2 L 的流量）

氟烷
- 主要特点：刺激性低（理想的诱导气体），价格低，增加脑血流的程度高于其他挥发性麻醉药，是强效支气管扩张剂

- 缺点：由于罕见但暴发性的自身免疫性肝炎而使用大大减少，会引起心血管抑制和心肌对儿茶酚胺的敏感性增加（增加室性心律失常的发生率）

氦氧混合气

- 非麻醉性气体混合物，通常是氦气（70% ~ 79%）+ O_2（21% ~ 30%）
- 气体密度较低（比空氧混合气密度低 2/3），促进气体层流，减少上呼吸道阻塞、哮喘、慢性阻塞性肺疾病时的湍流
- 帮助降低需要使用小直径气管导管的患者通气所需的压力；降低自主呼吸做功

第2章 药物

第2节 静脉麻醉药

Megan Gray、Bill Anders

概述

常见非吸入麻醉药的药理学研究

药物	诱导剂量/单次剂量[a]	起效时间	作用时间/min	分布容积/(L/kg)	蛋白结合率/%	半衰期/h	输注剂量
丙泊酚	1~2.5 mg/kg	15~45 s	5~10	2~10	98	2~24	全身麻醉:100~200 μg/(kg·min);镇静:25~75 μg/(kg·min)
依托咪酯	0.2~0.3 mg/kg	15~45 s	3~10	4~4.5	75	3~5	全身麻醉:10 μg/(kg·min)[c]
硫喷妥钠	3~5 mg/kg	15~30 s	5~10	1.6~8	72~86	12	全身麻醉:30~70 μg/(kg·min)
美索比妥	1~2 mg/kg	15~30 s	5~10	1.9~2.2	73	4	全身麻醉:50~150 μg/(kg·min)

药物						
氯胺酮	1～2 mg/kg 静脉注射; 4～6 mg/kg 肌内注射; 6～10 mg/kg 口服	30～60 s (静脉注射); 3～4 min (肌内注射); 20～40 min (口服)	5～10 (静脉注射); 12～25 (肌内注射)	2～3	69	2～4	全身麻醉: 30～90 μg/(kg·min); 辅助:0.1 mg/(kg·h)
右美托咪定	1 μg/kg[b]	—	—	1.6	94	2～3	镇静:0.2～1.4 μg/(kg·h)

注:[a]将老年、慢性病或危重症、低血容量或大量预先用药患者的剂量减少 50%。[b] 镇静输注的负荷剂量超过 10 min。[c] 同时使用 N_2O 和阿片类药物时,由于肾上腺抑制作用,药效持续时间有限。

常见非吸入麻醉药的临床考虑						
作用	丙泊酚	依托咪酯	硫喷妥钠	氯胺酮	右美托咪定	咪达唑仑
肌阵挛	+	+ + +				
抗癫痫作用	+ + +	↓	+ + +	+		
暴发性抑制	+ + +	+	+ + +			
恶心、呕吐	↓	+ +				↓
注射痛	+ +	+ + +	+			
镇痛作用			↓	+ + +	+ 或 + +	

注：+—轻度关联；+ +—中度关联；+ + +—强关联；↓—下降。

常见非吸入麻醉药的生理变化						
项目	丙泊酚	依托咪酯	硫喷妥钠	氯胺酮	右美托咪定	咪达唑仑
HR	↔ 或 ↓	↔	↑	↑ ↑	↓	↔
MAP	↓ ↓ ↓	↔ 或 ↓	↓ ↓	↑ ↑	↑（推注给药）； ↓（输注给药）	↔ 或 ↓
心肌收缩力	↓	↔	↓ ↓	↓	↔	
CBF	↓ ↓ ↓	↓ ↓	↓ ↓	↑	↓	↓
$CMRO_2$	↓ ↓ ↓	↓ ↓	↓ ↓	↑	↓	↓
ICP	↓ ↓ ↓	↓ ↓	↓ ↓	↔ 或 ↑		↔
每分钟通气量	↓ ↓	↔	↓ ↓	↔	↔ 或 ↓	↔ 或 ↓
通气驱动力	↓ ↓ ↓	↓	↓ ↓ ↓	↔	↔ 或 ↓	↓

注：↔—无变化；↑—增高；↓—下降；HR—心率；MAP—平均动脉压；CBF—脑血流量；$CMRO_2$—脑氧饱和度；ICP—颅内压。

基本原理

- 亲脂性药物能产生迅速的全身麻醉诱导作用
- 大多数静脉麻醉药通过激活或增强突触后 $GABA_A$ 受体来发挥作用（氯离子内流增加→超极化→神经元兴奋性下降）
- 理想的麻醉药能产生遗忘、镇痛、制动和催眠作用；"平衡麻醉"通过联合应用不同种类的麻醉药来实现这些目标
- 静脉输注可以用于全身麻醉的维持；这种全凭静脉麻醉（total intravenous anesthesia，TIVA）在一些特定的情况下（例如恶性高热敏感人群，严重的术后恶心、呕吐），是一种昂贵却有效的选择
- 低剂量输注/小增量单次给药用于医疗操作的镇静、区域麻醉辅助用药
- 大多数静脉麻醉药的诱导剂量会引起短暂呼吸暂停；联合用药增加呼吸抑制作用
- 低血容量、严重疾病或儿茶酚胺耗竭会"暴露"出直接心肌抑制特性，应谨慎使用并相应地调整剂量
- 不同程度和代谢途径的药物在大剂量（诱导）给药后作用时间相似，因为药物作用的终止是由于其在骨骼肌和脂肪中的再分布
- 与血浆蛋白结合的药物无法被靶器官摄取；在疾病情况下（慢性心力衰竭、恶性肿瘤、肾或肝衰竭），由于蛋白产生减少，血浆蛋白结合率高的药物的剂量可能需要调整

丙泊酚

- 尽管有心血管抑制作用，但仍广泛用于麻醉诱导
- 对老年、危重症、低血容量患者应减少剂量或滴定给药（中心分配容积下降，清除率下降→加重心肌抑制）
- 持续输注丙泊酚常用于监护麻醉和 TIVA；丙泊酚清除迅速，即使输注长达 8 h 后，持续输注半衰期仍然小于 40 min

- 通过肝内和肝外途径完成非活性代谢产物的清除，在肝肾功能异常患者中药代动力学改变很小
- 用含蛋黄卵磷脂的脂质乳液配制的不溶性烷基酚（根据AAAAI，能够用于鸡蛋和大豆过敏患者，无须特别预防）
- 脂质乳剂有利于细菌繁殖，与脓毒症相关；注意无菌操作，开封后 12 h 内使用完毕
- 长期输注与罕见但致命的丙泊酚输注综合征（心律失常、高脂血症、代谢性酸中毒、横纹肌溶解）相关

依托咪酯

- 由于直接心肌抑制作用最小，因而常用于血流动力学不稳定患者的诱导，但在低血容量患者中仍可能引起低血压
- 肾上腺抑制作用（阻断了皮质醇羟化酶通路）限制了依托咪酯持续输注的使用；单次使用后短暂效应的意义备受争议，这可能会影响脓毒症的结局［*Intensive Care Med* 2011；37（6）：901 –910］

硫喷妥钠

- 巴比妥酸盐，具有亲神经特性，可用于脑灌注下降期间的脑保护
- 一般来说，循环的稳定性优于丙泊酚，尽管其效果因心功能、循环容量状态、自主神经张力而有显著差异
- 硫喷妥钠是碱性溶液，遇酸性溶液（例如神经肌肉阻滞剂）会沉淀；当硫喷妥钠外渗（局部麻醉浸润）或误入动脉（罂粟碱治疗，区域交感神经阻滞）时，会引起严重的组织损伤
- 由于将其用于注射死刑存在争议，在美国市场已无此产品（*ASA Statement on Sodium Thiopental's Removal from the Market.* January 21，2011）

美索比妥

- 巴比妥酸盐，对心肺和输注的考虑类似于硫喷妥钠
- 美索比妥的肝脏清除率比硫喷妥钠更高→消除半衰期缩短
- 具有激活癫痫发病灶的独特作用，可用于电休克治疗和在消融手术中识别发病灶

氯胺酮

- 苯环己哌啶衍生物，能通过 NMDA 受体产生独特的作用
- 产生镇痛作用，独特的分离麻醉作用（常见四肢运动、眼睛睁开），显著的支气管扩张作用
- 作为围手术期辅助用药，可减少术后阿片类药物的使用（*Cochrane Database Syst Rev* 2018；12：CD012033）
- 呼吸和心血管功能相对保留（拟交感神经）
- 不良反应包括：心脏做功增加，口腔分泌物增多，儿茶酚胺耗竭引起的直接心肌抑制作用（脓毒症、创伤）
- 剂量依赖的致幻效应（例如幻觉），与苯二氮䓬类药物联用则效应下降
- 口服给药和肌内注射对非合作患者有效

右美托咪定

- 选择性肾上腺素 α_2 受体激动剂，具有镇静、镇痛、遗忘的效果
- 获准用于手术镇静、短期（通常小于 24 h）重症监护室（ICU）镇静和纤维支气管镜插管；起效/消除速度比丙泊酚慢
- 适合用于镇静，对呼吸的抑制作用很小，并保持唤醒能力
- 作为辅助药物，能减少围手术期阿片类药物用量
- 缺点：剂量依赖性低血压、心动过缓、价格昂贵

苯二氮䓬类药物

- 有效的术前用药（通常为咪达唑仑）；具有焦虑和遗忘作用
- 与巴比妥类药物相比，呼吸抑制程度更低；其作用可被氟马西尼拮抗
- 有效的抗惊厥药，可用于癫痫持续状态、酒精戒断、局部麻醉药中毒
- 药效维持时间取决于肝脏清除率（咪达唑仑 > 劳拉西泮 > 地西泮）
- 咪达唑仑可用于持续输注，注意其引起的谵妄状态，肾脏代谢产物仍有活性
- 地西泮、劳拉西泮因使用丙二醇溶剂可引起注射痛
- 大剂量（全身麻醉诱导）咪达唑仑可能引起前负荷和后负荷降低，从而导致镇静时间延长

常见的苯二氮䓬类药物的药理作用

药物	血浆蛋白结合率 /%	表观分布容积 /(L/kg)	消除半衰期 /h	给药途径	成人剂量[a]	起效时间 /min	峰值时间 /min
咪达唑仑	97	1~3	1.8~6.4 (平均=3)；活性代谢物	口服[b] 静脉注射（预给药） 静脉注射（诱导）	0.25 mg/kg(最大20 mg) 1~2 mg 0.2~0.4 mg/kg	15~30 1~3 0.5~1.5	20~50 3~5 3~5
劳拉西泮	89~93	1.3	11~22	口服 静脉注射 肌内注射	1~4 mg 1~4 mg 1~4 mg	30~60 1~5 15~30	60~360 15~20 90~120
地西泮	98	0.8~1	20~50＋；活性代谢物	口服 静脉注射 肌内注射	2~10 mg 2~10 mg 2~10 mg	20~40 1~5 10~20	60~120 15~30 30~90

注：[a] 对于所有注射用苯二氮䓬类药物，静脉给药时推荐使用滴定法逐渐增加给药剂量。[b] 儿童常用口服咪达唑仑（剂量为 0.5 mg/kg）作为术前用药，可将果汁加入注射液中口服。

第 2 章 药　物

第 3 节　镇痛药

Megan Gray、Bill Anders

阿片类药物

概述

- 通过作用于 μ、κ、δ 阿片受体抑制疼痛
- 直接抑制上行伤害性冲动的传递，并激活下行疼痛调控通路
- 剂量依赖性镇痛和镇静；大剂量引起遗忘症（不可靠）
- 脂溶性的不同可导致药代动力学的差异
- 实现镇痛所需的剂量变化非常大
- 患者表示舒适度有所改善，但仍会感到疼痛（与神经阻滞相反）
- 可能会引起瘙痒（尤其是椎管内给药），常与激动剂/拮抗剂混合使用
- 尽管有滥用、成瘾、分散注意力等潜在问题，但不应取消阿片类药物在疼痛管理中的合理应用

阿片类药物的生理特性		
心血管系统		
心率	大剂量时通常由中枢神经系统介导，导致心率下降；哌替啶由于阿托品样结构引起心率加快	可能损害代偿性交感神经反应（增加直立性低血压的发生）
心肌收缩力	哌替啶导致心肌收缩力下降，其他无变化	
血压	交感神经抑制，可导致血压下降；组胺释放引起血管扩张（吗啡、哌替啶）	

续表

阿片类药物的生理特性		
呼吸系统		
呼吸频率	↓↓；仍可能按指令呼吸	单次大剂量使用可能引起胸壁僵硬、声带闭合（影响通气）；中枢镇咳作用；呼吸抑制可能在镇痛作用之后达到高峰
静息 PCO_2	↑↑；补充吸入 O_2 可能会掩盖通气不足	
对高碳酸血症的反应	↓↓；可能比镇痛效应和呼吸频率下降持续时间更长	
对缺氧的反应	↓	
气道反射	↓	
神经系统		
脑氧饱和度	轻度↓	由于高碳酸血症，脑血流量和颅内压可能↑，因此需要足够的通气支持；对感觉诱发电位没有影响
脑血流量	与 N_2O 联合使用时↓	
颅内压	↓	
癫痫发作	肾功能不全时，哌替啶代谢产物的积累，导致↑；在大剂量应用强效阿片类药物后，可能增加局灶神经兴奋性	
消化系统		
胃肠动力	胃排空和蠕动↓，肠梗阻↑	可能无法耐受便秘
恶心、呕吐	↑；机制复杂：刺激化学感受器触发区、前庭敏感性增加	
胆总管压力	使用芬太尼、吗啡、哌替啶时↑	
泌尿系统		
尿潴留	↑	尤其见于鞘内使用时

注：↑—增高；↓—下降。

芬太尼

剂量:	镇静/镇痛*: 0.5 ~ 1
术前用药/区域麻醉辅助:单次 25 ~ 100 μg	μg/kg (负荷剂量);
全身麻醉辅助用药:术中剂量范围 2 ~ 20 μg/	0.5 ~ 2 μg/ (kg·h)
kg (联合诱导插管剂量 1 ~ 3 μg/kg);持续输	(维持剂量)
注为 2 ~ 10 μg/ (kg·h)	
大剂量 (20 ~ 50 μg/kg) 应用较少,如开放心	
脏手术 (可用至 150 μg/kg,作为单一全身麻	
醉用药)	
鞘内*: 10 ~ 25 μg (儿童 1 μg/kg)	
硬膜外*: 2 ~ 10 μg/ml 局部麻醉	
麻醉后恢复室 (post - anesthesia care unit,	
PACU)*:单次 25 ~ 100 μg	

注:* 超说明书用药。

- **清除:** 由肝脏细胞色素 P450 3A4 (CYP3A4) 代谢;10% 以原形随尿液排出,其代谢物去甲芬太尼在 48 h 后仍可检测到
- **备注:** 芬太尼脂溶性强,进入体内后可快速重新分布到非活性部位 (脂肪、骨骼肌);因此,在低于治疗指数时,芬太尼快速起效和快速消除。大剂量重复使用时,作用持续时间延长。呼吸抑制高峰在 5 ~ 15 min 出现 (滞后于镇痛效果)。芬太尼引起的恶心、呕吐较吗啡少

瑞芬太尼

剂量:	镇静:负荷剂量 0.5 ~ 1 μg/kg,在
诱导:1 μg/kg,在 30 ~ 60 s 内输注	30 ~ 60 s 内输注;维持剂量 0.025 ~
全身麻醉辅助用药:负荷剂量 1	0.2 μg/ (kg·min) (谨慎滴定,与
μg/kg;单次推注 0.5 ~ 1 μg/kg;	丙泊酚合用时增强呼吸抑制)
维持剂量 0.05 ~ 2 μg/ (kg·min)	改变输注速度时可单次推注 0.5 ~
输注	1 μg/kg

- **清除:** 清除方式独特,其酯键被血液和组织中的非特异性酯酶快速代谢 (不是血浆胆碱酯酶)

- **备注**：单次推注可以产生强效镇痛效果，并抑制机体对伤害性刺激的自主反应。恢复迅速，与输注时间无关（输注即时半衰期很短）。可导致心动过缓、胸壁僵硬、低血压；有数据提示可引起急性阿片类药物耐受并导致术后阿片类药物需求增加。不要和血一起输注，因为酯酶可代谢。在停止输注后必须尽快给予其他镇痛药。在肥胖患者中，应基于理想体重给予初始剂量

舒芬太尼

剂量：	全身麻醉（大手术）：负荷剂量 8～30 μg/kg，随后必要时追加 10～50 μg 或以 0.5～2.5 μg/（kg·h）输注
全身麻醉辅助用药（小手术）：负荷剂量 1～2 μg/kg（诱导/插管），随后必要时追加 10～50 μg	
	镇静*：负荷剂量 0.1～0.5 μg/kg；持续输注 0.2～0.5 μg/（kg·h）
全身麻醉辅助用药（中等手术）：负荷剂量 2～8 μg/kg，随后必要时追加 10～50 μg 或以 0.3～1.5 μg/（kg·h）输注	硬膜外：10～15 μg/10 ml 0.125% 布比卡因

注：* 超说明书用药。

- **清除**：由肝脏 CYP3A4 代谢，经肾/胆汁排泄
- **备注**：剂量 ≥8 μg/kg 时可产生催眠作用（心血管科，神经外科）。术中应根据理想体重计算剂量。停止输注后仍有镇痛效果。当用作全身麻醉辅助用药时，推荐总剂量为 ≤1 μg/（kg·h）；诱导可给予总量的 75%

阿芬太尼

剂量：
递增式复合全身麻醉：诱导 20～50 μg/kg，每 5～20 min 追加 5～15 μg/kg（最大总剂量 75 μg/kg）
持续输注复合全身麻醉：自主呼吸/辅助通气，负荷剂量 8～20 μg/kg，然后 0.5～1 μg/（kg·min），总剂量 8～40 μg/kg；控制通气，负荷剂量 50～75 μg/kg，然后 0.5～3 μg/（kg·min）[平均 1～1.5 μg/（kg·min）]，诱导后一小时降低 30%～50% 的输注速度

续表

> 全身麻醉：130~245 μg/kg 诱导 3 min 左右（使用肌肉松弛药），然后
> 0.5~1.5 μg/（kg·min）
> 监护麻醉：负荷剂量 3~8 μg/kg，然后每 5~20min 静脉注射 3~8 μg/
> kg 或以 0.25~1 μg/（kg·min）持续输注；总剂量 3~40 μg/kg

- **清除：** 由肝脏 CYP3A4 代谢（个体差异很大）
- **备注：** 快速峰值效应有助于减弱对单一短暂刺激的反应（类似于瑞芬太尼）。在大剂量下作为单一用药产生催眠作用。红霉素、蛋白酶抑制剂等抑制其消除。肥胖患者的初始用药剂量应根据理想体重设定

吗啡

> **剂量：**
> 镇静/镇痛：2~10 mg 静脉注射（儿童：0.02~0.1 mg/kg 静脉注射）
> 镇痛剂量：2~20 mg q2~4 h 静脉注射，肌内注射，皮下注射
> 持续输注：0.8~10 mg/h［儿童：镰状细胞贫血/癌痛患儿 0.025~
> 2 mg/（kg·h）；术后镇痛：0.01~0.04 mg/（kg·h）］
> 鞘内：0.1~0.5 mg（儿童：0.01 mg/kg）
> 硬膜外：2~6 mg q8~24 h（单次给药）；0.08~0.16 mg/h（持续输注）；最大剂量 10 mg/24 h；（儿童：0.03~0.05 mg/kg，最大剂量 0.1 mg/kg或5 mg/24 h）

- **清除：** 主要经肾脏清除；代谢产物为吗啡 – 3 – 葡萄糖苷酸（55%~75%，无活性）和吗啡 – 葡萄糖苷酸（有活性）
- **备注：** 缓慢穿过血脑屏障，峰值效应可能延迟 10~40 min，使滴定变得复杂。肾衰竭时应该调整剂量。在常用的阿片类药物中，组胺释放最显著。有缓释口服制剂

盐酸氢吗啡酮

- **剂量：** 镇痛剂量为 0.4~2 mg 静脉注射（儿童：0.005~0.02 mg/kg）
- **清除：** 由肝脏代谢，经尿液/胆汁排泄；代谢产物为肝葡糖

醛酸 3 - 葡糖醛酸（主要）和 6 - 羟基（次要）

- **备注**：吗啡替代品；组胺释放更少，对肾功能受损患者更安全，更快达到峰值效应

哌替啶

- **适应证**：中至重度疼痛，也用于术后寒战
- **剂量**：镇静/镇痛剂量，50～150 mg 静脉注射/肌内注射 q3～4 h（儿童：0.5～2 mg/kg 静脉注射，肌内注射）；持续输注，0.3～1.5 mg/（kg·h）；术后寒战，12.5～25 mg 静脉注射
- **清除**：由肝脏代谢，经肾脏排泄
- **备注**：直接心肌抑制作用，可能由于结构类似阿托品而使心率加快。代谢产物去甲哌替啶与中枢神经系统兴奋相关，长期用药应警惕老年人癫痫发作、肾损害。同时服用单胺氧化酶抑制剂可能导致谵妄或高热（5 - 羟色胺综合征）。抗寒战作用可能是 κ 受体激动的效果。作用持续时间较吗啡短（图 2 - 3）

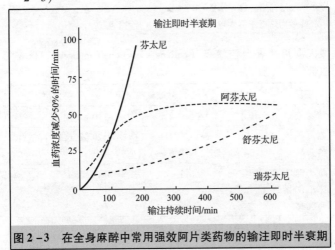

图 2 - 3　在全身麻醉中常用强效阿片类药物的输注即时半衰期

［引自 Egan TD, Lemmens HJ, Fiset P, et al. The pharmacokinetics of the

new short – acting opioid remifentanil （GI87084B） in healthy adult male vol-
unteers. *Anesthesiology* 1993；79（5）：881～892.]

静脉镇痛药的药理特性						
药物	起效时间/min	作用持续时间[a]	分配系数	分布容积/（L/kg）	蛋白结合率/%	效价（与吗啡相比）
芬太尼	1～3	30～60 min	820	4	84	100
瑞芬太尼	0.5～1.5	4～6 min	17.9	0.3～0.4	70	80～100[b]
舒芬太尼	1.5～3	20 min	1750	2.5	93	500～4000
阿芬太尼	1.2～5	15 min	130	0.86	90	10～25
吗啡	5～20	2～3 h	1.4	3～4	20～40	1
盐酸氢吗啡酮	15	2～4 h	1.3	3.7	8～19	5～7
哌替啶	15	2～3 h	21	3～4.5	70	0.1

注：[a]单次给药后；参见图2-3了解输注即时半衰期。[b]在大多数参考文献
中，其效力略低于芬太尼，在少数文献中描述了更高的效力。

成人常用患者自控镇痛（patient – controlled analgesia，PCA）
参数[a]

项目	吗啡	盐酸氢吗啡酮	芬太尼
浓度	1 mg/ml	0.2 mg/ml	10 μg/ml
临床单次给药剂量	2 mg（1.2～3 mg）	0.4 mg（0.2～0.6 mg）	20 μg（20～40 μg）
每小时临床单次给药次数	1～2	1～2	1～2
PCA 剂量	1 mg（0.6～1.5 mg）	0.2 mg（0.1～0.3 mg）	10 μg（10～20 μg）

续表

项目	吗啡	盐酸氢吗啡酮	芬太尼
锁定时间	8 ~ 10 min	8 ~ 10 min	8 ~ 10 min
限制剂量	6 次单次给药剂量 + 持续背景输注剂量（如果适用）		
持续背景输注[b]	0.5 ~ 1 mg/h	0.1 ~ 0.2 mg/h	10 ~ 30 μg/h

注：[a]肾功能正常的成人患者的建议剂量，老年、肾功能不全或阿片类药物敏感（如睡眠呼吸暂停）患者应减少剂量，提供的范围上限不适用于初始服用阿片类药物的患者。[b]不建议在开始 PCA 时即启用，如果 PCA 使用量大于 3 次/小时患者仍不能入睡，在每小时需求剂量的滴定极限后，考虑增加每小时平均用量的 1/3 作为持续输注剂量。

<50 kg 的儿科患者的常用 PCA 参数

项目	吗啡	盐酸氢吗啡酮	芬太尼
浓度	1 mg/ml	0.2 mg/ml	10 μg/ml
临床单次给药剂量	40 ~ 80 μg/kg	8 ~ 15 μg/kg	0.5 ~ 1 μg/kg
每小时临床单次给药次数	2	2	2
PCA 剂量	10 ~ 20 μg/kg	2 ~ 4 μg/kg	0.25 ~ 0.5 μg/kg
锁定时间	10 min	8 ~ 15 min	10 min
限制剂量	100 μg/(kg·h)	20 μg/(kg·h)	3 μg/(kg·h)
持续背景输注（可选）	5 ~ 20 μg/(kg·h)	1 ~ 5 μg/(kg·h)	0.15 ~ 0.5 μg/(kg·h)

美沙酮

● **适应证**：慢性疼痛、阿片类药物戒断

- **剂量**：成人、初次使用阿片类药物，开始 2.5 ~ 10 mg 口服或 2.5 ~ 5 mg 静脉注射/肌内注射/皮下注射 q8 ~ 12 h；滴定 q3 ~ 5 d。剂量换算：5 mg 静脉注射 = 10 mg 口服
- **机制**：阿片受体激动剂和 NMDA 受体拮抗剂
- **清除**：经肝、肾排泄（肾损害时，使用 50% ~75% 的剂量）
- **备注**：主要不良反应是呼吸抑制（峰值晚于镇痛效应）。尽管许多患者需要 q6 ~ 8 h 给药以维持镇痛，但是美沙酮的半衰期非常长且可变（13 ~ 100 h）。长期阿片类药物使用者的药物转换为美沙酮时要小心，因为需要降低剂量转换率（不完全交叉耐受）。即使在阿片类药物耐受患者中也有死亡病例报道，所以需要小心滴定。QT 间期可能延长，多见于使用剂量超过 200 mg/d 的患者，开始或滴定时可考虑监测心电图。用于戒毒时可能需要获得阿片受体激动剂治疗计划许可

阿片类药物耐受患者口服吗啡剂量等效转换美沙酮剂量	
每日口服吗啡剂量/mg	**吗啡与美沙酮的转换比**
< 30	2 : 1
31 ~ 99	4 : 1
100 ~ 299	8 : 1
300 ~ 499	12 : 1
500 ~ 999	15 : 1
1000	20 : 1

注：谨慎使用。如果剂量转换有效时间过长，由于个体差异较大且美沙酮半衰期较长，会导致美沙酮剂量蓄积而增加危险。这个表格绝对不能用于反向转换（从美沙酮转换为吗啡）。

引自 Fisch M，Cleeland C. Managing cancer pain. In：Skeel RT, ed. *Handbook of Cancer Chemotherapy*. 6th ed. Philadelphia，PA：Lippincott Williams & Wilkins；2003：66.

静脉吗啡转换为静脉美沙酮	
每日静脉吗啡剂量/mg	**每日估算静脉美沙酮剂量** （占每日吗啡剂量的百分比/%）
10 ~ 30	40 ~ 66
30 ~ 50	27 ~ 66
50 ~ 100	22 ~ 50
100 ~ 200	15 ~ 34
200 ~ 500	10 ~ 20

注：引自 Methadone injection［package insert］. Lake Forest, IL：Bioniche Pharma USA LLC；2009. For Equianalgesic Opioid Dosage Table, see Chapter 13 - 4.

常用口服阿片类镇痛药	
通用名	**英文商品名**
氢可酮 + 对乙酰氨基酚 *	Norco Lortab Vicodin
氢可酮 + 布洛芬	Vicoprofen
可待因 + 对乙酰氨基酚	Tylenol with codeine # 3, 4
可待因 + 对乙酰氨基酚、布他比妥、咖啡因	Fioricet with codeine
羟考酮	Roxicodone OxyIR
羟考酮（控释）	OxyContin
羟考酮 + 对乙酰氨基酚	Percocet Roxicet
吗啡	Roxanol

续表

常用口服阿片类镇痛药	
通用名	英文商品名
吗啡（缓释）	MS Contin Avinza Kadian Oramorph SR
羟吗啡酮（延释）	Opana ER
曲马多	Ultram

注：* 美国食品药品监督管理局（FDA）要求制造商将复合片剂中的对乙酰氨基酚限制在 325 mg/片（2011），这可能会影响现有配方。

羟考酮

- **适应证**：中至重度疼痛
- **剂量**：初次使用阿片类药物的成人，5～15 mg（即释）口服 q4～6 h；10 mg（控释）q8～12 h，以每1～2日增加25%～50%剂量滴定
- **机制**：通过细胞色素 P450 2D6（CYP2D6）代谢为羟吗啡酮，低代谢的患者可能达不到足够的效果
- **备注**：对严重疼痛的扩展治疗包括使用控释剂给予计划剂量，必要时针对暴发痛给予即释剂（类似于其他即释/控释形式的药物）。不要压碎控释片剂或通过管饲给药。快速代谢的药物（转化为活性形式）可能毒性增加。羟考酮滥用风险高，需要有防止滥用措施

可待因

- **适应证**：轻至中度疼痛，镇咳
- **剂量**：成人，15～60 mg 口服 q4～6 h（最大剂量 120 mg/d）；儿童，1～1.5 mg/（kg·d）口服 q4～6 h（2～6 岁最大剂量 30 mg/d，6～12 岁最大剂量 60 mg/d）
- **机制**：通过 CYP2D6 代谢为吗啡

- **备注**：可待因在代谢时有显著的遗传/种族变异性，这可能导致低代谢患者镇痛不足（5%~10%）或产生危及高代谢患者生命的毒性（1%~2%）。避免应用于哺乳期女性以及扁桃体切除术/腺样体切除术后的儿童

混合阿片受体激动 – 拮抗剂				
药物	10 mg 吗啡静脉注射的等效剂量	起效时间	持续时间/h	常用剂量/注意事项
丁丙诺啡	0.3~0.4 mg 肌内注射/静脉注射 q6~8 h（可在30~60 min 内重复初始剂量，>0.3 毫克/剂只能通过肌内注射给药）	5~15 min	6~8	2~12 岁：2~6 μg/kg 肌内注射/静脉注射 q4~6 h，最大剂量每次 6 μg/kg >13 岁：0.3 mg 肌内注射/静脉注射 q6~8 h，最大剂量每次 300 μg 硬膜外：0.3 mg
丁丙诺啡/纳洛酮	见119 页			
布托啡诺	2 mg 肌内注射/静脉注射 q3~4 h	5~30 min	3~4	1 mg 静脉注射或 2 mg 肌内注射；肌内注射每次最大剂量 4 毫克/剂 鼻喷雾：每侧鼻孔 1 mg q3~4 h 作为麻醉辅助用药，诱导前 2 mg 静脉注射，随后必要时 0.5~1 mg 静脉注射

续表

混合阿片受体激动－拮抗剂				
药物	**10 mg 吗啡静脉注射的等效剂量**	起效时间	持续时间 /h	常用剂量/注意事项
纳布啡	10 mg 静脉注射/肌内注射/皮下注射 q3～6 h	3～15 min	3～6	最大剂量每次 20 mg，160 mg/d；阿片类药物引起瘙痒的剂量：2.5～5 mg q6 h 或 60 μg/（kg·h）
吗啡/纳曲酮		7.5 h（峰值水平）	29（半衰期）	20 mg/0.8 mg 口服 q24 h，滴定 q 1～2 d；每天用药不要超过 2 次

- **适应证**：轻至中度疼痛，尤其是头痛
- **机制**：与 μ 受体结合，产生一定的反应（部分激动剂）或无反应（竞争性拮抗剂），同时也有 κ/δ 受体激动作用
- **备注**：阿片受体激动－拮抗剂可以降低随后给予的阿片类药物的疗效。优点是可减少呼吸抑制作用，降低潜在的躯体依赖风险。与纯阿片受体激动剂不同，阿片受体激动－拮抗剂在剂量－反应关系中有封顶效应（当疼痛可能加剧的时候不推荐使用）。这些药物的拮抗效应可能有助于阿片类药物依赖患者的撤药。布托啡诺（不是纳布啡）可升高收缩压、肺动脉压，增加心输出量。与吗啡相比，布托啡诺对胃肠道和胆道系统的影响较小。布托啡诺常用于产科患者；纳布啡（低剂量推注或输注）可有效缓解与椎管内阿片类药物相关的瘙痒，且不影响疼痛的控制

NMDA 受体拮抗剂和阿片受体激动剂

氯胺酮

- **适应证**：切皮前、术中镇痛（"超前镇痛"）；术后阿片类药物的辅助用药；区域麻醉和椎管内麻醉的辅助用药

- **剂量**[1]：①静脉注射 0.15～0.5（最大为 1）mg/kg 和（或）输注 0.1～0.6 mg/（kg·h）；②3 μg/（kg·min）输注 48 h；或 120 μg/（kg·h）输注 24 h，随后 60 μg/（kg·h）输注 48 h 或更长时间；③硬膜外：切皮前经硬膜外给药 30 mg 或 0.25～0.5 mg/kg；骶管：0.5 mg/kg；关节内：10 mg；臂丛神经阻滞：30 mg

- **备注**：氯胺酮是具有独特作用机制的强效镇痛药。剂量递增注射可用于短时间、疼痛刺激的操作（如烧伤换药）。当使用低剂量氯胺酮作为辅助用药时，有证据表明会减少术后阿片类药物的需求。正在研究中的新用法包括亚麻醉剂量用于 PACU 的抢救性镇痛，输注以改善重度阿片类药物耐受患者的镇痛，以及口服剂量用于复杂区域疼痛综合征、抑郁症、神经病理性疼痛、缺血性疼痛、幻肢痛和癌痛

曲马多

- **剂量**：起始剂量 25 mg 每日上午 1 次，从 25 mg 每日 1 次增加至 25 mg 每日 4 次，然后从 50 mg/d × 3 d 过渡至 50 mg 每日 4 次。年龄超过 75 岁的患者最大剂量为 400 mg/d 或 300 mg/d。如果需要立即镇痛，可跳过剂量滴定

- **机制**：阿片受体激动剂；通过抑制 5-羟色胺/去甲肾上腺素再摄取，抑制脊髓疼痛（类似于三环类药物）。活性代谢物 M1 对 μ 阿片受体的亲和力增强 200 倍

- **清除**：由肝脏代谢，经肾脏排泄

---

[1] 列出的为研究剂量，对镇痛辅助用药的适应证、最佳剂量和时间没有明确共识。

- **备注**：对呼吸和胃肠动力影响较小。可能会导致癫痫发作，慎用于肾脏疾病、酒精滥用、脑卒中、头部外伤患者。曲马多与含 5-羟色胺的药物、CYP450 抑制剂合用有引发威胁生命的 5-羟色胺综合征的潜在风险。CYP2D6 代谢不良患者曲马多浓度上升 20%、M1 浓度下降 40%；可进行基因分型。不能完全被纳洛酮拮抗

透皮/外用药物

芬太尼透皮贴剂

- **适应证**：持续释放阿片类药物疗法，治疗慢性疼痛
- **机制**：阿片受体激动剂
- **清除**：见上文"芬太尼"部分
- **备注**：有 12.5~100 μg/h 等不同规格的贴剂可供选择。药效达峰时间为 12 h，每 72 h 可更换一次。副作用见上文"芬太尼"部分。从吗啡的日总剂量转换为芬太尼，有多种复杂的方案。由于呼吸抑制的风险较高，禁用于阿片类药物初始治疗患者的术后疼痛缓解。同时使用 CYP3A4 抑制剂，包括一些抗生素，会引起芬太尼药物浓度升高

阿片类药物与芬太尼透皮贴剂的转换 [*]				
当前镇痛药	**每日剂量**			
口服吗啡	60~134 mg/d	135~224 mg/d	225~314 mg/d	315~404 mg/d
肌内注射/静脉注射吗啡	10~22 mg/d	23~37 mg/d	38~52 mg/d	53~67 mg/d
口服羟考酮	30~67 mg/d	67.5~112 mg/d	112.5~157 mg/d	157.5~202 mg/d
口服盐酸氢吗啡酮	8~17 mg/d	17.1~28 mg/d	28.1~39 mg/d	39.1~51 mg/d

续表

阿片类药物与芬太尼透皮贴剂的转换*			
当前镇痛药	**每日剂量**		
静脉注射盐酸氢吗啡酮	1.5～3.4 mg/d	3.5～5.6 mg/d	5.7～7.9 mg/d	8～10 mg/d
口服美沙酮	20～44 mg/d↓	45～74 mg/d↓	75～104 mg/d↓	105～134 mg/d↓
推荐的芬太尼贴剂*	25 μg/h	50 μg/h	75 μg/h	100 μg/h

24 小时口服吗啡剂量/（mg/d）	芬太尼透皮贴剂/（μg/h）
405	见前
406～494	125
495～584	150
585～674	175
675～764	200
765～854	225
855～944	250
945～1034	275
1035～1124	300

注：* 不要使用此表格把芬太尼贴剂转换为其他镇痛药，因为这里列出来的转换较为保守。

引自 Duragesic［package insert］. Mountain View，CA：Janssen Pharmaceutica Products，LP；2003.

利多卡因贴剂，5%

- **适应证**：神经病理性疼痛，局部炎症
- **剂量**：推荐用法为每 24 h 用 1～3 贴（12 h 贴，12 h 不贴）；但研究表明，超过 3 贴和 24 h 的用法也是安全且耐受良好的
- **机制**：钠离子通道阻滞剂
- **备注**：有镇痛作用，但无麻醉作用。全身吸收最少。主要副

作用是局部皮肤刺激（如灼热、瘙痒、皮炎、皮疹）

非甾体抗炎药
（nonsteroidal anti－inflammatory drug，NSAID）

- **一般说明**：具有镇痛、抗炎、解热作用。通常具有封顶效应（不同于阿片类药物），即剂量超过上限就不会产生进一步的镇痛作用，但副作用会加重。机制：通过抑制环氧化酶（cy-clooxygenase，COX）减少炎症介质（如前列腺素）的形成，见图2-4。大多数副作用与COX-1受抑制有关：胃肠道黏膜溃疡、肾脏灌注减少和抑制血小板聚集。前列腺素合成受抑制可能是NSAID引起支气管痉挛的机制。NSAID，尤其是选择性COX-2抑制剂，可能会增加致命的心肌梗死和脑血管意外的风险。骨科手术围手术期使用时需谨慎并与外科医生沟通；NSAID在体外抑制骨愈合，但临床意义有争议且正在研究中

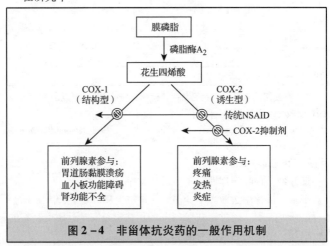

图2-4 非甾体抗炎药的一般作用机制

（引自 Ballantyne JC，Salahadin AS，Fishman SM. *The MGH Handbook of*

Pain Management. 2nd ed. Philadelphia, PA: Lippincott Williams & Wilkins; 2002.）

非选择性 COX 抑制剂

对乙酰氨基酚

- **适应证**：轻至中度疼痛，发热
- **剂量**：口服/经直肠给药：325 ~ 650 mg q4 ~ 6 h，或 1000 mg q6 ~ 8 h（最大剂量 4 g/d，有人建议最大剂量 3 g/d）。静脉注射：>50 kg 成人，650 mg q4 h 或 1000 mg q6 h，输注时间 >15 min，最大剂量 4 g/d；<50 kg 成人，12.5 mg/kg q4 h 或 15 mg/kg q6 h，最大剂量每次 750 mg 或 3.75 mg/d
- **起效时间**：5 min（静脉注射）；10 min（口服）
- **机制**：尚不明确，可能是抑制 COX - 2
- **清除**：肝脏
- **备注**：缺乏明显的抗炎作用（不是典型的 NSAID）。副作用较小，不产生胃肠道刺激、不影响血小板聚集。药物过量（单次剂量或累积剂量）的主要毒性：由于抗氧化剂谷胱甘肽的耗竭，形成 N - 乙酰 - 对苯醌，导致肝细胞坏死。如果在摄入后 8 h 内服用乙酰半胱氨酸，可以替代谷胱甘肽并预防肝毒性。一些证据表明，每日 2 ~ 3 g 的剂量对慢性肝病患者可能是安全的，但应谨慎使用。严重肾病患者应减少剂量。直肠吸收缓慢且不稳定。妊娠期可使用

慢性疼痛治疗中的辅助药物选择

药物	起始剂量（成人）	剂量范围/(mg/d)	作用机制	疗效证据	副作用
膜稳定剂					
加巴喷丁	100~300 mg 每晚 1 次或每日 3 次	900~3600，分 3 次服用	与电压门控钙通道结合	神经性疼痛、纤维肌痛、椎管狭窄	头晕、镇静、体重增加、恶心
普瑞巴林	50 mg 每日 2 次	50~450，分 2~3 次服用	与电压门控钙通道结合	神经病理性疼痛、纤维肌痛	头晕、镇静、水肿、头痛
托吡酯	50 mg 每晚 1 次	200，分 2 次服用	钠、钙通道；增强 GABA 的作用	神经病理性疼痛、慢性腰痛	镇静、体重下降
骨骼肌松弛药					
环苯扎林	5 mg/d	5~30，分次服用	中枢；不明	颈椎/腰椎疼痛、肌肉痉挛	口干、嗜睡、头痛、意识错乱
卡立普多	250~350 mg，每日 4 次	1000~1400，分 4 次服用	中枢；可能是神经元间的抑制	急性肌肉骨骼疼痛（不适用于手经挛状态）	头晕、嗜睡、头痛、共济失调、意识错乱、依赖*

药物	剂量		机制	适应证	不良反应
巴氯芬	5 mg 每日 3 次	30~80	与 GABA-B 结合，抑制神经递质释放	脊髓源性痉挛、上运动神经元病、急性背痛、三叉神经痛	嗜睡、头晕、恶心、意识错乱
抗抑郁药					
阿米替林	10~25 mg/d	75~300	三环类去甲肾上腺素再摄取抑制剂	紧张性头痛、颞下颌关节紊乱、面部肌筋膜疼痛	口干、便秘、体重增加、药物相互作用
度洛西汀	20~30 mg 每晚 1 次	60~120	去甲肾上腺素再摄取抑制剂	神经病理性疼痛、纤维肌痛	恶心、嗜睡、口干、便秘
α₂ 受体激动剂					
替扎尼定	1~2 mg/d	2~36，分 3 次服用	运动神经元的突触前抑制	痉挛、椎旁肌痉挛	口干、嗜睡、无力、头晕

注：*代谢为巴比妥酸盐（甲丙氨酯）。

引自 Benzon H, Srinivasa NR, Fishman SM, et al. *Essentials of Pain Medicine*. 3rd ed. Philadelphia, PA: Saunders Elsevier; 2011.

丙酸衍生物：布洛芬、萘普生、酮洛芬、双氯芬酸

常用丙酸类 NSAID 的剂量			
药物	剂量	最大每日剂量	非处方药
布洛芬	口服：200 ~ 800 mg q6 h 静脉注射：400 ~ 800 mg q6 h	3200 mg	是
萘普生	口服：250 mg q6 ~ 8 h 或 500 mg q12 h	1250 mg	是
双氯芬酸	口服：25 mg q6 h 或 50 mg q12 h	200 mg	否

- **备注**：参见 NSAID 的总体备注。丙酸衍生物可能会加重肾脏疾病，尤其是血容量不足时。广泛的蛋白结合可能会导致不良的药物相互作用。相比其他丙酸衍生物，布洛芬的蛋白结合更少。注意：布洛芬目前有静脉注射剂型可用

酮咯酸

- **剂量**：成人，>50 kg 且 <65 岁，30 mg q6 h 静脉注射，最大剂量 120 mg/d；≥65 岁或 <50 kg，15 mg q6 h，最大剂量 60 mg/d，最长持续使用时间为 5 d。儿童，2 ~ 16 岁 0.5 mg/kg 静脉注射，随后 0.25 ~ 0.5 mg/（kg·次）q6 h 使用 48 h

- **清除**：<50% 经肝肾代谢；91% 经肾清除

- **备注**：有口服剂型可用。胃肠外给药可作为肠外或硬膜外阿片类药物治疗严重疼痛的有效短期辅助手段。静脉注射时，镇痛效应大于抗炎效应。不会引起呼吸抑制或胆道痉挛。常规剂量可能相当于 10 mg 吗啡的镇痛作用。在脊椎麻醉中观察到其对血小板功能和出血时间延长的影响，但在全身麻醉时没有观察到。充分补液以尽量减少肾损伤。对老年患者和肾功能不全患者，应减少剂量或避免使用

阿司匹林（乙酰水杨酸）

- **适应证**：轻度疼痛如头痛、肌肉骨骼疼痛，发热

- **剂量**：镇痛/退热 325 ~ 650 mg 口服 q4 ~ 6 h

- **机制**：COX 不可逆地乙酰化
- **备注**：由于不可逆的抗血小板作用，可用于预防血栓、心肌梗死、心脑血管事件；通常在手术前 5 ~ 10 d 停用。禁用于出血性胃肠道溃疡、出血、血小板减少症、血友病。尿毒症、血管性血友病、哮喘患者慎用

儿科 NSAID 剂量	
药物	**剂量**
对乙酰氨基酚	口服：10 ~ 15 mg/kg q4 ~ 6 h；40 ~ 60 mg/（kg·d）（分次） 经直肠：30 ~ 40 mg/kg（围手术期一次性使用） 静脉注射：2 ~ 12 岁（ < 50 kg）12.5 mg/kg 静脉注射 q4 h 或 15 mg/kg 静脉注射 q6 h，不超过 75 mg/（kg·d）
阿司匹林*	10 ~ 15 mg/kg q4 h
布洛芬	4 ~ 10 mg/kg 口服 q6 ~ 8 h
酮咯酸	0.5 mg/kg 静脉注射 q6 ~ 8 h，不超过 5 d

注：* 如果同时患有流行性感冒、病毒感染性疾病，有致瑞氏（Reye）综合征的风险。

引自 Berde C，Masek B．Pain in children．In Wall PD，Melzack R，eds．*Textbook of Pain*．Edinburgh：Churchill Livingstone；1999；and Ofirmev［package insert］．San Diego，CA：Cadence Pharmaceuticals Inc.，2010．

选择性 COX - 2 抑制剂

塞来昔布
- **适应证**：骨关节炎、类风湿关节炎、幼年关节炎、急性疼痛
- **剂量**：成人，每日 200 mg，可分 2 次使用；儿童，10 ~ 25 kg 的患儿 50 mg 每日 2 次
- **机制**：选择性 COX - 2 抑制剂

- **备注**：潜在的胃肠道不良反应较少，中度肝功能损害患者剂量应减半。可能与心血管血栓事件、转氨酶升高、高血压、液体潴留、肾损伤、过敏或皮肤反应有关（磺胺类药物、阿司匹林过敏者避免应用）

第 2 章　药　物

第 4 节　局部麻醉药

Megan Gray、Bill Anders

作用机制

- 局部麻醉药（local anesthetic，LA）是弱碱性、亲水性、叔胺类药物
- 通过与 Na^+ 通道结合，阻断去极化诱导的 Na^+ 流动从而阻滞神经纤维冲动的传导
- 根据神经纤维有无髓鞘、直径等不同，阻滞程度有所不同；阻滞敏感性表现为：自主神经纤维 > 感觉神经纤维 > 运动神经纤维

结构和分类

- 局部麻醉药具有一个通过酰胺或酯键的烃链连接到胺基上的亲脂性苯环
- 酯类
  - ◆ 由血浆丁酰胆碱酯酶快速水解（避免用于丁酰胆碱酯酶缺乏的患者）
  - ◆ 酯类局部麻醉药一个重要的代谢产物，对氨基苯甲酸（para‑amino benzoic acid，PABA），是一种已知的过敏原
- 酰胺类
  - ◆ 由肝微粒体 P450 酶代谢
  - ◆ 罕见的过敏反应可能来自含有甲基防腐剂（结构类似于 PABA）的包装药品

药效动力学

- 离子化状态与局部麻醉药的作用起效密切相关。局部麻醉药自由平衡于带电（离子）和中性（非离子）两种状态
  - ◆ 离子化状态可结合受体并发挥药效，但由于亲水特性不能穿透神经细胞膜发挥作用
  - ◆ 非离子化、脂溶性状态允许药物穿透神经细胞膜
- 脂溶性与药物效力相关：更高的溶解度＝更大的效力
- 蛋白结合力与药效持续时间密切相关
- 局部麻醉药分子的离子和非离子化状态的相对比例由药物的酸度系数（pKa）与组织的 pH 所决定
- pKa＝pH 时，离子化和非离子化状态的比例相等
- 临床应用中局部麻醉药在酸性（感染）组织中起效较慢

影响局部麻醉药起效快慢的因素

- pKa：局部麻醉药的 pKa 越低，代表在特定 pH 下局部麻醉药非离子化状态的比例越高，故其更容易穿透细胞膜，起效更快
- 添加碳酸氢盐（HCO_3）：pH 越高，非离子化分子越多，起效越快
- 脂溶性：通常脂溶性越高，起效越慢，可能与脂质细胞膜的封存效应有关
- 局部麻醉药的高浓度和大容积可增加扩散梯度，导致起效速度加快（这也是普鲁卡因和 2–氯普鲁卡因的 pKa 较高，但提高局部麻醉药浓度仍然可以快速起效的原因）

- 注射部位与目标神经之间的扩散距离（神经鞘的存在可导致延迟起效）

影响局部麻醉药作用时间的因素

- 蛋白结合力：蛋白结合力越强，作用时间越长
- 局部麻醉药注射部位：血管丰富的部位作用时间较短（血流越丰富，局部麻醉药的循环摄取越多）
- 血管扩张程度（除可卡因以外的所有局部麻醉药均是血管扩张药）
- 脂溶性：脂溶性越高，作用时间越长
- 丁酰胆碱酯酶缺乏：酯类局部麻醉药作用时间延长
- 肝脏疾病：酰胺类局部麻醉药的作用时间延长

特别说明

氯普鲁卡因

- 酯类局部麻醉药中，氯普鲁卡因水解速度最快
- 多用于需要短时作用的脊椎麻醉；既往对神经毒性的关注可能与亚硫酸氢盐防腐剂有关
- 起效迅速，适用于产科，全身毒性/胎儿暴露风险相对较低（与药物在血液中的快速水解有关）
- 适用于有严重肝病、癫痫发作状态的患者

利多卡因

- 应用广泛——表面麻醉、区域麻醉、静脉麻醉、外周神经阻滞和脊椎/硬膜外麻醉
- 脊椎麻醉后可引起短暂性神经综合征（transient neurologic syndrome，TNS）（其他局部麻醉药也有相关报道）
- 腰背部、臀部、大腿疼痛或感觉改变，但无运动或肠/膀胱功能障碍
- 使用利多卡因、碎石术、门诊麻醉发生 TNS 的风险增加；妊娠可能是保护性因素

- 症状发生在 2 ~ 24 h 内，10 d 内可完全缓解（大部分在 2 d 左右）
- 需要辅助应用 NSAID 和阿片类药物

布比卡因

- 由于作用时间长，可有效用于周围神经阻滞和硬膜外麻醉，常用于脊椎麻醉
- 与运动神经阻滞相比，可提供高质量的感觉神经阻滞
- 血管内毒性剂量可引起严重、难治性心血管功能衰竭

布比卡因脂质体（Exparel®）

- 手术部位单次浸润注射可用于术后麻醉镇痛；也可用于肌间沟神经阻滞。脂质体悬液可延长局部麻醉药释放时间（持续时间可达 72 h）。可用 280 ml 的生理盐水稀释（最大剂量 266 mg）
- 如果跟其他非布比卡因基础的局部麻醉药（如利多卡因）联合用药（注射到同一个部位），可引起游离布比卡因从脂质体内的即刻释放，因此建议利多卡因注射后至少等待 20 min 再给予布比卡因脂质体，不推荐和其他局部麻醉药混合应用。在使用布比卡因脂质体之前，需要先用普通布比卡因制剂时，需要将普通布比卡因制剂的剂量降低到布比卡因脂质体使用剂量的 50% 以下。布比卡因脂质体使用后 96 h 内，不宜使用布比卡因的其他制剂

罗哌卡因

- 长效局部麻醉药中安全性最高的药物
- 与布比卡因相比，血管收缩作用更强，脂溶性更低，故全身毒性作用较弱

丁卡因

- 起效快，作用时间长（联合肾上腺素作用时间可达 4 ~ 6 h），适用于脊椎麻醉
- 与布比卡因相比，作用时间更长但感觉神经阻滞可能不够充分

可卡因

- 独特的缩血管效应
- 通过抑制去甲肾上腺素、多巴胺、5 - 羟色胺的再摄取刺激中枢神经系统兴奋
- 4% 的浓度可用于表面麻醉（如行鼻窦手术，经鼻清醒纤维支气管镜检查时）或 11.8% 的浓度联合丁卡因、肾上腺素用于急诊创面修复
- 副作用：高血压、心律失常、冠状动脉缺血、脑卒中、脑水肿和肺水肿、惊厥

微创操作的表面麻醉（儿童静脉通路建立）

- 局部麻醉药共晶混合物（eutectic mixture of local anesthetics, EMLA）乳膏：2.5% 利多卡因 + 2.5% 丙胺卡因；45 ~ 60 min 起效，持续 2 h。成人剂量 2.5 ~ 10 g。使用最小的必需剂量涂抹于完整的皮肤上，并用封闭敷料覆盖

EMLA 乳膏儿童剂量	
年龄，体重	最大剂量/g
0 ~ 3 个月，< 5 kg	1
3 ~ 12 个月，> 5 kg	2
1 ~ 6 岁，> 10 kg	10
7 ~ 12 岁，> 20 kg	20

- 外用麻醉贴片（Synera）（利多卡因和丁卡因）：热激活贴片，20 min 起效，使用时不要覆盖贴片
- 避免用于葡萄糖 - 6 - 磷酸脱氢酶（G-6-PD）缺乏症患者；药物毒性可能包括高铁血红蛋白血症。谨慎用于肝病、丁酰胆碱酯酶缺乏的患者

常见的酯类局部麻醉药

药物	pKa	产生中枢神经系统毒性的相对效力	临床应用	浓度/%	起效速度	持续时间/h	最大推荐剂量*
氯普鲁卡因	8.7	0.3	浸润麻醉 硬膜外麻醉 周围神经阻滞	1 2~3 2	快 快 快	0.5~1 0.5~1 0.5~1	800 mg;1000 mg+肾上腺素 800 mg;1000 mg+肾上腺素 800 mg;1000 mg+肾上腺素
可卡因	8.6	不适用	表面麻醉	2~12	快	0.5~1	150 mg
普鲁卡因	8.9	0.3	脊椎麻醉	10	快	0.5~1	7 mg/kg;10 mg/kg(1000 mg)+肾上腺素
丁卡因	8.5	2.0	表面麻醉 脊椎麻醉	2 0.5	快 快	0.5~1 2~6	20 mg 20 mg

注：* 高龄、幼龄、妊娠、肝肾及心脏疾病患者的最大剂量可能需要调整。

常见的酰胺类局部麻醉药

药物	pKa	产生中枢神经系统毒性的相对效力	临床应用	浓度/%	起效速度	持续时间/h	最大推荐剂量*
布比卡因	8.1	4	浸润麻醉	0.25	快	2~8	2.5 mg/kg (175 mg);3 mg/kg + 肾上腺素 (225 mg)
			硬膜外麻醉	0.03~0.75	中等	2~5	150 mg
			脊椎麻醉	0.5~0.75	快	1~4	20 mg
			周围神经阻滞	0.25~0.5	慢	4~12	150 mg
依替卡因	7.7	2	浸润麻醉	0.5	快	1~4	300 mg;400 mg + 肾上腺素
			硬膜外麻醉	1~1.5	快	2~4	300 mg;400 mg + 肾上腺素
			周围神经阻滞	0.5~1	快	3~12	300 mg;400 mg + 肾上腺素
利多卡因	7.9	1	浸润麻醉	0.5~1	快	1~4	4.5 mg/kg (300 mg);7 mg/kg (500 mg) + 肾上腺素
			表面麻醉	4	快	0.5~1	300 mg
			硬膜外麻醉	1.5~2	快	1~2	300 mg;500 mg + 肾上腺素
			脊椎麻醉	1.5~5	快	0.5~1	100 mg
			周围神经阻滞	1~1.5	快	1~3	300 mg;500 mg + 肾上腺素
			局部静脉麻醉	0.25~0.5	快	0.5~1	300 mg

续表

药物	pKa	产生中枢神经系统毒性的相对效力	常见的酰胺类局部麻醉药				
			临床应用	浓度/%	起效速度	持续时间/h	最大推荐剂量*
甲哌卡因	7.6	1.4	浸润麻醉	0.5~1	快	1~4	400 mg;500 mg + 肾上腺素
			硬膜外麻醉	1.5~2	快	1~3	400 mg;500 mg + 肾上腺素
			脊椎麻醉	2~4	快	1~2	100 mg
			周围神经阻滞	1~1.5	快	2~4	400 mg;500 mg + 肾上腺素
丙胺卡因	7.9	1.2	浸润麻醉	0.5~1	快	1~2	600 mg
			硬膜外麻醉	2~3	快	1~3	600 mg
			周围神经阻滞	1.5~2	快	1.5~3	600 mg
罗哌卡因	8.1	2.9	浸润麻醉	0.2~0.5	快	2~6	200 mg
			硬膜外麻醉	0.05~1	中等	2~6	200 mg
			周围神经阻滞	0.5~1	慢	5~8	250 mg

注：* 高龄、幼龄、妊娠、肝肾及心脏疾病患者最大剂量可能需要调整。

增强局部麻醉药作用的辅佐用药

- 血管收缩剂（肾上腺素，偶尔用去氧肾上腺素）可减少循环系统对局部麻醉药的吸收，降低全身吸收/局部麻醉药毒性反应，增加作用持续时间和阻滞强度；对起效时间影响不大

肾上腺素使用浓度	
1 : 1000	1 mg/ml（0.1%）
1 : 10 000	0.1 mg（或 100 μg）/ml（0.01%）
1 : 100 000	10 μg/ml
1 : 200 000	5 μg/ml（常规使用浓度）
1 : 400 000	2.5 μg/ml

- 肾上腺素在较高 pH 环境下不稳定，需要使用时再加入局部麻醉药液中
- 血管收缩剂是否能延长作用持续时间，受限于局部麻醉药的种类和注射部位
  - 浸润麻醉，周围神经阻滞：对短效药物（利多卡因）作用时间延长的影响大于对长效药物（布比卡因）的影响
  - 硬膜外麻醉：在普鲁卡因、利多卡因和布比卡因中添加肾上腺素可延长作用时间
  - 脊椎麻醉：在利多卡因、布比卡因、丁卡因中加入肾上腺素（0.2～0.3 mg）可显著延长作用时间
- 肾上腺素也可由于激活 α_2 肾上腺素受体引起硬膜外/脊椎麻醉的效果增强
- 碳酸氢盐碱化局部麻醉药，导致非离子化状态的比例增加，进而增强细胞膜的渗透性，缩短起效时间；减轻皮下浸润麻醉的疼痛
- 阿片类药物：延长椎管内麻醉作用时间，改善手术麻醉效果，优化术后镇痛

- 可乐定、右美托咪定：可用于周围神经阻滞和椎管内麻醉，作用于多个部位，改善麻醉效果，延长阻滞时间

局部麻醉药的全身毒性

- 局部麻醉药的全身毒性是由血浆中局部麻醉药浓度过高（从组织吸收或局部麻醉药意外注射入血管内）引起的。影响吸收速度的相关因素如下
  - 局部麻醉药的浓度：1% 的药物浓度或 10 mg/ml（注意不同局部麻醉药可有不同浓度）
  - 注射/输注速度：逐步增加注射容量，间断回抽（观察有无入血）
  - 局部血管扩张（肾上腺素的血管收缩作用可减少局部麻醉药的全身吸收，某些局部麻醉药有较强的血管扩张作用）
  - 局部麻醉药的脂溶性（效力）、代谢（血浆、肝脏代谢），肝肾疾病，慢性心力衰竭
  - 注射部位（基于组织的血管丰富程度）：吸收能力为血管内 > 气管 > 肋间 > 骶管 > 硬膜外 > 臂丛 > 皮下
- 毒性主要影响心血管系统和中枢神经系统。中枢神经系统通常首先受到影响。局部麻醉药毒性表现的进展为：轻度头晕 → 口周麻木/金属味觉 → 面部刺痛 → 耳鸣 → 言语迟钝 → 抽搐发作 → 意识消失 → 呼吸停止 → 心血管系统抑制 → 循环衰竭
- "试验剂量" 有助于提示血管内注射，可见显著且迅速的心率增快、血压升高或 T 波改变；复合全身麻醉、处于产程活跃期、使用 β 受体阻滞剂均可干扰对结果的判断
- 中枢神经系统毒性：高碳酸血症和酸中毒可增强中枢神经毒性（抽搐阈值降低，局部麻醉药与血浆蛋白的结合比例降低）
- 心血管系统毒性
  - 由于中枢神经系统兴奋，可有短暂的心率、血压升高

♦ 剂量依赖性心肌抑制、低血压、心律失常（尤其是布比卡因）

♦ 心电图改变：PR、QRS、QT 间期均延长

局部麻醉药中毒的治疗

- 停止注射局部麻醉药；寻求帮助；维持气道通畅（必要时气管插管）；给予纯氧，合并代谢性酸中毒时推荐过度通气；治疗抽搐（苯二氮䓬类药物，循环稳定时可使用小剂量丙泊酚）

- 局部麻醉药中毒导致的心搏骤停：心肺复苏（cardiopulmonary resuscitation，CPR），改良的加强心脏生命支持（advanced cardiac life support，ACLS），治疗心律失常。使用脂肪乳剂。丙泊酚无效

   ♦ 脂肪乳剂治疗方案：如果体重 > 70 kg，快速推注 100 ml 20% 的脂肪乳剂；如果体重 < 70 kg，推注 1.5 ml/kg。后续起始输注速度为 0.25 ml/（kg·min）（即 70 kg 患者输注速度 18 ml/min）；如果循环未恢复，可重复初始推注剂量 1~2 次并增加输注速度至 0.5 ml/（kg·min）。剂量上限为 12 ml/kg

- 治疗局部麻醉药全身毒性的 ACLS 修正方案

   ♦ 减少肾上腺素单次剂量 [< 1 μg/（kg·次）]

   ♦ 避免使用 β 受体/钙通道阻滞剂、血管升压素、额外的局部麻醉药

   ♦ 复苏可能延迟（> 1 h）；继续高质量 CPR 并考虑给予体外膜肺氧合技术（ECMO/eCPR）（或转运到最近的体外循环设备）用于循环支持

高铁血红蛋白血症（正常血红蛋白氧化为高铁血红蛋白）

- 病因：局部麻醉药（苯佐卡因、丙胺卡因）、抗生素（氨苯砜、甲氧苄啶）、硝酸盐的使用

- 症状和体征：呼吸急促，发绀（传统的脉搏血氧饱和度监测不可靠），神志改变，意识丧失；如果高铁血红蛋白含量超

过 50%，将导致心律失常、抽搐、昏迷和死亡

- 诊断：血液呈"巧克力棕色"，血气分析通常显示正常的 PaO_2，有/无代谢性酸中毒，采用碳氧血红蛋白监测仪（co-oximetry）测定高铁血红蛋白水平
- 治疗：供氧，1% 亚甲蓝 1~2 mg/kg 静脉注射（将高铁血红蛋白还原为亚铁血红蛋白，恢复血红蛋白携氧能力），高压氧治疗

第2章 药 物

第5节 肌肉松弛药及其拮抗剂

Megan Gray、Bill Anders

机制

- 神经肌肉阻滞剂（neuromuscular blocking drug，NMBD）作用于神经肌肉接头（neuromuscular junction，NMJ）突触后膜上的烟碱型乙酰胆碱（acetylcholine，ACh）受体→阻断神经冲动的传导→导致骨骼肌松弛
- 肌肉松弛药可用于改善气管插管条件，便于机械通气，提供外科手术需要的肌肉松弛度
- **非去极化肌肉松弛药**
  - ◆ 竞争性 ACh 受体拮抗剂：与受体结合而不产生骨骼肌终板膜去极化作用
  - ◆ 通过增加突触间隙的 ACh 可以逆转非去极化肌肉松弛药的作用（即使用乙酰胆碱酯酶抑制剂可逆转肌肉松弛药的作用机制）
  - ◆ ACh 受体上调（如烧伤，肌肉组织失神经支配）时，非去极化肌肉松弛药表现为敏感性降低，剂量需求增加
  - ◆ 神经刺激特性：4 个成串刺激（train - of - four，TOF）率<30%，对强直刺激反应衰减，强直后易化
- **去极化肌肉松弛药**
  - ◆ 和 ACh 类似，与烟碱型胆碱能受体的 α 亚基结合，使受体离子通道持续开放
  - ◆ 产生持久的去极化作用，最初表现为弥散的肌肉收缩即肌颤
  - ◆ 被去极化肌肉松弛药激活、占据的受体不能对进一步释放的 ACh 产生反应，从而引起肌肉松弛
  - ◆ ACh 受体下调（如重症肌无力）时，去极化肌肉松弛药表

现为敏感性降低，剂量需求增加

◆ 神经刺激特性（经典 I 相阻滞）：TOF 率 > 70%，对强直刺激持续有反应但振幅减弱，无强直后易化

非去极化肌肉松弛药：氨基甾体类

● **泮库溴铵**

◆ 长效，肝、肾衰竭患者作用时间延长

◆ 起效缓慢，限制了其在气管插管时的应用

◆ 抗迷走神经，呈现剂量依赖性的心率增快、血压升高和心输出量增加；无组胺释放

● **罗库溴铵**

◆ 起效快于其他药物，可替代琥珀胆碱（succinylcholine，SCh）用于快速顺序诱导（rapid sequence induction，RSI）

◆ 0.6 mg/kg 的剂量可维持中等持续时间的肌肉松弛作用，当使用 1.2 mg/kg 的 RSI 剂量时肌肉松弛作用时间可延长

◆ 无组胺释放，无心血管反应

● **维库溴铵**

◆ 中等时效肌肉松弛药，肝病患者作用时间延长，反复追加尤为显著

◆ 无组胺释放，无心血管反应

◆ 代谢产物仍有活性，避免长时间输注后肌肉松弛时间延长

非去极化肌肉松弛药：苄基异喹啉类

● **阿曲库铵**

◆ 通过非特异性血浆酯酶水解及霍夫曼消除（在正常的 pH 和体温下进行非酶的自发降解）清除；其代谢不依赖肝、肾功能

◆ 应用高浓度阿曲库铵时，其代谢产物 N－甲基四氢罂粟碱（由肝脏代谢，经肾脏排泄）在动物实验中会产生中枢神经系统刺激/发作症状

◆ 临床应用受限于剂量依赖性的组胺释放作用 →导致低血压、心动过速、支气管痉挛（当前临床实践更倾向于采用

顺式阿曲库铵）

- **顺式阿曲库铵**
  - ◆ 代谢主要依赖于霍夫曼消除（不依赖肝、肾或血浆胆碱酯酶功能，但依赖于正常体温和 pH）
  - ◆ 常规剂量不引起组胺释放；心血管反应很小
  - ◆ 其作用时间与输注剂量和持续时间无关，故可用于 ICU 及手术室内的持续输注

去极化肌肉松弛药：琥珀胆碱

- **药代动力学**
  - ◆ 唯一的去极化肌肉松弛药，起效迅速且超短效
  - ◆ 1 mg/kg 单次推注可在 60 s 内为大多数患者提供理想插管条件；肌力可在 10 min 内恢复 90%
  - ◆ 在血液中可迅速被丁酰胆碱酯酶（血浆胆碱酯酶）水解；阻滞持续时间取决于到达神经肌肉接头处的肌肉松弛药药量及药物由运动终板扩散回循环的比例
  - ◆ 琥珀胆碱阻滞时间延长的影响因素
    - ★ 非典型性丁酰胆碱酯酶：基因缺陷，通过地布卡因指数可诊断
    - ★ 丁酰胆碱酯酶活性降低：肝病、妊娠、尿毒症、高龄或低龄、烧伤、营养不良、恶性肿瘤
    - ★ 药物相互作用（通常轻微延长阻滞时间）：乙膦硫胆碱（治疗青光眼的滴眼液）、锂剂、镁剂、溴吡斯的明、口服避孕药、艾司洛尔、单胺氧化酶抑制剂、甲氧氯普胺、某些抗生素及抗心律失常药
    - ★ 有机磷中毒（不可逆转地结合胆碱酯酶）
    - ★ 大剂量（>6 mg/kg）或者持续用药：产生类似于非去极化肌肉松弛药的 II 相阻滞效应，如对强直刺激反应衰减，TOF 率 <30%
    - ★ 低温

丁酰胆碱酯酶功能改变的特性			
类型	地布卡因指数	琥珀胆碱作用持续时间	发生率
正常	80	5 ~ 10 min	不适用
非典型性杂合子	40 ~ 60	20 ~ 30 min	1/30 ~ 1/50
非典型性纯合子	20	3 ~ 6 h	1/2000 ~ 1/3000
血浆活性/水平↓	80	<25 min	不确定

- **临床思考**
  - ◆ 适应证：单次注射给药可用于存在反流误吸风险时（如饱胃、创伤、糖尿病、食管裂孔疝、肥胖、妊娠）的快速顺序诱导插管；持续输注可用于有肌肉松弛要求的短小外科手术
  - ◆ 注意事项
    - ★ 琥珀胆碱是已知的恶性高热诱发因素——禁用于易感人群
    - ★ 可增加眼内压和颅内压（故慎用于眼外伤及颅脑损伤患者），但插管时肌肉松弛不足同样会造成眼内压及颅内压升高
    - ★ 可潜在升高血钾导致高钾血症，应避免用于神经肌肉接头外胆碱能受体增加的情况（如烧伤患者——伤后 24 h 内或 6 个月后使用可能安全；脊髓横断综合征患者——伤后 24 h 内使用可能安全）
    - ★ 应避免用于年轻男性患者，由于其可能存在未确诊的肌营养不良和高钾停搏的潜在风险
- **不良反应**
  - ◆ 心脏毒性：琥珀胆碱会刺激心脏毒蕈碱型受体（尤其是在迷走神经兴奋性增高的患者体内，如儿童），从而可能导致窦性心动过缓、交界性心律、心脏停搏。短时间内二次

给药更易发生。预先给予阿托品可能会预防此反应。另外，也可通过增加儿茶酚胺的释放而导致心动过速

♦ 高钾血症：琥珀胆碱会使血清钾离子浓度短暂增加 0.5 ~ 1.0 mEq/L，对已存在高钾血症的患者可产生显著影响。如上所述，钾离子大量释放可能发生在烧伤、创伤（尤其是挤压伤）、酸中毒、严重感染、长期制动、失神经支配、脑卒中、肌强直、肌营养不良和脊髓损伤的患者中

♦ 过敏反应：麻醉过程中 50% 以上过敏反应的发生是肌肉松弛药导致的，琥珀胆碱是一个常见因素

♦ 肌痛：琥珀胆碱带来的肌颤可能会导致术后肌痛，预先给予小剂量非去极化肌肉松弛药（如 0.05 mg/kg 罗库溴铵）可能会降低肌痛发生率及严重程度

♦ 咬肌痉挛：咬肌持续收缩可能导致插管困难；虽然并不总是相关，但这种状况也可能是发生恶性高热的先兆

♦ 胃内压增加：食管下段括约肌张力亦增加，故并不显著增加误吸风险

非去极化肌肉松弛药拮抗剂

胆碱酯酶抑制剂

● 抑制乙酰胆碱酯酶，间接增加神经肌肉接头处的乙酰胆碱，从而竞争性抑制非去极化肌肉松弛药，重建神经肌肉之间的传递

● 注意肌肉松弛药及其拮抗剂的相对作用时间；在肌肉松弛作用自然恢复到一定程度后再应用拮抗剂可以避免"再次箭毒化"（肌肉松弛药的残余效应会导致患者在 PACU 时出现肌无力）。值得注意的是，即便 TOF 看起来恢复正常值，70% 的乙酰胆碱受体仍有可能处于阻滞状态

常见肌肉松弛药的用药剂量、起效时间、作用时间及代谢

药物	插管剂量a /(mg/kg)	起效时间b /min	肌颤恢复≥25%的持续时间/min	TOF率恢复≥90%的持续时间/min	持续输注	代谢/消除的主要途径
去极化肌肉松弛药						
琥珀胆碱	0.5~1(RSI: 1~1.2)	0.5~1	6~8	(RSI:10~12)	2~5 mg/min,限制剂量,作用时间	血浆胆碱酯酶
非去极化肌肉松弛药						
泮库溴铵	0.1	3~4	80~120	130~220		肾脏(85%) 肝脏(15%)
罗库溴铵	0.6~1(RSI: 0.9~1.2)	1~2	30~40 (RSI:50~70)	55~80	5~10 μg/(kg·min)	肝脏(>70%) 肾脏(10%~25%)
维库溴铵	0.1	3~4	35~45	50~80	0.8~2 μg/(kg·min)	肝脏(50%~60%) 肾脏(40%~50%)
阿曲库铵	0.5	3~4	30~45	55~80	4~12 μg/(kg·min)	霍夫曼消除及非特异性酯酶
顺式阿曲库铵	0.15	2~3	45~60	60~90	1~5 μg/(kg·min)	霍夫曼消除

注：a 计算剂量基于理想体重。b 对所有肌肉松弛药而言，剂量增加则起效时间缩短。

胆碱酯酶抑制剂						
药物 名称	静脉注射 剂量 /(mg/kg)	拮抗效应 达峰时间 /min	拮抗效应 持续时间[a] /min	阿托品 用量 /(μg/kg)	格隆溴 铵用量 /(μg/kg)	代谢 途径
依酚 氯铵	0.5 ~ 1.0	1 ~ 3	45 ~ 60	7 ~ 10	10[b]	30%经 肝脏
新斯 的明	0.03 ~ 0.07 （最多 5 mg）	7 ~ 10	55 ~ 75	15 ~ 30	10 ~ 15	50%经 肝脏
溴吡斯 的明	0.1 ~ 0.4	15 ~ 20	80 ~ 130	15 ~ 20	10	75%经 肝脏

注:[a] 所有药物在肾衰竭患者中作用持续时间均延长。[b] 考虑到起效时间，依酚氯铵联合用药首选阿托品；若使用格隆溴铵，需提前数分钟应用。

- 胆碱酯酶抑制剂的常见胆碱能副作用
  - ◆ 心脏毒蕈碱样作用（心动过缓，窦性停搏）。在给药的同时联合应用具有相似起效时间的抗胆碱药可以尽量减少上述副作用（如格隆溴铵联合新斯的明，阿托品联合依酚氯铵）
  - ◆ 支气管痉挛，分泌物增多，瞳孔缩小，恶心，胃肠蠕动增加
  - ◆ 烟碱作用，尤其是大剂量应用时会出现反常肌无力
  - ◆ 新斯的明可能会透过胎盘，导致胎儿心动过缓，注意使用时要联合应用阿托品（格隆溴铵无法透过胎盘屏障）

毒扁豆碱

- 由于可以透过血脑屏障故作为肌肉松弛药拮抗剂的应用受限；可能会产生中枢性胆碱能作用（谵妄、抽搐、意识丧失、呼吸抑制）
- 用于治疗中枢性抗胆碱能综合征

不同肌群对肌肉松弛药的敏感程度	
最敏感	**最不敏感**
眼外肌 > 咽肌 > 咀嚼肌 > 拇收肌 > 腹直肌 > 眼轮匝肌 > 膈肌 > 喉肌	

肌肉松弛药对不同肌群的起效和恢复速度	
起效最快	**起效最慢**
喉肌 > 膈肌 > 眼轮匝肌 > 拇收肌	
恢复最快	**恢复最慢**
喉肌 > 眼轮匝肌 = 膈肌 > 拇收肌	

舒更葡糖钠（布瑞亭®）

- 选择性肌肉松弛药拮抗剂——是一种可以与氨基甾类肌肉松弛药结合形成紧密复合物的环糊精分子，从而使肌肉松弛药无法与神经肌肉接头结合
  - ◆ 对罗库溴铵亲和力最强，也可用于维库溴铵的肌肉松弛逆转
  - ◆ 可在罗库溴铵应用后的任何时段进行拮抗，因而表现出对深度肌肉松弛阻滞的快速逆转作用（如不能插管、不能通气的困难气道情况下）
  - ◆ 极少发生心动过缓、过敏反应
  - ◆ 使用激素类避孕药的患者使用舒更葡糖钠后 7 d 内必须使用额外的非激素类的避孕方式；最好在术前向患者说明上述情况
  - ◆ 成人用量（取决于肌肉阻滞程度）
  - ◆ 常规拮抗：强直刺激后肌颤搐计数（PTC）恢复到 1 ~ 2 个时应用 4 mg/kg，TOF 恢复到 2 个颤搐时应用 2 mg/kg
  - ◆ 即刻逆转诱导剂量的罗库溴铵所需剂量：16 mg/kg

第2章 药 物

第6节 作用于心血管系统的药物

Megan Gray、Bill Anders

概述

肾上腺素受体位点与作用	
受体位点	作用
α_1	收缩血管平滑肌和泌尿生殖系统平滑肌，舒张胃肠道平滑肌，促进糖异生和肝糖原分解
α_2	减少胰岛素分泌，导致血小板聚集；减少去甲肾上腺素的释放，收缩血管平滑肌
β_1	增强心肌收缩力，加快心率和房室传导；促进肾素分泌；提高心肌收缩力，增加心律失常的发生率
β_2	舒张血管平滑肌和支气管平滑肌；舒张泌尿生殖系统平滑肌和胃肠道平滑肌；促进糖异生和肝糖原分解
D_1	舒张血管平滑肌（肾血管、肠系膜血管、冠状动脉平滑肌）；舒张肾小管平滑肌（尿钠增多，利尿）；分布于肾脏近球细胞（肾素释放增加）
D_2	抑制去甲肾上腺素释放，可收缩肾脏平滑肌和肠系膜平滑肌

肾上腺素受体激动剂和血管升压素

- 作用于 α、β 肾上腺素受体或多巴胺受体，可引起心动过速、高血压、心律失常、心肌缺血和组织坏死伴外渗（须经中心静脉给药，采用酚妥拉明浸润治疗）。保证足够的循环血容量；不要使用血管升压素纠正低血容量

多巴酚丁胺

- **适应证**：心力衰竭
- **剂量**：输注前准备，将 500 mg 多巴酚丁胺加于 250 ml 5% 葡萄糖液或 0.9% 氯化钠注射液中稀释至 2000 μg/ml（2 mg/ml）。成人：2 μg/（kg·min），2~20 μg/（kg·min）滴定，最大可至 40 μg/（kg·min）；儿童：5~20 μg/（kg·min）
- **起效时间**：12 min
- **持续时间**：< 10 min
- **机制**：主要激动 β_1 肾上腺素受体
- **清除**：由肝脏代谢，经肾脏清除
- **备注**：强心，尤其在小剂量时可降低体循环阻力。对血压的影响依赖于前负荷（容量状态）且表现为"可恢复的"变力性（用于负荷试验）。在心源性休克和脓毒血症引起的心肌功能异常中很有用；相较于多巴胺，可降低快速型心律失常的发生率。其可提高心房颤动患者的心室率。使用 3 d 后可产生耐受性。不能与碳酸氢钠混合使用

多巴胺

- **适应证**：低血压、急性心力衰竭
- **剂量**：输注前准备，将 400 mg 多巴胺加于 250 ml 5% 葡萄糖液稀释至 1600 μg/ml；小剂量输注速度为 2~5 μg/（kg·min），中剂量输注速度为 5~15 μg/（kg·min），大剂量输注速度为 20~50 μg/（kg·min）
- **起效时间**：5 min
- **持续时间**：10 min
- **机制**：剂量依赖性，分别作用于多巴胺受体、α 或 β 肾上腺素受体
- **清除**：单胺氧化酶（monoamine oxidase，MAO）/儿茶酚 – O – 甲基转移酶（catechol – O – methyltransferase，COMT）代谢
- **备注**：禁用于嗜铬细胞瘤或心室颤动，慎用于周围动脉疾病。小剂量时增加肾血流量和提高肾小球滤过率（GFR），

但不能预防肾衰竭或死亡 [*Ann Intern Med* 2005；142（7）：510–524]。尽管传统的剂量–反应效应未被很好地重现，但输注速度为 3~10 μg/（kg·min）时主要激动 β 肾上腺素受体，≥10 μg/（kg·min）时同时激动 α 和 β 肾上腺素受体。不能与碳酸氢钠混合使用

麻黄碱

- **适应证**：短暂的低血压治疗，例如，儿茶酚胺储备正常的患者出现诱导后低血压
- **剂量**：只能单次推注
  - ◆ **成人**：必要时静脉予 5~10 mg，最大量可至 50 mg 或 0.1 mg/kg；必要时每 4~6 h 皮下注射或肌内注射 25~50 mg
  - ◆ **儿童**：每次 0.2~0.3 mg/kg
- **持续时间**：3~10 min
- **机制**：通过作用于交感神经末梢释放去甲肾上腺素，间接激动 α 和 β 肾上腺素受体
- **清除**：主要以原形经肾脏清除
- **备注**：麻黄碱通过增加心输出量和外周血管阻力来提高血压。重复给药时因去甲肾上腺素的消耗会产生快速耐受性。可能会引起中枢神经系统的刺激，舒张子宫平滑肌以及轻度扩张支气管。禁用于服用单胺氧化酶抑制剂和患有闭角型青光眼的患者

肾上腺素

- **适应证**：①心搏骤停；②支气管痉挛、过敏反应；③心力衰竭、低血压；④严重的心动过缓
- **剂量**：输注前准备，将 4 mg 肾上腺素加于 250 ml 5% 葡萄糖液或 0.9% 氯化钠注射液中稀释至 16 μg/ml
  - ◆ **成人**：①复苏过程中每 3~5 min 经静脉或骨髓腔内给药 1 mg，如不能经静脉或骨髓腔内给药，可经气管内给药 2 mg；复苏后 0.1~0.5 μg/（kg·min）持续输注；②每 10~15 min 皮下注射 0.1~0.5 mg，或肌内注射 0.3 mg

(1:1000)，或静脉缓慢推注 0.1 ~ 0.25 mg；③静脉推注 5 ~ 10 μg 或 0.02 ~ 0.3 μg/（kg·min）持续输注；④静脉推注 10 ~ 20 μg 或静脉输注 1 ~ 4 μg/min

- ♦ **儿童**：①首次可经静脉或骨髓腔内给药 0.01 mg/kg，随后每 3 ~ 5 min 静脉或骨髓腔内予 0.1 ~ 0.2 mg/kg，气管内给药剂量为 0.1 mg/kg（1:10 000）；②必要时每 15 min 至 4 h 皮下注射 0.01 μg/kg（1:1000 水溶液），治疗过敏反应时每 15 min 予 0.01 μg/kg × 2 次剂量后，必要时再每 4 h 给药；③ 0.1 ~ 1 μg/（kg·min），最大速度 1.5 μg/（kg·min）；④经静脉或骨髓腔内给药 0.01 mg/kg 或经气管插管予 0.1 mg/kg

- ♦ **新生儿**：每 3 ~ 5 min 经静脉或骨髓腔内给药 0.01 ~ 0.03 mg/kg；气管内给药 0.1 mg/kg（1:10 000 溶液）

- **持续时间**：5 ~ 10 min
- **机制**：激动 α_1 和非选择性 β 肾上腺素受体
- **清除**：单胺氧化酶/儿茶酚 – O – 甲基转移酶代谢
- **备注**：小剂量时 β 肾上腺素能作用占主导（可能引起反常性低血压），大剂量时与 α_1 肾上腺素受体的相关性增加。心律失常常见，氟烷会加重。可能因抑制胰岛素释放导致脂肪分解、肝糖原分解、肺水肿、乳酸堆积和高血糖。减少内脏血液循环，长时间大剂量使用时可能有心脏毒性作用。为避免严重的高血压反应仅在心搏骤停时静脉推注 1 mg

异丙肾上腺素

- **适应证**：适用于麻醉中出现的心脏传导阻滞、休克和支气管痉挛。也用于房室传导阻滞引起的室性心律失常、β 受体阻滞剂过量和未安装心脏起搏器的 III 度房室传导阻滞。不推荐用于心搏骤停

- **剂量**：输注前准备，将 1 mg 异丙肾上腺素加于 250 ml 液体中稀释至 4 μg/ml

- ♦ **成人**：①房室结阻滞，5 μg/min 起静脉滴定至最高 20 μg/min（与体重无关）；②休克时，静脉给药 0.5 ~ 5 μg/min

- ◆ **儿童**：起始速度 0.02 ~ 0.1 μg/（kg·min），滴定至起效 0.05 ~ 2 μg/（kg·min）
- **持续时间**：8 ~ 50 min
- **机制**：非选择性激动 β 肾上腺素受体
- **清除**：通过肝脏和肺部的单胺氧化酶/儿茶酚 – O – 甲基转移酶代谢；40% ~ 50% 以原形经肾脏清除
- **备注**：强效正性变时和正性肌力作用；对全身血管的舒张作用大于肺血管。增加心肌氧耗；相较于肾上腺素更不易引起高血糖。对伴有心动过缓或哮喘的心力衰竭患者有效；慎用于血液再分布到非重要器官而引起的休克。避免用于洋地黄中毒、已合并快速型心律失常的患者。慎用于应用单胺氧化酶抑制剂和三环类抗抑郁药的患者。大剂量可能引起低血压、中枢神经系统兴奋、肺水肿和心律失常

去氧肾上腺素

- **适应证**：低血压。也用于室上性心动过速、法洛四联症、椎管内麻醉引起的低血压、梗阻性肥厚型心肌病的流出道梗阻
- **剂量**：单次 50 ~ 100 μg 静脉推注；每 1 ~ 2 h 肌内注射或皮下注射 2 ~ 3 mg。输注前准备：将 40 mg 去氧肾上腺素加于 250 ml 液体中稀释至 160 μg/ml；输注速度为 0.2 ~ 1 μg/（kg·min）或 20 ~ 180 μg/min。儿童：单次静脉推注 0.5 ~ 10 μg/kg 或静脉输注 0.1 ~ 0.5 μg/（kg·min）
- **持续时间**：< 5 min
- **机制**：强效直接激动 α_1 肾上腺素受体
- **清除**：由肝和肠壁代谢，经肾脏清除
- **备注**：去氧肾上腺素可引起动脉和静脉血管收缩，对心输出量的影响取决于前、后负荷和引起低血压的原因。单次推注用于纠正突发性严重低血压。可能引起反射性心动过缓、微循环收缩、子宫平滑肌及血管收缩，还可能降低缺血性心脏病患者的心输出量。慎用于使用单胺氧化酶抑制剂和三环类抗抑郁药的患者；禁用于闭角型青光眼患者

肾上腺素受体激动剂和血管升压素的剂量依赖性作用

药物	受体	输注速度	心输出量	收缩力	心率	平均动脉压	前负荷	体循环阻力	肾血流量
肾上腺素	β_2	1~2 μg/min	↑↑	↑↑	↑	↑,0,↓	↑	0,↓	↑
	$\beta_1 + \beta_2$	2~10 μg/min	↑,0	↑↑	↑↑	↑↑	↑↑	↑,0,↓	↓,0
	α_1	>10 μg/min	↑,0,↓	↑↑↑	↑↑	↑↑↑	↑↑	↑↑	↓↓
去甲肾上腺素	$\alpha_1,\beta_1 > \beta_2$	4~12 μg/min	↑,0,↓	↑	↑ 或反射性↓	↑↑↑	↑↑	↑↑↑	↓↓,0
多巴胺	多巴胺受体	<3 μg/(kg·min)	↑	0	0	0,↓	↑	0,↓	↑↑
	β	3~10 μg/(kg·min)	↑↑	↑↑	↑↑	↑	↑	↓	↑
	α	>10 μg/(kg·min)	↑,0,↓	↑↑	↑↑	↑	↑	↑↑	↓
多巴酚丁胺	$\beta_1 \gg \beta_2, \alpha$	2.5~10 μg/(kg·min)	↑↑	↑↑↑	↑↑	↑,0,↓	↓	↓,↑	0,↑

异丙肾上腺素	β₁ > β₂	0.5~10 μg/min	0, ↑	↑↑↑	↑↑↑	↑, ↓	↓	↓↓	0, ↑
麻黄碱	α₁, β₁ > β₂	—	↑↑	↑↑	↑	↑↑	↑↑	↑↑	↑, 0, →
去氧肾上腺素	α₁	0.15~0.75 μg/(kg·min)	↓, 0, ↑	0, ↑	↓（反射性）	↑↑	↑↑	↑↑↑	0, ↓
血管升压素	V₁, V₂	0.02~0.1 U/min	↓, 0	0, ↑	0	↑↑	0, ↓	↑↑	↑
血管紧张素 II（AT II）	1 型 AT II	2~80 ng/(kg·min)			0	↑↑↑	↑↑	↑↑↑	

注：引自 Barash PG. *Clinical Anesthesia.* 6th ed. Philadelphia, PA: Lippincott Williams & Wilkins; 2006.

去甲肾上腺素

- **适应证:** 低血压,尤其是感染性休克
- **剂量:** 输注前准备,将 4 mg 去甲肾上腺素加于 250 ml 0.9% 氯化钠注射液或 5% 葡萄糖溶液中稀释至 16 μg/ml
  - ◆ **成人:** 输注速度 0.02 ~ 0.3 μg/(kg·min) [20 ~ 300 ng/ (kg·min)] 或 4 ~ 12 μg/min;
  - ◆ **儿童:** 0.05 ~ 0.1 μg/(kg·min),最大输注速度 2 μg/ (kg·min)
- **起效时间:** 1 ~ 2 min
- **持续时间:** 1 ~ 2 min
- **机制:** 人工合成的神经递质;肾上腺素的前体。强效 α 受体激动剂,中效 β 受体激动剂。剂量超过 5 μg/min 时 α 受体效应相对增加
- **清除:** 单胺氧化酶/儿茶酚 - O - 甲基转移酶代谢
- **备注:** 收缩外周血管,升高收缩压、舒张压和脉压;正性肌力作用;舒张冠状动脉;微弱变时性效应;对内脏灌注产生不同的影响。可能导致微循环和子宫收缩以及心律失常(特别是缺氧和高碳酸血症时)。用于感染性休克的一线治疗(确保血容量足够);因其破坏心肌氧供需平衡,应避免用于缺血性心源性休克。极度谨慎用于使用单胺氧化酶抑制剂和三环类抗抑郁药的患者

血管升压素(又称抗利尿激素,ADH)

- **适应证:** ①尿崩症、腹胀;②心脏术后、感染性血管扩张/ 儿茶酚胺抵抗性休克;③无脉性室性心动过速或心室颤动
- **剂量:** 输注前准备,将 100 U 血管升压素加于 100 ml 0.9% 氯化钠注射液中稀释至 1 U/ml
  - ◆ **成人:** ①必要时每 6 ~ 12 h 皮下/肌内注射或经鼻给药 5 ~ 10 U;②治疗心脏术后休克时静脉输注速度为 0.03 ~ 0.1 U/min,而治疗感染性休克时输注速度为 0.01 ~ 0.07 U/min;③单次静脉/骨髓腔内/气管内给药 40 U

- **持续时间**：10 ~ 20 min
- **机制**：合成内源性血管升压素类似物。V_1 受体：平滑肌收缩；内脏、冠状动脉、肌肉和皮肤脉管系统血管收缩。V_2 受体：提高尿液渗透压，减少尿量
- **清除**：由肝肾代谢，经肾脏清除
- **备注**：可能造成肠道及皮肤缺血。可能导致少尿、水中毒、肺水肿；因增加肠蠕动导致腹部绞痛；过敏反应；收缩胆囊、膀胱或子宫平滑肌；眩晕或恶心。对冠状动脉疾病患者通常联合硝酸甘油一起治疗。不要突然中断静脉输液

血管紧张素 II

- **适应证**：感染性休克或其他分布性休克
- **剂量**：输注前准备，将 1 ml 血管紧张素 II 加于 500 ml 0.9% 氯化钠注射液中稀释至 5000 ng/ml
  - ◆ **成人**：起始输注速度 20 ng/（kg·min），起始 3 h 内，每 5 min 滴定一次，每次最多增加 15 ng/（kg·min），至最大剂量 80 ng/（kg·min），最高维持剂量为 40 ng/（kg·min）
- **持续时间**：血浆半衰期 < 1 min
- **机制**：收缩血管（通过 G 蛋白耦联血管紧张素 II 受体 1 型直接作用于血管壁）和增加醛固酮释放
- **清除**：由血浆/红细胞/组织酶代谢，不依赖于肝/肾清除
- **备注**：可能增加血栓栓塞事件风险，应同时加用静脉血栓栓塞预防药。可能与血管紧张素转换酶抑制剂或血管紧张素受体阻滞剂相互作用

磷酸二酯酶抑制剂

- 通过提高机体内的环磷酸腺苷、钙离子浓度和心肌收缩蛋白对钙离子的敏感性来增加心肌收缩力；引起全身和肺血管舒张。正性肌力作用不依赖于 β 肾上腺素受体刺激，因此不受

β 肾上腺素受体阻滞或下调的影响

氨力农

- **适应证**：适用于心脏低输出状态、心力衰竭和肺动脉高压的辅助治疗

- **剂量**

  - **成人/儿童**：负荷剂量 0.75 mg/kg 缓慢静脉推注（2 ~ 3 min），之后静脉输注速度为 5 ~ 15 μg/（kg·min）。输注前准备，将 100 mg 氨力农加于 250 ml **不含葡萄糖**的晶体液中稀释至 0.4 mg/ml；最大剂量为每 24 h 10 mg/kg

  - **新生儿**：负荷剂量 0.75 mg/kg 缓慢静脉推注（2 ~ 3 min），之后静脉输注速度为 3 ~ 5 μg/（kg·min）

- **起效时间**：立即（5 min 达峰）

- **持续时间**：0.5 ~ 2 h，多次给药可达到 8 h

- **机制**：抑制心肌环磷酸腺苷磷酸二酯酶

- **清除**：由肝脏代谢（多变），经肾脏和肠道排泄。终末期肾病患者减少 50% ~ 75% 剂量

- **备注**：引起轻度心肌收缩，强效血管舒张作用。可能导致低血压、血小板减少症（长期使用）和过敏反应（含亚硫酸盐）

米力农

- **适应证**：充血性心力衰竭

- **剂量**：输注前准备，将 20 mg 米力农加于 100 ml 液体中稀释至 200 μg/ml

  - **成人**：负荷剂量为 50 ~ 75 μg/kg，缓慢静脉推注超过 10 min；之后输注速度为 0.375 ~ 0.75 μg/（kg·min），滴定直至起效

  - **儿童**：负荷剂量为 50 μg/kg，缓慢静脉推注超过 10 min；之后输注速度为 0.5 ~ 1 μg/（kg·min），滴定直至起效

- **起效时间**：5 ~ 15 min

- **持续时间**：3 ~ 5 h

- **机制**：抑制心肌环磷酸腺苷磷酸二酯酶
- **清除**：由肝脏代谢（12%），经肾脏排泄（83%）
- **备注**：氨力农衍生物，20 倍正性肌力作用。可能增加原发性肥厚型主动脉瓣下狭窄患者心律失常和流出道梗阻的发生率。可能引起低血压（慎用或禁用负荷剂量）和头痛。不推荐用于急性心肌梗死。可能改善心肌舒张（松弛）

肾上腺素受体阻滞剂

α 受体阻滞剂

- **总述**：引起外周血管舒张，用于治疗高血压、嗜铬细胞瘤和前列腺增生。与直立性低血压相关，增加低血容量性低血压风险；用于去甲肾上腺素过量而非肾上腺素过量的患者（可能由于 β 受体未被阻滞引起"肾上腺素逆转"效应伴严重低血压）

酚苄明

- **适应证**：嗜铬细胞瘤术前用于化学性交感神经阻断
- **剂量**
  - ♦ **成人**：口服 10~40 mg/d（起始剂量为 10 mg/d，必要时每 4 d 增加 10 mg/d）。常规剂量为 20~40 mg 每日 2~3 次
  - ♦ **儿童**：0.2 mg/kg qd 口服，最大剂量 10 mg；每 6~8 h 增加 0.2 mg/kg，直至达到维持剂量，一般为 0.4~1.2 mg/（kg·d）
- **起效时间**：数小时
- **持续时间**：数天
- **机制**：非选择性非竞争性不可逆的 α 受体阻滞；$\alpha_1 \gg \alpha_2$
- **清除**：由肝脏代谢，经肾脏和胆道排泄
- **备注**：作用时间较长（嗜铬细胞瘤切除后可能需要使用更大剂量的升压药）。可能引起严重的直立性低血压和反射性心动过速。主要用酚妥拉明替代

酚妥拉明

- **适应证**：嗜铬细胞瘤患者儿茶酚胺过量引起的高血压；α 受体激动剂外渗。也用于软组织（牙科）局部麻醉的拮抗
- **剂量**
    - ◆ **成人**：①经静脉注射 1～5 mg（5 mg 用于诊断），也可在嗜铬细胞瘤切除过程中输注；②5～10 mg 加于 10 ml 0.9% 氯化钠注射液中，浸润作用于患处
    - ◆ **儿童**：①手术前 1～2 h 静脉或肌内注射，每次予 0.05～0.1 mg/kg，每 2～4 h 给药一次，最大剂量 5 mg（一次性静脉或肌内注射 0.05～0.1 mg/kg，用于诊断）；②0.1～0.2 mg/kg 加于 10 ml 0.9% 氯化钠注射液中，用于浸润治疗外渗部位
- **起效时间**：2 min（静脉注射）
- **持续时间**：10～15 min（静脉注射）
- **机制**：非选择性竞争性 α 受体阻滞；舒张血管平滑肌
- **清除**：代谢途径未知，13% 以原形经尿液排泄
- **备注**：可能引起显著低血压、反射性心动过速、脑血管痉挛、心律失常和腹泻

β 受体阻滞剂

- **总述**：围手术期经常使用，术前所用剂量与家庭使用剂量不同。围手术期使用（滴定至心率 60～70 次/min，避免低血压）可降低高风险患者心肌梗死的发生率；手术当天开始服用或服用固定的剂量可能会增加脑卒中和死亡的风险（*Circulation* 2014；130：2246 – 2264）。广泛适应证包括高血压、心律失常、缺血性心脏病、慢性充血性心力衰竭和偏头痛预防。不同药物作用持续时间和受体选择性不同。可能导致心动过缓、房室传导延迟、低血压和支气管痉挛；也可能掩盖低血糖的症状。禁用于非代偿性充血性心力衰竭、心源性休克、严重的心动过缓、大于Ⅰ度的心脏传导阻滞患者。慎用于慢性阻塞性肺疾病和哮喘患者。骤然停药可诱发反跳性心绞痛

常见 β 受体阻滞剂的作用比较				
药物	正性肌力作用	心率	平均动脉压	阻滞受体
拉贝洛尔	↓	0/↓	↓↓	β_1、β_2、α_1
美托洛尔	↓	↓	↓	β_1
艾司洛尔	↓	↓↓	↓	β_1
普萘洛尔	↓	↓	↓	β_1、β_2

拉贝洛尔

- **适应证**：高血压、心绞痛
- **剂量**
  - ◆ **成人**：静脉内一次性给药 5 ~ 20 mg 或每间隔 5 ~ 10 min 给药 1 ~ 2 mg/kg 直至总剂量达 40 ~ 80 mg。最大总剂量为 300 mg；200 ~ 400 mg q12 h 口服。静脉输注：2 ~ 150 mg/h，或 0.05 μg/（kg·min），滴定直至起效
  - ◆ **儿童**：必要时每 10 min 0.12 ~ 1 mg/kg，最大剂量 10 mg，输注速度为 0.4 ~ 1 mg/（kg·h），最大输注速度 3 mg/（kg·h）
- **起效时间**：1 ~ 2 min
- **持续时间**：2 ~ 8 h
- **机制**：选择性 α_1 受体阻滞和非选择性 β 受体阻滞；α、β 受体的阻滞比例为静脉给药 1 : 7，口服给药 1 : 3
- **清除**：由肝脏代谢，经肾脏清除
- **备注**：特有的混合性肾上腺素受体阻滞作用。有效降低全身血压而不引起反射性心动过速。可能导致直立性低血压和皮肤刺痛。可透过胎盘，不影响子宫血流。避免用于充血性心力衰竭

美托洛尔

- **适应证**：高血压、急性心肌梗死、心绞痛和稳定的充血性心力衰竭；也用于快速型心律失常、肥厚型心肌病、甲状腺功

能亢进

- **剂量**
  - ◆ **成人**：必要时每 2 min 静脉推注 2.5 ~ 5 mg，最多 15 mg。每 8 ~ 24 h 口服 50 ~ 200 mg
- **起效时间**：静脉 1 ~ 5 min（20 min 达峰）
- **持续时间**：5 ~ 8 h，剂量依赖性
- **机制**：β_1 受体阻滞（剂量大时可阻滞 β_2 受体）
- **清除**：由肝脏代谢（CYP2D6，8% 高加索人缺乏），经肾脏清除
- **备注**：可能导致临床显著的支气管收缩（剂量 > 100 mg/d）、头晕、疲劳、失眠。美托洛尔可透过胎盘和血脑屏障

艾司洛尔

- **适应证**：①室上性心动过速；②术中心动过速和（或）高血压
- **剂量**：输注前准备，将 2500 mg 艾司洛尔加于 250 ml 液体中稀释至 10 mg/ml，输注速度为 25 ~ 300 μg/（kg·min）
  - ◆ **成人**：①立即控制，80 mg（约 1 mg/kg）超过 30 s 给药，之后给药速度维持在 150 μg/（kg·min）；②逐步控制，以负荷剂量 0.5 mg/kg 超过 1 min 给药，之后给药速度维持在 50 μg/（kg·min）；重复负荷剂量最多可达 3 次，之后每 4 min 滴定
  - ◆ **儿童**：以负荷剂量 0.1 ~ 0.5 mg/kg 超过 1 min 静脉给药；起始输注速度为 50 μg/（kg·min），滴定至起效，最大可至 300 μg/（kg·min）
- **起效时间**：1 min
- **持续时间**：输注后 10 ~ 30 min
- **机制**：选择性 β_1 受体阻滞
- **清除**：由红细胞酯酶降解，经肾脏清除酸性代谢产物
- **备注**：超短效，可抑制插管反应；可减少电休克疗法中癫痫的发作

普萘洛尔

- **适应证**：高血压、心绞痛、偏头痛预防、嗜铬细胞瘤、肥厚型主动脉瓣下狭窄、室上性心动过速、门静脉高压、震颤；也用于食管静脉曲张、法洛四联症缺氧发作、甲状腺功能亢进

- **剂量**

  ◆ **成人**：试验剂量为静脉给药 0.25 ~ 0.5 mg，之后以 0.5 mg/min 滴定直至起效。口服给药，必要时每 6 ~ 8 h 予 10 ~ 40 mg；1 ~ 3 mg 缓慢静脉推注；静脉给药每 5 min 1 mg，最大可至 5 mg

  ◆ **儿童**：缓慢静脉推注 0.15 ~ 0.25 mg/（kg·d），必要时重复给药；0.01 ~ 0.1 mg/kg 缓慢静脉推注

- **起效时间**：2 ~ 10 min

- **持续时间**：6 ~ 10 h

- **机制**：非选择性 β 受体阻滞

- **清除**：由肝脏代谢，经肾脏清除

- **备注**：有效剂量变异性较大，提高剂量时有膜稳定和抗心律失常作用，可透过胎盘和血脑屏障，可将氧解离曲线右移

α受体激动剂

可乐定

- **适应证**：高血压，也用于阿片类药物和尼古丁的戒断治疗，可增强局部麻醉药的镇痛效果

- **剂量**：分次口服给药 5 ~ 25 μg/（kg·d）q6 h。起始剂量：5 ~ 10 μg/（kg·d）分次口服 q6 h；最大剂量可至 0.9 mg/d。注意：每 5 ~ 7 天逐渐增加剂量。经皮给药为 1 片/周，起始剂量为 0.1 mg/24 h 贴剂，每 1 ~ 2 周滴定；最大剂量可至 0.6 mg/24 h（使用 2 片 0.3 mg/24 h 贴剂）。注意：如果从口服改至经皮给药，应持续口服给药 1 ~ 2 天

- **起效时间**：30～60 min（口服），2～3 d（经皮）
- **持续时间**：8 h（单次口服剂量）
- **机制**：α_2 受体激动剂（减少中枢交感神经传出）
- **清除**：由肝脏代谢；65% 经肾脏、20% 经胆道排泄
- **备注**：（停药后 18～72 h）可能引起反跳性高血压、口干、嗜睡、眩晕、便秘、镇静、虚弱

甲基多巴

- **适应证**：高血压，包括妊娠期高血压
- **剂量**：口服剂量：250～500 mg 每日 2 次（必要时每 2 d 增加 1 次，最大剂量 3 g/d）；静脉内：超过 30～60 min 静脉注射 250～1000 mg，可每 6 h 重复给药（最大剂量 4 g/d）
- **起效时间**：3～6 h（口服），4～6 h（静脉注射）
- **持续时间**：12～24 h（口服），10～16 h（静脉注射）
- **机制**：通过活性代谢产物激动 α_2 受体（中枢性抗高血压）
- **清除**：由中枢肾上腺素能神经元和肝脏代谢；主要通过尿液排泄
- **备注**：由于起效缓慢因此首选其他药物；可导致水钠潴留，避免用于肝病、终末期肾病和嗜铬细胞瘤患者

钙通道阻滞剂（calcium channel blocker，CCB）

- 导致不同程度的冠状动脉和体循环血管舒张，降低心率（变时性），降低心肌收缩力（变力性），减慢心脏传导速度（变向性）。与 β 受体阻滞剂联用增加心脏传导阻滞风险。禁用于病态窦房结综合征、Ⅱ度或Ⅲ度房室传导阻滞（除外已安装功能性起搏器）患者

常见钙通道阻滞剂的心血管效应					
效应	地尔硫革	维拉帕米	尼卡地平	硝苯地平	氯维地平
变力性	0/↓	↓	0/↓	↓	0/↓

续表

常见钙通道阻滞剂的心血管效应					
效应	地尔硫䓬	维拉帕米	尼卡地平	硝苯地平	氯维地平
变时性	0/↓	↓	0	0	0
变向性	↓↓↓	↓↓↓	0	0	0
舒张外周血管	+	+	+++	+++	+++
舒张冠状动脉	++	++	+++	+++	+++
反射性心动过速	0	0	+	++	+

地尔硫䓬

- **适应证**：室上性心动过速、心房颤动、心房扑动、心绞痛
- **剂量**：输液前准备，100 mg 地尔硫䓬溶于 100 ml 液体中稀释至 1 mg/ml；负荷剂量为 2.5～25 mg（或 0.25 mg/kg），给药时间大于 2 min，如果没有效果，15 min 内可再次予 0.35 mg/kg；静脉输注 2～15 mg/h，不超过 24 h；口服给药，每 6～8 h 口服 30～120 mg
- **起效时间**：2～3 min
- **持续时间**：1～3 h（单次给药），最长达 10 h（静脉输注）
- **机制**：苯并硫氮杂䓬类钙通道阻滞剂；延长房室结传导，扩张冠状动脉作用大于扩张外周小动脉作用
- **清除**：由肝脏代谢
- **备注**：对正常心率影响很小。微弱变力性效应。对预激综合征（Wolff – Parkinson – White syndrome，WPW）旁路无影响。谨慎与 β 受体阻滞剂联用，或在病因不明的宽 QRS 波群心动过速、WPW、短 PR 间期情况下慎用，偶见转氨酶升高

维拉帕米

- **适应证**：心绞痛、室上性心动过速、心房颤动或心房扑动、高血压

- **剂量**
  - ◆ **成人**：静脉注射 2.5 ~ 10 mg，给药时间 ≥ 2 min。如果 30 min 内没有效果，可重复给药 5 ~ 10 mg（150 μg/kg）
  - ◆ **儿童**：0 ~ 1 岁，0.1 ~ 0.2 mg/kg 静脉注射；1 ~ 15 岁，0.1 ~ 0.3 mg/kg 静脉注射。如果在 30 min 内没有效果，重复给药一次
- **起效时间**：1 ~ 5 min（10 min 达峰）
- **持续时间**：0.5 ~ 6 h
- **机制**：苯烷胺类钙通道阻滞剂，延长房室结传导。负性肌力作用和负性变时性；扩张全身血管，包括冠状动脉
- **清除**：由肝脏代谢；经肾脏清除（活性代谢产物有 20% 的效能）
- **备注**：能够增加有旁路患者的心室对心房颤动或心房扑动的反应。与地尔硫䓬相比更易导致低血压，尤其是在与挥发性麻醉药联用时。增加地高辛水平，增强神经肌肉阻滞（可能导致新斯的明拮抗变困难）

尼卡地平

- **适应证**：高血压的短效静脉治疗
- **剂量**：输注前准备，20 mg 尼卡地平溶于 200 ml 液体中稀释至 0.1 mg/ml；5 ~ 15 mg/h；开始时 5 mg/h，每 5 ~ 10 min 可增加剂量进行滴定
- **起效时间**：1 ~ 3 min
- **持续时间**：单次给药后 10 ~ 30 min
- **机制**：二氢吡啶类钙通道阻滞剂，选择性舒张动脉阻力血管，可产生微弱负性变时性/变向性的作用
- **清除**：由肝脏代谢，经肾脏或胆汁排泄
- **备注**：与头痛发生相关；与硝苯地平相比，反射性心动过速发生率较低。禁用于晚期主动脉瓣狭窄、失代偿性心力衰竭患者。相比于其他短效强效抗高血压药，此药成本较高

硝苯地平

- **适应证：** 心绞痛、高血压；也用于蛛网膜下腔出血（subarachnoid hemorrhage，SAH）后血管痉挛、早产、雷诺病
- **剂量：** 10～30 mg 口服，每日 3～4 次；10 mg 舌下含服
- **起效时间：** 20 min（口服），2～3 min（舌下含服）
- **持续时间：** 8 h
- **机制：** 二氢吡啶类钙通道阻滞剂，松弛血管平滑肌引起全身血管和冠状动脉舒张；微弱负性肌力作用
- **清除：** 由肝脏代谢（与选择性 CYP450 抑制剂联用疗效降低）
- **备注：** 由于不稳定性，无静脉注射剂型。禁用于心源性休克；近期心肌梗死、充血性心力衰竭、不稳定型心绞痛患者慎用。可能降低糖尿病患者的血糖水平。冠状动脉舒张作用大于硝酸甘油，降低心肌氧耗以抗心绞痛

氯维地平

- **适应证：** 高血压的短效静脉治疗
- **剂量**
  - ◆ **成人：** 以 1～2 mg/h 开始静脉输注；每 1.5～5 min 加量滴定至 4～10 mg/h（短期治疗的最大剂量为 32 mg/h，如需输注超过 24 h，推荐的平均输注速度为 <21 mg/h）
- **起效时间：** 1～4 min
- **持续时间：** 停止输注 5～15 min 后血压可恢复
- **机制：** 二氢吡啶类钙通道阻滞剂，降低外周血管阻力（systemic vascular resistance，SVR），但不降低前负荷
- **清除：** 通过血液、组织中的酯酶水解
- **备注：** 超短效。用脂肪乳剂制备（能够提供细菌生长环境，因此宜在 12 h 内使用）；可与蛋白质高度结合。避免应用于对鸡蛋、大豆过敏的患者。可造成反射性心动过速、心房颤动、急性肾衰竭。密切监测停药后反跳性高血压。禁用于严重主动脉瓣狭窄、心力衰竭患者。相比于其他短效强效抗高血压药，此药成本较高

血管扩张药

非诺多泮

- **适应证**：严重高血压的短期（<48 h）治疗
- **剂量**：输注前准备，10 mg 非诺多泮溶于 250 ml 液体稀释至 40 μg/ml；输注速度为 0.1 ~ 1.6 μg/（kg·min）。每 15 min 可调整剂量滴定。不能单次静脉推注给药
- **起效时间**：5 min
- **持续时间**：输注后 1 ~ 4 h
- **机制**：多巴胺（D₁）受体激动剂，可导致冠状动脉、肾动脉、肠系膜动脉和外周动脉快速扩张
- **清除**：由肝脏代谢，90% 经肾脏排泄
- **备注**：促进尿钠排泄和利尿，维持肾血流量，可能具有肾脏保护作用。可引起低钾血症、眩晕、面部潮红、反射性心动过速。含有亚硫酸盐。青光眼患者慎用（因可升高眼内压）

肼苯哒嗪

- **适应证**：高血压（包括妊娠期高血压）、充血性心力衰竭
- **剂量**
  - ◆ **成人**：每 4 h 或需要时静脉注射 5 ~ 20 mg。单次最大给药剂量 40 mg。口服制剂可供。**妊娠期高血压**给药剂量：必要时每 20 ~ 30 min 静脉注射 5 ~ 10 mg
  - ◆ **儿童**：每 4 ~ 6 h 给药一次，每次 0.1 ~ 0.2 mg/kg，最多每次 40 mg
- **起效时间**：5 ~ 20 min（静脉注射），达峰时间 ≥20 min
- **持续时间**：2 ~ 6 h（静脉注射）
- **机制**：机制不明，直接降低血管平滑肌张力（动脉 > 静脉）
- **清除**：主要由肝脏代谢，经肾脏清除
- **备注**：可能导致低血压（舒张压降低 > 收缩压降低）、反射性心动过速、系统性红斑狼疮、血栓性静脉炎。强效脑血管扩张药，维持肾脏、内脏血流量

硝酸异山梨酯

- **适应证：**心绞痛
- **剂量：**2.5 ~ 5 mg 舌下含服，每 5 ~ 10 min 可重复给药；15 ~ 30 min 内不能给药超过 3 次
- **维持剂量：**40 ~ 80 mg 口服，每天 2 ~ 3 次
- **起效时间：**比硝酸甘油慢（舌下含服）
- **持续时间：**4 ~ 6 h
- **机制：**平滑肌舒张（一氧化氮供体）
- **清除：**近 100% 通过肝脏代谢，经肾脏清除
- **备注：**减少前负荷、后负荷、心肌氧耗。可产生耐药。可能导致低血压、心动过速、偶发性心动过缓、高铁血红蛋白血症。避免 24 h 内应用磷酸二酯酶抑制剂（如西地那非等）

硝酸甘油

- **适应证：**心绞痛、心肌缺血或梗死。也用于高血压、充血性心力衰竭、食管痉挛、术中诱发性低血压、一过性子宫松弛（单次给药）
- **剂量：**输注前准备，将 50 mg 硝酸甘油加于 250 ml 5% 葡萄糖液或 0.9% 氯化钠注射液中稀释至 200 μg/ml；静脉输注起始速度为 5 μg/min，每 3 ~ 5 min 增加 10 μg/min 滴定至最大速度 200 μg/min 或 1 ~ 3 μg/（kg·min）。舌下含服：每 5 min 给药一次，每次 0.15 ~ 0.6 mg，15 min 内给药不超过 3 次。外用：2% 软膏，每 6 ~ 8 h 涂抹 0.5 ~ 2.5 英寸（1.3 ~ 6.4 cm）面积，最大剂量为每 4 h 涂抹 5 英寸（约 12.7 cm）面积
- **起效时间：**1 ~ 2 min
- **持续时间：**3 ~ 5 min
- **机制：**代谢为一氧化氮（类似硝普钠）→小静脉平滑肌舒张 ≫小动脉，引起全身血管（包括冠状动脉和肺血管）扩张；支气管扩张；胆道、胃肠道和泌尿生殖道松弛
- **清除：**几乎完全通过肝脏代谢，经肾脏清除
- **备注：**强效静脉扩张剂，增加外周静脉容量，降低心脏前负

荷，降低心肌氧耗。引起冠状动脉扩张、头痛，可吸附于静脉输液通路，增强泮库溴铵的作用。药物耐受可以通过停止应用硝酸盐药物 10 ~ 12 h 避免。非常高的剂量可能引起高铁血红蛋白血症。可能减少血小板聚集，拮抗肝素。24 h 内避免使用磷酸二酯酶抑制剂（如西地那非等）

硝普钠

- **适应证**：高血压、术中诱发性低血压、急性充血性心力衰竭
- **剂量**：输注前准备，将 50 mg 硝普钠溶于 250 ml 5% 葡萄糖溶液或 0.9% 氯化钠注射液稀释至 200 μg/ml；静脉输注起始速度为 0.25 ~ 0.5 μg/（kg·min），每 3 ~ 5 min 滴定直至起效 [最大输注速度 10 μg/（kg·min）]。在全身麻醉期间，小剂量即足够
- **起效时间**：30 ~ 60 s（1 ~ 2 min 达峰）
- **持续时间**：1 ~ 5 min
- **机制**：直接的一氧化氮供体→激活鸟苷酸环化酶→cGMP 增加→强效血管平滑肌舒张（动脉 > 静脉）
- **清除**：由红细胞和组织代谢；转化为硫氰酸盐代谢物，经肾脏消除
- **备注**：立即起效，适用于快速滴定。降低心脏前负荷和后负荷。可引起反射性心动过速，抑制缺氧性肺血管收缩，导致严重低血压（特别是与 β 受体阻滞剂联用时）；推荐行有创动脉血压监测。**氰化物中毒**（初始降解产物）与药物耐受性、混合静脉 PaO_2 增高、代谢性酸中毒相关，可以用硝酸钠、硫代硫酸钠或硝酸戊酯治疗。**硫氰酸盐中毒**（肾衰竭时蓄积）表现为恶心、缺氧、精神症状、虚弱、甲状腺功能异常。**高铁血红蛋白血症**需要用亚甲蓝治疗。禁用于颅内压升高（会增加脑血流量以及破坏自动调节）、低血容量、维生素 B_{12} 缺乏的情况。24 h 内避免使用磷酸二酯酶抑制剂（如西地那非等）。避光保存

抗心律失常药

腺苷

- **适应证**：阵发性室上性心动过速，也用于 WPW

- **剂量**

  - ◆ **成人**：6 mg 快速静脉推注，1 ~ 2 min 内可重复 2 次，每次 12 mg

  - ◆ **儿童**：0.1 ~ 0.2 mg/kg 快速静脉推注，每 2 min 可增加 50 μg/kg 至最大剂量 250 μg/kg

- **起效时间**：10 ~ 20 s

- **持续时间**：< 10 s

- **机制**：通过减慢窦房结和房室结传导，阻断房室结折返通路

- **清除**：在血液和组织中代谢

- **备注**：如果可能的话，通过中心静脉给药，给药后用生理盐水冲管（超快速代谢）。禁用于宽波群心动过速、未安装起搏器的 Ⅱ 度和 Ⅲ 度房室传导阻滞以及病态窦房结综合征患者。一过性房室传导阻滞可诊断具有潜在心房颤动、心房扑动的室上性心动过速。可增加 WPW、心房颤动、心房扑动患者的心率。严重不良反应为低血压和支气管收缩。用药后常见 3 ~ 6 s 心脏停搏

胺碘酮

- **适应证**：高级心脏生命支持、恶性室性心律失常，也用于治疗心房颤动（尤其急性发作）、室上性心动过速

- **剂量**：输注前准备，1200 mg 胺碘酮加于 250 ml 5% 葡萄糖溶液或者 0.9% 生理盐水注射液稀释至 4.8 mg/ml，口服剂型可选

  - ◆ **成人**：①无脉性心律失常：300 mg 静脉推注，可 3 ~ 5 min 重复给药（150 mg 静脉推注），最大剂量 2.2 g/24 h。②心律失常：负荷剂量 150 mg 静脉注射，给药时间大于 10 min，如有需要可每 10 min 重复给药 150 mg；维持剂量

为 1 mg/min × 6 h，然后 0.5 mg/min × 18 h；可重复单次给药至最大剂量 15 mg/（kg·d）。

- ◆ 儿童：5 mg/kg 静脉或骨髓腔内给药；负荷剂量 5 mg/kg 在 20 ~ 60 min 内给予；维持输注剂量为 5 ~ 10 μg/（kg·min）
- **机制**：复杂；延长 3 期动作电位；α 和 β 受体阻滞，减慢房室传导和降低窦房结功能，延长 PR、QRS 和 QT 间期
- **清除**：由肝脏代谢，经胆汁排泄
- **备注**：Ⅲ类抗心律失常药。禁用于Ⅱ度和Ⅲ度心脏传导阻滞、严重窦房结疾病或窦性心动过缓、心源性休克、甲状腺疾病患者。可能增加地高辛、地尔硫䓬、口服抗凝血药、苯妥英钠血清浓度。快速输注可引起低血压、心动过缓。长期使用可产生肝、肺、甲状腺毒性

利多卡因

- **适应证**：由于外科手术操作所致室性心动过速、急性心肌梗死、洋地黄中毒
- **剂量**：输注前准备，2 g 利多卡因溶于 250 ml 5% 葡萄糖溶液稀释至 8 mg/ml
  - ◆ 成人：负荷剂量：1 ~ 1.5 mg/kg 超过 2 ~ 3 min 静脉推注；第二次剂量在第一次剂量后 5 ~ 30 min 给药，0.5 ~ 1 mg/kg 直到总剂量达 3 mg/kg。维持剂量：15 ~ 30 μg/（kg·min）（1 ~ 2 mg/min）
  - ◆ 儿童：负荷剂量：0.5 ~ 1 mg/kg 静脉推注，可以重复给药 2 次。维持剂量：15 ~ 50 μg/（kg·min），1 mg/kg 静脉推注
- **起效时间**：45 ~ 90 s
- **持续时间**：10 ~ 20 min
- **机制**：降低钠离子通道传导性，减弱心室兴奋性，升高刺激阈值
- **清除**：肝脏代谢产生活性/毒性代谢产物；经肾脏清除（10% 原形）

- **备注**：可引起眩晕、癫痫、定向障碍、心脏传导阻滞（伴心肌传导缺陷）、低血压、心脏停搏、耳鸣、味觉异常、呕吐。可透过胎盘。慎用于合并 WPW、心室内传导阻滞、低钾血症的患者。对窦房结无影响，一般不降低动脉压或心肌收缩力

普鲁卡因胺

- **适应证**：危及生命的室性心律失常，也用于心房颤动、心房扑动
- **剂量**
  - ♦ **成人**：负荷剂量：20 mg/min 静脉注射，最大剂量 17 mg/kg，直到出现毒性反应或者达到满意疗效；如果出现 QRS 波增宽 ≥50% 或 PR 间期延长则停药。维持剂量：1 ~ 4 mg/min
  - ♦ **儿童**：负荷剂量：3 ~ 6 mg/kg 超过 5 min 静脉注射，单次给药剂量不超过 100 mg；每 5 ~ 10 min 重复给药直至最大剂量 15 mg/kg。维持剂量：20 ~ 80 μg/（kg·min），最大剂量 2 g/24 h
- **机制**：阻断钠通道；降低兴奋性、传导速度、自律性和膜反应性，延长不应期
- **清除**：25% 经肝脏转化为活性代谢产物 N - 乙酰普鲁卡因胺（N - acetylprocainamide，NAPA），为一种Ⅲ类抗心律失常药；50% ~ 60% 以原形经肾脏清除
- **备注**：Ⅰ类抗心律失常药。除非应用洋地黄，否则可能导致心室反应性增加并伴有房性心动过速，心脏停搏（伴房室传导阻滞）；可导致心肌抑制、中枢神经系统兴奋、血质不调、ANA 阳性的红斑狼疮综合征、肝损害。静脉给药可导致血管扩张引起的低血压，全身麻醉可加重。避免用于尖端扭转型室性心动过速、Ⅱ/Ⅲ度或完全性心脏传导阻滞（除外已放置起搏器）、红斑狼疮、重症肌无力患者。充血性心力衰竭或休克的患者负荷剂量须减少 1/3。肝脏或肾脏损害情况下

减量。成分包含亚硫酸盐

心力衰竭

地高辛

- **适应证**：改善心力衰竭、心房颤动、心房扑动症状
- **剂量**
  - **成人**：负荷剂量：0.4~0.6 mg 静脉注射或 0.5~0.75 mg 口服；维持剂量：0.1~0.3 mg 静脉注射或 0.125~0.375 mg 口服，每日 1 次
  - **儿童**：负荷剂量（每日剂量通常分 2 次或 2 次以上使用）：新生儿为 15~30 μg/（kg·d），1 个月~2 岁婴幼儿为 30~50 μg/（kg·d），2~5 岁小儿为 25~35 μg/（kg·d），5~10 岁小儿为 15~30 μg/（kg·d），>10 岁小儿为 8~12 μg/（kg·d）。维持剂量：负荷剂量的 20%~35%（肾衰竭患者减量）
- **起效时间**：30 min（2~6 h 达峰）
- **持续时间**：3~4 d
- **机制**：通过抑制钠/钾 ATP 酶泵增加细胞内钙离子浓度，增强心肌收缩力；抑制房室结和浦肯野纤维传导，减慢心率
- **清除**：由肝脏代谢，50%~70% 以原形经肾脏排泄
- **备注**：抑制窦房结，正性肌力作用，增加外周血管阻力。治疗窗窄（治疗浓度：0.8~2.0 ng/ml）。可能引起胃肠道不耐受、视力模糊、心电图改变或心律失常。低钾血症、低镁血症和高钙血症会增加中毒风险。慎用于 WPW 和心脏除颤的患者。同时应用 β 受体阻滞剂和钙通道阻滞剂会增强心脏传导阻滞作用。中毒症状包括中枢神经系统抑制、意识模糊、头痛、厌食、恶心、呕吐、视力改变、心律失常和癫痫。可降低充血性心力衰竭患者的住院率，但不降低死亡率（*N Engl J Med* 1997；336：525－533）

奈西立肽（B 型钠尿肽，BNP）

- **适应证**：急性失代偿的充血性心力衰竭，表现为静息状态或稍微活动即出现呼吸困难

- **剂量**：输注前准备，1.5 mg 奈西立肽加于 250 ml 液体稀释至 6 μg/ml；负荷剂量 2 μg/kg，静脉注射时间大于 1 min；输注速度 0.01 μg/（kg·min）。最多每 3 h 增加一次给药［极量 0.03 μg/（kg·min）］，调整输注速度前静脉推注 1 μg/kg

- **起效时间**：60% 在 15 min 内起效，1 h 内达峰

- **持续时间**：2 ~ 4 h（静脉推注）

- **机制**：结合鸟苷酸环化酶受体，促进生成环鸟苷酸，使血管平滑肌松弛（类似于一氧化氮）

- **备注**：降低心力衰竭患者的肺毛细血管楔压和体循环动脉压；增加肾血流量和肾小球滤过率。不影响心肌收缩力。与许多化学物不相容。可能导致低血压（尤其当联用血管紧张素转换酶抑制剂时）、室性/房性心律失常、心绞痛、心动过缓、心动过速和氮质血症。慎用于肾病患者。禁用于心源性休克、收缩压低于 90 mmHg、心脏瓣膜狭窄、限制型/梗阻型心肌病患者

第 2 章 药 物

第 7 节 抗生素和草药药理

要点

- 第一次抗生素应在手术切皮前 60 min 内开始使用 [*Am J Surg* 2005；89（4）：395 – 404]，万古霉素和环丙沙星应在切皮前 ≤20 min 内使用

- 青霉素过敏者头孢菌素类药物的交叉反应性
  - 假定的交叉反应性为 10%，但这一数值可能被高估，因为现有青霉素过敏并未常规通过皮肤试验确认，并且有些反应并非通过免疫介导（*N Engl J Med* 2006；354：601 – 609）
  - 第一代头孢菌素或 R1 侧链相似的头孢菌素总体交叉反应率约为 1%。青霉素过敏者使用第三代、第四代头孢菌素或侧链不相似的头孢菌素，交叉过敏的风险几乎可忽略不计 [*J Emerg Med* 2012；42（5）：612 – 620]

- 已知感染耐甲氧西林金黄色葡萄球菌（MRSA）的患者，可考虑加用万古霉素预防

- 大量出血（即 >1500 ml）的手术可考虑术中追加抗生素

- 注意：以下不同抗生素的抑菌谱是一般化的。不同机构应根据各自的药敏数据以指导个体化治疗

- 注意：极端体重或年龄以及肝肾功能异常的患者可能需要调整用药剂量或频率

预防手术部位感染的抗生素用法（术前给药）

抗生素	成人剂量 （静脉注射）	儿童剂量 （静脉注射）	输注时间/min	追加用药 间隔[a]/h
头孢唑林	（基于体重） ≤60 kg：1 g； 60~120 kg：2 g； ≥120 kg：3 g	40 mg/kg	3~5	4
头孢替坦	2 g	40 mg/kg	3~5	6
头孢曲松	2 g	50~75 mg/kg	3~5	10
头孢他啶	2 g	未知	3~5	4
头孢西丁	1~2 g	40 mg/kg	3~5	2
头孢呋辛	1.5 g	25 mg/kg	3~5	4
环丙沙星	400 mg	10 mg/kg （极量 400 mg）[b]	60	6~8
克林霉素[c]	600 mg	10 mg/kg	10~60 （<30 mg/min）	6
厄他培南	1 g	15 mg/kg	30	24[d]
氟康唑	400 mg	6 mg/kg	≤200 mg/h	通常不需 要追加
米卡芬净	100 mg	未知	60	通常不需 要追加
庆大霉素	5 mg/kg[e]	2.5 mg/kg （极量 100 mg）	30~60	通常不需 要追加
甲硝唑	500 mg	10 mg/kg	30~60	6~8

续表

抗生素	成人剂量（静脉注射）	儿童剂量（静脉注射）	输注时间/min	追加用药间隔[a]/h
万古霉素[c]	（基于体重） <70 kg：1 g； 70~100 kg：1.25 g； ≥100 kg：1.5 g	15 mg/kg	外周静脉给药：120 中心静脉给药：60	6~12
氨曲南	1 g	30 mg/kg	30	4
氨苄青霉素/舒巴坦	3 g（氨苄青霉素2 g/舒巴坦1 g）	50 mg/kg（按氨苄青霉素含量计算）	30	2

注：[a]追加用药间隔为药物的1~2倍半衰期，肾功能不全者适当调整；有建议在体外循环结束时追加抗生素。[b]警惕儿童用药不良反应增加。[c]β-内酰胺类抗生素过敏的替代用药。[d]儿童用药12 h后追加用药。[e]若体重＞理想体重（ideal body weight，IBW）的130%，根据公式"给药体重＝IBW＋[0.4 × （实际体重－IBW）]"计算用药量。

引自 Bratzler DW, Dellinger EP, Olsen KM, et al. Clinical practice guidelines for antimicrobial prophylaxis in surgery. *Am J Health Syst Pharm*. 2013；70：195–283；以及 Bratzler DW, Dellinger EP, Olsen KM, et al. Clinical practice guidelines for antimicrobial prophylaxis in surgery. *Am J Surg*. 2013；189（4）：395–404；以及 Pediatric Affinity Group. *How – to – guide Pediatric Supplement Surgical Site Infection*.

不同手术预防性应用抗生素的推荐用法

手术方式/部位	术前抗生素	β - 内酰胺类严重过敏者
普外科和胃肠手术		
食管	头孢曲松 + 甲硝唑	克林霉素 + 环丙沙星或庆大霉素
胃十二指肠手术：经皮内镜胃造瘘术、胃/十二指肠溃疡切除术、胃癌切除术、溃疡穿孔手术、减重手术、胰十二指肠切除术（Whipple）、胃底折叠术（Nissen）	头孢曲松（门诊行经皮内镜胃造瘘术患者须预防性使用头孢唑林）	克林霉素 + 环丙沙星或庆大霉素
胆道手术	低风险：无须预防性使用抗生素 高风险（急诊手术、胆囊破裂、开腹胆囊切除术、年龄 > 70 岁、糖尿病、免疫抑制状态、义肢或植入物）：头孢曲松	克林霉素 + 环丙沙星或庆大霉素
阑尾切除术（无并发症/未穿孔）	头孢曲松 + 甲硝唑	克林霉素 + 环丙沙星或庆大霉素
结直肠手术	手术前一日：行肠道准备的患者，新霉素 1 g 口服，以及红霉素碱 1 g 晚 5 点、晚 10 点各一次口服 手术当日：头孢曲松 + 甲硝唑术前用	手术前一日：行肠道准备的患者，新霉素 1 g 口服，以及红霉素碱 1 g 晚 5 点、晚 10 点各一次口服 手术当日：克林霉素 + 环丙沙星或庆大霉素

续表

手术方式/部位	术前抗生素	β–内酰胺类严重过敏者
头颈部手术		
不涉及黏膜，无植入物	无须预防性使用抗生素	
不涉及黏膜，但需要放置植入物	头孢唑林	克林霉素
涉及口腔、鼻窦或咽部黏膜的切开，大范围的颈部淋巴结清扫术或腮腺手术，下颌骨切开复位内固定术	头孢曲松＋甲硝唑	克林霉素＋环丙沙星或庆大霉素
腹壁疝修补术		
无并发症，不放置补片	无须预防性使用抗生素	
无并发症，放置补片	头孢唑林	克林霉素
有并发症、复发性疝或急诊疝手术	头孢曲松＋甲硝唑	克林霉素＋环丙沙星或庆大霉素
妇产科手术		
经腹或经阴道子宫切除术	头孢替坦	克林霉素＋环丙沙星或庆大霉素
耻骨阴道悬吊术	头孢唑林或环丙沙星	环丙沙星
经阴道取卵术	头孢替坦	克林霉素＋环丙沙星或庆大霉素
剖宫产术	头孢唑林	克林霉素＋庆大霉素（1.5 mg/kg；注意不同的剂量）

续表

手术方式/部位	术前抗生素	β-内酰胺类严重过敏者
泌尿外科手术		
膀胱镜检查术	低风险：无须预防性使用抗生素 高风险（尿培养阳性或未见，术前放置导尿管，需要放置植入物）：环丙沙星	未知
膀胱镜下治疗或上尿路操作（包括经尿道膀胱肿瘤或前列腺切除，以及任何活检、切除、电切、异物取出，或尿道/输尿管的导管置入、支架植入或取出）	环丙沙星	未知
经直肠前列腺活检术	环丙沙星	未知
经皮肾脏手术	头孢唑林	环丙沙星
开腹或腹腔镜手术	头孢唑林	克林霉素+环丙沙星或庆大霉素
植入假体（包括阴茎假体）手术	头孢唑林（或万古霉素）+氨曲南（或庆大霉素）	克林霉素+庆大霉素
震波碎石术	环丙沙星	未知
胸外科手术		
全肺切除术（胸膜外全肺切除术/单纯全肺切除术）和任何假体植入	万古霉素、头孢曲松和甲硝唑	万古霉素、左氧氟沙星和甲硝唑

续表

手术方式/部位	术前抗生素	β‑内酰胺类严重过敏者
非移植性胸部操作（不涉及食管）	头孢唑林	万古霉素
非移植性胸部操作（涉及食管）	头孢曲松+甲硝唑	克林霉素+环丙沙星或庆大霉素
肺移植术	万古霉素、环丙沙星、甲硝唑和米卡芬净，或者万古霉素、头孢他啶、甲硝唑和米卡芬净对于肺囊性纤维化患者，根据移植前痰培养结果指导用药	未知
心外科手术		
心脏手术	万古霉素+头孢唑林	克林霉素+环丙沙星或庆大霉素
植入起搏器/埋藏式自动复律除颤器（AICD）	头孢唑林	克林霉素或万古霉素
放置左心室辅助装置（LVAD）/双心室辅助装置（BIVAD）	万古霉素、环丙沙星和氟康唑	未知
血管外科手术		
切口涉及腹股沟或下肢	万古霉素+头孢唑林	万古霉素（或克林霉素）+环丙沙星（或庆大霉素）
其他血管手术	头孢唑林	克林霉素
神经外科手术		
经蝶窦手术	头孢唑林	万古霉素

续表

手术方式/部位	术前抗生素	β-内酰胺类严重过敏者
不涉及硬脊膜穿刺或器械操作的脊柱手术	头孢唑林	万古霉素
包括硬脊膜穿刺和（或）器械操作的所有其他神经外科手术	万古霉素 + 头孢曲松	万古霉素 + 环丙沙星或庆大霉素
骨科手术		
手、膝或足的清洁手术，不涉及植入假体	无须预防性使用抗生素	
涉及假体植入的任何骨科手术（包括全髋关节置换术、全膝关节置换术和切开复位内固定术）	万古霉素 + 头孢唑林	万古霉素
椎板切除术和脊柱融合术	万古霉素 + 头孢唑林	万古霉素
整形外科手术		
不涉及植入物的清洁小手术	无须预防性使用抗生素	
其他手术，包括乳房手术	头孢唑林	克林霉素 + 环丙沙星或庆大霉素
放射介入操作		
胆道/胃肠道操作（包括化学/放射消融和脾栓塞）	头孢曲松 + 甲硝唑	克林霉素 + 环丙沙星或庆大霉素
肌肉骨骼、胸部和神经操作	头孢唑林	克林霉素
完全植入式静脉输液港（如 Port-a-Cath）	头孢唑林	克林霉素

续表

手术方式/部位	术前抗生素	β-内酰胺类严重过敏者
植入隧道式导管	无须预防性使用抗生素	
淋巴管造影、血管畸形消融、纤维瘤治疗	头孢唑林	克林霉素
介入疼痛治疗		
经皮植入脊髓刺激器和椎管内注射泵	头孢唑林	克林霉素
导联电极板植入	万古霉素+头孢曲松	万古霉素+环丙沙星或庆大霉素

注：改编自美国布莱根妇女医院围手术期抗生素应用指南，已得到布莱根妇女医院抗菌小组委员会批准。表中不涉及术后抗生素推荐用法，应根据具体手术情况用药。接受泌尿生殖系统手术的患者可能需要根据培养结果和临床情况调整预防性或治疗性抗生素用药。

引自 American Society of Health – System Pharmacists（ASHP），the Infectious Disease Society of America（IDSA），the Surgical Infection Society（SIS），and the Society of Healthcare Epidemiology of America（SHEA）Antimicrobial Prophylaxis Guidelines for Surgery. *Am J Health Syst Pharm* 2013；70（3）：195 – 283.

草药及副作用

草药	常见用法	副作用或药物相互作用
紫锥菊	增强免疫系统功能，有助于治疗感冒和流行性感冒，促进伤口愈合	与合成类固醇激素、甲氨蝶呤等药物配伍应用可能造成肝炎
麻黄	在许多非处方减肥饮食疗法中用作食欲抑制剂；也用于治疗哮喘或支气管炎	与某些抗抑郁药或升压药配伍应用可能引起血压或心率的显著升高，甚至导致死亡

续表

草药	常见用法	副作用或药物相互作用
野甘菊	用于预防偏头痛、关节炎、风湿病和过敏	可能增加出血风险，尤其对于应用抗凝血药的患者
丁内酯、丁二烯、γ-羟丁酸盐	辅助减重塑形、促进睡眠	属于非法药物，可能导致死亡、癫痫发作或意识丧失
大蒜	降低胆固醇、甘油三酯水平，降血压	可能增加出血风险，尤其对于应用抗凝血药的患者；可能减弱某些抗艾滋病药（如沙奎那韦）的作用
银杏（银杏叶）	促进血液循环，改善氧合，增强记忆力和思维敏捷性	可能增加出血风险，尤其对于应用抗凝血药的患者
人参	增强体力、提神醒脑	可能增加出血风险，尤其对于应用抗凝血药的患者；可能加快心率、升高血压；可能引起绝经后出血
白毛茛	温和泻药、抗炎	可能加重水肿和（或）升高血压
卡法根	缓解紧张、焦虑或躁动不安，也可作为肌肉松弛药	可能增强某些抗癫痫药的药效，和（或）延长某些麻醉药的作用时间；可能造成严重肝损害；可能恶化帕金森病的症状；可能增强酒精的作用；可能增强某些类型抑郁患者的自杀倾向
甘草	用于治疗胃溃疡	甘草的某些成分可能导致血压升高、水肿或电解质紊乱
锯棕榈	用于治疗前列腺增生、尿路炎症	可能影响其他激素治疗

续表

草药	常见用法	副作用或药物相互作用
圣约翰草	用于治疗轻-中度抑郁或焦虑，以及睡眠障碍	可能降低目前所有上市的强效抗艾滋病药（包括 HIV 蛋白酶抑制剂和非核苷类逆转录酶抑制剂）的药效；可能延长麻醉作用时间（未证实）；可能降低地高辛的血药浓度
缬草	轻度镇静、促眠，也可作为肌肉松弛药	可能增强某些抗癫痫药的药效，或延长某些麻醉药的作用时间
维生素 E	预防脑卒中、肺血栓栓塞；延缓衰老，帮助机体抵御环境污染	可能增加出血风险，尤其对于应用抗凝血药的患者；可能影响健康个体的甲状腺功能；高血压患者在剂量大于 400 IU/d 时，可能出现血压升高

注：引自 American Society of Anesthesiologists. *What You Should Know About Herbal and Dietary Supplement Use and Anesthesia*；2003.

第2章 药 物

第8节 其他与麻醉实践有关的药物

Megan Gray、Bill Anders

5-HT$_3$受体拮抗剂（昂丹司琼、格拉司琼、多拉司琼）

- **适应证**：预防和治疗术后恶心、呕吐
- **常规剂量**
  - **昂丹司琼**：成人4 mg，静脉注射，一次；>1个月的儿童，0.1 mg/kg，静脉注射，一次（最大剂量4 mg/次）
  - **格拉司琼**：成人1 mg，静脉注射；>2岁的儿童，0.01 mg/kg，静脉注射（最大剂量1 mg/次）
  - **多拉司琼**：成人12.5 mg，静脉注射，或者术前2 h，100 mg口服；儿童0.35 mg/kg（最大剂量12.5 mg）
- **机制**：拮抗5-HT$_3$中枢化学感受器触发区和外周腹部迷走神经末梢
- **清除**：主要经过肝脏代谢
- **备注**：紧急情况下给予预防剂量，术后再次追加不能增加药效。上述3种药物在治疗术后恶心、呕吐方面没有明显差异。儿童麻醉研究中主要使用的是昂丹司琼。严重肝损伤患者应减少用量（昂丹司琼每日最大剂量不超过8 mg）。可用于帕金森病患者，不会阻断多巴胺受体。昂丹司琼还有口服片剂。可能会引起头痛、暂时性的转氨酶增加、QT间期延长（尤其是多拉司琼）。和其他会延长QT间期的药物合用会引起严重心律失常

氨磺必利

- **适应证**：术后恶心、呕吐
- **常规剂量**：5 mg，10 mg，静脉注射

- **机制**：多巴胺 D_2/D_3 受体拮抗剂
- **清除**：由肝脏代谢，经肾脏排泄
- **备注**：与镇静、锥体外系不良反应或者 QT 间期的延长没有关系；会引起泌乳素轻度升高

阿昔单抗

- **适应证**：本品适用于经皮冠状动脉介入治疗（percutaneous coronary intervention，PCI）后预防血栓形成，不稳定型心绞痛患者24 h内须行 PCI，本品是溶栓治疗的辅助用药
- **常规剂量**：行 PCI 前 10 ~ 60 min 0.25 mg/kg 静脉注射，继之以10 μg/min静脉滴注
- **机制**：单克隆抗体，它与血小板表面的糖蛋白 II b/III a 受体结合，以阻断纤维蛋白原、血管性血友病（vWD）因子与受体位点结合，从而抑制血小板黏附、聚集，防止形成血栓
- **清除**：使用后，以血小板结合状态存在于血液循环中超过15 d，但是血小板功能约48 h 后恢复
- **备注**：常与阿司匹林和肝素联用。静脉注射可能导致低血压。严重的副作用包括出血、血小板减少、过敏反应。禁用于近期有活动性出血或有出血倾向的患者（禁忌证同对苯二甲酸）

沙丁胺醇

- **适应证**：支气管痉挛，高钾血症的紧急处理
- **常规剂量**
  - **成人**：2.5 ~ 5 mg 雾化吸入或者喷吸 2 次（每喷90 μg，使用喷头），必要时每 4 ~ 6 h 喷 1 次；严重的支气管痉挛可以按照 10 ~ 15 mg/h 的速度持续雾化吸入
  - **儿童**：<2 岁，0.2 ~ 0.6 mg/（kg·d），q4 ~ 6 h（1 mg/kg 具有潜在毒性）；2 ~ 12 岁，0.63 ~ 2.5 mg，q6 ~ 8 h

- **机制**：β_2 受体激动剂，有一些 β_1 活性，其机制为激活腺苷环化酶，促进环磷腺苷生成，松弛支气管平滑肌，促进细胞内的钾再摄取
- **起效时间**：$2 \sim 5 \, \text{min}$，达峰时间为 $1 \, \text{h}$，持续 $3 \sim 6 \, \text{h}$
- **清除**：由肝脏代谢，经肾脏排泄
- **备注**：可能引起心动过缓、手指颤动、低钾血症。慎用于心脏病和正在服用单胺氧化酶抑制剂/三环类抗抑郁药的患者。与定量压力气雾吸入法相比，手术室内雾化吸入效率低下，只有不到 20% 的药物到达呼吸道。可以通过麻醉机实现定量压力气雾，方法是将沙丁胺醇气雾罐置入 $60 \, \text{ml}$ 注射器内，外接气体采样管（去掉湿化器，辅助手控呼吸给药，给予足够的挥发时间，由于气管插管内的药物损失，可能要驱动 $6 \sim 8$ 次）

爱维莫潘

- **适应证**：加速肠切除后功能恢复
- **常规剂量**：术前 30 min 至 5 h 口服 12 mg，术后第一日起以 12 mg 每日 2 次用药直至出院（最多 7 天）
- **机制**：外周阿片受体拮抗剂，结合于肠道 μ 阿片受体
- **清除**：经肾脏和胆汁排泄
- **备注**：仅限短期住院患者使用（≤15 剂）。禁用于术前服用阿片类药物超过 7 d 的患者

氨基己酸

- **适应证**：纤维蛋白溶解导致出血时能加强止血效果
- **常规剂量**：成人，$4 \sim 5 \, \text{g}$（$100 \sim 150 \, \mu\text{g/kg}$）静脉推注 1 h，继之以 $1 \, \text{g/h}$ 维持 8 h，或者直至出血得到控制
- **机制**：抑制纤溶酶原与纤维蛋白结合，防止纤溶酶原激活，从而抑制纤维蛋白溶解，稳定血凝块

- **清除**：主要经肾脏代谢
- **备注**：禁用于弥散性血管内凝血（disseminated intravascular coagulation，DIC）的高凝期患者。可见低血压、心动过缓、心律失常、血栓形成、肝酶升高、血小板功能减退。应用于肾脏、心脏、肝脏疾病的患者应注意减量

阿法达贝泊（重组凝血因子Ⅹa）

- **适应证**：当服用利伐沙班或阿哌沙班的患者出现危及生命和难以控制的出血时，可逆转其抗凝作用
- **常规剂量**：服用剂量高低取决于上一次服用抗凝血药的种类、剂量和时间间隔，如果以上信息未知，参考药物说明书或使用高剂量。低剂量：先 400 mg（30 mg/min），然后 4 mg/min 共 120 min。高剂量：先 800 mg（30 mg/min），然后 8 mg/min 共 120 min
- **机制**：结合和捕获Ⅹa因子抑制剂，以及组织因子途径抑制物
- **备注**：血栓栓塞、缺血、心脏事件的风险增加，可出现重复抗凝或不全逆转，不要将溶解剂直接和粉末混合，摇晃须轻微，室温下 8 h 内使用

阿哌沙班

- **适应证**：用于脑卒中合并心房颤动预防；用于髋关节或膝关节术后成年患者的深静脉血栓（deep vein thrombosis，DVT）或肺栓塞（pulmonary embolism，PE）预防；治疗 DVT 或 PE
- **常规剂量**：5 mg 每日 2 次口服，2.5 mg 每日 2 次口服，7 mg 每日 2 次口服，服用 7 d 后更换为 5 mg 每日 2 次
- **机制**：Ⅹa因子抑制剂，不依赖辅助因子（如凝血酶Ⅲ）
- **清除**：由肝脏代谢（CYP3A4），经肾脏清除
- **备注**：老年或者肾损害患者减少用量。不可被透析除掉。正

在服用 CYP3A4 阻断剂的患者注意减量。硬膜外导管植入前 24 h 至拔出后 5 h 可用。椎管内穿刺后 48 h 可用。可被阿法达贝泊逆转

阿加曲班

- **适应证**：①肝素引起的血小板减少症导致的血栓的预防和治疗；②有肝素引起的血小板减少症倾向的 PCI 患者
- **常规剂量**
  - ◆ **成人**：①2 μg/（kg·min）持续输注，最大速度 10 μg/（kg·min），调整剂量直至稳定状态的活化部分凝血活酶时间（activated partial thromboplastin time，APTT）达基础水平的 1.5 ~ 3 倍（不要超过 100 s）；②350 μg/kg 静脉注射 3 ~ 5 min，继而 25 μg/（kg·min）持续输注，维持激活全血凝固时间（activated clotting time of whole blood，ACT）在 300 ~ 450 s。每泵注 5 ~ 10 min 测 1 次 ACT；对于 ACT < 300 s 的患者，可再次泵注 150 pg/kg 并将泵速提高至 30 μg/（kg·min）。对于 ACT > 450 s 的患者，可减小输注速度至 15 μg/（kg·min），并且每 5 ~ 10 min 测 1 次 ACT
  - ◆ **儿童**：对于 < 18 岁患者用药的安全性和效价目前尚无报道。对于肝素引起的严重的血小板减少症或肝素引起的血小板减少及血栓栓塞综合征患儿，刚开始以 0.75 μg/（kg·min）的速度输注［肝损害患者以 0.2 μg/（kg·min）的速度输注］
- **机制**：直接、高选择性的凝血酶抑制剂，抑制纤维蛋白的形成，活化凝血因子 V、Ⅷ 和 Ⅻ，活化蛋白酶 C，促进血小板聚集
- **清除**：以肝脏代谢为主，22% 经肾脏清除（16% 以原形排出）
- **备注**：出血是主要的副作用，可出现血尿和低血压。肝功能受损患者初始量减少。不要与其他静脉抗凝血药联用。当与

其他抗凝血药替换时应谨慎。会导致 APTT 和 ACT 延长，当使用华法林时，国际标准化比值（international normalized ratio，INR）会增大。严重的高血压、近期行腰椎穿刺或者大手术的患者慎用，肝损害患者减量

硫酸阿托品

- **适应证**：①多涎；②心动过缓/电机械分离/心脏停搏；③与腾喜龙合用逆转神经肌肉阻滞；④有机磷中毒
- **常规剂量**
  - ◆ **成人**：①0.2 ~ 0.4 mg 静脉注射；②每 3 ~ 5 min 0.4 ~ 1.0 mg静脉注射；③0.007 mg/kg；④2 ~ 3 mg 静脉注射，根据需要重复，根据支气管痉挛/气道分泌物情况保证足够的氧供（无最大剂量，可能需要大量使用）
  - ◆ **儿童**：①每次 0.01 mg/kg，静脉推注或肌内注射（最大剂量0.4 mg）；②每 3 ~ 5 min 静脉给药，每次 0.02 mg/kg（单次最大剂量，儿童 1 mg，青少年 2 mg）；③0.015 ~ 0.03 mg/kg，最小剂量 0.1 mg 静脉注射（成人或者儿童）
- **机制**：抗胆碱能；竞争性阻断乙酰胆碱在毒蕈碱受体中的作用
- **清除**：50% ~70% 由肝脏代谢，经肾脏清除
- **备注**：可以经气管插管给药（生理盐水稀释后按照0.03 mg/kg 给药）。可引起心动过速、房室分离、室性期前收缩，以及抗副交感神经/抗毒蕈碱副作用（瞳孔放大、口干、尿潴留）。在应用于老年人或者大剂量使用时可通过血脑屏障引起中枢神经系统症状（谵妄）。避免用于青光眼、自主神经病变、甲状腺毒症、中毒性巨结肠、前列腺增生患者。对低体温、心动过缓和Ⅱ度Ⅱ型房室传导阻滞患者无效。避免应用于新发Ⅲ度房室传导阻滞伴宽大 QRS 波的患者

碳酸氢盐（碳酸氢钠）

- **适应证**：代谢性酸中毒、高钾血症，也用于碱化尿液加速某些化合物清除
- **常规剂量**
  - **成人**：①$2 \sim 3$ mEq/kg $4 \sim 8$ h 输完或者 $0.2 \times$ 体重（kg）$\times$ 碱缺乏（mEq/L），根据反应调整用量；②50 mEq 静脉注射 5 min 以上
  - **儿童**：$0.3 \times$ 体重（kg）$\times$ 碱缺乏（mEq/L）
- **机制**：增加血浆碳酸氢根，缓冲多余的氢离子（$Na^+ + HCO_3^- + H^+ \rightarrow H_2O + CO_2 + Na^+$）
- **备注**：8.4% 溶液相当于 1.0 mEq/ml 的溶液。不用于纠正呼吸性酸中毒；缓冲液产生的 CO_2 可提高 PCO_2 和机械通气参数的需求。避免导致充血性心力衰竭和高钠血症；注意高钠负荷引起的肾衰竭。将 3×50 mEq 的碳酸氢钠与 1 L 5% 葡萄糖溶液混合制成等渗液进行输注。避免和其他药物同时输注。血管外渗容易引起组织坏死。<2 岁儿童快速用药可能会导致颅内出血。关于预防造影剂导致的肾病的作用尚存争议。需要检测钙离子浓度；钙离子浓度下降可引起心肌抑制，儿茶酚胺反应减弱。在休克/乳酸中毒患者中，继续对因治疗，当 pH < 7.15/血清碳酸氢根 < $10 \sim 12$ 时才使用（即使如此，也没有证据表明碳酸氢钠能改善患者预后）

双枸橼（枸橼酸钠和枸橼酸）

- **适应证**：中和胃酸
- **常规剂量**
  - **成人**：诱导前 $15 \sim 30$ min 口服 $15 \sim 30$ ml
  - **儿童**：诱导前 $15 \sim 30$ min 口服 $5 \sim 15$ ml
- **机制**：转化为有活性的碳酸氢盐
- **清除**：经肾脏清除（碱化尿液）

- **备注：**术前给予非离子类抗酸药。与传统的抑酸药（铝剂、钙剂等）相比可减少误吸造成的化学性肺炎，严重肾脏疾病和钠摄入限制患者应该避免重复用药。不要和含铝抑酸药联用。可能会导致腹泻，引起低钙血症、代谢性酸中毒。10 ml 双枸橼等同于 10 mEq 碳酸氢盐

比伐芦定

- **适应证：**不稳定型心绞痛患者的抗凝，或者存在肝素引起的血小板减少现症或风险的患者需要进行血管成形术或者 PCI 时
- **常规剂量：**0.75 mg/kg 静脉推注，继之 1.75 mg/（kg·h）术中维持，0.2 mg/（kg·h）至 20 h。静脉注射 5 min 后测 ACT，必要时 0.3 mg/kg 维持
- **机制：**凝血酶的直接抑制剂
- **清除：**血浆中酶降解（低体温减慢降解速度）以及肾脏清除
- **备注：**由于半衰期较短（肾功能正常时 25 min，凝血指标 1 h 后恢复到初始水平），肝素引起的血小板减少症或肝素引起的血小板减少及血栓栓塞综合征的危重患者可在行手术前即刻停药。据报道，比伐芦定可成功替代肝素（有肝素抗体的患者）在心脏搭桥术中起到抗凝作用，1 mg/kg 比伐芦定静脉注射，随后以 2.5 mg/（kg·h）维持，中断体外循环前 15 min 停药。由于 ACT/PTT 不适用于监控体外循环中的剂量，应维持比伐芦定 10~15 µg/ml。术野淤血者可能形成血栓，但并不表示用量不足。在 PCI 患者中，与Ⅱb/Ⅲa 阻断剂合用并倾向于联用长效阿司匹林。没有抑制剂，清除功能在肾功能障碍患者中显著受损

波生坦

- **适应证：**治疗肺动脉高压

- **常规剂量**：起始剂量 62.5 mg 每日 2 次，4 周，体重 > 40 kg 患者之后再增加至 125 mg 每日 2 次
- **机制**：内皮素 – 1（endothelin – 1，ET – 1）受体的竞争性阻断剂，阻断血管内皮、平滑肌中的内皮素受体。阻止血管收缩
- **清除**：经肝脏 CYP2C9、CYP3A4 代谢，由胆汁排泄
- **备注**：并非适用于所有导致肺动脉高压的疾病；禁用于肺静脉闭塞性疾病，在该类疾病中使用可导致肺水肿。不良反应主要为致畸、贫血、肝酶升高。根据肝功能水平及是否联合使用利托那韦来调整剂量。避免撤退效应

丁丙诺啡 + 纳洛酮

- **适应证**：有资质的内科医生诊断的阿片类药物依赖的门诊患者（需要阿片类药物替代治疗）
- **常规剂量**：12 ~ 16 mg（安全范围 4 ~ 24 mg），舌下给药
- **机制**：丁丙诺啡（高亲和力的部分 μ 受体激动剂和 k 受体拮抗剂）和纳洛酮（潜在的 μ 受体拮抗剂）的复合片剂或膜剂
- **清除**：经肝脏代谢，由胆汁或肾脏排泄
- **备注**：产生阿片受体激动作用（减轻撤退效应），有封顶作用；纳洛酮成分舌下吸收差，应通过静脉注射，防止片剂滥用。择期手术患者，需要与疼痛/戒毒专家协作。术前 3 天停止治疗有利于围手术期镇痛（患者可能需要替代治疗以防成瘾复发）。患者术中明显需要更多阿片类药物才能获得充分的镇痛。持续治疗并在急性疼痛时给予额外的丁丙诺啡是小手术的选择之一

氯化钙（CaCl₂）与葡萄糖酸钙

- **适应证**：低钙、高钾血症；高镁血症、钙通道阻断剂过量。

不常规用于加强心脏生命支持

- **常规剂量**
  - ◆ **成人**：①紧急情况下 500 ~ 1000 mg $CaCl_2$ 静脉注射 5 ~ 10 min或者根据钙离子水平静脉输注 1 ~ 5mg/（kg·h）；②500 mg $CaCl_2$ 静脉注射或者给予 500 ~ 800 mg 葡萄糖酸钙，如果持续中枢抑制则重复给药；③1 ~ 2 g $CaCl_2$ 静脉注射，可以每 20 min 给药 1 次，不超过 5 次。继发于柠檬酸盐输血的低钙血症：给予33 mg $CaCl_2$ 或 100 mg 葡萄糖酸钙加入 100 ml 输注的血液中
  - ◆ **儿童**：每次 10 ~ 20 mg/kg，必要时 10 min 1 次。必要时葡萄糖酸钙 15 ~ 30 mg/kg 静脉注射
- **机制**：酶反应中的辅助因子，是神经传导、肌肉收缩、信号通路传导所必需的。可以增强外周血管张力、心肌收缩力，可以增强儿茶酚胺在危重症患者中的效果
- **清除**：沉积在骨或组织中，经肾脏排泄
- **备注**：每毫升 10% $CaCl_2$ 提供 1.36 mEq Ca^{2+}（相较于 $CaCl_2$，葡萄糖酸钙为 0.45 mEq），所以 $CaCl_2$ 是急诊首选。尽可能中心静脉给药（特别是 $CaCl_2$），因为药液易于渗出导致静脉刺激和坏死。可引起心动过缓或心律失常（特别是与地高辛联用），增加心室颤动发生率

卡前列素氨丁三醇（15 – 甲基前列腺素 F2α）

- **适应证**：难治性产后子宫出血
- **常规剂量**：不用于静脉，肌内注射 250 μg，必要时每 15 min 重复使用（最大 2000 μg）
- **机制**：与前列腺素有关，机制不清。刺激子宫收缩，促进胎盘处止血
- **清除**：主要经肺代谢，由肾脏排泄
- **备注**：冷藏保存。刺激胃肠道平滑肌，不断引起腹泻、恶

心、呕吐。可引起体温升高、面部潮红、支气管收缩。避免在哮喘、心肌病、肺动脉高压患者中使用。可以在剖宫产过程中进行子宫肌壁内给药

氯吡格雷

- **适应证**：急性冠脉综合征，预防冠状动脉支架血栓形成、缺血性脑卒中、心肌梗死、外周动脉疾病
- **常规剂量**：每天口服 75 mg。对急性冠脉综合征患者或经皮冠状动脉介入术患者给予 300 mg 负荷剂量
- **机制**：不可逆的噻吩吡啶类抗血小板药，腺苷二磷酸（ADP）受体阻断剂。阻止纤维蛋白原结合，因此可降低血小板黏附/聚合
- **清除**：经肝脏 CYP3A4、CYP2C19 代谢。需要代谢物激活，有部分 CYP450 基因变异的患者对药物有抗药性（可行基因测试）
- **备注**：主要副作用是出血，可通过输注血小板治疗，但是血小板的效果会在 2～4 h 内下降。可以和肝素、阿司匹林合用，尤其是在治疗急性冠脉综合征时。同时使用奥美拉唑会降低药效的结论似乎无临床意义。推荐择期手术前 5～10 d 停止给药（椎管内麻醉前 7 d 停药）。药物洗脱支架植入 1 年内一般不停药，除非行紧急手术，以防止出现致命的晚期支架血栓，应先请心脏专科医生会诊

水合氯醛

- **适应证**：镇静，催眠。超说明书用于失眠症和术中镇静，特别适用于非麻醉医生对儿科患者的术中镇静
- **备注**：呼吸/心肌抑制风险，无镇痛作用。美国于 2012 年已经停产

达比加群酯

- **适应证**：心房颤动抗凝
- **常规剂量**：150 mg 每日 2 次
- **机制**：凝血酶直接竞争抑制剂，防止纤维蛋白原转化为纤维蛋白，防止血栓形成
- **清除**：经肾脏清除
- **备注**：外科手术前停药 1～2 d（肾功能异常者停药 4～5 d）。出血风险可以通过蛇毒凝血时间（ecarin clotting time）来评估。APTT 正常提示抗凝作用轻微。但是 APTT 轻微升高可能提示具有重要临床意义的药物水平。不能可靠地提高 INR。艾达司珠单抗可以逆转其作用。血液制品/凝血因子不会逆转其效果。血液透析可能清除 60% 的药物

达肝素

- **适应证**：①预防 DVT；②DVT 或 PE 患者全身抗凝治疗；③急性冠脉综合征
- **常规剂量**：①每日 2500～5000 U 皮下注射；②100 U/kg 皮下注射每日 2 次；③与阿司匹林合用，每 12 h 120 U/kg 皮下注射（最高 10 000 U）
- **机制**：低分子肝素（low-molecular-weight heparin，LMWH）增强对 Xa 因子与凝血酶（Ⅱa）的抑制作用
- **清除**：由肝脏代谢，经肾脏排泄
- **备注**：比肝素的剂量-反应关系更可预测。对 PTT 的影响很小。罕见血小板减少症。椎管内麻醉，包括留置导管，可能引起脊髓/硬膜外血肿和神经系统并发症。多剂量包装可选

丹曲林

- **适应证**：治疗恶性高热

- **常规剂量**: 2.5 mg/kg 静脉注射（溶解比例: 20 mg/60 ml 无菌注射用水，对 70 kg 成人须予 525 ml 静脉注射）。重复给药直到症状改善，最高 10 mg/kg（有时需 30 mg/kg）。急性期之后，1 mg/kg q6 h，持续 24 ~ 48 h，然后逐渐减少剂量或改用口服

- **机制**: 直接的肌肉骨骼松弛药，肌质网释放 Ca^{2+} 减少

- **清除**: 由肝脏代谢，经肾脏清除

- **备注**: 粉末溶解缓慢，在临床应急情况下可能需要助手帮助准备。警惕大量给药。具有潜在的肝毒性。如果血管外渗出，可致组织坏死。不推荐预防性治疗

醋酸去氨加压素

- **适应证**: ①血友病 A、血管性血友病、尿毒症性获得性血小板功能障碍；②中枢性尿崩症

- **常规剂量**

  - ♦ **成人**: ①术前 2 h 300 μg 鼻腔内给药，或术前 30 min 给予 0.3 μg/kg 静脉注射，持续 15 ~ 30 min；②5 ~ 40 μg 鼻腔内给药 q8 ~ 12 h

  - ♦ **儿童**: ①鼻腔内给药 2 ~ 4 pg/kg 或 0.2 ~ 0.4 μg/kg 静脉注射，维持 15 ~ 30 min；②3 个月至 12 岁儿童，每天 5 ~ 30 μg 鼻腔内给药，每日 2 次

- **机制**: 合成血管升压素；止血机制不清楚，但涉及凝血因子 Ⅷ 的释放，可能增加凝血因子 Ⅷ 浓度和血管性假血友病因子的活力。提高肾集合管重吸收水的能力

- **清除**: 经肾脏清除

- **备注**: 反复多次使用（12 ~ 24 h）用于止血时，可出现快速抗药反应。由于增加了血小板黏附，可能会引起头痛、罕见的血栓事件。有罕见但致命的低钠血症/癫痫发作风险。应减少液体摄入量，以降低水中毒发生率。可升高血压，慎用

于心脏病和高血压疾病患者

地塞米松

- **适应证**：①脑肿瘤引起的脑水肿；②呼吸道水肿；③预防术后恶心和呕吐；④过敏反应
- **常规剂量**
  - **成人**：①静脉注射负荷剂量 10 mg，然后 2 mg q8 ~ 12 h 静脉注射；②0.1 mg/kg q6 h 静脉注射；③4 mg 静脉注射；④4 ~ 8 mg，以后 7 d 逐渐减量
  - **儿童**：①静脉注射负荷剂量 1 ~ 2 mg/kg，然后 1 ~ 1.5 mg/(kg·d)，q4 ~ 6 h 静脉注射（极量 16 mg/d）；②0.5 ~ 2 mg/(kg·d) 静脉注射或肌内注射，q6 h；③0.0625 mg/kg；④0.15 ~ 0.6 mg/kg 静脉注射
- **机制**：糖皮质激素；通过控制炎症调节蛋白的合成速率来预防、控制炎症，抑制炎症细胞迁移，逆转毛细血管通透性。镇吐机制不清楚，可能是中枢性的
- **清除**：由肝脏代谢，经肾脏排泄
- **备注**：有效的糖皮质激素，几乎没有盐皮质激素性质。增加剂量对缓解术后恶心、呕吐几乎没有作用，可能增加副作用。起效慢，需要 4 ~ 6 h 降低气道水肿；在诱导时给药预防术后恶心、呕吐是最有效的方法。快速静脉注射会引起会阴灼热烧感。长期使用后如果突然中断有肾上腺皮质功能不全的风险。长期逐渐增加剂量的影响（如高血糖、延迟伤口愈合、免疫抑制）与外科患者有关，然而没有研究证实单次用药后并发症的发生。应使用最低有效剂量。严重感染和结核杆菌潜伏期时谨慎增加剂量。与其他类固醇药物一样，它也会引起心脏病患者精神错乱或加重精神疾病

苯海拉明

- **适应证**：①治疗急性过敏反应；②瘙痒症；③镇吐、镇静、镇咳；④治疗肌肉紧张和锥体外系症状
- **常规剂量**
  - ◆ **成人**：①10~50 mg 静脉注射 q4~6 h（极量每次 100 mg，400 mg/d）；②25~50 mg 口服/静脉注射/肌内注射 q4~6 h；③50 mg 静脉注射/肌内注射，每 20~30 min 可重复一次
  - ◆ **儿童**（＞10 kg）：①5 mg/（kg·d）静脉注射 q6~8 h（极量每次 75 mg，300 mg/d）；②每次 0.5~1 mg/kg 口服/静脉注射/肌内注射 q4~6 h；③每次 1 mg/kg 口服/静脉注射/肌内注射
- **机制**：抗组胺，H_1 受体拮抗剂，抗胆碱能，中枢性抑制剂
- **清除**：由肝脏代谢，经肾脏排泄
- **备注**：在治疗过敏反应时可以作为肾上腺素的辅助用药；可能引起嗜睡、低血压、心动过速、头晕、尿潴留、癫痫及儿童的异常兴奋等不良反应；老年患者用药需谨慎，可能带来镇静作用或造成意识模糊；和其他中枢性镇静药合用时，能增强镇静效果

氟哌利多

- **适应证**：①预防和治疗术后恶心、呕吐；②也可用于镇静、全身麻醉辅助用药及谵妄的治疗，但不是首选用药
- **常规剂量**
  - ◆ **成人**：①0.625~1.25 mg 静脉注射；②2.5 mg 为推荐最大使用剂量，在权衡利弊以后可以根据情况再追加 1.25 mg
  - ◆ **儿童**（2~12 岁）：0.03~0.07 mg/kg（不超过 0.1 mg/kg）
- **机制**：苯丁酮类抗精神病药；主要是抗多巴胺能作用及拮抗 NE、5-HT、GABA、α 肾上腺素受体

- **清除**：大多数经肝脏代谢，由肾脏排泄
- **备注**：增强其他中枢性抑制剂的镇静效果，也可能引起焦虑、躁动及烦躁不安。轻度 α 肾上腺素能阻滞可能通过介导外周血管扩张导致低血压及反射性心动过速，在低血容量时尤为明显。避免用于帕金森病及嗜铬细胞瘤患者，可能会促进儿茶酚胺的释放。可能引起锥体外系症状，治疗可采用苯海拉明。可能延长 QT 间期，导致严重的心律失常，包括尖端扭转型室性心动过速、室性心律失常及心脏停搏。存在 QT 间期延长（QTc：男性 >440，女性 >450）的患者禁用；存在 QT 间期延长危险因素的患者使用时应格外小心，这些危险因素包括心率 <50 次/分、心脏疾病、低钾血症、低镁血症及合并使用其他可能使 QT 间期延长的药物（如钙离子拮抗剂、昂丹司琼、抗抑郁药、氟喹诺酮类抗生素及抗心律失常药）

依诺肝素

- **适应证**：①预防 DVT；②治疗急性 DVT 或 PE；③急性冠脉综合征
- **常规剂量**
  - ◆ **成人**：①40 mg 皮下注射每日 1 次或 30 mg 皮下注射 q12 h；②1 mg/kg 皮下注射 q12 h（门诊患者，与华法林合用）或 1.5 mg/kg 皮下注射每日 1 次（住院患者，与华法林合用）；③与阿司匹林合用，1 mg/kg 皮下注射每日 2 次；在治疗急性 ST 段抬高型心肌梗死（ST elevated myocardial infarction，STEMI）时需首次静脉给予 30 mg
  - ◆ **儿童**（安全性和有效性尚未得到明确证实）：① <2 个月，0.75 mg/kg 皮下注射 q12 h 或者 1.5 mg/kg 皮下注射 q12 h；② >2 个月，0.5 mg/kg 皮下注射 q12 h 或 1 mg/kg 皮下注射 q12 h

- **机制：** 低分子肝素，抗血栓药；抗凝血因子 X a 和抗凝血酶（Ⅱ a）活性
- **清除：** 由肝脏代谢，经肾脏排泄
- **备注：** 相比于普通肝素，依诺肝素有更加明确的量效关系和更长的作用时间；更倾向于用于关节置换术和创伤后的 DVT 的预防；与华法林不同的是，依诺肝素可用于妊娠期女性；一般不延长 PT 和 PTT；特殊人群（如肥胖、低体重、妊娠及肾功能不全患者）需要调整药物剂量，必要时可以在用药后 4 h 内监测凝血因子 X a 的活性，凝血因子 X a 的活性不能预测出血风险；对体重低于 45 kg 和肾小球滤过率（GFR）小于 30% 的患者需要酌情减量；极少引起血小板减少，有明显活动性出血的患者禁用；能被鱼精蛋白不完全拮抗；增加腰椎穿刺、椎管内麻醉、置管后脊髓及硬膜外血肿、神经损伤的风险，因此，推荐在使用预防剂量 12 h 后及治疗剂量 24 h 后进行椎管内麻醉；一日 2 次给药行椎管内麻醉并发症发生风险高于一日 1 次给药；椎管内置管拔出后，应在 2 h 后再给予依诺肝素

常用利尿药的临床特点			
药物	常规剂量	作用位点	作用机制	注意事项
乙酰唑胺	250 ~ 500 mg 静脉注射/口服 q6 h×4 次（不超过 100 mg/kg 或 2 g/24 h）	肾近曲小管（抑制碳酸酐酶）	抑制 H^+ 排泄，从而增加 Na^+、K^+、HCO_3^- 排泄	降低颅内压及眼内压（通过减少脑脊液及房水生成），用于治疗呼吸性碱中毒（高空病）或代谢性碱中毒合并呼吸性酸中毒

续表

常用利尿药的临床特点				
药物	常规剂量	作用位点	作用机制	注意事项
布美他尼	0.5~2 mg（不超过 10 mg/d）	髓袢升支的 $Na^+/K^+/2Cl^-$ 共同转运体	抑制 Na^+、Cl^- 重吸收，同时促进 K^+、Ca^{2+}、磷的排泄	可能导致低钠血症、低钾血症（诱发心律失常）、低氯血症、脱水、高尿酸。可用于噻嗪类利尿药效果不佳的水潴留、肾功能不全。对于老年患者，与 NSAID 和 ACEI 类药物合用时需谨慎。利尿效果强（1 mg 布美他尼＝40 mg 呋塞米）
依他尼酸	0.5~1 mg/kg 静脉注射（单次不超过 50 mg）或 25~100 mg 口服 q12~24 h			
呋塞米[a]	10~40 mg 静脉注射或 20~80mg 口服 q6~24 h			
氯噻嗪	成人：0.5~1 g 静脉注射或口服 q12~24 h（不超过 2 g/d）。儿童：2~4 mg/kg 静脉注射或 10 mg/kg 口服 q12 h	肾远曲小管（噻嗪类利尿药）	抑制 Na^+ 重吸收，促进排水、排 Na^+（包括促进 K^+、H^+、Mg^{2+}、磷的排泄）	可能增强袢利尿药及抗高血压药的效果，增加胰岛素用量；肾功能不全时作用降低；减少钙的排泄

续表

常用利尿药的临床特点				
药物	常规剂量	作用位点	作用机制	注意事项
氢氯噻嗪	12.5 ~ 50 mg 口服，每日 1 次			
甘露醇	0.25 ~ 0.5 g/kg q4 ~ 6 h	近端肾小管升段（渗透性利尿药）	增加尿液渗透压，减少水的重吸收	能被肾小球滤过，但不能被重吸收
螺内酯	成人：25 ~ 100 mg/d。儿童：1 ~ 3 mg/（kg·d）q6 ~ 12 h	远端肾小管、集合管皮质（醛固酮受体拮抗剂）	增加 Na^+、Cl^-、H_2O 排出（保留 K^+、H^+）	保钾利尿药，较噻嗪类利尿药和袢利尿药低钾血症发生率低。可能导致严重高钾血症及雄激素抵抗（男性乳房发育）。起效慢，需要数天

注：[a] 呋塞米的相关内容，详见 133 页"呋塞米"。

L - 肾上腺素

- **适应证**：喉气管支气管炎，拔管后或创伤性气道水肿，毛细支气管炎和支气管痉挛的辅助治疗
- **常规剂量**：通过雾化器吸入
  - ◆ 成人：0.5 ml 2.25% L - 肾上腺素溶液加入 3 ml 生理盐水中，必要时 q2 ~ 4 h
  - ◆ 儿童：<4 岁，0.05 ml/kg 2.25% L - 肾上腺素溶液加入 3 ml 生理盐水中，必要时 q2 ~ 4 h；>4 岁，0.25 ~ 0.5 ml 2.25% L - 肾上腺素溶液加入 3 ml 生理盐水中，必要时 q2 ~ 4 h
- **机制**：收缩黏膜血管

- **清除：**由单胺氧化酶/儿茶酚胺－O－甲基转移酶代谢
- **备注：**可能导致心动过速及心律失常，在停药 2 h 后可能出现再次气道水肿

依前列醇 ［前列环素，前列腺素 I_2（PGI_2）］

- **适应证：**肺动脉高压
- **常规剂量：**2 ng/（kg·min）静脉输注，上下调整给药速度为 1～2 ng/（kg·min），q15～30 min。短期用药的重症患者，可以持续雾化吸入 ［研究中给药剂量为 15～50ng/（kg·min），具有 50% 降低肺高压的可能性］
- **机制：**肺循环及体循环血管扩张药；抑制血小板聚集
- **清除：**血液中快速水解
- **备注：**不适用于所有肺动脉高压的治疗；肺静脉闭塞性疾病及左心室收缩功能异常的患者慎用，这类患者在首剂量滴定中有可能出现肺水肿。静脉用药可能出现心动过缓、心动过速、低血压、流感样症状、恶心、呕吐、腹泻等不良反应。避免突然撤药或中断给药（注意半衰期为 2.7 min）。吸入给药能减少药物对体循环阻力的影响，改善肺通气血流比。需要注意的是，黏性的甘氨酸制剂可能在气管导管内凝结成块，影响机械通气效果。对于急性肺动脉高压危象、心脏手术后、急性呼吸窘迫综合征（acute respiratory distress syndrome，ARDS）患者和患有先天性心脏病的新生儿可以考虑吸入给药

依替巴肽

- **适应证：**预防 PCI 术后再血栓，治疗急性冠脉综合征
- **常规剂量：**180 μg/kg 首剂量静脉注射后以 2 μg/（kg·min）持续泵注，维持 72 h。对于肾功能不全的患者，肌酐清除率低于 50 ml/min 时，剂量减少至 1 μg/（kg·min）

- **机制**：可逆性抑制 Ⅱ b/Ⅲ a 糖蛋白、纤维蛋白原和血管性假血友病因子，从而防止血小板黏附和聚集
- **清除**：由肾脏排泄，停止用药 4 ~ 8 h 内血小板功能即可恢复
- **备注**：增加出血风险，包括放置鞘管部位的出血风险（尽早停药，可保留肝素使用）；可能引起血小板减少；近期有严重出血和凝血功能障碍的患者禁用（特殊的禁忌证与组织型纤溶酶原激活物类似）

重组人凝血因子Ⅶa

- **适应证**：①血友病 A 或 B 患者出血；②先天性凝血因子Ⅶ缺乏及获得性血友病，颅内出血，弥漫性肺泡出血；③纠正创伤和心脏手术时大量出血导致的凝血功能紊乱
- **常规剂量**：①操作前 90 µg/kg 静脉注射，在术中及术后 2 ~ 5 天为 q2 h，直至伤口开始愈合时，改为 q2 ~ 6 h；②70 ~ 90 µg/kg 静脉注射，q2 ~ 3 h 直至出血停止（剂量低至 10 µg/kg 仍可能有效）；③一些情况下的给药方法尚未统一，根据各医院用药手册用药，剂量为 35 ~ 120 µg/kg
- **机制**：通过激活外源性凝血途径促进凝血；通过激活凝血因子Ⅹ和Ⅸ，促进凝血酶原转变成凝血酶，进而促进纤维蛋白原转变成纤维蛋白，帮助形成血凝块
- **备注**：超说明书用药（如用于创伤、心脏或其他复杂外科手术、产后出血）等存在争议，药物价格昂贵且有效性、安全性尚不明确，可能会增高动脉及静脉系统血栓发生率［*Cochrane Database Syst Rev* 2011；(2)：CD005011.］，在用药前应权衡利弊。不要将溶剂直接注射到药物粉末上，轻轻摇动，避免剧烈晃动，配置后 3 h 内使用

法莫替丁

- **适应证**：胃食管反流（gastroesophageal reflux disease，GERD）、

消化性溃疡

- **常规剂量**
  - ◆ 成人：①10~20 mg 静脉注射 q12 h（稀释至 10 ml 生理盐水中，速度 <10 mg/min）；②20~40 mg 口服每日 2 次
  - ◆ 儿童：0.6~0.8 mg/（kg·d）分次静脉注射 q8~12 h（总量不超过 40 mg/d）
- **机制**：选择性 H_2 受体拮抗剂，作用于胃壁细胞，减少胃酸分泌
- **清除**：30%~35% 经肝脏代谢，65%~70% 经肾脏代谢
- **备注**：术前给予法莫替丁能预防误吸（静脉注射后 30 min 时药效最强），也可以选择性用于重症患者消化性溃疡的预防；可能导致意识模糊、头晕、头痛、腹泻、血小板减少等不良反应；肾功能不全的患者在运用此药时须酌情减量

氟马西尼

- **适应证**：①拮抗苯二氮䓬类镇静药；②治疗苯二氮䓬类药物过量导致的不良反应
- **常规剂量**
  - ◆ 成人：①0.2 mg 15~30 s 内静脉注射，无效时 q1 min 追加 0.3~0.5 mg（总量不超过 3 mg/h）；②用法同①，如果仍不起效，最大剂量可增加至 5 mg，镇静可能和苯二氮䓬类药物无关
  - ◆ 儿童：0.01 mg/kg 静脉注射一次（最大剂量每次不超过 0.2 mg），重复剂量为 0.005~0.01 mg/kg q1 min（最大剂量不超过 1 mg）
- **起效时间**：1~2 min，峰值在 6~10 min。持续时间为 20~40 min，取决于苯二氮䓬类镇静药和氟马西尼两者剂量
- **机制**：竞争性拮抗苯二氮䓬类药物在 GABA 受体上的作用位点

- **清除**：大多数由肝脏代谢，经肾脏排泄
- **备注**：可能在苯二氮䓬类药物代谢完之前失效，即使使用氟马西尼拮抗，依然需要监测镇静深度及呼吸抑制情况；不能用于拮抗非苯二氮䓬类中枢性镇静药。在长期使用苯二氮䓬类药物的人群中，此药可能诱发撤药症状（包括癫痫）。尽可能使用最小的药物剂量。不要将此药用于不明药物使用过量时的拮抗，比如可疑三环类抗抑郁药过量时。在颅内压升高及具有癫痫病史的患者中使用此药时须谨慎，并做好应对癫痫的相应措施。此药只能部分拮抗苯二氮䓬类药物的呼吸抑制作用

呋塞米

- **适应证**：①急性肺水肿/高血压危象/颅内压增高；②有症状的高钾血症；③慢性高血压；④心力衰竭、肝硬化及肾脏疾病所致的水肿
- **常规剂量**
    - **成人**：①0.5 ~ 1 mg/kg 或 40 mg 呋塞米持续 2 min 静脉注射；②40 ~ 80 mg 静脉注射；③40 mg 口服每日 2 次；④10 ~ 40 mg 静脉注射，每 2 h 可追加 20 mg，顽固性慢性心力衰竭患者用药剂量需要加大。输注：0.1 mg/（kg·h），根据效果调节剂量（不超过 4 mg/min）
    - **儿童**：0.5 ~ 2 mg/kg 单次静脉注射 [不超过 6 mg/（kg·d）]
    - **新生儿**：0.5 ~ 1 mg/kg 单次静脉注射 [不超过 2 mg/（kg·d）]
- **起效时间**：静脉注射起效时间 < 5 min，峰值 < 30 min，持续时间为 2 h
- **机制**：袢利尿药；抑制近端肾小管、远端肾小管和亨利氏环对 Na^+ 和 Cl^- 的吸收

- **清除**：由肝脏代谢（占 10%），经肾脏排泄
- **备注**：口服剂量为静脉注射剂量效果的 50%。可能导致低血容量及电解质紊乱（低血钾、低血钠、低氯性碱中毒）。狼疮及磺胺类药物过敏的患者慎用；不要用于少尿的患者，否则会加重氮质血症。可能引起脑脊液（cerebral spinal fluid, CSF）生成减少，但降颅内压的效果逊于甘露醇

胰高血糖素

- **适应证**：①严重低血糖；②胃肠道疾病诊断；③难治性 β 受体阻滞剂、钙通道阻滞剂中毒
- **常规剂量**
  - **成人**：①1 mg 肌内注射/皮下注射/静脉注射；②操作前 1 min 给予 0.25 ~ 2 mg，q20 min；③50 ~ 150 μg/kg 静脉注射后以 1 ~ 5 mg/h 持续泵注
  - **儿童**：0.2 ~ 0.3 mg/kg 单次静脉注射（每次不超过 1 mg），必要时 q20 min
  - **新生儿**：每次 0.025 ~ 0.3 mg/kg（每次不超过 1 mg）
- **机制**：激活腺苷酸环化酶，使环腺苷酸（cAMP）增加，促进肝糖原异生、糖原水解、儿茶酚胺释放。拮抗胰岛素作用，舒张胃肠道平滑肌
- **清除**：肝、肾蛋白水解作用
- **备注**：正性变时、变力作用（不受 β 受体阻滞剂或儿茶酚胺耗竭的影响），在房室传导阻滞时能加强房室结传导。但在心血管疾病（如体外循环后顽固性低心输出量、心肌梗死后低心输出量、充血性心力衰竭、β 受体阻滞剂过量等）方面应用有限，一方面药物会增加医疗支出，另一方面会造成恶心、呕吐、低血钾、低血糖及高血糖等不良反应。胰岛素瘤及嗜铬细胞瘤患者慎用。用药时须静脉给予葡萄糖以增加糖原储备

格隆溴铵

- **适应证**：①减少胃肠道蠕动，止涎；②心动过缓；③肌肉松弛药拮抗时的辅助用药
- **常规剂量**
  - ♦ **成人**：①0.1～0.2 mg 肌内注射/皮下注射/静脉注射，2.5～10 μg/kg 单次静脉注射或肌内注射 q3～4 h，1～2 mg 口服；②0.1～0.2 mg 单次静脉推注；③每 1 mg 新斯的明或 5 mg 吡啶斯的明给予 0.2 mg 格隆溴铵单次静脉推注，或 0.01～0.02 mg/kg 单次静脉推注
  - ♦ **儿童**：①4～10 μg/kg 单次静脉注射或肌内注射 q3～4 h，每次不超过 0.2 mg，或 0.8 mg q24 h，每次 40～100 μg/kg，每日 3 次或 4 次口服；②0.01～0.02 mg/kg 静脉注射
  - ♦ **新生儿**：4～10 μg/kg 单次静脉注射或肌内注射 q4～8 h；40～100 μg/kg 口服 q8～12 h
- **机制**：拮抗乙酰胆碱在平滑肌副交感神经支配部位、腺体及中枢神经系统的作用位点
- **清除**：经肾脏清除
- **备注**：格隆溴铵比阿托品的作用时间长，止涎作用更好，更少地影响中枢神经系统，正性肌力作用更弱。不透过血脑屏障或胎盘，口服给药吸收效果不明显。可能引起支气管痉挛、视物模糊、便秘等不良反应；支气管哮喘、溃疡性结肠炎、青光眼、肠梗阻和尿潴留患者慎用

常用抗胆碱药的临床特点				
药物	作用时间	对心率的影响	镇静作用	对腺体的影响
阿托品	15～30 min	↑↑↑	+	↓
格隆溴铵	30～60 min	↑↑	0	↓↓

氟哌啶醇

- **适应证**：用于治疗精神分裂症，也可以用于治疗谵妄引起的激惹症状
- **常规剂量**
  - ♦ **成人**：轻度激惹，0.5～2 mg 静脉注射；中度激惹，5 mg 静脉注射；重度激惹，10 mg 静脉注射
  - ♦ **儿童**：3～12 岁（15～40 kg），0.01～0.03 mg/（kg·d）分次注射 q8 h（每日最大剂量0.15 mg/kg）。镇吐：0.01 mg/kg 单次静脉注射 q8～12 h
- **机制**：丁酰苯类安定药，D_1 和 D_2 受体拮抗剂，抑制网状激活系统（RAS）
- **清除**：由肝脏代谢，经肾脏及胆道清除
- **备注**：有镇静、减少活动及镇吐作用。静脉注射常用于控制急性症状但并未得到 FDA 批准。该药不能用于痴呆引起的精神错乱。避免用于帕金森病、青光眼及白细胞减少症患者。可能导致锥体外系症状（极罕见会出现喉痉挛，可用苯海拉明处理），剂量增大时可能导致心律失常（尖端扭转型心动过速）、心搏骤停。用药时须监测心电图，及时发现 QT 间期延长的情况。用药时可能出现抗精神病药恶性综合征（症状类似于恶性高热）。该药能降低癫痫阈值

普通肝素

- **适应证**：①预防 DVT，全身抗凝；②血栓栓塞，弥散性血管内凝血（DIC）；③体外循环；④留置针管封管
- **常规剂量**
  - ♦ **成人**：①5000 U 皮下注射 q8 h；②剂量和 PTT 目标视各医院情况及抗凝要求而定，一般静脉给予 5000 U 负荷剂量后以 15～25 U/（kg·h）静脉持续给药；③300 U/kg 静脉负荷后，监测并维持 ACT >400 s；④浓度为 100 U/ml，容量

视导管大小而定

- ◆ **儿童**：剂量及 PTT 目标视各医院情况及抗凝要求而定，一般静脉给予 50 U/kg 负荷剂量后以 20 U/kg 静脉持续给药，根据 PTT 目标值调整用量。幼儿：300 U/kg，监测凝血时间并维持 ACT > 400 s；> 10 kg，100 U/ml；< 10 kg，10 U/ml。新生儿：400 U/kg。早产儿：1 U/kg，容量视导管大小而定

- **机制**：结合并激活抗凝血酶Ⅲ，灭活凝血酶（Ⅸ、Ⅹa、Ⅺ、Ⅻ）及其他蛋白酶，最终防止凝血酶原转化成有活性的凝血酶，抑制纤维蛋白原转化成纤维蛋白，抑制凝血因子Ⅷ的活化

- **清除**：部分由肝脏代谢，经肾脏排泄

- **备注**：持续输注普通肝素时须监测 PTT 并及时调整剂量，普通肝素能减少血栓形成和延展但不能溶解已经存在的血栓。在不能达到 PTT 的目标值时，应该考虑抗凝血酶Ⅲ缺乏的可能，可适当补充新鲜冰冻血浆。在关节置换和创伤患者中，依诺肝素比普通肝素更适合用来预防 DVT。严重血小板减少、未经控制的活动性出血（DIC 除外）时禁用。可能引起致命性的出血、非免疫介导的血小板减少症（1 型，2 天内出现）及免疫介导的血小板减少症（2 型，首次暴露后 4～10 天出现，可伴有血栓形成）。肝功能不全患者用药时须调整剂量。可用鱼精蛋白中和。警惕腰椎穿刺、神经阻滞麻醉（包括连续置管）时发生血肿及神经损伤的风险

高效抗逆转录病毒治疗（HAART）

- **适应证**：治疗逆转录病毒的感染，主要是艾滋病病毒（human immunodeficiency virus，HIV）

- **备注**：尽可能在围手术期按常规持续给药以减少病毒大量复制及耐药。临床相关证据比较少，一些证据表明抗病毒药与

多种麻醉药之间存在相互作用，如会降低芬太尼类药物的清除（利托那韦），增加哌替啶的活性代谢产物（利托那韦），增加咪达唑仑的作用时间（沙奎那韦），增加肌肉松弛药阻滞时间，改变靠 CYP450 酶代谢的药物的药代动力学。当核苷逆转录酶抑制剂（nucleoside/nucleotide reverse transcriptase inhibitor，NRTI）和丙泊酚合用时会增加线粒体毒性、乳酸酸中毒风险

氢化可的松

- **适应证**：①严重的急性肾上腺功能不全；②长期使用糖皮质激素患者的围手术期激素补充；③哮喘持续状态；④慢性肾上腺功能不全患者的激素替代治疗
- **常规剂量**
  - **成人**：①100 mg 静脉注射，后以 200～400 mg/d q6 h 分次静脉注射；②操作开始时 25 mg 静脉注射，然后 100 mg 静脉持续输注，维持 24 h；③1～2 mg/kg q6 h，稳定后逐渐减量至 0.5～1 mg/kg；④20～30 mg 每日 1 次口服
  - **儿童**：①1～12 个月儿童，1～2 mg/kg 静脉推注后以 50 mg/（$m^2 \cdot d$）持续静脉输注或150～250 mg/d q6～8 h 分次静脉推注；②4～8 mg/kg（最大剂量不超过 250 mg）单次静脉注射后以 2 mg/（kg·d）q6 h 分次静脉推注；③0.5～0.75 mg/（kg·d）q8 h 分次口服
- **机制**：既有糖皮质激素通过减少炎症相关蛋白合成、抑制炎症细胞迁徙、减少毛细血管通透性从而控制炎症反应的作用，又有盐皮质激素促进水钠潴留、排钾的作用
- **清除**：经组织和肝脏灭活，由肾脏排泄
- **备注**：不推荐使用大剂量的氢化可的松，这样可能导致高血钠、低血钾、高血压（盐皮质激素效应）。副作用包括剂量依赖的消化道出血、继发性感染、意识紊乱、高血糖及伤口

愈合延迟。使用最小有效剂量。使用时应警惕潜在性结核及严重感染的情况。长期使用（包括外用）可能导致正常的肾上腺功能被抑制，这种抑制可长达 9~12 个月。肾上腺功能被抑制的患者接受大手术时，需要考虑追加氢化可的松剂量以增加应激储备，这种追加因人而异，尚没有统一结论

常用肾上腺皮质激素的相对效能			
药物	糖皮质激素	盐皮质激素	半衰期/h
地塞米松	25	0	36~72
氢化可的松	1	1	8
甲泼尼龙	5	0.5	12~26

羟嗪制剂

- **适应证**：焦虑、瘙痒、恶心、呕吐
- **常规剂量**
  - **成人**：25~100 mg 肌内注射或 50~100 mg 口服 q6 h
  - **儿童**：>6 岁，50~100 mg 每日分次口服；<6 岁，50~100 mg 每日分次口服。术前镇静：0.5~1 mg/kg 肌内注射
- **机制**：H_1 受体拮抗剂；具有肌肉松弛、镇痛、抗组胺及镇吐作用
- **清除**：经肝脏代谢（CYP450），由肾脏消除
- **备注**：禁止用于静脉注射。化学结构与吩噻嗪及苯二氮䓬类药物不相似。可能造成过度镇静，可能会增强中枢神经系统抑制剂（如哌替啶、巴比妥类药物）的作用

达比加群酯逆转剂

- **适应证**：逆转急诊手术或致命性/无法控制出血时达比加群酯的作用
- **常规剂量**：5 g（成人）。若凝血功能未恢复，可考虑追加使

用第二次，使用 5 g 剂量

- **机制**：人源化单克隆抗体片段（Fab），直接作用于凝血酶抑制剂达比加群酯
- **清除**：生物降解，肾脏消除
- **备注**：含有山梨醇可能造成超敏反应；慎用于遗传性果糖不耐受患者。对其他抗凝血药无作用

洋红 – 靛蓝染液

- **适应证**：在泌尿外科手术中测定尿量及定位输尿管口
- **常规剂量**：40 mg 缓慢静脉注射（5 ml 0.8% 溶液）。用于婴幼儿时减量，以避免皮肤变色
- **机制**：在肾小球中迅速滤过，产生蓝色尿液；使用后平均10 min 内显现于尿液中
- **清除**：肾脏消除
- **备注**：可能激活 α 肾上腺素受体造成高血压，静脉注射后效果持续 15 ~ 30 min。也可能造成血氧饱和度计数一过性下降

吲哚菁绿染料

- **适应证**：测定心输出量、肝功能及肝脏血流量
- **常规剂量**：成人，5 mg 静脉注射；儿童，2.5 mg 静脉注射；婴儿，1.25 mg 静脉注射。最大用量为 2 mg/kg。根据实际需求稀释至不同浓度
- **机制**：与血浆蛋白（白蛋白）结合，分布至血浆中
- **清除**：非代谢性，经胆汁排泄
- **备注**：快速注射至循环系统中用以描记指示剂稀释曲线。可能造成过敏，慎用于有碘化物过敏病史的患者。肝素影响其吸收光谱从而影响测试结果。6 h 内进行重建。可能造成血氧饱和度计数一过性下降

普通胰岛素

- **适应证**：①高血糖；②糖尿病酮症酸中毒；③高钾血症
- **常规剂量**：①个体化调整：根据各医院临床习惯可于术前给予负荷剂量或静脉输注。②常规起始剂量：$0.5 \sim 1$ U/h（1型糖尿病）或 $2 \sim 3$ U/h（2 型糖尿病）。③严重高钾血症患者，给予 $0.05 \sim 0.2$ U/（kg·h），若血糖 < 300 mg/dL 可适当减少剂量，可考虑给予 0.1 U/kg 负荷剂量。④10 U 静脉注射（若血糖 < 250 mg/dL，于 5 min 内同时给予 50 ml 5% 葡萄糖液），若需重复给药可考虑补充葡萄糖
- **机制**：蛋白质类激素，刺激细胞吸收葡萄糖，促进 K^+ 向细胞内转运
- **清除**：肝脏消除 > 50%，肾脏消除 30%，肌肉/组织消除约 20%
- **备注**：低血糖危害极大，术中低血糖症状常被误认为是"轻度麻醉"状态或被 β 受体阻滞剂的作用所掩盖。应密切监测血糖水平。注射时应与生理盐水混合至 1 U/ml。对危重患者来说，目标血糖值应为 $140 \sim 180$ mg/dL。较低目标血糖水平（$110 \sim 140$ mg/dL）也是可取的，前提是排除低血糖的可能。在 ICU 病房更推荐静脉使用胰岛素及葡萄糖（根据 2011 年美国糖尿病学会的糖尿病医疗标准守则）。输注管路能够吸收胰岛素，排空管路的过程可增强其输注效果

异丙托溴铵

- **适应证**：特别适用于慢性阻塞性肺疾病（COPD）
- **常规剂量**：成人，500 μg；儿童（< 12 岁），$150 \sim 500$ μg 雾化吸入，q20 min，最多连续给予 3 次
- **机制**：吸入性抗胆碱药
- **清除**：经肝脏和肾脏排泄
- **备注**：与 $β_2$ 受体激动剂联合应用于急性支气管痉挛（可与

沙丁胺醇混合使用)。慎用于青光眼及前列腺增生患者

左乙拉西坦 (开浦兰)

- **适应证**：①癫痫；②脑创伤引起的癫痫的预防
- **常规剂量**：①500 ~ 1000 mg 静脉注射/口服，每日 2 次 (每日最多 3 g)。②1 h 内 20 mg/kg，此后 1000 mg，q12 h，持续 7 d
- **机制**：尚不清楚，可能与抑制钙离子通道或调节神经递质释放有关
- **清除**：由肝酶水解，经肾脏排泄
- **备注**：肾病患者须调节剂量。可能导致困倦。避免突然停药

左甲状腺素 (T_4)

- **适应证**：①甲状腺功能减退；②黏液水肿性昏迷；③脑死亡器官移植供体的器官功能维持
- **常规剂量**
  - ◆ **成人**：①0.1 ~ 0.2 mg/d 口服，根据甲状腺功能测试结果调节，若静脉注射则给予 50% ~ 75% 每日口服剂量；②200 ~ 500 μg 静脉给药，若有必要可于 24 h 内给予 100 ~ 300 μg；③20 μg 静脉注射，此后每小时 10 μg 静脉注射
  - ◆ **儿童**：0 ~ 6 周，8 ~ 10 μg/ (kg·d)，口服；6 ~ 12 周，6 ~ 8 μg/ (kg·d)，口服；1 ~ 5 岁，5 ~ 6 μg/ (kg·d)，口服；6 ~ 12 岁，4 ~ 5 μg/ (kg·d)，口服；> 12 岁，150 μg/d，口服
- **机制**：人工合成的甲状腺激素，增强基础代谢率，利用糖原储备，增强糖异生
- **清除**：经肝脏代谢为三碘甲状腺原氨酸 (T_3，活性)，经粪便及尿液排泄
- **备注**：与多种药物相互作用，如苯乙双胍 (降低左甲状腺素水平)、华法林 (增强其作用)、三环类抗抑郁药 (可能增

强两者的潜在毒性)。可能造成高血压、心律不齐、腹泻、体重下降。近期心肌梗死、甲状腺功能亢进或未逆转的肾上腺功能减退患者禁忌使用。减少器官供体血管升压素的用量

硫酸镁溶液

- **适应证**：①预防及治疗子痫；②低镁血症；③尖端扭转型室性心动过速、室性异位搏动；④早产；⑤儿童哮喘
- **常规剂量**
  - ◆ **成人**：①负荷剂量 4 ~ 5 g 静脉注射（可同时给予 8 ~ 10 mg 肌内注射），然后 1 ~ 3 g/h 静脉注射至适宜血镁水平并避免镁中毒；②1 ~ 2 g 静脉注射超过 15 min，然后 1 g/h 静脉滴注至正常血镁水平（一般注入 2 ~ 6 g）；③1 ~ 2 g 静脉滴注 5 ~ 10 min
  - ◆ **儿童**：①25 ~ 50 mg 静脉注射；②25 ~ 50 mg 静脉滴注超过 10 ~ 15 min
- **机制**：辅酶因子，在神经冲动传导及肌肉兴奋中发挥重要作用，松弛支气管平滑肌
- **清除**：肾脏排泄
- **备注**：抑制中枢神经系统，抗惊厥，抑制外周神经肌肉冲动传导（大剂量下须监测深部腱反射、呼吸频率及意识水平）。与氯化钙或葡萄糖酸钙联合时可超量应用。肾损伤患者须谨慎决定剂量。快速输注时，可能造成低血压。加强神经肌肉阻滞效果并导致子宫收缩无力

甘露醇水溶液

- **适应证**：①颅内压升高；②少尿型急性肾损伤；③增强有毒物质的肾脏排泄功能
- **常规剂量**：0. 25 ~ 2 g/kg 缓慢滴注 30 ~ 60 min（在颅内压急性升高的患者中可缓慢静脉注射负荷剂量 12. 5 ~ 20 g，5 ~

10 min）。最高用量：6 h 内 1~2 g/kg
- **机制：** 增加血清渗透压，减轻颅脑水肿。可于肾小球中自由滤过，可造成渗透性利尿
- **清除：** 快速肾脏排泄
- **备注：** 避免用于少尿、严重肾脏疾病、肺水肿、颅内出血活动期、脱水、血容量不足患者。可造成血管内容量一过性扩张；慎用于高血压或心力衰竭患者，快速输注可能导致血管扩张、低血压。静脉导管上需要加装过滤器，若水溶液中发现晶体请勿使用

甲麦角新碱

- **适应证：** 子宫收缩无力及产后出血
- **常规剂量：** 禁用于静脉注射。0.2 mg 肌内注射，q15~20 min（最多连续使用 4 次）
- **机制：** 人工合成的麦角生物碱，造成剂量依赖性子宫收缩力升高，可能与 α 肾上腺素受体有关
- **清除：** 由肝脏代谢
- **备注：** 须冷藏储存；使用时须保证其澄清无色。α 肾上腺素能效应可造成外周血管收缩及严重高血压（尤其是与其他血管收缩剂合用时）。避免应用于高血压/先兆子痫、缺血性心脏病、肺动脉高压患者。可能造成恶心症状

亚甲蓝

- **适应证：** ①高铁血红蛋白血症；②心肺转流术后的血管麻痹综合征、顽固性感染性休克
- **常规剂量：** ①1~2 mg/kg（0.1~0.2 ml）静脉注射 5 min 以上，可于 1 h 内重复使用。缓慢给药以避免局部浓度过高及高铁血红蛋白过多。②1.5 mg/kg
- **机制：** 小剂量使用时增强红细胞将高铁血红蛋白转变为血红

蛋白的能力，但大剂量使用时可能形成高铁血红蛋白。强效 MAO – A 可逆性抑制剂，大剂量时抑制 MAO – B。抑制 NO/cGMP 通路

- **清除**：组织中还原反应，经尿液及胆汁消除
- **备注**：可能造成血氧饱和度计数一过性下降及血液（心脏手术中须引起外科医生/转流医生的注意）、尿液、皮肤蓝染。葡萄糖 – 6 – 磷酸脱氢酶（G-6-PD）缺乏症患者禁忌使用，尤其禁忌用于肺动脉高压及急性肺损伤/ARDS 患者。避免与肺血管扩张药及舒张冠状动脉的硝酸酯类药物同时应用（相互竞争的作用机制）。药液外渗可能造成组织坏死。有造成 5 – 羟色胺综合征的风险，避免与含 5 – 羟色胺的抗精神病药合用。可能造成恶心、发汗、意识模糊。增强对血管升压素的阻断作用，并可升高感染性休克患者的动脉压，但对感染性休克预后的影响暂不清楚。少量研究表明可降低心脏手术后的血管麻痹及死亡风险。与过敏症状、肝移植及其他事件中的血管麻痹综合征有关

甲泼尼龙

- **适应证**：①过敏反应，须在免疫抑制的情况下使用；②急性脊髓损伤；③实质器官移植的免疫抑制；④哮喘持续状态
- **常规剂量**
  - ◆ **成人**：①10 ~ 40 mg/d 口服，可根据具体情况分次使用（q6 ~ 12 h 肌内注射或静脉注射 10 ~ 250 mg，最多每日 6 剂）；②30 mg/kg 缓慢注射 15 min 以上，此后以 5.4 mg/（kg·h）的速度输注 24 ~ 48 h，须于受伤后 8 h 内开始应用；③遵医嘱服用 50 ~ 100 mg
  - ◆ **儿童**（根据适应证调整）：①0.5 ~ 2 mg/（kg·d），q12 h 分次静脉注射/口服/肌内注射；②给予 2 mg/（kg·d）负荷剂量，此后 2 mg/（kg·d），q6 h 分次静脉注射/肌内注射

- **机制**：见"氢化可的松"
- **清除**：由肝脏代谢，经肾脏排泄
- **备注**：强效糖皮质激素，较弱盐皮质激素活性。同其他糖皮质激素一样，可导致剂量相关的胃肠道出血、继发性感染、高血糖、精神症状及伤口延迟愈合。大剂量慎用于严重感染，对结核菌素试验阳性患者，应用最低有效剂量

甲基纳曲酮

- **适应证**：适用于阿片类药物导致的便秘及灌肠治疗失败
- **常规剂量**：体重 < 38 kg，0.15 mg/kg 皮下注射；体重 38 ~ 62 kg，8 mg（0.4 ml）皮下注射；体重 62 ~ 114 kg，12 mg（0.6 ml）皮下注射。常规疗法：隔天一次，每日不超过一次
- **机制**：外周 μ 阿片受体拮抗剂；无法透过血脑屏障
- **清除**：代谢机制未知。经尿液/粪便排泄
- **备注**：禁用于已知或怀疑机械性肠梗阻的患者。用于严重肾功能不全时，剂量减少一半。可能导致腹泻、腹痛、恶心及眩晕

甲氧氯普胺

- **适应证**：镇吐药，应用于胃轻瘫患者
- **常规剂量**
  - **成人**：10 ~ 20 mg 静脉注射（手术结束前使用，预防术后呕吐），q6 h
  - **儿童**：6 ~ 14 岁，2.5 ~ 5 mg 静脉注射；<6 岁，0.1 mg/kg 静脉注射
- **机制**：外周拟胆碱药，增强食管胃底括约肌张力并增强上消化道蠕动，且不降低胃液 pH 值；在化学感受器的效应部位起拮抗多巴胺受体作用
- **清除**：由肝脏代谢，经肾脏排泄
- **备注**：可能造成锥体外系症状（如伴有不自主运动的高肌张

力表现、潜在的喉痉挛等），可用苯海拉明治疗。极少情况下可造成神经安定药恶性综合征（与恶性高热表现类似）及不可逆转的迟发性运动障碍。快速输注可能导致焦虑。避免用于肠梗阻、帕金森病、嗜铬细胞瘤患者。慎用于高血压、近期胃肠道吻合术后患者，并避免与其他可能诱发锥体外系症候群的药物共同使用。可导致血醛固酮一过性升高，进而出现液体潴留，因而慎用于充血性心力衰竭、肝硬化患者。可延长 QT 间期

一氧化氮气体（NO）

- **适应证**：新生儿低氧血症型呼吸衰竭（先天性心脏畸形及肺动脉高压），也用于成人低氧血症型呼吸衰竭、急性肺动脉高压及右心衰竭
- **常规剂量**
  - ◆ **成人**：20 ~ 40 ppm（也有研究应用 80 ppm）
  - ◆ **儿童**：20 ppm。缓慢减量使用
- **机制**：选择性松弛肺血管床，提高动脉氧合
- **清除**：与氧合血红蛋白结合生成高铁血红蛋白及硝酸盐（硝酸盐迅速由肾脏排泄）
- **备注**：需要用特殊仪器给药。避免突然停药。对血流动力学影响微弱。因其有抗血小板聚集作用，可加剧出血。可剂量依赖性地引起高铁血红蛋白血症（特别是与其他硝酸盐化合物如硝普酸钠、硝酸甘油联合使用时）。慎用于左心室功能不全患者，可造成肺水肿。成人研究还未显示明确的益处

奥曲肽

- **适应证**：用于分泌性神经内分泌肿瘤（如类癌），也用于食管胃底静脉曲张及上消化道出血
- **常规剂量**：①100 ~ 600 μg/d，必要时 q6 ~ 12 h；②50 μg 静

脉注射后以 25～50 μg/h 的速度静脉滴注，持续 1～5 d

- **机制**：类生长激素抑制素（抑制 5 - 羟色胺、胃泌素、血管活性肠肽、胰岛素、胰高血糖素、促甲状腺素及肠促胰液素的分泌）
- **清除**：由肝脏代谢，经肾脏排泄
- **备注**：可能造成恶心、胃肠动力不足、高血糖或低血糖、胆石症、淤胆型肝炎、甲状腺功能减退、心律失常（如心动过缓）、传导障碍等

抗糖尿病药

术前口服或静脉注射降糖药（非胰岛素）的使用规范				
常用药物	类别	起效机制	低血糖	注意事项
二甲双胍	双胍类	增强机体胰岛素敏感性，减轻葡萄糖生成及吸收	罕见	罕见情况下可能增加肾衰竭相关的乳酸酸中毒风险；避免在静脉注射造影剂前后或肾脏低灌注时使用
西他列汀	二肽基肽酶-4（DPP-4）抑制剂	增强胰岛素分泌能力，减少胰高血糖素分泌	潜在风险	可能导致急性胰腺炎、血管性水肿及关节疼痛
格列本脲、格列吡嗪	磺酰脲类	增强胰岛素分泌能力，可能减弱糖异生	潜在高危	效果持续时间可能延长，临床效果难预测
吡格列酮、罗格列酮	噻唑烷二酮	增强细胞对胰岛素的敏感性，抑制糖异生	罕见	可能造成心脏并发症（特别是罗格列酮）、液体潴留

续表

术前口服或静脉注射降糖药（非胰岛素）的使用规范				
常用药物	类别	起效机制	低血糖	注意事项
阿卡波糖	葡萄糖苷酶抑制剂	增强细胞对胰岛素的敏感性，抑制糖异生	—	禁食时对血糖无影响
瑞格列奈	格列奈类/美格列奈类	减少胃肠道对碳水化合物的吸收	潜在风险	—
艾塞那肽、利拉鲁肽	人胰高血糖素样肽（GLP-1）受体激动剂	增强胰岛素分泌能力，尤其是餐后早期	罕见	—
卡格列净	选择性葡萄糖转运蛋白（SGLT-2）抑制剂	增强胰岛素分泌能力，减少胰高血糖素分泌	—	可造成多尿及血容量不足

催产素

- **适应证：**①治疗及预防产后出血；②适用于催产
- **常规剂量：**①10~40 U 溶于 1 L 电解质溶液中静脉注射，以适当速度给药以防止子宫收缩乏力；②子宫收缩乏力低风险时（如择期剖宫产手术时）可给予 1~3 U 静脉注射。对产程延长或已多次应用过催产素的患者（相关受体数量下调），可给予较高（5~10 U）或重复剂量的催产素
- **机制：**子宫收缩剂，加强产后子宫收缩
- **清除：**在肝、肾中快速分解
- **备注：**与血管升压素结构相似。可造成低血压（慎用于低血

容量患者）、心动过速、恶心、呕吐、潮红、头痛。大剂量应用时可能造成液体潴留及低钠血症。对难治性子宫收缩无力伴出血患者，可考虑其他子宫收缩药，如甲麦角新碱、前列腺素 F2α（卡波前列素）及米索前列醇等

苯妥英钠

- **适应证**：①癫痫持续状态，预防癫痫发作；②心律失常（地高辛诱发的心律失常）
- **常规剂量**
  - ◆ **成人**：①负荷剂量 10 ~ 20 mg/kg，< 50 mg/min 静脉泵注（最高剂量不超过 1 g，须在心电监护下谨慎给药）；维持剂量为 300 mg/d 或 5 ~ 6 mg/（kg·d），静脉滴注，q8 h；用于神经外科手术前的癫痫预防时，100 ~ 200 mg 静脉注射，q4 h（速度 < 50 mg/min）。前药磷苯妥英钠可在紧急情况下快速输注（15 ~ 20 mg/kg 静脉注射，速度 100 ~ 150 mg/min）。②以 < 50 mg/min 速度按 1.5 mg/kg 或 50 ~ 100 mg 的剂量静脉注射，q5 ~ 15 min，直至心律失常消除、副作用出现或达 10 ~ 15 mg/kg 最大剂量时为止
  - ◆ **儿童**：15 ~ 20 mg/kg 静脉注射；维持剂量根据年龄调整
- **机制**：通过稳定细胞膜、抑制除极起到抗癫痫作用。通过延长动作电位复极时的有效不应期，阻滞钙离子摄取，从而发挥抗心律失常作用
- **清除**：由肝脏代谢，经肾脏清除（碱化尿液可加快清除）
- **备注**：禁忌用于传导阻滞、窦性心动过缓患者。可能导致眼球震颤、复视、斜视、困倦、牙龈增生、肠激惹、高糖血症或诱导肝 P450 酶。伴有 *HLA - B * 1502* 等位基因的亚洲患者出现严重皮损反应的概率增高（如中毒性表皮坏死松解症、Stevens - Johnson 综合征）。静脉快速注射可能导致窦性心动过缓、低血压、呼吸心搏骤停或神经功能抑制。该药物对静

脉刺激性强，可穿过胎盘屏障。达到 7.5～20.0 μg/ml 的有效血药浓度所需药量的异质性大。对患有肾衰竭及低蛋白血症的患者，检测未与蛋白结合的药物浓度是有益的。慎用于患有肝、肾疾病的患者

磷制剂（磷酸盐口服液，中性无机磷）

- **适应证**：低磷血症
- **常规剂量**：250～500 mg 口服，一日 3 次或 6～12 h 内 0.08～0.15 mmol/kg 静脉注射
- **机制**：补充电解质
- **清除**：肾脏排泄及重吸收
- **备注**：快速静脉输注的潜在风险有低钙血症、低血压、肌肉激惹、钙沉积、肾损伤及高钙血症。静脉注射磷制剂的医嘱须以 "mmol" 为单位（31 mg 磷制剂中含有 1 mmol 磷）。慎用于患有心脏病及肾功能不全的患者。禁止与含镁离子或铝离子的抗酸药及硫糖铝同时使用（可与磷制剂结合）。能引起渗透性腹泻，可用于术前肠道准备

毒扁豆碱

- **适应证**：抗胆碱药中毒
- **常规剂量**
  - **成人**：0.5～1 mg 静脉注射或肌内注射（最大速率 1 mg/min，最大剂量 2 mg）
  - **儿童**：0.02 mg/kg（最大速率 0.5 mg/min，最大剂量 2 mg）。必要时 q5～10 min 重复给药
- **机制**：延长中枢及外周胆碱能作用，抑制胆碱酯酶活性
- **清除**：血浆酯酶清除
- **备注**：可透过血脑屏障，因此可用于中枢神经系统的抗胆碱药中毒（症状包括谵妄、困倦、口干、瞳孔散大、发热）。

常于合并使用药物（包括阿托品、东莨菪碱、镇静药及抗组胺药）后发生。可能导致心动过缓、震颤、惊厥、幻觉、神经功能抑制、轻度神经节阻滞、胆碱能危象等。可被阿托品拮抗，含有亚硫酸盐，避免用于哮喘、心脏病、肠梗阻或泌尿系统梗阻患者

氯化钾溶液

- **适应证**：低钾血症
- **常规剂量**
  - **成人**：20 ~ 40 mEq 静脉泵注或口服，q6 ~ 12 h，调整剂量至正常血钾水平
  - **儿童**：0.5 ~ 2 mEq/kg 口服，q12 h，或以 0.5 mEq/（kg·d）的速度持续给药 1 ~ 2 h（严密监护下）
- **机制**：在体内各种生理反应（如神经电位传导、心肌收缩）中扮演着极为重要的角色
- **清除**：肾脏清除
- **备注**：适用于低钾血症、地高辛中毒。须极为注意的是：静脉注射可能导致心搏骤停。常规以小于 10 mEq/h 的速度滴注；可在心电图监护的情况下以 20 mEq/h 的速度滴注，紧急情况下（血钾浓度 < 10 mEq/L 以及心电图出现缺钾性改变）可增至 40 mEq/h。中心静脉给药是使用高浓度溶液的首选。注射部位可有疼痛及静脉炎。在代谢性/高氯血症酸中毒患者中应改用醋酸钾。口服给药可导致恶心、呕吐、胃排空延迟等。在肾功能减退患者中应用时应注意，因其分泌能力减退，有钾离子潴留致高钾血症的风险

普拉格雷

- **适应证**：急性冠脉综合征，近期发生心血管栓塞事件（包括支架血栓）的患者

- **常规剂量：** 60 mg 负荷剂量口服后，每日 10 mg 与阿司匹林同时服用
- **机制：** 噻吩并吡啶类衍生物，通过与 ADP 受体结合不可逆地抑制血小板激活/聚集
- **清除：** 其前体在小肠中代谢为活性代谢物
- **备注：** 与氯吡格雷相比，其用药对象间个体差异较小。停药可增加心血管事件风险，特别是可增大新近急性冠脉综合征的风险。建议术前停药 7 d。建议停药后 7 ~ 10 d 后再行区域阻滞麻醉

普鲁氯嗪（甲哌氯丙嗪）

- **适应证：** 用于严重恶心、呕吐，也用于精神病
- **常规剂量**
  - **成人：** 2.5 ~ 10 mg 静脉注射 q3 ~ 4 h 或者 5 ~ 10 mg 口服 q6 ~ 8 h（极量 40 mg/d）
  - **儿童：** 2.5 mg 口服（2 岁以上儿童，体重 9 ~ 14 kg，极量 7.5 mg/d；2 岁以上儿童，体重 14 ~ 18 kg，极量 10 mg/d；体重 18 ~ 39 kg，极量 15 mg/d；体重 >39 kg，极量 20 mg/d）
- **机制：** 吩噻嗪类抗组胺药，阻断多巴胺受体的作用强于异丙嗪
- **清除：** 经肝脏代谢
- **备注：** 本品可能导致低血压、过度镇静、锥体外系症状（严重的肌张力障碍，可用苯海拉明治疗）；本品很少引起不可逆转的迟发性运动障碍或者神经安定药恶性综合征（表现类似于恶性高热）。年龄小于 2 岁的儿童、帕金森病患者或者痴呆患者禁用

异丙嗪

- **适应证：** ①术后恶心、呕吐的补救治疗；②镇静；③过敏反

应的辅助用药

- **常规剂量**
  - ◆ **成人**：①6.25 ~ 12.5 mg 静脉注射、肌内注射或口服；②25 ~ 50 mg 静脉注射、肌内注射或口服
  - ◆ **儿童**：0.25 ~ 1 mg/kg 口服、静脉注射或肌内注射 q4 ~ 6 h
- **机制**：吩噻嗪类抗组胺药；组胺 H_1 受体拮抗剂，同时拮抗多巴胺受体、α 肾上腺素受体和毒蕈碱受体
- **清除**：经肝脏代谢
- **备注**：本品可能导致镇静和呼吸抑制，尤其是使用麻醉药或者巴比妥类药物时（使用治疗术后恶心、呕吐的最低有效剂量）。本品禁用于年龄小于 2 岁的儿童（有致命性呼吸抑制的风险）。禁用于帕金森病、青光眼、前列腺增生患者。慎用于肺部疾病、睡眠呼吸暂停综合征、癫痫、骨髓抑制、亚硫酸盐过敏患者及老年人。本品可能导致锥体外系症状（可用苯海拉明治疗）；很少引起神经安定药恶性综合征（表现类似于恶性高热）。缓慢给药可以减小低血压发生的风险。本品可延长 QT 间期

前列腺素 E_1

- **适应证**：动脉导管依赖性流量限制性先天性心脏病（动脉导管未闭手术前的过渡治疗）
- **常规剂量**：新生儿：起始速度 0.05 ~ 0.1 μg/（kg·min）。滴定效价：标准剂量 0.1 ~ 0.4 μg/（kg·min），极量 0.6 μg/（kg·min）。常用的稀释方法：500 μg 稀释到 99 ml 的生理盐水或者葡萄糖溶液中，或稀释至浓度为 5 μg/ml
- **机制**：扩张血管，抑制血小板聚集，舒张血管平滑肌、子宫平滑肌和小肠平滑肌
- **清除**：快速由肺代谢，经肾脏排泄
- **备注**：本品用于肺动脉闭锁或肺动脉瓣狭窄、三尖瓣闭锁、

法洛四联症、主动脉弓缩窄或离断、大血管转位。本品可能导致低血压、呼吸暂停（10% ~ 12%）、潮红及心动过缓。观察到 PaO_2 增大（肺循环血流不畅）或 pH 值和体循环血压增加（体循环血流不畅）时，降低至最低有效剂量使用

硫酸鱼精蛋白

- **适应证**：①中和肝素；②低分子肝素过量
- **常规剂量**：①根据距离末次肝素使用的时间选择鱼精蛋白用量，见表格"鱼精蛋白中和肝素的剂量"；通过活化凝血时间计算肝素用量 1.3 mg/100 U；通过静脉缓慢注射，速度 ≤ 5 mg/min。②约 1 mg 鱼精蛋白中和 1 mg 低分子肝素
- **机制**：肝素拮抗剂。多碱性基团与强酸性肝素结合，形成稳定的复合物，从而使肝素失去抗凝能力
- **清除**：鱼精蛋白 - 肝素复合体的清除是未知的
- **备注**：本品可能导致过敏反应、类过敏反应、严重的肺动脉高压（尤其是体外循环后快速输注时）、心肌抑制、外周血管扩张引起的血压骤降（继发组胺释放）或心动过缓。鱼精蛋白 - 肝素复合体抗原性强（尤其是对于普鲁卡因和鱼类过敏的患者）。短暂的肝素中和可能会引起随之而来的肝素化反弹。如果使用剂量超过循环肝素剂量，可导致抗凝（存在争议）。使用后 5 ~ 15 min 监测 APTT 或者 ACT。仅部分中和肝素

鱼精蛋白中和肝素的剂量	
间隔时间（距离末次肝素使用）	中和 **100 U** 肝素所需的鱼精蛋白/mg
<30 min	1 ~ 1.5
30 ~ 60 min	0.5 ~ 0.75
60 ~ 120 min	0.375 ~ 0.5
>2 h	0.25 ~ 0.375

利伐沙班

- **适应证**：①髋关节或膝关节置换术后预防 DVT 形成；②心房颤动患者预防脑卒中；③治疗 DVT 形成或 PE
- **常规剂量**：①口服 10 mg，每日 1 次；②口服 20 mg，每日 1 次；③前 21 天口服 15 mg，q12 h，之后 6 个月口服 20 mg，每日 1 次
- **机制**：凝血因子Ⅹa 抑制剂，且不需要辅助因子（如抗凝血酶Ⅲ）
- **清除**：由肝脏（CYP3A4/5）代谢，经肾脏代谢
- **备注**：肾脏疾病患者须调整用量。末次给药 18 h 后才能取出硬膜外导管，取出硬膜外导管 6 h 后才能服用本品；椎管内本品给药须延迟 24 h。本品不能被透析。利伐沙班逆转剂阿法达贝泊尚待 FDA 审查

东莨菪碱贴片（东莨菪碱透皮吸收贴剂）

- **适应证**：预防术后恶心、呕吐
- **常规剂量**：成人，每 72 h 使用 1.5 mg。儿童，无法使用。贴片不能被切割。将本品贴在一侧耳后干燥皮肤上
- **机制**：抗胆碱药，中枢和外周毒蕈碱受体拮抗剂。阻断前庭核与中枢神经系统更高位中枢之间的胆碱能传递，以及阻断网状结构向呕吐中枢的胆碱能传递
- **备注**：预防性使用疗效较好（指导患者在手术前一天晚上使用，术后 24 h 移除）。小心使用贴剂，接触到眼睛时可能引起持久的扩瞳和睫状肌麻痹。本品常见副作用包括视物模糊、眩晕、口干。可能导致镇静、尿潴留、意识模糊。禁用于青光眼、癫痫、肠梗阻患者；老年患者须谨慎使用

东莨菪碱注射液

- **适应证**：麻醉前镇静、抑制腺体分泌、麻醉辅助药物
- **备注**：以前用于严重低血压的手术（如失血性休克患者的探查手术），产生遗忘效果。唯一的制造商于 2015 年停止了生产，没有再补给的计划

西地那非

- **适应证**：用于肺动脉高压，也用于阴茎勃起功能障碍
- **常规剂量**：20 mg 口服，每日 3 次；10 mg 静脉推注，每日 3 次
- **机制**：抑制 5 型磷酸二酯酶，提高 cGMP 水平，松弛平滑肌（肺血管舒张）
- **清除**：由肝脏 CYP3A4 代谢，83% 经胆汁排泄，13% 经肾脏排泄
- **备注**：本品用于围手术期严重肺动脉高压和右心室功能不全。本品有肺循环和体循环血管扩张作用。禁用于低血压、血容量不足、自主神经功能障碍、肺静脉闭塞性疾病患者。使用有机硝酸盐（硝酸甘油、硝普钠、异山梨醇）的患者，使用本品可致严重的难治性低血压

组织型纤溶酶原激活物（阿替普酶，tPA）

- **适应证**：①血流动力学不稳定的急性心肌梗死患者的冠状动脉溶栓治疗；②成人急性大面积 PE；③急性缺血性卒中；④中心静脉导管阻塞。
- **常规剂量**：①负荷剂量：15 mg（30 ml 液体）在 1 min 内经静脉推注完，然后以 0.75 mg/kg（不超过 50 mg）的剂量持续静脉滴注 30 min。维持剂量：负荷剂量给予后，以 0.5 mg/kg 的剂量持续静脉滴注 1 h，滴注速度为 35 mg/h。总剂量不超过 100 mg。②100 mg 的剂量持续静脉输注 2 h。③总剂量

为 0.9 mg/kg 静脉注射（极量 90 mg），先从静脉推入总剂量的 10%，剩余剂量在随后 60 min 持续静脉滴注。④2 mg 溶解在 2 ml 的液体中，缓缓滴入闭塞的导管，静置 30 ~ 120 min，可以在 120 min 后再次注射，通过抽吸移除栓塞物

- **机制**：组织型纤溶酶原激活物，生成纤溶酶，产生纤溶效果
- **清除**：由肝脏代谢，经肾脏排泄
- **备注**：剂量超过 150 mg 时，会增加颅内出血的危险性。本品禁用于活动性内出血、出血性脑卒中、颅内肿瘤、脑动脉瘤、近期（2 个月内）颅内或脊柱手术、创伤的患者。谨慎用于接受过胸外按压、使用其他抗凝血药、高血压、脑血管疾病、严重神经功能缺陷、严重肝/肾功能不全的患者。近期接受本品治疗的患者，禁止肌内注射、有创动脉穿刺、颈内静脉穿刺置管、锁骨下静脉穿刺置管

氨甲环酸

- **适应证**：血友病、体外循环、脊柱外科手术、肝脏移植术、外伤
- **常规剂量**：①10 mg/kg q6 ~ 8 h（直至术后第 8 d）；②10 min 内先使用 1 g，然后在 8 h 后再使用 1 g
- **机制**：赖氨酸类似物。抑制纤维蛋白溶解，竞争性抑制纤溶酶原活化物，大剂量时发挥抗纤溶活性
- **清除**：经肾脏排泄（>90% 为原形）
- **备注**：本品机制与氨基己酸类似。可能导致头痛、视力改变，快速注射可导致低血压。肾功能不全患者宜减量。对于出血的外伤患者，外伤后 3 h 内给予本品，可降低死亡率 [CRASH – 2 trial，*Lancet* 2010；376（9734）：23 – 32]

氨丁三醇（氨丁三醇醋酸盐）

- **适应证**：心脏体外循环和心搏骤停相关性代谢性酸中毒

- **常规剂量**：溶液量（ml，浓度为 0.3 mol/L）＝ 体重（kg）× 碱剩余（mEq/L）×1.1，静脉输注
- **机制**：本品为缓冲碱（pH 8.6）。主动与氢离子结合，不仅结合固定酸或代谢酸的阳离子，也结合碳酸的氢离子，从而使碳酸氢根的含量增加
- **清除**：经肾脏排泄
- **备注**：与碳酸氢盐不同，本品不升高 PCO_2。与辅助通气共同使用，本品可用于混合性呼吸性酸中毒合并代谢性酸中毒。本品也可用作渗透性利尿药，增加尿量和尿 pH 值，排泄不挥发酸类物质、二氧化碳和电解质。禁用于尿毒症、无尿患者（排泄减少，可致高钾血症）。大剂量使用可能抑制通气（pH 升高，二氧化碳减少）。本品如果外渗可能导致严重的组织损伤，也可导致低血糖

维生素 K（植物甲萘醌）

- **适应证**：本品适用于维生素 K 依赖性凝血因子（Ⅱ、Ⅶ、Ⅳ、Ⅴ）缺乏，逆转华法林抗凝作用
- **常规剂量**：静脉输注时，不超过 1 mg/min
- **机制**：维生素 K 是凝血因子Ⅱ、凝血因子Ⅲ、凝血因子Ⅸ、凝血因子Ⅹ合成所必需的
- **清除**：经肝脏代谢
- **备注**：INR 可能在 4 h 内降低，效应峰值出现在 24～48 h；大剂量使用可导致其他口服抗凝治疗的难治性（使用 10 mg 后抗凝治疗长达 7 d），但是可迅速逆转。对于肝细胞疾病患者，本品可能无效。快速静脉推注本品可导致血压过低、发热、发汗、支气管痉挛、致死性过敏反应以及注射痛。储备本品的静脉药，供紧急情况下（严重或危及生命的出血，INR＞20）使用

超治疗量口服抗凝血药的治疗指南	
INR < 5 且无明显出血	小剂量使用或者不使用
INR 为 5 ~ 9，且无明显出血	如果是紧急手术需要快速逆转，口服 ≤ 5 mg 的维生素 K，期待 INR 在 24 h 内下降。如果需要，可再次口服 1 ~ 2 mg 维生素 K
INR > 9，且无明显出血	口服 2.5 ~ 5 mg 维生素 K，期待 INR 在 24 ~ 48 h 内显著下降
严重出血，INR 增高	缓慢静脉输注 10 mg 维生素 K，根据情况同时补充新鲜冰冻血浆、凝血酶原复合物或重组凝血因子Ⅶa，维生素 K 可以 q12 h 重复给予
危及生命的大出血	输注新鲜冰冻血浆、凝血酶原复合物或重组凝血因子Ⅶa，以及缓慢静脉输注 10 mg 维生素 K。必要时，q6 ~ 8 h 重复给予

注：引自 Ansell J，Hirsh J，Hylek E，et al. Pharmacology and management of the vitamin K antagonists: American College of Chest Physicians Evidence – Based Clinical Practice Guidelines. 8th ed. *Chest* 2008；133（6 Suppl）：160S – 198S

华法林（香豆素）

- **适应证**：本品用于 DVT 形成、PE、心房颤动、瓣膜置换术的长期抗凝治疗

- **常规剂量**：2 ~ 15 mg/d（通常从口服 5 mg/d 开始，除非已经获得基因型），监测 INR 以指导个体化治疗（目标值随适应证变化而不同）

- **机制**：干扰肝脏对维生素 K 的利用，抑制凝血因子Ⅱ、凝血因子Ⅶ、凝血因子Ⅸ、凝血因子Ⅹ以及蛋白 C、蛋白 S 和凝血酶原的合成

- **清除**：经肝脏代谢（受细胞色素 P450 基因位点突变的影响，可使用基因检测）；经肾脏排泄

- **备注**：本品治疗窗窄但是个体差异较大，受许多因素（饮食、多种药物的相互作用）影响。本品可能导致致命的出血、皮肤坏死。禁用于严重肝/肾疾病、胃肠道溃疡、神经外科手术、恶性高血压患者及妊娠期女性（致畸）。本品仅抑制新的血栓形成，没有溶栓作用

第 3 章　麻醉设备

Jesse M. Ehrenfeld、Richard D. Urman

气体供应

氧气：医院供气管路输送至患者的途径

- 医院供给手术室 → 氧气管路供给入口 → 麻醉机 → 氧气压力调节器 → 流量计 → 挥发罐 → 检测阀门 → 通用气体出口 → 新鲜气体入口 → 吸入单向阀门 → 呼吸环路吸入支 → Y 形接口 → 气管插管

医疗气体供应——氧气（O_2）、氧化亚氮（N_2O）、空气	
中央管路 （墙壁来源）	与多个高容量 G 型或 H 型钢瓶相连 口径匹配安全系统（diameter index safety system, DISS）：降低储气罐 – 管路连接错误风险
E 型钢瓶	转运便携气源；管路出现问题时的备用方案 轴针匹配安全系统（pin index safety system, PISS）：降低 E 型钢瓶 – 机器连接错误风险

压缩气体性状及 E 型钢瓶颜色编码（美国）			
气体种类	氧气	氧化亚氮	空气
钢瓶颜色	绿色	蓝色	黄色
物理状态（室温）	气体	液体及气体	气体
容量，满容器/L	660	1590	625
压力，满容器/psi	2200	750	1800
临界温度/℃	– 118	36. 5	

- 计算 E 型钢瓶中剩余容积（波义耳定律，恒温时 $P_1V_1 = P_2V_2$）
    - **氧气及空气**：压力计读数反映 E 型钢瓶中气体容量。波义耳算法：氧气读数 = 300 psi → 氧气剩余容积 = 660 L ×

（300 psi/2200 psi）= 90 L。估算法：氧气读数 = 300 psi →
氧气剩余体积 =（300 psi × 0.3）= 90 L

- ◆ **氧化亚氮（笑气）**：如果液态氧化亚氮仍存在，压力 =
750 psi → 称重容器以评估氧化亚氮容积；容器中氧化亚氮
容积 ~（以克为单位的液态氧化亚氮重量/44 g）× 0.5 L；
如果只有气态氧化亚氮存在（约 25% 氧化亚氮剩余）→
压力降至 < 750 psi → 使用波义耳定律计算

麻醉机

麻醉机的流量控制
压力调节
• 第一步：限制管路氧气压力（50 psi）及钢瓶氧气压力（45 psi）；当两者都可获得时，压力梯度确保优先应用管路供氧
• 第二步：维持流量计的气流压力恒定（通常约 14 psi）
气流阀门
• 检测阀门：单向阀门（存在时）可阻断气体反流至挥发罐
◆ 如果存在单向阀门，进行负压试验以检测低压回路是否漏气
• 充氧阀门输送高流量（35 ~ 75 L/min）氧气至通用气体出口，绕过流量计与挥发罐 → 可能会导致气压伤
流量计
• 由内径逐渐增加的空心玻璃管及"漂浮物"（例如，球）组成
• 根据气体黏度及密度有气体特异性；单独校准以控制气体流量
• 各种气体（氧气、氧化亚氮和空气）在流量计下游混合
◆ 氧气流量计置于其他气流的下游（与患者最近），在出现上游流量计泄漏时，使低氧气体输送风险最小化
• 低流速时，**层流**气体流速 = 3.14 ×（半径）^{4}/（8 × 长度 × **黏度**）
• 高流速时，**湍流**气体流速与**密度**相关（非黏度）
通用新鲜气体出口
• 从麻醉机输出气流：混合载体气体与挥发性麻醉药

防止输入低氧混合气的方法	
氧气供应压力报警	如果氧气供应压力低于 30 psi 则报警
"低氧 - 安全" 阀门	当氧气供应减低（<20 psi）时，停止或降低笑气流量
氧气与氧化亚氮流量计的机械性关联	允许氧化亚氮与氧气的输送比例最高达 3:1；维持最低 FiO_2 为 25%
下游氧流量计	即使上游流量计泄漏仍可维持氧气输送
氧气分析仪	重要，是监测流量计下游低压系统完整性的**唯一机器监控模块**

挥发罐
一般原则
• 挥发性麻醉药特异性与蒸汽压（vapor pressure，VP）、比热及导热系数相关 　◆ VP 取决于温度和液体的物理特性 • 可变旁路——气体总流量分为载体及旁路气体流量 　◆ 浓度刻度盘控制气体进入挥发罐和旁路的比例 　◆ 载体气体：气流通过挥发罐内液态挥发性麻醉药，使挥发性麻醉药在载体气体中饱和；载体气体将挥发性麻醉药"携带"至挥发罐出口 　◆ 旁路气体：通过挥发罐出口无变化 　◆ 两部分气流在挥发罐出口混合，从通用气体出口输出麻醉机
挥发罐潜在风险
• 将高 VP 药物置于为低 VP 药物设计的挥发罐中 → 过量 • 挥发倾倒：液体药物进入旁路通路 → 输出量↑↑ → 过量 • 过低流量（未携带药物）或过高流量（未达到饱和）：输出低于刻度设置 • "泵效应"：正压通气或使用快速充氧阀门 → 气体被反向压力压缩 → 气体在旁路释放 → 过量

续表

挥发罐

地氟烷挥发罐（Tec 6）——气体/蒸汽混合，非可变旁路

- 地氟烷 VP 很高（约 660 mmHg），在室温几乎沸腾
- Tec 6 维持恒定容器压力在 2 atm，无论周围环境压力如何
- 截流阀仅在挥发罐预热且浓度刻度打开时才开放
- 高海拔：局部压力降低，因此，与海平面水平产生相同效果时所需浓度增加

呼吸机

一般原则

- 大部分风箱呼吸机是氧气气动的（双环路呼吸机）
  - ◆ 驱动气体环路：为呼吸机风箱及机器提供驱动力
  - ◆ 患者气体环路：为患者供应气体
- 吸入：驱动环路中加压的氧气填充了包含可压缩风箱的坚硬容器内部的空间 → 风箱排空
  - ◆ 吸气时间：取决于设置的潮气量、吸入气流及呼吸频率
  - ◆ 吸入终止：时间循环和（或）压力限制
- 呼出
  - ◆ 上升风箱：呼出时上升；若环路未连接或泄露则不会升高
  - ◆ 下降风箱：呼出时悬挂；泄漏或未连接时也会在重力驱动下填充
- 新鲜气体流量（fresh gas flow，FGF）退耦（除了老式模型外存在于大部分呼吸机）
  - ◆ 吸入：FGF → 储气囊
  - ◆ 呼出：风箱气体从储气囊及 FGF 重新填充
  - ◆ FGF 不影响患者潮气量

呼吸机潜在风险

- 泄漏与连接断开：连接处（例如患者 Y 形接头）松动或断开，风箱破裂或松动，不合格的系统部件（例如，废气排泄系统、溢气阀门）
  - ◆ 监测：呼气末二氧化碳（$ETCO_2$）监测最敏感（下降或无 $ETCO_2$）
  - ◆ 可通过压力/容量监测值偏高/低识别

续表

呼吸机

- 过高的正压导致气压伤风险增加的情况
  - ◆ 吸入相使用快速充氧阀门：溢气阀门关闭
  - ◆ 溢气系统阻塞：管路扭曲或溢气阀门卡住
  - ◆ 风箱破损：向患者输送高压驱动气体
  - ◆ 吸气模式中呼吸机卡住
- 过高的负压
  - ◆ 废气回收系统过高的负压吸引
  - ◆ 经鼻或经口胃管误插入气管
  - ◆ 悬挂风箱快速下降
- 机器设置及输送的潮气量偏差
  - ◆ 泄漏，呼吸环路顺应性，气体压缩，呼吸机 – FGF 耦联
- 无气流状态
  - ◆ 连接断开（见上）或者气管插管或回路管路堵塞
  - ◆ 管路或钢瓶气源丢失
  - ◆ 错误将呼吸机管路连接至非气体源处
  - ◆ 球式呼气末正压（positive end – expiratory pressure，PEEP）阀门接入吸入支

呼吸机报警
- "连接断开"报警：低吸气峰压（peak inspiratory pressure，PIP），低潮气量，低 ETCO$_2$
- 高 PIP，高 PEEP，持续高气道压，负压，低氧

呼吸环路：连接麻醉机与患者

环路系统组成——防止呼出的 CO$_2$ 被重复吸入（图 3 – 1）

- 储气囊：储存一定体积的气体
- 氧气分析仪：测量吸入/呼出氧
- 压力限制调节阀（adjustable pressure limiting valve，APL 阀）：可调节，协助手动挤压气囊，为患者提供肺部通气；允许多

余的气体进入废气清除系统

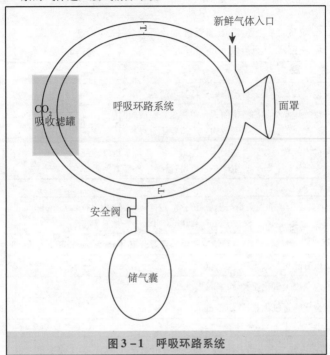

新鲜气体入口

呼吸环路系统

面罩

CO_2 吸收滤罐

安全阀

储气囊

图 3-1 呼吸环路系统

- 气囊/呼吸机转换：不包含/包含系统中的储气囊及 APL 阀
- 吸入单向阀门：**吸入相**开放，呼出相关闭；防止呼出气体与新鲜气体在吸入支混合
- 呼出单向阀门：**呼出相**开放，吸入相关闭；气体之后或从 APL 阀排出或进入 CO_2 吸收器
- CO_2 吸收器：清除呼吸环路中的 CO_2（化学中和）
  - 最常用的吸收剂是碱石灰：Ca（OH）$_2$（75%）、H_2O（20%）、NaOH（3%）和 KOH（1%）的混合物
  - CO_2 中和反应：①$CO_2 + H_2O \rightarrow H_2CO_3$；②$H_2CO_3 + 2NaOH$

$\rightarrow Na_2CO_3 + 2H_2O +$ 热量；③ $Na_2CO_3 + Ca(OH)_2 \rightarrow CaCO_3 + 2NaOH$

- 流量计：测量呼出潮气量以及呼吸频率
- 环路压力测量仪：测量环路气道压，单位为"cmH_2O"

废气清除系统——防止手术室污染	
废气收集装置、传输以及气体排出管路	
废气清除交界面	密闭式：需要压力释放阀门
	开放式：不需要压力释放阀门
排出装置	被动——排出管路 → 呼吸机外管路
	主动——排出管路 → 医院真空系统

美国国家职业安全与健康委员会（National Institute of Occupational Safety and Health，NIOSH）推荐限度	
气体	环境空气中的百万分率（parts per million，ppm）
仅有氧化亚氮	25 ppm
卤化物无氧化亚氮	2 ppm
卤化物含氧化亚氮	0.5 ppm

麻醉机泄漏检测
正压检测
检测流量计到患者段环路的完整性，有检测阀门时不适用
1. 将所有气体流量调至零（或最小）
2. 关闭 APL 阀，堵塞 Y 形接头
3. 用快速充氧阀门为呼吸系统加压至约 30 cmH_2O
4. 确保储气囊膨胀以及压力维持恒定至少 10 s。如果存在泄漏，检查风箱、连接管路等
5. 打开 APL 阀，确保压力下降

续表

麻醉机泄漏检测
负压检测
检查流量计泄漏的适当方法，适于有检测阀门的机器
1. 确认机器总开关以及气流控制阀门**关闭**
2. 将吸球连接至通用新鲜气体出口
3. 挤压吸球直至其完全压瘪；确认吸球持续压瘪 > 10 s
4. 每次打开一个挥发罐，重复步骤 3
5. 移去吸球，重新连接新鲜气体管路；关闭打开的挥发罐

封闭环路麻醉

- FGF 精确地等于氧气与麻醉药的消耗
- 需要：①非常低的 FGF；②所有重复吸入的呼出气体均经过 CO_2 吸收器进行 CO_2 的吸收；③APL 阀或呼吸机溢气阀门关闭
- 优点：提高气体温度及湿度；降低污染及药物用量；降低成本
- 缺点：降低药物浓度变化速度；可导致低氧/高碳酸血症；有药物浓度过高风险

气道压

- 气道压 = 气道阻力 + 肺泡压（例如，胸廓及肺顺应性）
- PIP = 吸入相环路中的最高压力
- 平台压 = 吸气暂停时的压力（测量静态顺应性）

一些导致 PIP 及平台压升高的因素	
PIP↑，平台压↑	PIP↑，平台压不变
1. 潮气量↑	1. 吸入气体流速↑
2. 胸廓/肺顺应性↓（静态顺应性↓）	2. 气道阻力↑（动态顺应性↓）

续表

一些导致 PIP 及平台压升高的因素	
• 膈肌以上 ♦ 肺水肿 ♦ 胸腔积液 ♦ 张力性气胸 ♦ 支气管内插管 ♦ 肺炎	• 机械性原因 ♦ 气道装置扭结（例如，气管插管） ♦ 气道挤压 ♦ 异物误吸 ♦ 声带麻痹 ♦ 气管或支气管内肿物
• 膈肌以下 ♦ 腹腔内填充/充气 ♦ Trendelenburg 体位 ♦ 腹水	• 生理性原因 ♦ 支气管痉挛 ♦ 分泌物

气道压升高的处理

- 吸气压力高于约 $40\ cmH_2O$ 时，应按异常处理
- 检查麻醉设备、气道装置以及患者（原因见上）

处理气道压升高的系统方法
麻醉设备 • 检查氧气供应以及所有连接处，包括呼吸环路以及 Y 形接头 • 为患者使用自动充气复苏球囊进行手动通气 ♦ 如果存在困难，说明堵塞处位于气道装置和（或）患者
气道装置 • 检查气道装置是否扭结或堵塞 • 放置软吸痰管进入气道装置以清除分泌物 • 使用带有吸引功能的纤维支气管镜检查气管插管并清除分泌物

续表

处理气道压升高的系统方法

患者

- 肺：观察双侧胸廓起伏，听诊双肺呼吸音
  - ◆ 单侧呼吸音可能源于支气管内插管或气胸
  - ◆ 啰音或呼吸音消失：支气管痉挛、误吸、肺水肿
- 可用纤维支气管镜进入气道评估气道压迫程度（例如，肿物）
- 检查腹腔内充入气体压力；与外科医生沟通

开放呼吸系统（历史上存在的，现代医学中基本不使用）

- 吹入：通过患者的面部吹入麻醉气体
- 开放式点滴麻醉：将挥发性麻醉药滴到患者面部的纱布面罩上

Mapleson 呼吸环路 A ~ E

- 差异体现在新鲜气体管路、面罩、储气囊及管路，以及呼气阀门位置
- 特征：①气体到患者及患者到气体的通路中没有阀门；②没有 CO_2 中和装置
- Mapleson 呼吸环路 A = 自主（spontAneous）通气中最有效（图 3 -2）
  - ◆ FGF = 每分钟通气量，足以防止 CO_2 重复吸入
- Mapleson 呼吸环路 D = 控制（controlleD）通气中最有效，最常用
  - ◆ FGF 促使肺泡气体从患者向压力释放阀门流动

Bain 环路：改良 Mapleson 呼吸环路 D

- 新鲜气体同轴流入呼出螺纹管
- 优点：密闭，便携，废气容易清除，呼出气体为吸入气体加温
- 缺点：同轴管路（即新鲜气体入口）扭结/断开风险高

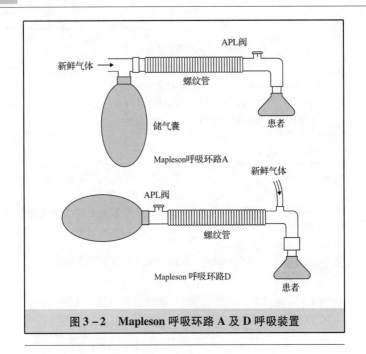

图 3 – 2   Mapleson 呼吸环路 A 及 D 呼吸装置

手术室用电安全

电外科手术

- 外科透热法：高频交流电用于电切/电凝血管
    - 电外科装置（electrosurgical unit，ESU）产生高频交流电；小电极尖端 → 通过患者 → 输出大电极（电极板）
- 电极板的故障：不充分接触/传导凝胶/连接断开
    - 电流将经过旁路（心电图电极片、手术台）从患者输出，可导致患者烧伤
- 双极电极将传导电流限制在数毫米之间
- ESU 可以干扰起搏器及心电图记录

触电风险

- 不同电压的两种导电材料接触可能导致短路，造成电休克
- 所有电设备均可能存在电流泄漏
  - 皮肤接触诱发纤颤的阈值是 100 mA
  - 低至 100 mA 的电流直接作用于心脏可能是致命的

强电击与微电击	
强电击——施加在皮肤的电流	微电击——体内提供的电流
100 mA = 导致心室颤动	100 μA = 导致心室颤动
10 mA = 疼痛，伤害性刺激	10 μA = 最大的泄漏电流
1 mA = 感知到电击	

不接地电力以及电休克的防护

- 绝缘变压器：手术室电力供应与地面电位分离（即手术室电力系统不接地）
  - 如果通电电线接触地面上的患者，绝缘变压器可以防止电流流至患者
  - 建筑层面的调控可能不再需要手术室拥有独立的电力系统
- 线路绝缘监测（line isolation monitor，LIM）：监测电线与地面之间绝缘的程度
  - 如流向地面的电流超过可接受阈值（≥5 mA）则警报响起 → 拔下最近接通的设备
  - 除非地面漏电断路器激活，否则报警不会中断电力
  - **LIM 可保护患者不受强电击但不能保证患者不受微电击**（通过接地设备，即接地线，可以降低微电击风险）

第 4 章　气道管理

Jesse M. Ehrenfeld、Richard D. Urman

概述

气道解剖	
咽部	分为鼻咽部、口咽部及喉咽部
会厌	将喉咽部分为下咽部（至食管）及喉部（至气管）
喉部	$C_4 \sim C_6$；喉部骨架包含 9 块软骨：3 种成对软骨（角状软骨、杓状软骨、楔状软骨），以及 3 种不成对软骨（会厌软骨、甲状软骨、环状软骨）；保护呼吸道入口，协助发声
甲状软骨	构成侧壁及前壁的最大且最重要的软骨
环甲膜	连接甲状软骨及环状软骨；喉结下方 1 ~ 1.5 指；任何切开/穿刺都需要在下 1/3 进行，并指向正后方（因为环甲动脉及声带）
环状软骨	$C_5 \sim C_6$；形状类似印戒，在甲状软骨下方，喉气管树中唯一完整的环形软骨
杓状软骨	起始于喉后部，与声带后方连接；可能是声门高的患者中唯一可见结构
喉部肌肉	环杓侧肌（内收）、环杓后肌（外展）、杓横肌 → 开放/关闭声门；环甲肌、甲杓肌、声带肌 → 支配声门韧带张力

气道神经支配——感觉	
舌咽神经（脑神经Ⅸ）	舌后 1/3，从鼻咽部表面至咽部与会厌软骨的连接处，包含会厌谷；扁桃体区域；呕吐反射
喉上神经内支（脑神经Ⅹ/迷走神经）	会厌软骨至声带黏膜（感觉神经支配声门上的喉部），包含舌基底部、声门上黏膜、环甲关节

续表

气道神经支配——感觉	
喉上神经外支（脑神经 X/迷走神经）	声门下前方黏膜
喉返神经（脑神经 X/迷走神经）	声门下黏膜、肌梭
三叉神经（脑神经 V）	鼻孔及鼻咽部

气道神经支配——运动	
喉上神经外支（脑神经 X/迷走神经）	环甲肌 → 声带张力，下喉部缩肌
喉返神经（脑神经 X/迷走神经）	所有其他咽部固有肌：甲杓肌、环杓侧肌、杓间肌、环杓后肌
舌咽神经（脑神经 IX）及喉上神经内支（脑神经 X/迷走神经）	对运动神经支配没有作用

注：所有喉部神经支配都是由迷走神经两个分支完成的：喉上神经及喉返神经。

- 喉上神经（superior laryngeal nerve，SLN）损伤（外支）：声音嘶哑
- 喉返神经（recurrent laryngeal nerve，RLN）损伤：单侧麻痹→同侧声带麻痹→声音嘶哑；双侧麻痹→喘鸣以及呼吸窘迫

气道评估

- 病史
  - 既往气道管理相关的不良事件
  - 放疗/手术史
  - 烧伤、水肿、肿物（包括肿瘤）
  - 阻塞性睡眠呼吸暂停（打鼾）

- ♦ 颞下颌关节功能障碍
- ♦ 吞咽困难
- ♦ 发声问题
- ♦ 颈椎病（颈椎间盘疾病、骨关节炎、类风湿关节炎、21 – 三体综合征）
- 体格检查
  - ♦ Mallampati 分级（见第 3 页）
  - ♦ 张口对称性
  - ♦ 牙齿松动、牙齿缺少、牙齿破损、种植牙齿
  - ♦ 巨舌（可能存在喉镜暴露困难）
  - ♦ 高拱形腭（可能存在喉部暴露困难）
  - ♦ 下颌大小
    - ★ 甲颏距 < 3 指提示喉部暴露不佳
  - ♦ 颈部检查
    - ★ 既往手术史/气管切开瘢痕
    - ★ 异常肿物（血肿、脓肿、甲状腺肿、肿瘤）或气管偏斜
    - ★ 颈围及颈部长度
    - ★ 颈部活动范围（前屈、后仰、旋转）

困难气道潜在征象	
• 异常脸型 • 双颊凹陷 • 牙列缺失 • 门齿外突	• 口腔狭窄 • 肥胖 • 小下颌 • 面部/颈部病变
• 张口度 <3 指 • 舌骨下颏距 <3 指	• 甲状软骨至口底部距离 < 2 指
• Mallampati 分级 Ⅲ ~ Ⅳ 级 • 上气道周围病变（扁桃体周围脓肿） • 活动度受限	

| 困难气道患者区域阻滞与全身麻醉的选择 ||
考虑区域阻滞麻醉	不考虑区域阻滞麻醉
浅表手术	深部手术
需要很浅的镇静	需要很深的镇静
可以使用局部麻醉药	需要局部麻醉范围大，或血管内注射风险高
便于控制气道	难以控制气道
手术随时可以停止	手术开始后不可停止

注：引自 Barash PG, Cullen BF, Stoelting RK, et al. *Clinical Anesthesia*. 5th ed. Philadelphia, PA: Lippincott Williams & Wilkins; 2005.

气道设备

- 经口或经鼻通气道
  - ◆ 通常在麻醉状态下患者上气道肌力消失后置入→通常由患者舌体/会厌下坠至咽后壁导致气道梗阻
  - ◆ 经鼻通气道长度可以通过测量鼻孔至外耳道的距离来估算
  - ◆ 应用抗凝血药或颅底骨折患者使用时须格外谨慎
- 面罩气道
  - ◆ 帮助氧气输送（去氮），同时可用密闭面罩输送麻醉气体
  - ◆ 用左手扶住面罩，右手协助正压通气（使用 <20 cmH$_2$O 的压力，以防胃内容物反流）
  - ◆ 单手操作技术
    - ★ 紧贴鼻梁至下唇下部
    - ★ 左手拇指及示指向下压，中指及环指抓住患者下颌骨，小指放置于患者下颌角以向前施力
  - ◆ 双手操作技术
    - ★ 在通气困难的情况下使用
    - ★ 双手拇指扶住面罩向下压，同时其他指尖将下颌向前提
    - ★ 无牙患者可能存在通气困难（无法实现面罩密闭）→考

　　　虑不摘取义齿，放置经口通气道，颊腔填塞纱布
- **困难面罩通气：保持气道通畅的方法**
  - ◆ 呼叫帮助（让其他人帮助挤压气囊）
  - ◆ 插入经口和（或）经鼻通气道
  - ◆ 伸展颈部及旋转头部
  - ◆ 使用双手托下颌法

困难面罩通气的独立危险因素
- 有胡须 - BMI > 26 - 缺少牙齿 - 年龄 > 55 岁 - 打鼾病史

注：引自 Langeron，O. Prediction of difficult mask ventilation. *Anesthesiology* 2000；92：1229.

- **声门上气道［喉罩通气道（laryngeal mask airway，LMA）］**
  - ◆ 插入技术
    - ★ 患者嗅物位
    - ★ 喉罩气囊放气，润滑，将喉罩盲插入下咽部
    - ★ 气囊充气，在喉部入口形成密闭空间
    - ★ 喉罩尖端置于食管上括约肌上方，气囊上缘抵住舌根，边缘位于梨状窝
  - ◆ 指征
    - ★ 气管插管（非完全取代）或面罩通气的替代方案
    - ★ 预期或意外困难气道的抢救设备
    - ★ 插管导丝、可弯曲纤维支气管镜或小号气管插管的引导通道
  - ◆ 禁忌证：喉部病变、阻塞，高误吸风险，肺顺应性差（吸气峰压需要 > 20 cmH_2O），手术时间长
  - ◆ 缺点：不能保护气道，可能移位

LMA 类型		
类型	描述	优点
一次性 LMA	最常用 成人：3~5 号	替代气管插管，当存在意外困难气道时很有价值
可弯 LMA	壁薄，直径小，钢丝加强的管腔，可以偏离中线放置	抗打结
ProSeal LMA	包括一个胃引流管腔，后方气囊允许 40 cmH$_2$O 的正压通气	允许正压通气，防止反流误吸
Fastrach LMA	有气囊、会厌提升杆、导气管、扶手、可弯曲气管导管	允许存在困难气道时盲插（可能需要纤维支气管镜）
i – gel LMA	形状更精确地模拟了喉周镜像解剖结构，无气囊	有牙垫作用 无须气囊充气

- 气管导管（endotracheal tube，ETT）
  - 用于将麻醉气体直接输送入气管内，提供控制性通气
  - 为各种特殊应用改良：可弯曲，螺旋形，钢丝加强（加强管），橡胶，小口径（适于喉部手术），经口/经鼻 Ring – Adair – Elwyn（RAE）（预成型），双腔
  - 气流阻力取决于管腔直径、曲率、长度
  - 所有气管导管内都有一个放射显影的压印线

经口气管导管型号		
年龄	内径/mm	到嘴唇的置管深度/cm
足月婴儿	3.5	12
儿童	4 + 年龄/4	14 + 年龄/2
成年女性	7.0~7.5	20
成年男性	7.5~8.0	22

- 硬质喉镜：用于喉部检查或协助进行气管插管

- ♦ Macintosh 喉镜片（弯曲）：尖端插入会厌谷；大部分成人使用 3 号喉镜片
- ♦ Miller 喉镜片（直）：尖端插到会厌喉面下方；大部分成人使用 2 号喉镜片
- ♦ 改良喉镜：Wu、Bullard 及 Glidescope，用于困难气道
- 可弯曲纤维支气管镜
  - ♦ 指征：可能喉镜插管或面罩通气困难，颈椎结构不稳定，颈部活动度受限，颞下颌关节功能障碍，先天性/获得性上气道结构异常
- 光棒
  - ♦ 远端尖部可发光的可塑形管芯，可导引放置气管导管
  - ♦ 手术室灯光调暗，盲法放置光棒
    - ★ 光斑位于颈部侧面→尖端位于梨状窝
    - ★ 光斑位于颈部前方→位于气管内正确位置
    - ★ 光斑明显减弱→尖端可能插入食管
- 逆行气管导管
  - ♦ 用于清醒、保留自主呼吸的患者
  - ♦ 用 18 号针进行环甲膜穿刺
  - ♦ 置入导丝并向头侧前进（使用 80 cm 长、直径约 0.6 mm 的导丝）
  - ♦ 在直接喉镜下看到导丝，引导气管导管置入声门
- 气道探条
  - ♦ 实体或空心，有一定可塑性，通常盲插进入气管
  - ♦ 气管导管穿过探条进入气管；能听到通过气管环的咔嗒声
  - ♦ 可能有内部空腔，可以从中吹入氧气以及检测二氧化碳
- 视频喉镜（Glidescope®、Storz® V – Mac™ 及 McGrath®）
  - ♦ 通常是一个远端尖部有摄像头的 Macintosh 类型喉镜片，摄像头与移动视频屏幕相连
  - ♦ 辅助声门高患者的插管，在肥胖患者中很有帮助；通常能够帮助更好地暴露声门；但有时气管导管不易通过，需使

用弯导丝

插管所需设备
氧气，正压通气源（呼吸机），备用设备（气囊-阀门-面罩/E 型氧气瓶）
面罩
口咽/鼻咽通气道
气管导管/导丝
注射器（10 ml），用于为气管导管套囊充气
吸引器
喉镜柄
喉镜片（Macintosh、Miller）
可塑形探条
枕头、毛巾、毯子，用于患者体位摆放
听诊器
二氧化碳监测仪或呼气末二氧化碳（$ETCO_2$）探测器

气道管理：经口气管插管

- 调整床的高度至插管者剑突位置
- 患者取嗅物位：颈部弯曲，头部伸展；将口腔、咽部与喉部置于同一轴线上，以提供从口唇至声门最直的视野
- 用 100 % 氧气进行预氧合
- 麻醉诱导
- 用胶带粘住患者眼皮使眼睛闭合，防止角膜损伤
- 左手持喉镜，右手拇指及示指以剪刀手方式打开患者嘴巴→从患者右侧口角置入喉镜，将舌体拨至左侧→前进直到声门出现在视野中→永远不要将喉镜用作杠杆进行绕轴旋转动作（应向前上方提起）

- 使用右手将气管导管尖端在直视下通过声门
- 用可保证正压通气密闭性的最少空气为气管导管气囊充气
- 确认气管导管位置正确：①胸部听诊；②$ETCO_2$；③气管导管表面白雾；④在胸骨切迹处扪及气管导管套囊
- 支气管插管的最早期表现是气道压升高（右主支气管最常见）
- **快速顺序诱导**
  - 指征：患者误吸风险高（饱胃、妊娠、胃食管反流、病理性肥胖、肠梗阻、胃排空延迟、疼痛、糖尿病胃轻瘫）
  - 使用快速起效肌肉松弛药：氯化琥珀胆碱（1～1.5 mg/kg）或罗库溴铵（0.6～1.2 mg/kg）
  - 从诱导开始进行环状软骨压迫（Sellick 手法）
    - ★ 防止胃内容物反流至口咽部
    - ★ 插管时帮助更好地暴露声门
  - 一旦肌肉松弛药起效（30～60 s）立即插管；此时**不要**为患者通气
  - 合适的环状软骨按压应使用"BURP"技术
    - ★ 将喉部向后（Backward）、向上（Upward）、向右（Right）加压（Pressure）
- **"改良的"快速顺序诱导及插管** [1]
  - 此不同于标准快速顺序诱导技术之处在于，在使用肌肉松弛药之前已进行面罩通气
  - 可能需使用非去极化肌肉松弛药（血钾升高的患者）

---

1 Ehrenfeld JM, Cassedy EA, Forbes VE, et al. Modified rapid sequence induction and intubation: a survey of United States current practice. *Anesth Analg* 2012 Jul; 115（1）: 95 – 101.

气道管理：经鼻气管插管

- 指征：口腔内、面部或下颌骨手术
- 禁忌证：颅底骨折，鼻骨折或息肉，潜在凝血障碍
- 准备：使用利多卡因/去氧肾上腺素混合液或可卡因进行鼻黏膜麻醉及收缩血管→选择患者通气状况好的一侧鼻孔
- 润滑的气管导管垂直于面部经所选择鼻孔下鼻甲下方置入→斜面置于侧面远离鼻甲
- 推进导管直至通过直接喉镜可以在口咽部看到导管尖端→右手使用 Magill 钳将导管置入声门

气道管理：可弯曲纤维支气管镜清醒插管

- 设备：Ovassapian、Williams 或 Luomanen 气道，局部麻醉药，血管收缩剂，抗涎药，吸引器，带有润滑好的气管导管的纤维支气管镜
- 指征：颈椎病变，肥胖，头颈部肿瘤，困难气道病史
- 术前用药：镇静药（咪达唑仑、芬太尼、右美托咪定、氯胺酮）
- 技术
  - **充分进行气道表面麻醉**（成功关键）
  - 放置特制的经口通气道或用纱布抓住舌头
  - 保持纤维支气管镜位于中线位置前进直到看到会厌
  - 纤维支气管镜绕过会厌下方前进，必要时向前或向后弯曲纤维支气管镜
  - 一旦看到声门，使纤维支气管镜进入气管
  - 气管导管向前置入气管时保持纤维支气管镜稳固→如果遇到阻力，旋转气管导管 90°
  - 插管后，通过纤维支气管镜可看到气管隆嵴，以避免单侧支气管插管

气道神经阻滞麻醉

舌/口咽部表面麻醉

- 西他卡因喷雾（丁卡因/苯佐卡因混合液）→苯佐卡因毒性约在用量 100 mg 时出现；可能导致高铁血红蛋白血症（可用亚甲蓝治疗）
- 利多卡因胶浆：2~4 ml，含漱并吞咽
- 利多卡因雾化：4%，4 ml，作用 5~10 min（或使用雾化器）
- 利多卡因凝胶：2% 涂抹在压舌板上，5~10 min 达峰

喉上神经阻滞（感觉神经支配会厌软骨、杓状软骨以及声带）

- 将舌骨向阻滞侧推动，使用 22 号针从舌骨外侧穿刺
- 沿舌骨下方（舌骨大角下方）缓慢退针
- 进针突破甲状舌骨膜（可能会感到落空感）
- 回抽并在膜表面及深部注射 2 ml 2% 利多卡因

经气管阻滞（喉返神经）

- 使用 22 号套管针及 10 ml 注射器穿刺环甲膜
- 直到可以回抽空气，将针芯去掉，连接注射器，其中含有 4 ml 4% 利多卡因
- 在呼气末注射以麻醉声门及气管上部

喉返神经阻滞

- 目标为同侧气管食管沟的甲状软骨小角
- 垂直进针，朝向内侧，碰到甲状软骨小角
- 一旦到达，轻轻回抽并注射

舌咽神经阻滞（舌后 1/3）

- 于舌咽弓注射 2 ml 1%~2% 利多卡因

意外困难气道的实用处理方法	
计划 A	- 标准喉镜及不同型号镜片 - 如果不能插管→使用不同镜片做第二次尝试 - 不要进行两次以上尝试（避免增加口腔出血、出现分泌物及水肿的风险）

续表

意外困难气道的实用处理方法	
计划 B	• 使用直接喉镜置入探条或插管导管 • 通过以下方法确认位置：①手放置在颈前部，扣及导管经声门前进；②此后，插管导管进入 40 cm 应该可以到达气管隆嵴产生阻力（无阻力可能因为进入食管）；③如果使用插管导管，可以连接 ETCO₂ 探测器
计划 C	• 插入喉罩（一次性、Fastrach™ 或 Proseal™） • 5.0 或 6.0 号气管导管可以通过一次性喉罩（可能需要纤维支气管镜辅助）
计划 D	• 结束麻醉，唤醒患者 • 紧急情况下可应用舒更葡糖（16 mg/kg）逆转罗库溴铵 • 实行清醒纤维支气管镜插管 • 建立外科气道（即气切开）

注：引自 Morgan GE, Mikhail MS, Murray MM. *Clinical Anesthesiology*. 4th ed. TBS Publishing；2005：Chapter 19.

经气管操作技术

• 指征：当无法经鼻/经口建立可靠气道时采用的紧急气道方式

• **经皮经气管喷射通气**

  ◆ 紧急情况下的抢救方法，简单并且相对安全

  ◆ 使用 12、14 或 16 号静脉穿刺针，连接 10 ml 注射器，注射器中含有生理盐水

• 经环甲膜进针，边进针边持续回抽，直到回抽到空气

  ◆ 继续置入套管，取下注射器，连接氧气源

    ★ 高压氧（25 ~ 30 psi），充气 1 ~ 2 s，12 次/分，使用 16 号针→可以输送 400 ~ 700 ml

    ★ 低压氧（气囊 – 阀门 – 面罩 6 psi，通用气体出口20 psi）

- **环甲膜切开术**
  - 禁忌证：患者 < 6 岁（气道上部未完全发育）→环甲膜切开会提高声门下狭窄风险
  - 消毒皮肤
  - 定位环甲膜
  - 使用 11 号刀片在中线左右侧各横向切开约 1 cm
  - 刀片旋转 90°为气管导管通过制造空间
  - 向尾侧插入气管导管、充气套囊，确认呼吸音

拔管技术

- 拔管应在患者深麻醉（3 级）或清醒（1 级）状态时进行，浅麻醉（2 级）状态下拔管可能导致喉痉挛或气道损伤
- 拔管前应对患者气道进行充分吸引并使患者吸入纯氧
- 拔管前，患者应清醒，能够遵医嘱，行神经肌肉阻滞逆转
- 撕开气管导管固定胶带，套囊放气，拔除气管导管时提供少量正压
  - 吸出气管导管远端的分泌物
- 将面罩置于患者面部，使患者吸入纯氧，确认患者自主呼吸恢复且通气充足
- 在气道操作及拔管前 1 ~ 2 min 可考虑使用 1.5 mg/kg 利多卡因静脉注射（可以抑制气道反射）
- 深拔管
  - 指征：防止血压、颅内压、眼压升高或支气管痉挛（哮喘患者）
  - 禁忌证：误吸风险较高或可能存在困难气道的患者

困难气道处理流程

- ASA 困难气道处理流程（图 4 - 1）最初发表于 1993 年 3 月，于 2013 年修订，用于帮助处理困难气道以及降低不良结局发生率

ASA 困难气道处理流程

1. 评估基本气道管理问题的可能性及其临床影响
   - 患者合作及知情同意困难
   - 面罩通气困难
   - 声门上气道设备置入困难
   - 喉镜暴露困难
   - 插管困难
   - 外科气道建立困难
2. 在困难气道处理全程中积极创造机会输送足够的氧气

3. 考虑基本气道管理选择的相对优点及可行性
   - 清醒插管 vs 全身麻醉诱导后插管
   - 初次尝试插管时无创技术 vs 有创技术
   - 初次尝试插管时是否直接选择视频辅助喉镜
   - 是否保留自主呼吸
4. 建立首选方案及备选方案

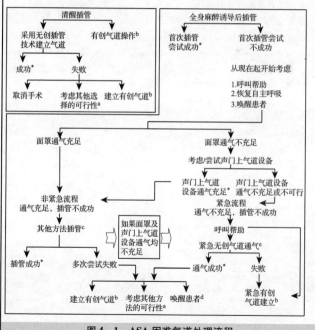

图 4-1　ASA 困难气道处理流程
(30% 麻醉相关死亡源于气道管理因素)

*采用 $ETCO_2$ 确认通气、气管插管或声门上气道设备位置。

[a] 其他选择包括（但不限于）：使用面罩或声门上气道设备（例如喉罩、插管型喉罩、喉管）麻醉、局部浸润麻醉或区域神经阻滞麻醉。使用这些方法通常说明面罩通气没有问题。因此，如果已经进入紧急流程，则这些方法的价值有限。

[b] 有创气道建立包括外科气道或经皮气道，喷射通气，以及逆行插管。

[c] 其他插管方法包括（但不限于）：视频辅助喉镜，其他型号喉镜片，声门上气道设备（如喉罩或插管型喉罩）作为引导插管的通路（经或不经纤维支气管镜引导），纤维支气管镜插管，插管导丝或换管器，光棒，以及经口或经鼻盲插。

[d] 考虑为患者重新准备清醒插管或取消手术。

[e] 紧急无创气道通气包括声门上气道设备。

[引自 Practice guidelines for management of the difficult airway: an updated report by the American Society of Anesthesiologists Task Force on Management of the Difficult Airway. *Anesthesiology* 2013; 118 (2): 251 - 270. doi: 10. 1097/ALN. 0b013e31827773b2. 转载获得 ASA 许可。]

第 5 章 麻醉技术

Elisabeth M. Hughes、Kurt F. Dittrich

概述

- 麻醉技术的选择应基于手术因素（如手术时长、体位和预期的术后状态）以及患者的合并症、患者的期望和心理状态
- 与患者和手术团队的沟通对于确定最佳方案至关重要

患者访视和评估

- 与患者讨论合适的麻醉方案，评估其关注点
- 宣教有助于消除错误印象。询问患者既往医疗经历，讨论其与当前麻醉目标的差异
- 回答所有问题：建立良好的医患关系可减少患者术前焦虑

术前用药

- 目标：减少患者焦虑，为区域阻滞、有创监测、静脉通路提供镇痛，减少分泌物（口腔手术、纤维支气管镜插管），降低误吸风险，控制心率、血压
- 口服药常在到达手术室前 60 ~ 90 min 给药，肌内注射则为到达手术室前 30 ~ 60 min

分类/药物	成人剂量	起效及达峰时间/min	备注
苯二氮䓬类药物：抗焦虑、镇静、遗忘（不保证遗忘，无镇痛效应）			
地西泮（口服）	5 ~ 20 mg	30 ~ 60（成人）；5 ~ 30（儿童）	可通过胎盘，蛋白结合率高（白蛋白降低的患者药效增强）
劳拉西泮（口服、静脉注射）	0.5 ~ 4 mg	30 ~ 40	起效最慢、药效最长的苯二氮䓬类药物（可导致苏醒延迟）

分类/药物	成人剂量	起效及达峰时间/min	备注
咪达唑仑（肌内注射）	0.1~0.2 mg/kg	3~5；10~20	快速起效，药效持续时间短，术前1 h给药
咪达唑仑（静脉注射）	1~2.5 mg 滴定	即刻；3~5	
阿片类药物：根据术前需求镇痛（区域阻滞、中心静脉穿刺），轻度抗焦虑，可导致烦躁，可考虑氧气支持			
吗啡（肌内注射、静脉注射）	1~2.5 mg	15~30；45~90	持续4 h
芬太尼（静脉注射）	25~50 μg 递增滴定		
抗组胺药			
苯海拉明（口服、肌内注射）	25~75 mg		镇静；可与西咪替丁及类固醇联用，防止过敏导致的组胺释放
抗胆碱药：减少口腔分泌物（口腔手术/纤维支气管镜插管）			
阿托品（静脉注射）	0.2~0.4 mg		
东莨菪碱（静脉注射）	0.1~0.4 mg		镇静作用最强，不会导致遗忘
格隆溴铵（静脉注射）	0.1~0.2 mg		镇静作用最弱（不能通过血脑屏障）
H_2 受体拮抗剂			
西咪替丁（口服、肌内注射、静脉注射）	300 mg		

续表

分类/药物	成人剂量	起效及达峰时间/min	备注
雷尼替丁（口服）	50~200 mg		
法莫替丁（口服）	20~40 mg		
抑酸药			
枸橼酸钠（口服）	10~20 ml		
促胃动力药			
甲氧氯普胺（口服、肌内注射、静脉注射）	5~20mg		
镇吐药			
昂丹司琼（静脉注射）	4~8 μg/kg		
格拉司琼（静脉注射）	10 μg/kg		

注：引自 Hata TM，Hata JS. Chapter 22. Preoperative patient assessment and management. In：Barash PG，Cullen BF，Stoelting RK，eds. *Clinical Anesthesia*. 7th ed. Philadelphia，PA：Lippincott Williams & Wilkins；2013：602－607.

儿童用药剂量				
药物	给药方式	剂量（如无标注，则为 mg/kg）	起效及持续时间/min	备注
咪达唑仑	口服/灌肠	0.25～0.75/0.5～1	20～30；90	
	滴鼻/喷雾	0.2～0.5	10～20	可能是婴儿首选的给药方式
	静脉注射	0.5～5 岁：0.05～0.1 >5 岁：0.025～0.5	2～3；45～60	
地西泮	口服/灌肠	0.05～0.1/1	60～90	胃肠道吸收有保证；作用时间延长
氯胺酮	口服/灌肠	3～6/6～10	20～25	
	经鼻	3	5；45	
	肌内注射	2～10（建议 100 mg/ml 的高浓度以减少注射次数）		可能导致苏醒延迟
可乐定	口服	2～4 μg/kg	>90	
芬太尼	口服/经黏膜	10～15 μg/kg；1～2 μg/kg		不如咪达唑仑有效；可导致面部瘙痒、呼吸抑制、术后恶心和呕吐

注：引自 Ghazal EA，Mason LJ，Cote CJ. Chapter 4. Preoperative evaluation，premedication，and induction of anesthesia. In：Cote CJ，Lerman J，Anderson BJ，eds. *A Practice of Anesthesia for Infants and Children*. 5th ed. Philadelphia，PA：Saunders；2013：39－48.

麻醉技术：目标

- 监护麻醉：麻醉团队使用抗焦虑、镇静、镇痛及监护手段，以应对患者状态、麻醉状态的改变及手术需求
- 全身麻醉：患者对显著刺激无反应；通常需要建立气道、通气和（或）心血管支持
- 椎管内阻滞技术：蛛网膜下腔/硬膜外麻醉或二者联合，为胸部、腹部、下肢提供术中及术后镇痛
- 外周神经阻滞：因对生理状态影响小而非常实用，尤其对于具有严重合并症的患者

监护麻醉与全身麻醉：ASA 定义

- 监护麻醉：给予合适深度的镇静、镇痛及抗焦虑药，最重要的是"在必要时能够随时转为全身麻醉"
- 全身麻醉：使患者处于失去意识及对刺激无反应的状态，不论是否需要建立人工气道

镇静深度分级（ASA 定义）				
项目	轻度镇静	中度镇静/镇痛	深度镇静/镇痛	全身麻醉
反应	对言语刺激做出正常反应	对言语或触觉刺激做出有目的的反应*	对重复或疼痛刺激做出有目的的反应	疼痛刺激也无法唤醒
气道	不受影响	无须干预	可能需要干预	通常需要干预
自主呼吸	不受影响	足够支持	可能不足	通常不足
心血管功能	不受影响	通常可维持	通常可维持	可能受损

注：* 对疼痛刺激的回缩反应**不是**有目的的回应。

常用的清醒镇静药物			
药物名称	诱导剂量	维持输注速度	维持单次给药量
苯二氮䓬类药物			
咪达唑仑	1 ~ 5 mg		1 ~ 2 mg
快速起效，药效时间短；通常单次给药，或作为辅助阿片类药物单次给药、瑞芬太尼持续泵注、丙泊酚持续泵注的抗焦虑药使用			
阿片类镇痛药			
阿芬太尼	5 ~ 20 μg/kg	0.25 ~ 1 μg/（kg·min）	3 ~ 5 μg/kg q5 ~ 20 min
芬太尼	25 ~ 50 μg		25 ~ 50 μg
瑞芬太尼		0.025 ~ 0.1 μg/（kg·min）	25 μg
避免大剂量单次使用（有胸壁僵直的风险）；与咪达唑仑或丙泊酚合用时须减少剂量			
镇静药			
丙泊酚	0.25 ~ 0.5 mg/kg	2 ~ 4 mg/（kg·h）[30 ~ 70 μg/（kg·min）]	0.3 ~ 0.5 mg/kg（300 ~ 500 μg/kg）
容易滴定，快速苏醒，有镇吐效应，有注射痛			
右美托咪定	1 μg/kg，10 min 以上	0.2 ~ 1 μg/（kg·h）	—
不具备显著的呼吸抑制；具有心动过缓、低血压效应等常见副作用；可能延长镇静；初始给予小剂量咪达唑仑、芬太尼可能帮助降低初始剂量和延长镇静时间			
氯胺酮	0.1 mg/kg	2 ~ 4 μg/（kg·min）	
优势在于对呼吸和心血管系统不造成显著影响；冠心病、控制不佳的高血压、慢性心力衰竭、有惊厥病史、动脉瘤患者应避免使用			

注：引自 Hillier SC. Chapter 29. Monitored anesthesia care. In：Barash MCG, Cullen BF, Stoelting RK, eds. *Clinical Anesthesia*. 7th ed. Philadelphia, PA：Lippincott Williams & Wilkins；2013：840.

氟马西尼（苯二氮䓬类药物拮抗剂）

- 推荐起始剂量为 0.2 mg
- 如 45 s 后患者意识恢复不满意，重复给予 0.2 mg
- 每 60 s 可重复给予 0.2 mg，直到总量达到 1 mg
- 由于半衰期短，须警惕发生再度镇静的可能

吸入诱导

- 吸入诱导可在无静脉通路时进行，避免了建立静脉通路导致的患者焦虑
- 儿童较成人起效快（肺泡通气量/功能残气量比值与身高成反比，即婴儿和儿童的肺泡通气量/功能残气量比值更大）

儿童诱导技巧

- 对于可耐受面罩的婴儿及儿童
  - 起始用 70% N_2O 充满面罩
  - 吸入 N_2O/O_2 1~2 min 后，开始使用挥发性麻醉药
  - 随着更强效的麻醉药逐渐加量，减少 N_2O 并增加 O_2
- 对于焦虑的儿童——快速诱导（在 4 次呼吸内）
  - 通常需要多个人员参与（可包括父母）
  - 用 70% N_2O、O_2 和 8% 七氟烷预充管路
  - 扣紧面罩，须始终监护气道
  - 患者意识消失后，增加 O_2 比例，减少 N_2O
  - 经数分钟达到平衡后，降低七氟烷浓度
  - 按需进行呼吸支持、建立静脉通路（此时通常需助手关注气道）

注意：七氟烷诱导可能导致窦性心动过缓，特别对于 21 - 三体综合征患者（*J Clin Anesth* 2010；22：592 - 597）

成人吸入诱导

- 对于建立静脉通路困难或极度焦虑的成人患者可以考虑

- 劣势：可能导致咳嗽、呃逆，可能增加恶心、呕吐的发生率
- 用 8% 七氟烷及 70% N_2O 预充管路（通常需要对封闭的麻醉管路预充 3 个循环）
- 指导患者充分呼气，然后从面罩充分吸气、屏住呼吸
- 如患者仍存在意识或不能屏住呼吸，指导患者继续深呼吸

肌内注射诱导

- 以下情况可能适用
  - ◆ 患者不能配合建立静脉通路或进行吸入诱导
  - ◆ 在吸入诱导过程中患者或其气道失去控制
  - ◆ 预先给药时患者发生躁动或去抑制
  - ◆ 在无静脉通路的情况下需要进行快速顺序诱导
- 经典的肌内注射剂量
  - ◆ 10% 氯胺酮溶液 3 ~ 12 mg/kg
  - ◆ 阿托品 0.02 mg/kg，用于减少分泌物
  - ◆ 琥珀胆碱 3 ~ 4 mg/kg，快速顺序诱导时使用

注意：阿托品和琥珀胆碱可在同一注射器中预混；建立静脉通路后给予咪达唑仑可预防氯胺酮导致的谵妄

经肛门诱导

特点

- 对于有分离焦虑并且不能配合的健康儿童（8 个月至 5 岁）而言应用方便
- 父母及儿童有经肛门用药（如对乙酰氨基酚）的经验
- 避免经注射器肌内注射/静脉注射诱导，且可避免吸入诱导时的挣扎

技巧

- 将 14 号的吸引器管剪为 10 cm 长并润滑
- 将此导管置入患者肛门，经注射器给药

- 给药完毕后注射一定量空气，将导管内残余药物排尽
- 指导父母/照料者夹紧患者臀部，至少 2 min
- 患者可能会排便，应将防水护理垫提供给照料者
- 患者可能会出现呃逆，并无大碍
- 全程需要麻醉人员的持续监护
- 一旦达到有效镇静深度，患者应被立即带到手术区域
- 关注患者气道，必要时给予支持

经肛门诱导的经典药物和剂量			
药物	剂量 /（mg/kg）	起效时间 /min	备注
咪达唑仑	1		
美索比妥 （1%～10%）	25～30	5～15	常引发呃逆；禁用于有癫痫风险的患者
氯胺酮（5%）	4～8	7～15	导致儿茶酚胺释放、眼内压及颅内压增高；患者口腔分泌物增多可使用阿托品；患者躁动可使用苯二氮䓬类药物

注：引自 Ghazal EA, Mason LJ, Cote CJ. Chapter 4. Preoperative evaluation, premedication, and induction of anesthesia. In: Cote CJ, Lerman J, Anderson BJ, eds. *A Practice of Anesthesia for Infants and Children*. 5th ed. Philadelphia, PA: Saunders; 2013: 48 – 53.

麻醉阶段		
阶段 Ⅰ	遗忘	从开始诱导到失去意识
阶段 Ⅱ	兴奋期	不规则呼吸，喉痉挛、呕吐、心律失常风险增加
阶段 Ⅲ	手术麻醉	瞳孔缩小，规律呼吸，无体动
阶段 Ⅳ	过量	低血压，窒息，瞳孔散大/无反应

麻醉药的作用

- 一种麻醉药包括下列一种或几种作用：抗焦虑、镇痛、镇静、遗忘、麻痹
- 吸入或静脉麻醉药提供抗焦虑、镇静作用，镇痛效应小或无（氯胺酮和 N_2O 除外）[*Anesthesiology* 2008；109（4）：707－722]

"平衡麻醉"技巧

- 全身麻醉的技巧，基于使用小剂量多种药物可将其各自的优势而非劣势集中的理念
- 利用不同药物各自的优势达到"平衡麻醉"，从而减少每种药物的用量
- 苏醒更加快速，心血管意外风险更小
- 使用肌肉松弛药可能增加患者术中知晓的风险

肌肉松弛药的监测

技术

- 周围神经刺激器（peripheral nerve stimulator，PNS）可用电流刺激拇内收肌运动神经（尺神经）、眼轮匝肌运动神经（面神经）、胫后神经、腓神经

4 个成串刺激（TOF）

- 每 5 s 以 2 Hz 的频率给予 4 个刺激
- 可能引出 4 个抽搐（T1～T4）
- T4：T1（TOF 比值）可提示神经肌肉阻滞程度
- 非去极化肌肉松弛药：T1～T4 程度渐退，T4 先消失；引出的抽搐数目表明阻滞恢复的程度，抽搐以相反的顺序恢复（T1 先恢复）
- 去极化肌肉松弛药（琥珀胆碱）：诱发出的是强度均等但幅度更小的抽搐（非逐渐消退）

强直刺激

- 乙酰胆碱被有效刺激消耗殆尽；50 Hz 连续刺激 5 s，可见显著的肌肉收缩消退
- 消退程度与神经肌肉阻滞程度有关
- 无衰减 = 无神经肌肉阻滞
- 当 TOF 比值 >0.7 时，会出现对强直刺激的持续反应

双短强直刺激

- 两阵 50 Hz 的 3 次刺激，每次间隔 750 ms
- 第 2 个刺激减弱表明残余阻滞
- 比值与 TOF 比值相关，但更容易进行可靠解读

强直后计数

- 50 Hz 强直刺激 5 s，3 s 后以 1 Hz 的频率刺激
- 检测到的反应数量可预测自主恢复的时间
- 衰减响应出现在 TOF 之前
- 深度肌肉松弛时可应用，评估恢复时间以及使用拮抗剂的必要性

琥珀胆碱的 II 相阻滞

- 突触后膜再极化，但仍不能对乙酰胆碱做出反应
- 与非去极化肌肉松弛药阻滞类似（出现 TOF 衰减、强直刺激）
- 机制不明，当静脉使用琥珀胆碱剂量超过 3 ~ 5 mg/kg 时出现
- 拮抗剂（新斯的明）可能（也可能不会）拮抗 II 相阻滞

临床评估阻滞情况	
抽搐反应	临床状态
0.1 ~ 0.15 Hz 的单一抽搐 95% 抑制	可气管插管
单一抽搐 90% 抑制；TOF 计数 1 个抽搐	N_2O - 阿片类药物麻醉可达到的手术松弛效果

续表

临床评估阻滞情况	
抽搐反应	**临床状态**
单一抽搐 75% 抑制；TOF 计数 3 个抽搐	吸入药物能达到的松弛效果
单一抽搐 25% 抑制	肺活量下降
TOF 比值 > 0.75；50 Hz 强直刺激持续 5 s	抬头 5 s，肺活量为 15 ~ 20 ml/kg，吸气力量为 −25 cmH$_2$O，有效咳嗽
TOF 比值 > 0.9	不用帮助可坐起，颈动脉体对低氧的反应功能完整，咽喉功能正常
TOF 比值 = 1.0	正常呼气速度、肺活量及吸气力量。复视消退

注：引自 Levine W，Allain RM，Alston TA，et al. *Clinical Procedures of the Massachusetts General Hospital*. 8th ed. Philadelphia，PA：Lippincott Williams&. Wilkins：2010.

知晓

- 指全身麻醉中的患者重新获得意识并且事后可以回想起。认识到全身麻醉的目的与监护麻醉的目的不同非常关键
- 患者可经历良性体验（如回想起周围人对话）或创伤后应激障碍（如睡眠惊扰、梦魇、闪回、焦虑等）
- 此后负面心理创伤可持续数年
- 如果发生知晓，通常需要向患者充分解释、道歉，确保他们知道自己并不是疯了。如患者同意，应当尽早进行心理咨询

知晓的发生率（来自 11 785 例全身麻醉前瞻性研究）
- 所有病例的 0.15%
- 使用肌肉松弛药的病例的 0.18%
- 不使用肌肉松弛药的病例的 0.10%

知晓风险较高的人群
• 创伤：11% ~ 43%
• 心脏手术：1.1% ~ 1.5%
• 全身麻醉下的产科病例：0.4%
• 药物滥用史
• 术中知晓史
• 困难插管史或可预料的困难气道
• 使用大剂量阿片类药物、抗焦虑药或神经兴奋药物的慢性疼痛患者
• ASA 分级为 IV 或 V 级的患者
• 心血管系统储备受限的患者

注：引自 Sandin RH, Enlund G, Samuelsson P, et al. Awareness during anaesthesia: aprospective case study. *The Lancet* 2000; 355: 707 – 711.

预防和管理术中知晓的指南	
预防	**管理**
• 检查给药通路 • 考虑预先给药 • 充分给予诱导药物 • 除非必须，避免完全肌肉松弛 • 当吸入维持 MAC≥0.6 时，补充 N_2O 及阿片类药物 • 单独使用吸入麻醉药维持时，MAC≥0.8 • 浅麻醉状态时应用可导致遗忘的药物 • 告知患者知晓的风险 • 考虑使用脑功能监测手段，如脑电双频指数（bispectral index, BIS）监测	• 与患者细致沟通 　◆ 确认患者的描述 　◆ 表达理解并道歉 　◆ 解释发生了什么 　◆ 承诺将来不会再发生 　◆ 提供心理支持 • 在病历中记录沟通过程 • 通知知晓患者的手术医生、护士和医院风险管理办公室 • 在患者住院期间每日访视，在患者出院后电话随访 • 不要延误，转诊给精神科或心理科医生

注：引自 Ghoneim MM, Weiskopf RB. Awareness during anesthesia. *Anesthesiology* 2000; 92: 597 – 602.

脑功能监测、麻醉深度和知晓

- 脑功能监测器分析脑电图 (electroencephalogram, EEG) 信号并将其转换成与麻醉深度相关的 0 ~ 100 的数字
- 监测手段包括 BIS、SedLine、Entropy、Narcotrend。ASA 的观点是，脑功能监测不常规应用，是否应用应取决于具体病例，由麻醉实施者决定
- 相较于仅观察临床症状，使用 BIS 监测麻醉深度可以减少术中知晓的风险 (*Cochrane Database Syst Rev* 2014；17：6：CD003843)

全身麻醉下脑功能监测数值的说明	
> 60	全身麻醉下知晓的风险增加
40 ~ 60	合适的麻醉深度
< 40	麻醉过深

脑功能监测和镇痛

- 监测数值与苯二氮䓬类药物、丙泊酚及强效吸入麻醉药提供的镇静效果相关度最佳
- N_2O、小剂量阿片类药物、椎管内麻醉、外周神经阻滞对数值的影响甚微 (患者暴露在有害刺激下时，这些药物在保持数值稳定的同时可减少镇静药的使用量)
- 氯胺酮可混淆数值，因此使用氯胺酮维持麻醉时需要注意。(单独) 使用 N_2O 可能导致 BIS 数值与镇静深度相关度不准确 (A&A *August* 2006 vol. 103 no. 2 385 – 389)

脑功能监测的优势和劣势	
优势	**劣势**

• 可能降低知晓风险
• 预防麻醉过深
   ♦ 苏醒更快、恢复更快
   ♦ 药物花费减少
   ♦ 可能降低长期死亡率
	• 仪器成本高
	• 提供不真实的安全感

注: 引自 Sigl JC, Chamoun NG. An introduction to bispectral analysis for the electroencephalogram, *J Clin Mon Comput* 1994: 392 – 404.

全凭静脉麻醉

- 全凭静脉麻醉（TIVA）药物通常包括镇静药（丙泊酚）＋ 镇痛药（瑞芬太尼）
- 静脉持续输注药物应当连接在离患者最近的管路位置（减少 死腔，防止药物积存在管路内）
- 使用 TIVA 更易犯参数设置错误
- 必须时刻监测：静脉通路是否堵塞、打结、脱落，是否存在 参数设置错误

TIVA 相较吸入诱导与维持的优势
• 诱导过程更平顺，咳嗽、呃逆少见
• 麻醉深度容易控制
• 苏醒更快、更容易预测
• 术后恶心、呕吐更少
• 减少脑血流量及降低脑代谢率，更适宜神经外科手术；适合术中神经监测
• 减少器官毒性，减少大气污染
• 避免 N_2O 的副作用（向周围密闭气体腔扩散、骨髓抑制）

TIVA 的常用指征

- 气管镜检查、喉及气管手术的麻醉
- 手术室外（如胃肠镜室）或转运患者途中的麻醉
- 可疑恶性高热的患者
- 有术后恶心、呕吐病史的患者

持续输注相较于间断单次给药的优势

- 避免血药浓度的波动
- 减少相对给药不足或过量的情况
- 提供稳定的麻醉深度
- 降低副作用的发生率（维持血流动力学稳定）
- 缩短麻醉恢复时间
- 减少 25% ~ 30% 药物使用量

经典的 TIVA 给药方案			
药物	单次给药诱导剂量	持续输注速度	间断单次给药维持剂量
依托咪酯	0.2 ~ 0.3 mg/kg	—	—
丙泊酚	2 ~ 3 mg/kg	6 ~ 10 mg/（kg·h）[100 ~ 180 µg/（kg·min）]	—
芬太尼	50 ~ 100 µg	0.5 ~ 4 µg/（kg·h）	25 ~ 50 µg
阿芬太尼	0.5 ~ 1.5 mg	1 ~ 3 mg/h	0.2 ~ 0.5 mg
瑞芬太尼	1 ~ 2 µg/kg	0.1 ~ 0.25 µg/（kg·min）	
舒芬太尼	0.2 µg/kg	0.2 ~ 0.4 µg/（kg·h）	
氯胺酮	0.1 ~ 0.2 mg/kg	5 ~ 10 µg/（kg·min）	

注：引自 Urman RD，Shapiro FE. Chapter 9. Anesthetic agents. Which one? In：*Manual of Office – Based Anesthesia Procedures*. Philadelphia，PA：Lippincott Williams &. Wilkins；2007：63.

维持输注的滴定

- 滴定到预期的能够观察到手术刺激反应的麻醉深度
- 气管插管时药物需求最高
- 手术准备及铺巾时药物需求下降
- 输注速度应当在切皮前数分钟调高
- 患者体动及血流动力学改变应作为调整滴定的依据
- 手术开始后：如果 10～15 min 内无反应，输注速度降低 20%；如果有反应，单次给药并增加输注速度
- 应给予阿片类药物，以达到镇痛目的
- 镇静药应当根据个人需求及手术刺激进行滴定
- 手术结束时需要降低输注速度，为恢复自主呼吸做准备

丙泊酚使用指南

全身麻醉的诱导

- 2～3 mg/kg 静脉注射（术前给予阿片类药物或其他药物的患者、年龄 >50 岁的患者减量）

全身麻醉的维持

- 80～150 μg/（kg·min）静脉输注，联合 N_2O 或一种阿片类药物
- 如单独使用，120～200 μg/（kg·min）静脉输注
- 2 h 后考虑减量（丙泊酚蓄积）
- 在预期结束时间前 5～10 min 停药（如果需要，可给予 1～2 ml 单次剂量保持患者的麻醉状态）

镇静

- 10～50 μg/（kg·min）静脉注射

拔管与苏醒

拔管的常规标准

- 呼吸频率规律
- SpO_2 稳定
- 充分的肌肉松弛逆转（持续抬头/抬腿5 s）；可以自主保护气道
- 潮气量 >4 ml/kg
- 意识恢复（可遵从医嘱）
- $ETCO_2$ 稳定在生理范围内

术后持续带管的指征

- 会厌炎
- 继发于手术或者创伤的局部上呼吸道水肿
- 手术造成的喉返神经损伤
- 术中大量液体输注（特别是长时间的头低足高位或俯卧位）导致的上呼吸道水肿
- 血流动力学不稳定或持续出血
- 神经系统功能障碍（格拉斯哥昏迷评分小于8）

深拔管

指征	哮喘、颅内出血高风险、美容缝线易损、眼科疾病、玻璃体内气体
禁忌	饱胃、阻塞性睡眠呼吸暂停（相对禁忌）、困难气道
优势	减少呛咳及突然体动 减小切口缝线张力 降低颅内/眼内压增高的风险
劣势	无刺激，可能导致呼吸暂停 喉痉挛 误吸

第6章　区域阻滞麻醉

Eric R. Briggs

周围神经阻滞

概述

- 周围神经阻滞通过将局部麻醉药注射于神经/神经束周围，阻滞其冲动传导而发挥作用
- 神经纤维阻滞的先后顺序：细交感神经 C 纤维→细感觉（Aδ）纤维（痛温觉）→粗感觉（Aβ）纤维（本体感觉和触觉）→粗运动（Aα）纤维
- 用于术中麻醉（可与全身麻醉联用）、术后镇痛或急慢性疼痛管理

器材和操作前准备

- 患者监护标准设备（SpO_2 监护仪、心电图机、血压计）
- 镇静药和吸氧设备
- 防护用品：帽子、口罩、无菌手套（无菌衣）
- 阻滞针：短、斜面（钝）、超声显影针或带绝缘鞘穿刺针
- 阻滞导管（用于连续神经阻滞）
- 局部麻醉药
- 神经定位工具（神经刺激仪、超声机等）
- 脂肪乳剂［用于治疗局部麻醉药全身中毒（local anesthetic systemic toxicity，LAST）］、紧急气道工具、插管用药

神经定位技术	
超声引导	以超声探头定位目标神经、阻滞针，观察局部麻醉药扩散情况
神经刺激仪	以带绝缘鞘穿刺针连接神经刺激仪，诱发目标神经所支配肌肉颤动来定位；以将刺激电流从大于 1 mA 缓减至小于 0.5 mA 而仍能观察到肌肉颤动为宜

续表

神经定位技术	
异感	以阻滞针接触神经时引起异感定位；注射可引起一过性异感增强；如有剧烈灼痛，表示神经内注射（应立即停止，拔针，重新评估）
浸润麻醉/区域阻滞	根据解剖标志定位，在目标神经附近注射局部麻醉药

禁忌证——类似椎管内麻醉

- 绝对禁忌证
  - ◆ 患者拒绝、穿刺部位感染、对酰胺类和酯类局部麻醉药明确过敏
- 相对禁忌证
  - ◆ 严重解剖异常、患者不合作、神经系统疾病或神经损伤、菌血症、凝血功能异常（内源性或医源性）、已麻醉的患者（儿科患者除外）

并发症——所有神经阻滞共有

- 神经损伤、LAST、感染、血肿
- 为降低感染风险应注意无菌操作
- 为避免局部麻醉药误入血管内/鞘内，应每注射 5 ~ 10 ml 回抽，观察有无血液/脑脊液（CSF）

非超声引导的安全注意事项

- 熟知解剖结构和设备
- 注意患者体位和监测患者
- 使用神经刺激仪确定目标神经；同时，低电流时不被刺激可防止神经内注射
- 应用 Raj 测试确保阻滞针不在神经内（即在适当水平电流刺激观察到相应肌肉颤动反应后，缓慢注射 1 ml 局部麻醉药后刺激反应应当消失，否则阻滞针在神经内）
- 应缓慢注射局部麻醉药，并注意回抽，分次给药（通常每次

5 ml)，注意观察有无入血反应
- 局部麻醉药中加入肾上腺素以观察有无入血 [如 1 : 400 000 (2.5 μg/ml)]
- 仅进行低压力（< 20 psi）注射，避免神经内注射

超声基础知识
- 超声成像的基础是压电晶体将声波射入组织，而接收器接收相应反射或散射声波而获得显像
- 超声波是指频率大于 20 kHz 的声波
- 区域阻滞中常用的声波频率为 4 ~ 17 MHz
- 具有不同声阻抗的组织与入射声波相互作用，继而产生衰减、反射、折射和散射
- 组织回声反射越大，图像越亮
- 超声波透射而没有反射的无回声结构（如血管）表现为黑色
- 超声波透射而反射少的低回声结构（如靠近躯干的神经、脂肪组织）表现为黑色/近乎黑色
- 超声波被直接反射的高回声结构（如骨骼、肌腱）因能够阻挡透射并反射声波至换能器而表现为白色

超声探头选择
- 探头频率决定图像分辨率和组织穿透力
- 低频探头（2 ~ 7 MHz）适用于观察深部结构（> 4 cm）：分辨率低、穿透力高
- 高频探头（10 ~ 15 MHz）适用于观察浅表结构（0.5 ~ 4 cm）：分辨率高、穿透力低

超声图像平面
- 短轴平面（横向/轴向）：柱形结构在其横截面表现为圆形图像
- 长轴平面：柱形结构在其纵截面表现为线形图像
- 平面内进针技术（in - plane, IP）（最常见）：在成像平面内进针，针显示为回声线，只有位于扫描薄层内的部分针体可见；当针尖从扫描平面偏离时，针的前进距离可能比预期深

- 平面外进针技术（out - of - plane，OOP）：垂直成像平面进针，穿过扫描层面，针体或针干显示为回声点

超声下的神经显像

- 神经束呈低回声，周围有高回声神经外膜及结缔组织
- 随其走行神经形状和回声结构而发生改变［例如，近端神经如臂丛的根和干呈单支低回声，但远端神经为多束高回声（蜂窝状外观）］
- 可呈现为圆形、椭圆形或三角形，可能和其他结构（如血管、肌腱、筋膜、肌肉）类似

改善操作质量和安全的建议

- 充分熟悉解剖结构和设备
- 适合操作的患者体位和监护设备
- 避免超声探头和无菌保护膜之间产生气泡，气泡会导致信号丢失，从而产生阴影
- 注意排除注射器内空气，以免意外注射后降低图像质量
- 放置探头可参照传统非可视操作，利用体表解剖标志，之后可根据超声图像调节
- 实时监测下进针，并保持针尖可见
- 可利用多普勒功能区分动、静脉
- 小心地接近神经并沿神经周围切线方向进针，不要穿入神经
- 神经刺激仪可用于确认目标神经、防止神经内注射，但似乎不能提高阻滞成功率
- 局部麻醉药应分次、多点注入，并持续观察局部麻醉药扩散
- 如注入 1~2 ml 局部麻醉药后无法观察到扩散，应停止注射，回抽再次寻找针尖以避免血管内注射
- 包绕神经注射药物可获得迅速、完全的阻滞效果
- 注射药物应缓慢并反复回抽，保持低压力（< 20 psi）注射以避免血管内和神经内注射

颈浅丛阻滞及颈深丛阻滞

- 适应证
  - 颈部手术，如淋巴结切除、气管切开、颈动脉内膜剥脱、甲状腺手术
- 注意事项
  - 颈深丛阻滞可致膈神经麻痹，一般应避免双侧颈深丛阻滞
  - 尤其注意避免误入鞘内或硬膜外注射药物；避免高压力注射大量局部麻醉药
  - 椎动脉或颈动脉内注射小剂量药物即可导致惊厥发作
  - 颈深丛阻滞可覆盖颈浅丛阻滞范围（无须联合阻滞）
- 重要解剖标志和结构
  - 乳突、C_6 横突（Chassaignac 结节）
  - $C_2 \sim C_4$ 前支（分支为浅丛和深丛）
    - ★ 浅丛：下颌到 T_2 的颈部皮肤感觉
    - ★ 深丛：颈袢；颈前肌肉及膈肌（膈神经）运动功能
- 颈浅丛阻滞
  - 胸锁乳突肌后缘中点进针
  - 沿胸锁乳突肌后缘向头侧和尾侧 $2 \sim 3$ cm 注射局部麻醉药共 $10 \sim 15$ ml
  - 并发症：副神经阻滞可致斜方肌麻痹
- 颈深丛阻滞
  - 乳突至 C_6 横突（Chassaignac 结节）连线
  - 沿该连线自乳突起第 2、4、6 cm 处分别为 C_2、C_3、C_4 横突位置
  - 每点进针至遇到横突，退针 2 mm，注射局部麻醉药 5 ml
  - 并发症：霍纳综合征、膈神经和喉上神经麻痹、惊厥，以及鞘内/硬膜外/血管内注射药物导致的并发症

臂丛神经阻滞

- 臂丛（发自 $C_5 \sim C_8$ 以及 T_1 神经根）：干→股→束→支（图 6 – 1）

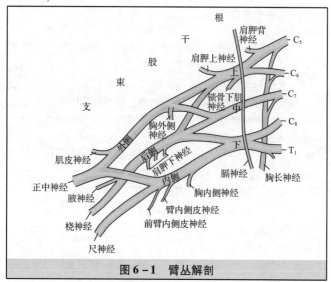

图 6 – 1　臂丛解剖

- 通过在其走行路径（肌间沟、锁骨上、锁骨下、腋窝）上注入 25 ~ 40 ml 局部麻醉药，可阻滞臂丛神经
- 亦可在远端阻滞单支神经作为选择性阻滞或作为补救性阻滞（注入 3 ~ 5 ml 局部麻醉药）
- 神经刺激仪刺激臂丛神经末梢的表现
  - 肌皮神经→肘关节屈曲
  - 正中神经→手指/腕屈曲
  - 桡神经→手指/腕伸展
  - 尺神经→手指/腕屈曲

肌间沟臂丛神经阻滞

- 在臂丛根/干水平阻滞 $C_5 \sim C_7$（图 6 – 2）

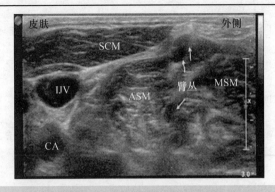

图 6 – 2　肌间沟臂丛神经阻滞

IJV—颈内静脉；CA—颈动脉；SCM—胸锁乳突肌；ASM—前斜角肌；MSM—中斜角肌。

- 适应证
  - 肩部、锁骨远端和肱骨近端手术
  - 不适用于前臂/手部手术；不覆盖 C_8 和 T_1 皮节
- 注意事项
  - 100% 影响膈神经，阻滞程度可有不同
  - 合并严重呼吸系统疾病、同侧膈神经或喉返神经受损的患者禁用
  - 星状神经节或部分颈交感神经链阻滞可致霍纳综合征（上睑下垂、瞳孔缩小、面部无汗）
- 重要标志/解剖结构
  - 胸锁乳突肌（SCM）、环状软骨、前斜角肌（ASM）和中斜角肌（MSM）之间的肌间沟
- 超声引导下操作
  - 体位：仰头 30°并偏向对侧
  - 小型高频探头最佳
  - 平行于锁骨上缘扫描，识别锁骨下动脉及其外侧臂丛（锁

骨上入路视图)

- ◆ 向近端追溯至可见 ASM 和 MSM 之间垂直线状排列的神经根/干
- ◆ 由外向内进针，采用平面内进针技术穿过 MSM，至最浅表的 2 个低回声目标结构（C_5 及 C_6 神经根）之间
- ◆ 回抽无误后，以 5 ml 为增幅分次注入局部麻醉药共 15 ~ 25 ml；观察局部麻醉药扩散，将 MSM 推向后方；局部麻醉药可能扩散到臂丛前方，并可扩散至膈神经（位于 ASM 浅面）
- ◆ 可用平面内或平面外进针技术由内向外进针
- 非超声引导下操作
  - ◆ 在 SCM 后方触诊肌间沟，在环状软骨水平垂直进针
  - ◆ 刺激目标肌肉（包括胸肌、三角肌、肱三头肌、肱二头肌）
  - ◆ 如果膈神经受刺激（膈肌抽搐）则表明针尖位于臂丛前；如果副神经受刺激（斜方肌抽搐）则提示针尖过于靠后

锁骨上入路臂丛神经阻滞

- "上肢的脊椎麻醉"；在神经干/股水平阻滞
- 适应证
  - ◆ 上肢远侧至肩部的手术
- 注意事项
  - ◆ 气胸风险
  - ◆ 50% 阻滞膈神经（神经刺激研究）
  - ◆ 合并严重呼吸系统疾病、同侧膈神经或喉返神经受损的患者禁用
  - ◆ 星状神经节或部分颈交感神经链阻滞可致霍纳综合征（上睑下垂、瞳孔缩小、面部无汗）
- 重要标志/解剖结构
  - ◆ 锁骨、胸锁乳突肌、锁骨下动脉、第 1 肋、胸膜
- 超声引导下操作

- ◆ 体位：半坐位（抬头 30°）、沉肩、头偏向对侧
- ◆ 小型高频探头最佳
- ◆ 平行于锁骨上缘扫描，识别锁骨下动脉及其外侧臂丛；此水平臂丛形似"葡萄串"——多个由高回声结缔组织包绕的圆形低回声结构
- ◆ 识别胸膜及第 1 肋；最佳图像为臂丛（"葡萄串"）位于第 1 肋上方（保护胸膜）
- ◆ 通常采用平面内进针技术由外向内进针，穿过臂丛鞘膜，分次注入局部麻醉药共 20 ~ 30 ml 使其分布于整个神经束周围；如不能在锁骨下动脉旁臂丛的最内、深处注射药物，可能无法阻滞神经干及其分支（尺神经）
- 非超声引导下操作
  - ◆ 在胸锁乳突肌锁骨头外侧缘向外旁开 2.5 cm、锁骨上 1 指处，向尾侧锁骨下方平行于中线进针；观察目标肌肉抽搐；如未诱发抽搐，进针深度不可超过 2.5 cm
  - ◆ 刺激反应为手部运动（桡神经/正中神经/尺神经）

锁骨下入路臂丛神经阻滞

- 为神经束水平臂丛阻滞
- 适应证
  - ◆ 从肘部到指尖的上肢手术
- 注意事项
  - ◆ 可致气胸，但风险低于锁骨上入路
  - ◆ 深部阻滞，肥胖患者可能难以可视化
  - ◆ 阻滞置管的理想部位
- 重要标志/解剖结构
  - ◆ 锁骨、喙突、腋动脉、三角胸肌间沟、胸大肌和胸小肌
- 超声引导下操作
  - ◆ 仰卧或半坐位，头偏向对侧
  - ◆ 小型高频或中频探头
  - ◆ 将探头置于三角胸肌间沟，识别胸大肌、胸小肌深面的腋

动脉；区分神经束（高回声、蜂窝状）

- ◆ 可能需要长 4 英寸（约 10 cm）的穿刺针；采用平面内进针技术由外向内（由上向下）进针至腋动脉的 6 点钟方向，进针轨迹可位于外侧束浅面或深面
- ◆ 通常在注射过程中保持针位置在腋动脉 6 点钟方向不变，分次注射局部麻醉药共 30 ml 并观察其在动脉壁周围呈 U 形扩散

- 非超声引导下操作
  - ◆ 喙突入路：针朝喙突内下 2 cm 方向垂直皮肤向后进针
  - ◆ 改良的 Raj 入路：于锁骨中点下方 3 cm 处向外侧腋动脉方向进针；腋窝内可触及腋动脉搏动
  - ◆ 刺激反应为手部运动

腋路臂丛神经阻滞

- 为臂丛神经末梢分支（外周神经）水平的阻滞，阻滞正中神经、桡神经、尺神经、肌皮神经（图 6–3）

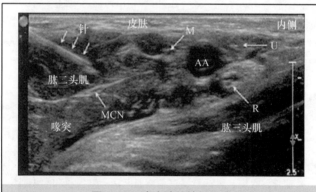

图 6–3　腋路臂丛神经阻滞

AA—腋动脉；M—正中神经；U—尺神经；R—桡神经；MCN—肌皮神经。

- 适应证
  - ◆ 从肘部到指尖的上肢手术（同锁骨下入路）
- 注意事项
  - ◆ 无气胸或膈神经阻滞风险
  - ◆ 神经位置非常浅表
  - ◆ 可阻滞单支神经
  - ◆ 患者**必须**能外展手臂，但在外伤或术后难以遵医嘱
  - ◆ 分别阻滞单支神经，需要多次穿刺（移动针体）
- 重要标志/解剖结构
  - ◆ 腋窝、肱二头肌、肱三头肌、肱二头肌内侧沟、腋动脉
- 超声引导下操作
  - ◆ 体位：仰卧、手臂外展90°、可屈肘
  - ◆ 小型高频探头
  - ◆ 探头置于上臂近端矢状面，以肱二头肌和肱三头肌之间的沟（肱二头肌内侧沟）为中心，识别腋动脉
  - ◆ 向近端追溯腋动脉至胸大肌水平，再沿腋动脉走向向远端扫描，识别正中神经、桡神经、尺神经和肌皮神经（高回声、蜂窝状）
  - ◆ 在近端，正中神经、桡神经和尺神经与腋动脉毗邻，追溯至神经血管束（neurovascular bundle，NVB）远端，桡神经将走行于肱骨深面，正中神经仍与腋动脉伴行，尺神经仍在浅表走行但会向内侧偏离腋动脉
  - ◆ 肌皮神经通常从神经血管束分出，穿行于肱二头肌和喙肱肌之间
  - ◆ 采用平面内进针技术由外向内进针；分别注射 5～10 ml 局部麻醉药阻滞单支神经（共需 30～40 ml）；采用间断注射法
- 非超声引导下操作
  - ◆ 经动脉入路：在肱二头肌内侧沟触诊腋动脉，用两指固定腋动脉；用短针带负压从前向后穿过腋动脉，直到无回

血，提示此时针尖紧邻腋动脉后方；再次回抽无误后以 5 ml 增幅分次注入局部麻醉药共 20 ml；保持负压缓慢退针直到无回血，提示此时针尖紧邻腋动脉前方，再次回抽无误后以 5 ml 增幅分次注入局部麻醉药共 20 ml；或可将全部局部麻醉药注射于腋动脉后方；须单独阻滞肌皮神经

- 神经刺激仪引导：单次注射药物法 vs 多次注射药物法；依赖于腋动脉周围的典型结构；单次注射药物法——选择手术部位主要支配神经，获得相应神经刺激征后注入全部局部麻醉药；多次注射药物法（更先进）——分别获得相应神经刺激征后在单支神经周围分别注入小剂量局部麻醉药（5 ~ 10 ml）；正中神经位于腋动脉外侧，桡神经位于腋动脉后内侧，尺神经位于腋动脉内侧且较桡神经更为浅表，肌皮神经比正中神经更深

上肢外周神经远端阻滞（解剖见图 6 - 4）

- 桡神经
  - 肘：肱二头肌肌腱外侧进针至与外上髁接触，退针 0.5 cm 后注射局部麻醉药
  - 腕：桡骨茎突近端皮下注射，呈环状向内侧及外侧注射局部麻醉药共 10 ml
  - 超声引导：患者取坐位、屈肘、前臂置于大腿上，扫描肱骨中段至远端，桡神经为逐渐远离肱骨的高回声结构，在其周围注射局部麻醉药 5 ~ 8 ml
- 正中神经
  - 肘：在肱动脉搏动内侧 1 ~ 2 cm 处近肘窝皱褶处进针
  - 腕：在掌长肌和桡侧腕屈肌肌腱之间进针，至穿破深层筋膜
  - 超声引导腕部阻滞：识别腕管内神经并向远端追溯，注意区分神经及肌腱；在腕管近端注射局部麻醉药 5 ml
  - 超声引导肘部阻滞：识别肘部肱动脉，正中神经为高回声且紧邻肱动脉，在正中神经周围注射局部麻醉药 5 ~ 8 ml

- 尺神经
    - ◆ 肘：尺神经沟近内上髁 1 cm 处进针，患者屈肘，向远端（手侧）进针，观察目标刺激症状
    - ◆ 腕：尺侧腕屈肌肌腱后内侧进针 1 cm 后，注射局部麻醉药 3 ~ 5 ml；复合肌腱上皮下注射可阻滞浅筋膜至小鱼际区域
    - ◆ 超声引导肘部阻滞：手臂外展、屈肘，自内上髁向近端扫描 5 cm，识别高回声尺神经，注射局部麻醉药 5 ~ 8 ml
    - ◆ 超声引导腕部阻滞：识别尺动脉及周围伴行尺神经；自肘部向近端扫描约 4 cm，在尺神经周围注射局部麻醉药 5 ml
- 肌皮神经
    - ◆ 上臂近端：收缩肱二头肌，在喙肱肌内注入局部麻醉药 10 ml
    - ◆ 超声引导：参见上文 "腋路臂丛神经阻滞" 中相关内容

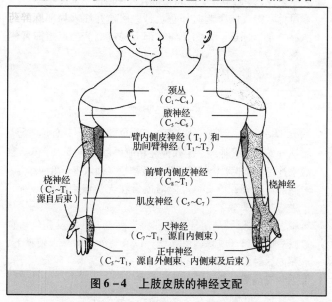

图 6-4　上肢皮肤的神经支配

（引自 Crawford LC，Warren L. Regional Anesthesia In：Pino RM，ed. *Clinical Anesthesia Procedures of the Massachusetts General Hospital*. 9th ed. Philadelphia，PA：Wolters Kluwer；2016；263. ）

指神经阻滞（上肢）

- 解剖：正中神经/尺神经→指总神经（位于手指腹外侧）
- 适应证：手指手术（如外伤、远端截指）
- 注意事项
  - 局部麻醉药：使用单纯局部麻醉药（**不加肾上腺素**）
  - 并发症：血肿、肢端缺血、神经损伤、感染、血管内注射药物
- 操作
  - 手平伸，掌心朝下，从指根部背外侧向前掌部进针
  - 可见掌侧皮肤隆起时停止进针，回抽并注入局部麻醉药 2～3 ml，回退至背侧并注入部分局部麻醉药以阻滞背侧神经
  - 双侧指根部同样操作

下肢神经阻滞

- 腰丛（L_1～L_4）和骶丛（L_4～S_4）神经负责支配下肢（图 6-5）
- 腰丛分支包括股神经、闭孔神经和股外侧皮神经，还包括髂腹下神经、髂腹股沟神经及生殖股神经（列入躯干阻滞部分）
  - 除股神经外，单支神经阻滞通常在无神经刺激仪辅助下进行
  - 腰大肌间隙/腰丛阻滞可阻滞整个腰丛，其并发症包括腹膜后血肿和（或）内脏损伤，以及意外硬膜外、硬膜下、鞘内注射药物导致的并发症
- 骶丛分支包括坐骨神经和股后皮神经
  - 坐骨神经在腘窝上方分为胫神经和腓总神经

- 胫神经发出胫后神经，并发出腓肠内侧皮神经加入腓肠神经
- 腓总神经发出腓浅神经和腓深神经，并发出腓肠外侧皮神经加入腓肠神经

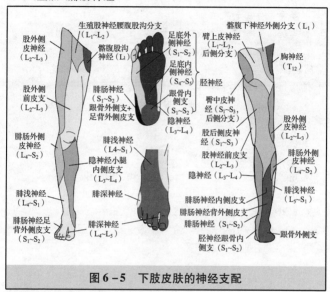

图 6-5　下肢皮肤的神经支配

（引自 Gray H. *Anatomyofthe Human Body*. Philadelphia，PA：Lea&. Febiger；1918.）

- 复合阻滞
  - 可在股神经阻滞位点尝试三合一阻滞，即压住远端向头侧进针，尝试增加局部麻醉药的近端扩散，以求阻滞股神经、股外侧皮神经及闭孔神经，但有时并不能完全阻滞 3 条神经（有效率小于 50%）
  - 唯一可靠的三合一阻滞为腰丛阻滞
  - 腰丛 + 坐骨神经阻滞可完全阻滞整个下肢
  - 膝关节由多个神经［如股神经（前）、闭孔神经（内）、

股外侧皮神经（外）和坐骨神经（后）] 支配→膝关节手术中需要复合阻滞来实现全身麻醉

- ♦ 相对于椎管内麻醉的优势：单侧肢体阻滞，交感神经阻断风险降低（低血压、尿潴留风险降低），避免抗凝治疗的患者发生椎管内血肿
- ♦ 劣势：要实现整个肢体阻滞常需要多部位复合阻滞，必要时或可考虑椎管内阻滞

腰丛阻滞

- 适应证
  - ♦ 涉及大腿前、内、外侧的膝、髋部手术
- 注意事项
  - ♦ 深部阻滞
  - ♦ 存在硬膜外扩散可能
  - ♦ 可致腹膜后血肿，需按美国区域麻醉和疼痛医学学会（American Society of Regional Anesthesia and Pain Medicine, ASRA）椎管内/深部阻滞抗凝指南进行操作
  - ♦ 在髂嵴水平注射局部麻醉药至腰大肌，可阻滞股神经、闭孔神经、股外侧皮神经
  - ♦ 如联合坐骨神经阻滞可阻滞整个下肢
- 重要标志/解剖结构
  - ♦ 中线和髂嵴；嵴间线（双侧髂嵴间连线）
- 超声引导下操作（更先进）
  - ♦ 难度在于目标结构位置较深，同非超声方法一样需要依靠解剖标志
  - ♦ 体位：侧卧位，髋、膝微屈
  - ♦ 使用低频曲阵探头
  - ♦ 在嵴间线头侧识别棘突（spinous process，SP），向外侧扫查定位横突，腰大肌位于横突深面中线旁开 4 cm 左右的位置
  - ♦ 探头可平行或垂直放置，采用平面内或平面外进针技术

　　进针

- ◆ 回抽无误后分次缓慢注入局部麻醉药共 10~20 ml，应加入肾上腺素
- 非超声引导下操作
  - ◆ 侧卧位，髋、膝微屈，保证髌骨可见
  - ◆ 沿腰椎中线画 A 线，沿髂嵴连线画 B 线（嵴间线），AB 两线交点向阻滞侧旁开 4 cm，垂直平面进针
  - ◆ 观察股神经刺激征（髌骨跳动）
  - ◆ 如进针 4~6 cm 遇骨质（横突），向头侧或尾侧微调方向；腘绳肌刺激征提示进针太靠尾侧而刺激了骶丛（坐骨神经）；如进针 8 cm 尚无神经刺激征则须退针重新调整方向

股神经阻滞（图 6-6）

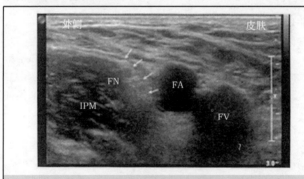

图 6-6　股神经阻滞

FA—股动脉；FV—股静脉；FN—股神经；IPM—髂腰肌。

- 适应证
  - ◆ 股骨、膝关节、大腿前部和膝下内侧腿部手术
- 注意事项
  - ◆ 为腹股沟皱褶处浅部阻滞，如患者肥胖须收紧腹部
  - ◆ 股神经在此水平有 2 个主要分支：前支供应缝匠肌和耻骨

肌；后支较深，位于髂筋膜下并支配股前肌、股四头肌、膝关节、小腿前内侧（隐神经）

- 重要标志/解剖结构
  - ◆ 腹股沟皱褶、股动脉、髂筋膜、阔筋膜
  - ◆ 神经位于动静脉外侧
- 超声引导下操作
  - ◆ 仰卧位
  - ◆ 高频或中频探头
  - ◆ 探头置于腹股沟皱褶处，获取股动脉短轴图像，股神经为股动脉旁高回声结构，位于髂腰肌浅面，上覆髂筋膜
  - ◆ 以平面内或平面外法进针穿过髂筋膜到达股神经附近，分次注射局部麻醉药共 20 ~ 30 ml，观察其扩散至髂筋膜、股动脉深面
- 非超声引导下操作
  - ◆ 仰卧位
  - ◆ 在腹股沟皱褶中触诊股动脉，在皱褶下方动脉外侧 1 cm 微向头侧进针，直至获得股四头肌刺激征
  - ◆ 观察髌骨跳动确保为股四头肌受刺激，如大腿前侧肌肉抽搐但无髌骨跳动（股神经前支支配的缝匠肌受刺激），则向外侧、深部调整进针方向

闭孔神经阻滞

- 适应证
  - ◆ 髋关节和膝关节手术（部分覆盖），涉及大腿内侧/膝关节的切口
  - ◆ 抑制闭孔反射：在经尿道膀胱肿瘤电切术术中大腿突然大力内收可导致膀胱壁穿孔（椎管内麻醉不能消除该反射）
- 注意事项
  - ◆ 闭孔神经分前支和后支；分出关节支至髋关节（前支）和膝关节（后支），支配内收肌群（前支和后支），偶尔支配大腿下内侧/膝关节（前支）皮肤

- ◆ 通常与其他阻滞联合使用实现膝关节镇痛
- ◆ 闭孔深面为膀胱
- 重要标志/解剖结构
  - ◆ 耻骨结节
- 超声引导下操作（不能阻滞支配髋关节的关节支）
  - ◆ 阻滞后支，用于膝关节手术
  - ◆ 仰卧位，腿外旋
  - ◆ 中频或高频探头最佳
  - ◆ 探头与腹股沟皱褶平行向尾侧扫查；识别股动脉内侧的耻骨肌；耻骨肌内侧边界呈"鱼嘴"状，位于内收肌群（由浅至深为长收肌、短收肌、大收肌）上
  - ◆ 神经呈高回声，长收肌和短收肌之间为前支，短收肌和大收肌之间为后支；以平面内或平面外法进针，包绕每根神经注射 5 ~ 10 ml 局部麻醉药即可
- 非超声引导下操作（可用于髋部手术）
  - ◆ 仰卧位，腿外展 30°
  - ◆ 耻骨结节旁开 1.5 cm 并向下 1.5 cm 处进针，向上进针至遇耻骨支，紧贴耻骨支下缘向外侧 45° 缓慢进针 2 ~ 3 cm 至可见内收肌群收缩
  - ◆ 可设置较高初始刺激电流（2 ~ 3 mA）

股外侧皮神经阻滞

- 适应证
  - ◆ 涉及髋部和大腿外侧/前侧切口、植皮手术
- 注意事项
  - ◆ 仅阻滞皮神经
  - ◆ 传统为盲探操作
  - ◆ 可使用较高刺激电流诱发异常感觉
- 重要标志/解剖结构
  - ◆ 髂前上棘（anterior superior iliac spine，ASIS）、阔筋膜
- 超声引导下操作

- ◆ 仰卧位
- ◆ 高频探头
- ◆ 从腹股沟皱褶处开始扫查，确定髂筋膜和阔筋膜；在 ASIS 下内侧浅表结构内扫查阔筋膜深面和缝匠肌浅面高回声结构，在神经周围注射局部麻醉药 5 ~ 10 ml
- ◆ 如未能识别神经，在阔筋膜深面和浅面注射局部麻醉药
- 非超声引导下操作
  - ◆ 仰卧位
  - ◆ ASIS 内、下各 2 cm 处向后进针，寻找阔筋膜"突破"感，阔筋膜深面和浅面注射局部麻醉药 10 ml

收肌管阻滞

- 适应证
  - ◆ 膝关节手术的镇痛
  - ◆ 可充分阻滞隐神经，用于小腿内侧的镇痛
- 注意事项
  - ◆ 在膝关节手术中，镇痛效果相当于股神经阻滞，显著降低股四头肌肌力减弱的概率
  - ◆ 仅阻滞股神经至股四头肌的部分分支；阻滞膝关节分支和隐神经
- 重要标志/解剖结构
  - ◆ 大腿中部、股骨、股动脉、缝匠肌
- 超声引导下操作
  - ◆ 仰卧位，腿部微外旋
  - ◆ 高频或中频探头
  - ◆ 探头置于大腿中部，横断面上识别股骨，向内侧扫查，定位股动脉，向近端追踪股动脉，至其位于缝匠肌下的浅表部位
  - ◆ 神经为股动脉外侧和内侧的高回声结构；当阻滞发生在大腿中段至近端时，隐神经位于股动脉外侧
  - ◆ 以平面内或平面外法进针穿过缝匠肌，回抽无误后分次注

射局部麻醉药共 10 ~ 20 ml，观察其在缝匠肌深面股动脉周围扩散（收肌管内）

坐骨神经阻滞（经典入路、前入路、臀下入路）

- 适应证
  - ◆ 下肢手术
- 注意事项
  - ◆ 阻滞部位深，更具挑战性［需 4 英寸（约 10 cm）或 6 英寸（约 15 cm）穿刺针］
  - ◆ 可在不同水平阻滞
  - ◆ 大腿的后部皮肤并非坐骨神经分支分布范围，但近端坐骨神经阻滞可覆盖（经典入路）；切口涉及大腿后部时有效
- 重要标志/解剖结构
  - ◆ 股骨大转子、髂后上棘（posterior superior iliac spine，PSIS）、骶管裂孔、坐骨结节、ASIS、耻骨结节
- 超声引导下操作（臀下入路）
  - ◆ 侧卧位，髋、膝略屈
  - ◆ 中低频探头，用于更深部的阻滞
  - ◆ 探头放置于大转子与坐骨结节之间，在臀肌下寻找高回声、蜂窝状结构的坐骨神经，向远端追踪神经 4 ~ 7 cm 以获得最佳图像
  - ◆ 以平面内或平面外法进针穿破筋膜，分次注入局部麻醉药共 20 ~ 30 ml，观察其在筋膜层和坐骨神经之间扩散，将神经推向下方
- 非超声引导下操作
  - ◆ 经典入路坐骨神经阻滞：患者取侧卧位，髋、膝略屈；重要解剖标志是 PSIS 和大转子；PSIS 和大转子的连线为 A 线，经 A 线中点向下做垂线 B 线；B 线 4 cm 处垂直平面进针，刺激坐骨神经时出现足的跖屈/背屈或内翻/外翻
  - ◆ 改良坐骨神经阻滞：同经典入路，加入第三线 C 线，C 线为大转子与骶骨裂孔的连线，B 线和 C 线交汇处为进针点

（图6-7）

♦ 前入路坐骨神经阻滞：需要6英寸长的穿刺针；患者取仰卧位；ASIS和耻骨结节的连线为A线，在其内1/3处做垂线B线，通过大转子与A线平行做C线，于B、C线交汇处向后进针，至遇股骨骨质贴其内侧向后进针4~5cm，直至可诱发足的抽搐

♦ 臀下入路坐骨神经阻滞：患者取侧卧位，髋、膝略屈，大转子和坐骨结节的连线为A线，A线中点开始向远端延伸4cm为B线，阻滞针垂直平面进针直至诱发足部抽搐；此法大概率无法阻滞股后侧皮神经

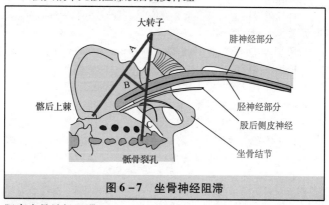

图6-7 坐骨神经阻滞

腘窝坐骨神经阻滞

- 适应证
  - ♦ 膝以下的下肢手术
- 注意事项
  - ♦ 须抬腿暴露腘窝或取俯卧位
  - ♦ 阻滞坐骨神经分为胫神经和腓总神经的分叉点
  - ♦ 联合隐神经阻滞可获得完全的小腿阻滞
- 重要标志/解剖结构
  - ♦ 腘窝皱褶、股二头肌肌腱、半膜肌（semi-membranosus

muscle，SM）和半腱肌（semi – tendinosus muscle，ST）肌腱、腘动脉、股骨

- 超声引导下操作
  - ◆ 俯卧位腿伸展或仰卧位腿微屈曲
  - ◆ 高、中频探头
  - ◆ 横向放置探头于腘窝皱褶，识别腘动脉，寻找其浅表的高回声、蜂窝状结构（胫神经）
  - ◆ 向近端追溯至可见其外侧向内走行的腓总神经，汇合处形状类似花生壳，外有鞘膜包绕
  - ◆ 胫神经与腓总神经之间以平面内或平面外进针技术进针，鞘膜内分次注射局部麻醉药共 20 ~ 30 ml，将胫神经及腓总神经分开

- 非超声引导下操作
  - ◆ 神经刺激仪引导：足的跖屈或内翻（胫神经）
  - ◆ 肌腱间入路：俯卧位；2 英寸（约 5 cm）穿刺针；A 线为腘窝皱褶，从腘窝皱褶沿股二头肌、SM 和 ST 肌腱做 B、C 线各 7 cm，D 线为连接腘窝皱褶近端 B 线及 C 线 7 cm 处的连线。进针点为 D 线中点，由后向前进针；如无神经刺激征，向外调整进针方向
  - ◆ 侧入路：仰卧位腿伸直；4 英寸（约 10 cm）穿刺针；A 线为腘窝皱褶，B 线为股二头肌前缘；B 线近端距腘窝皱褶 7 cm 处穿刺，向内侧进针至遇股骨骨质；退针后向后调整 30°进针，神经通常位于股骨深面 1 ~ 2 cm

隐神经阻滞

- 适应证
  - ◆ 小腿内侧和足部切口
- 注意事项
  - ◆ 皮神经阻滞，通常联合坐骨神经阻滞可用于小腿的完全阻滞
  - ◆ 可在多个水平阻滞，包括收肌管阻滞和内踝阻滞

◆ 对于足部手术，踝关节阻滞最可靠
- 重要标志/解剖结构
  ◆ 缝匠肌、胫骨粗隆、隐静脉
- 超声引导下操作
  ◆ 参见上文"收肌管阻滞"中相关内容（成功率最高）
  ◆ 识别缝匠肌和隐神经有助于经缝匠肌入路阻滞（见下文）
  ◆ 识别大隐静脉有助于采用静脉旁技术（见下文）
- 非超声引导下操作（仰卧位，下肢略外旋）
  ◆ 胫骨粗隆入路：胫骨内踝处向小腿后外侧方向皮下注射局部麻醉药 5 ~ 10 ml
  ◆ 静脉旁技术：利用下肢止血带协助辨认大隐静脉髌下段，静脉周围注射局部麻醉药 5 ~ 10 ml
  ◆ 经缝匠肌或缝匠肌下入路：膝上触诊缝匠肌，髌骨上方进针穿过缝匠肌，利用阻力消失法，有落空感并回抽无误后，注射局部麻醉药 10 ml

踝关节阻滞（图 6 - 8）
- 适应证
  ◆ 足部手术
- 注意事项
  ◆ 2 支深层神经（胫后神经和腓深神经）
  ◆ 3 支浅层神经（腓浅神经、隐神经、腓肠神经）
  ◆ 首先阻断深层神经；浅层神经皮下注射可改变表面解剖结构
- 重要标志/解剖结构
  ◆ 外踝和内踝、踇长伸肌肌腱、跟腱
- 超声引导下操作
  ◆ 用于深层神经
  ◆ 患者取仰卧位，下肢垫物，足部悬空
  ◆ 高频探头
  ◆ 腓深神经：外踝水平或略靠下水平横断面放置探头；识别

足背动脉，在动脉周围组织平面注射局部麻醉药 5 ~ 8 ml，
神经较难识别

- ♦ 胫后神经：内踝水平或略靠下水平横断面放置探头；识别
  胫后动脉，胫后神经通常为动脉后方的蜂窝状结构；向近
  端追溯至内踝上方；以平面内或平面外法进针，在神经周
  围注射局部麻醉药 5 ~ 8 ml

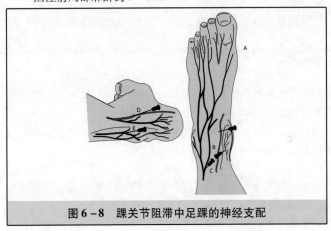

图 6 - 8　踝关节阻滞中足踝的神经支配

A—腓深神经；B—隐神经；C—腓浅神经；D—胫后神经；E—腓肠神
经。图片由 J. Ehernfeld 提供。

- 非超声引导下操作（必须阻滞 5 支神经）
  - ♦ 3 支浅层神经（腓浅神经、隐神经、腓肠神经）阻滞：踝
    关节近端皮下环状注射局部麻醉药 15 ~ 20 ml；从前表面
    （腓浅神经）开始，跨过内踝向内（隐神经），而后向前
    或外侧（腓肠神经）至跟腱逐步阻滞
  - ♦ 腓深神经阻滞：嘱患者伸展踇趾，触诊踝关节近端踇长伸
    肌肌腱；从踇长伸肌肌腱的外侧向胫骨方向进针；退针
    2 mm，注射局部麻醉药 5 ~ 8 ml
  - ♦ 胫后神经阻滞（使用神经刺激仪定位更佳）：触及内踝后

的胫后动脉，于其后侧深面进针，回抽无误后注射局部麻醉药 5 ~ 8 ml；或在跟腱和内踝之间的中点进针至遇骨质，退针 2 mm，回抽无误后注射局部麻醉药

静脉局部麻醉（Bier 阻滞）

- 适应证
  - 肢端不超过 1 ~ 1.5 h 的短小手术（如腕管松解术）
- 设备
  - 双止血带
  - 弹力绷带
  - 在阻滞侧手臂建立一条细输液通路（22 ~ 24G）（阻滞后拔除）
  - 在非阻滞侧手臂建立另一条输液通路（给其他药物用）
  - 0.5% 利多卡因 40 ~ 50 ml
- 操作
  - 抬高阻滞侧手臂，使其高于身体平面，使用弹力绷带排血（远端→近端）
  - 远端止血带充气至高于 100 mmHg（或约 300 mmHg），之后近端止血带同样充气
  - 远端止血带放气
  - 解开绷带，通过细输液通路注射 40 ~ 50 ml 0.5% 利多卡因，然后将输液通路拔除
  - 建议外科医生尽快手术
  - 如出现止血带疼痛，先后将远端止血带充气、近端止血带放气，可延长麻醉时间 20 ~ 30 min，同时告知外科医生抓紧时间
- 并发症/问题
  - 如止血带充气、放气错误或放气过早可致局部麻醉药中毒
  - 如 20 min 内完成手术，须再维持止血带充气 10 min；或放

气 10 s 后充气

♦ 如手术时间延长或阻滞不足，须改为全身麻醉或监护麻醉

躯干外周神经阻滞

肋间神经阻滞

- 适应证
    - ♦ 为肋骨骨折、胸部手术、乳房切除术、上腹部手术提供辅助镇痛
- 解剖
    - ♦ 肋间神经起源于 $T_1 \sim T_{11}$ 的腹侧支
    - ♦ 每个神经发出 5 个分支，包括灰质及白质交通支、背侧皮支、外侧皮支和前皮支
    - ♦ 神经在肋骨下缘与肋间动脉和肋间静脉并行（从上到下为肋间静脉、肋间动脉、肋间神经），沿肋骨下侧延伸
    - ♦ 在竖脊肌外侧肋骨后角处容易阻滞前皮支和外侧皮支
    - ♦ 在腋中线进行阻滞可能无法阻滞外侧皮支
- 操作
    - ♦ 体位：俯卧、侧卧或坐位
    - ♦ 触诊肋骨下缘，在其后角（中线外侧 6 ~ 8 cm）处阻滞；以向头侧 20° 方向进针至肋骨下部，调整进针方向，向下滑过下肋缘；进针 3 mm（可出现筋膜回弹），再注射药物 3 ~ 5 ml
- 并发症
    - ♦ 气胸——患者肺储备受限为相对禁忌证
    - ♦ 局部麻醉药中毒——多平面阻滞者风险增加

腹横肌平面（transversus abdominis plane，TAP）阻滞

- 适应证
    - ♦ 腹壁切口或腹壁疼痛；可阻断皮肤、肌肉和壁腹膜疼痛，对内脏痛无效

- ♦ 中线切口需要双侧阻滞（不超过推荐局部麻醉安全剂量）
- ♦ 单次 TAP 注射药物是否能向上阻滞到 T_{10} 水平尚存在争议，但靠头侧的注射药物点（肋下）有助于提高阻滞平面至 T_7
- 解剖
  - ♦ 前腹壁神经支配源自 T_7 ~ L_1 脊神经［肋间神经（T_7 ~ T_{11}）、肋下神经（T_{12}）、髂腹下神经及髂腹股沟神经（L_1）］
  - ♦ T_7 ~ L_1 的前支在腹内斜肌（internal oblique muscle, IO）和腹横肌（transversus abdominis muscle, TA）之间穿行，而后穿行至腹直肌并终止为前皮支
  - ♦ T_{12} 的前支与髂腹下神经相交通
  - ♦ 髂腹下神经（L_1）在髂嵴附近的 IO 和 TA 之间分为外侧皮支和前皮支，前皮支支配腹下区
  - ♦ 髂腹股沟神经（L_1）支配大腿的上、内侧部分和生殖器部分皮肤
- 操作
  - ♦ 进针穿过腹外斜肌（external oblique muscle, EO）和 IO，在 IO 和 TA 之间的 TAP 注射局部麻醉药
  - ♦ 传统方法/非超声引导下操作：穿刺点为下肋缘与髂嵴之间的 Petit 三角，其前界为 EO，后界为背阔肌，下界为髂嵴；根据穿过 IO 上下两层横筋膜的双重突破感定位
    - ★ 由于穿刺结构靠近腹膜，且操作者需要主观判断双重突破感，如有超声设备，则不推荐用主观判断；使用钝头针可能提高敏感性
  - ♦ 超声引导下操作：患者取仰卧位，将高频探头横向置于患者肋骨下缘与髂嵴之间腋前线位置的侧腹壁上，并识别 3 个不同的肌层（EO、IO 和 TA）
    - ★ 进针（平面内或平面外法）穿过 EO 及 IO，达到 IO、TA 之间，回抽并注入 20 ~ 30 ml 局部麻醉药，注意观察

　　　　局部麻醉药在 TAP 内而非 IO 或 TA 肌层内扩散

　　★ 肋下 TAP 阻滞：是传统方法的改良。将探头置于肋缘下平行位置，然后采用平面内进针技术由外向内进针，在 TAP 内注射 10 ml 局部麻醉药以扩展麻醉平面至脐上水平

- 并发症
  - 局部麻醉药中毒（双侧阻滞）、腹腔注射、血管内注射、肠道血肿、肝内注射、一过性股神经麻痹

胸肌阻滞（Pecs Ⅰ 和 Ⅱ）

- 适应证
  - 通过肋间神经及胸神经阻滞实现前外侧胸壁、乳房、腋窝区域的镇痛
  - 侵入性小，可替代臂丛及椎旁神经阻滞，辅助涉及乳房、腋窝、淋巴结的手术
- 解剖
  - 筋膜间注射；Pecs Ⅰ 在胸大肌和胸小肌间；Pecs Ⅱ 是 Pecs Ⅰ + 在胸小肌和前锯肌之间注射
  - Pecs Ⅰ 阻滞胸外侧神经（$C_5 \sim C_7$）和胸内侧神经（C_8、T_1）
  - Pecs Ⅱ 额外阻滞 $T_2 \sim T_6$ 肋间神经
- 操作
  - 患者仰卧，高频探头置于腋中线并向外下旋转；找到第 3 肋、胸大肌和胸小肌
  - 进针至胸大肌和胸小肌之间，回抽，注射 10 ~ 15 ml 局部麻醉药至胸小肌和前锯肌之间的平面，撤针至胸大肌和胸小肌之间的平面，注射 15 ~ 20 ml 局部麻醉药

胸椎旁神经阻滞（thoracic paravertebral block, PVB）（图6-9）

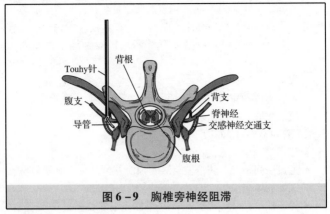

图6-9 胸椎旁神经阻滞

- 解剖
  - 内侧的椎体、后侧的肋横突上韧带和前外侧的壁胸膜围成的三角形间隙即为胸椎旁间隙，其内穿出脊神经的背支、腹支、交通支和交感神经链（腹支延续为肋间神经）
- 适应证
  - 肋骨骨折、胸部手术、乳腺手术的镇痛
  - 乳腺手术或浅表胸壁手术的麻醉
  - 提供单侧脊神经阻滞，避免交感神经阻断
  - 可单点大容量（10~15 ml）给药实现多平面阻滞（相邻上一及下一平面）
  - 可置管实现连续阻滞
- 操作
  - 确认所需阻滞平面，定位相应胸椎棘突，穿刺进入胸膜浅面的椎旁间隙并注射局部麻醉药
  - 传统方法/非超声引导下操作：患者取坐位，定位相应棘突，旁开2.5 cm，垂直向前进针直到遇到横突骨质，通常深度为3~4 cm；注意进针轨迹（太靠内侧容易误入硬膜

外腔或蛛网膜下腔，太靠外侧容易穿破胸膜）

- ♦ 遇到横突后向下进针 1 ~ 1.25 cm，穿破肋横突上韧带时可有"突破"感；落空感（loss of resistance，LOR）可在穿过肋横突上韧带后用于确认到达胸椎旁间隙
- ♦ 超声引导下操作：患者取坐位，高频探头垂直或平行于横突放置，确认胸膜和肋横突上韧带位置，以平面内或平面外法进针穿过位于胸膜浅面的肋横突上韧带；回抽无误后分次注入局部麻醉药共 5 ~ 15 ml
- 并发症
- ♦ 误入硬膜外腔或蛛网膜下腔（高位脊椎麻醉）、交感神经阻滞、气胸

脊椎麻醉/硬膜外麻醉

椎管内解剖（图 6 – 10）

- 脊髓：起自颅底，成人止于 $L_1 \sim L_2$/婴儿止于 L_3 水平
- 硬膜囊：起自颅底，成人止于 S_2 水平/婴儿止于 $S_3 \sim S_4$ 水平
- 解剖标志：肩胛下角（T_7/T_8），髂嵴（L_4 或 L_4/L_5），骶角（S_5）
- 胸椎棘突——向尾侧成角（与椎体相比）
- 腰椎棘突——水平成角
- 脊柱呈 S 形：胸椎后凸于 T_4；腰椎前凸于 L_3
- **正中入路**穿刺组织层次：皮肤→皮下组织→棘上/棘间韧带→黄韧带→硬膜外腔→硬膜→硬膜下腔→蛛网膜→含 CSF 的蛛网膜下腔（=鞘内间隙）
- **旁正中入路**（中线旁开 1 cm 穿刺）：绕过棘上/棘间韧带及棘突，向上跨越椎板；适用于椎间隙狭窄、韧带钙化、胸段硬膜外穿刺（倾角大、距离近且重叠度高）

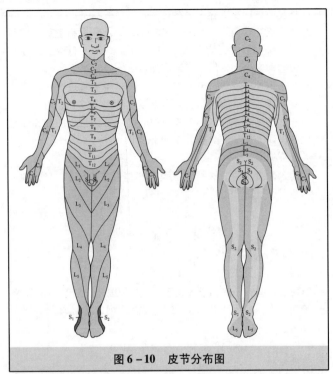

图 6-10　皮节分布图

（引自 Overview and Basic Concepts. In：Moore KL, Dalley AF, Agur AM. *Clinically Oriented Anatomy*. 8th ed. Philadelphia, PA：Wolters Kluwer；2018：51.）

生理效应

- **神经系统**：阻滞交感节前纤维的平面高于感觉神经（脊椎麻醉＞硬膜外麻醉），通常为 2 个皮节，阻滞的程度取决于阻滞高度

- **心血管系统**
  - 交感神经阻滞（脊椎麻醉＞硬膜外麻醉）→血管张力下降

　　　　→低血压、反射性心动过速

- ◆ 高于 T_4 平面心交感神经阻滞（$T_1 \sim T_4$）→反常性心动过缓→心输出量降低、血压下降
- ◆ 大剂量硬膜外局部麻醉药→系统吸收增多→直接心血管抑制效应

- **呼吸系统**
  - ◆ 呛咳反射受抑制，高位阻滞减少辅助呼吸肌（肋间肌、腹肌）参与→肺储备功能受限患者慎用
  - ◆ 吸气功能［除非呼吸中枢水平（$C_3 \sim C_5$）阻滞］、潮气量、每分钟通气量、生理无效腔等不改变
  - ◆ 肺活量下降或不变，补呼气量下降、呼气流速下降

- **消化系统**：交感神经阻滞→胃肠道蠕动亢进（副交感神经无对抗）→恶心、呕吐［可通过治疗低血压（如进行补液、给予血管收缩剂等）预防，如高位胸段阻滞可予阿托品拮抗］

- **泌尿系统**：骶部阻滞→弛缓性膀胱（必要时插导尿管）；肾血流量通常维持不变

- **神经内分泌系统**：充分感觉阻滞可避免手术应激反应（儿茶酚胺、血管升压素、生长激素、肾素、血管紧张素、皮质醇、葡萄糖、促甲状腺激素分泌增加），脐平面以下手术可几乎完全避免应激反应（胸段硬膜外麻醉/镇痛对合并有心脑血管疾病的患者可能存在心血管保护作用）

椎管内麻醉禁忌证

- **绝对禁忌证**［据美国纽约局部麻醉学院（NYSORA）］：患者拒绝、穿刺部位感染、有出血倾向、严重低血容量（未纠正的）、颅内压增高、确诊对酰胺类或酯类局部麻醉药过敏

- **相对禁忌证**（据 NYSORA）：严重的解剖异常、背部手术史、患者不合作、神经系统疾病（多发性硬化）、穿刺部位远端感染、菌血症（考虑预防性使用抗生素）、严重心脏病（主动脉瓣/二尖瓣狭窄）、凝血功能异常（内源性或医源性）、麻醉后（颈、胸段麻醉）患者

ASRA 区域阻滞麻醉与抗凝指南（摘要）	
药物种类	**建议**
抗血小板药	
阿司匹林或其他 NSAID	除有潜在凝血疾病的患者或使用抗凝血药的患者外，无禁忌证
氟吡格雷	穿刺前停用 5 ~ 7 d
噻氯匹定	穿刺前停用 10 d
GP Ⅱb/Ⅲa 抑制剂	血小板功能恢复前避免椎管内麻醉
阿昔单抗	穿刺前停用 24 ~ 48 h
替格瑞洛	穿刺前停用 5 ~ 7 d
普拉格雷	穿刺前停用 7 ~ 10 d
依替巴肽、替罗非班	穿刺前停用 4 ~ 8 h
低分子肝素	
预防量	穿刺前停用 10 ~ 12 h（小剂量；< 1 mg/kg bid 或 < 1.5 mg/kg qd）或 24 h（更大剂量）
治疗量：依诺肝素 1 mg/kg q12 h 或 1.5 mg/kg qd；达肝素 120 U/kg q12 h 或 200 U/kg qd；亭扎肝素 175 U/（kg·d）	每日 2 次以及大剂量每日 1 次用药：不建议进行区域阻滞 如需拔除导管，建议为术后首次给药前 2 h，不早于术后 24 h
	如术后每日 1 次用药，则最后一次给药 10 ~ 12 h 后、下次给药 4 h 前可拔除导管
肝素及其他药物	
肝素	如使用肝素超过 4 d，穿刺及拔除导管前应查血小板计数

续表

| ASRA 区域阻滞麻醉与抗凝指南（摘要） ||
药物种类	建议
皮下注射肝素	每日 2 次用药且每日总剂量 < 10 000 U 者无禁忌，穿刺前停用 4~6 h；每日总剂量 > 10 000 U 的患者穿刺前停药 12 h，如需持续置管则肝素须减量
术中肝素（涉及血管的操作）	穿刺后推迟 1 h 使用肝素，给药后 4 h 且下次给药前 1 h 拔除导管；导管拔除后约 1 h 可再次肝素化
术中完全肝素化（心脏/搭桥手术）	穿刺后 1 h 可完全肝素化（如果采取血补片技术，则推迟手术 24 h）
操作前经静脉使用肝素	穿刺前 4~6 h 停止，并评估凝血状态
华法林	穿刺前 5 d 停止 穿刺前 INR 恢复正常，拔除导管前 INR < 1.5
溶栓治疗（尿激酶、链激酶、阿替普酶、瑞替普酶）	绝对禁忌 至少停药 48 h，直至凝血功能恢复正常（包括纤维蛋白原）
直接凝血酶抑制剂（地西卢定、来匹卢定、比伐芦定、阿加曲班）	避免椎管内操作的证据不足
口服直接凝血酶和 X a 因子抑制剂	证据不足且药物半衰期长，建议避免椎管内操作
达比加群	穿刺前停用 5 d 如无其他出血相关危险因素，可以尽早置管；与 Ccr 相关（Ccr 80 ml/min = 72 h，Ccr 50~79 ml/min = 96 h），Ccr < 30 ml/min 避免操作

续表

| ASRA 区域阻滞麻醉与抗凝指南（摘要） ||
药物种类	建议
利伐沙班	穿刺前停用 3 d
阿哌沙班	穿刺前停用 5 d
磺达肝癸钠	风险未知：避免留置导管（半衰期长：21 h）
中草药	无证据表明穿刺前必须停用；风险未知，注意潜在的药物相互作用
请注意，据最新版指南，以上建议同样适用于神经丛和周围神经阻滞	

注：引自 *Reg Anesth Pain Med* 2018；43：263 – 309.

患者体位

- 最佳体位目标：扩大椎间隙→屈膝使膝盖贴腹部，屈头部使面部贴前胸，肩部舒展
- 坐位：便于辨认中线，如使用重比重麻醉药可产生鞍区麻醉效果
- 侧卧位：适用于不能取坐位的患者→可单侧阻滞（使用轻比重或重比重麻醉药）
- 俯卧折刀位：适用于肛周手术（使用轻比重麻醉药）

椎管内麻醉并发症
常见于脊椎麻醉和硬膜外麻醉

- 背痛
- 瘙痒
- 低血压
- 尿潴留
- 神经损伤
- 感染
- 血肿
- 通气不足

续表

椎管内麻醉并发症

脊椎麻醉其他并发症

- 短暂性神经综合征（TNS）：多见于门诊手术、截石位手术、利多卡因脊椎麻醉；症状表现为下背部、臀部、后大腿延迟疼痛和（或）感觉迟钝（可持续 7 d）
- 马尾综合征：与反复注射高浓度局部麻醉药相关；症状表现为肠/膀胱功能障碍和（或）神经系统损伤；应立即请求神经外科会诊
- 脊椎麻醉后头痛（见下文"硬膜穿破后头痛"）
- 高位脊椎麻醉/全脊椎麻醉：颈椎以上麻醉可致心力衰竭、呼吸暂停、意识丧失；须对症支持治疗，必要时插管

硬膜外麻醉其他并发症

- 硬膜穿破后头痛（postdural puncture headache, PDPH）：意外穿破硬膜，通常为自限性（< 7 d）；治疗为充分补液，可予咖啡因（50 mg）、NSAID、腹带；对于持续性（> 24 h）或难以忍受的 PDPH，可予硬膜外血补丁，有效率 >90%
- 脊髓损伤：可发生于在脊髓结束节段以上穿破硬膜的情况下
- 局部麻醉药中毒：可因全身吸收或局部血管内注射局部麻醉药而发生眩晕、耳鸣、中枢神经系统兴奋、癫痫发作、心搏骤停；以对症支持治疗为主，出现顽固性心搏骤停时考虑使用 20% 脂肪乳剂

脊椎麻醉

- 通过将局部麻醉药注射入鞘内，获得快速、可靠的下半身麻醉效果
    - ◆ 阻滞脊神经及神经根
    - ◆ 通常单次给药，但也可使用连续阻滞导管
- 操作前增加容量（500 ~ 1000 ml 液体）以减轻交感神经阻滞副作用

- 穿刺针
  - 细管径（>24 G）、笔尖式针（Sprotte、Whitacre）可降低 PDPH 风险→通常需要引导针（19 G）穿破浅表组织
  - 粗管径（<22 G）、切割型针（Quincke、Greene）→在困难穿刺中可穿透纤维化、钙化的韧带
- 在 L_2 ~ L_5 椎间隙穿刺（正中或旁正中入路）直到感到硬膜"突破感"或拔出针芯后 CSF 自动流出
- 脊椎麻醉作用时间
  - 取决于用药类型及剂量
  - 加入血管收缩剂（去氧肾上腺素/肾上腺素）可使麻醉时间延长

鞘内局部麻醉药扩散的影响因素	
局部麻醉药比重	相对于 CSF 的局部麻醉药比重；用葡萄糖溶液或灭菌注射用水混合药物可分别获得相对重比重或轻比重的溶液 • 等比重（密度 = CSF）——注射平面阻滞 • 重比重（密度 > CSF）——鞘内局部麻醉药随重力向下扩散 • 轻比重（密度 < CSF）——鞘内局部麻醉药反重力作用向上扩散
患者体位	使用轻比重或重比重局部麻醉药可利用重力协助局部麻醉药扩散
脊柱曲度	T_4 胸椎后凸，患者仰卧时可阻止药物向颈部扩散
其他：剂量、体积、所注射药物的温度、年龄、腹压、妊娠、针斜面方向	
无影响：体重、身高、性别、往返吸注法	

脊椎麻醉中局部麻醉药的作用特点			
局部麻醉药	浓度/%	阻滞时间/min	
		原液	加入血管收缩剂
普鲁卡因	10	30 ~ 50	50 ~ 75
利多卡因	1 ~ 2.5	45 ~ 60	75 ~ 90
甲哌卡因	2	50 ~ 70	80 ~ 120
布比卡因	0.5 ~ 0.75	90 ~ 120	140
丁卡因	0.5	90 ~ 150	180 ~ 300
罗哌卡因	0.5 ~ 0.75	60 ~ 90	80 ~ 120
氯普鲁卡因	2 ~ 3	30 ~ 60	

不同手术的感觉阻滞平面及用药剂量		
感觉阻滞平面	手术类型	局部麻醉药及剂量
T_4（乳头）	上腹部手术、剖宫产术	丁卡因、布比卡因或罗哌卡因（8 ~ 16 mg）
T_6 ~ T_7（剑突）	下腹部手术、阑尾切除术、疝修补术	利多卡因（75 ~ 100 mg）布比卡因或罗哌卡因（10 ~ 14 mg）
T_{10}（脐）	髋部手术、经尿道前列腺切除术、经阴道分娩	利多卡因（50 ~ 75 mg）丁卡因（6 ~ 10 mg）布比卡因或罗哌卡因（8 ~ 12 mg）
L_1（腹股沟韧带）	下肢手术	丁卡因、布比卡因或罗哌卡因（6 mg）
L_2 ~ L_3（膝）	足部手术	丁卡因、布比卡因或罗哌卡因（6 mg）
S_2 ~ S_5	痔切除术	利多卡因（30 ~ 50 mg）

注：引自 Stoelting RK. Miller RD. *Basics of Anesthesia*. 5th ed. New York, NY：Churchill Livingstone；2006.

连续蛛网膜下腔麻醉（continuous spinal anesthesia，CSA）

- 可滴定的脊椎麻醉：综合了单次脊椎麻醉（快速起效）和硬膜外麻醉（连续给药）的优点（术中可根据患者反应调节阻滞的水平和作用时间）
- 连续麻醉可使用小剂量局部麻醉药
- 适用于患严重系统性疾病（如严重主动脉瓣/二尖瓣狭窄）的患者
- 操作方法同单次硬膜外麻醉，但特意穿破硬膜并将硬膜外导管置入鞘内（使用细管径导管，通常使用 22 G 导管以降低 PDPH 风险，< 24 G 微导管已撤市）
- 关于马尾综合征风险增加存在争议（大多数与使用微导管同时使用轻比重利多卡因相关）
- 通过回抽出 CSF 确认鞘内置管后，注入常规剂量的麻醉药
- 明确标记导管为鞘内导管，以避免错误给药
- 连续给药可通过间断单次给药滴定或小剂量持续泵入进行
- 鞘内导管通常不保留至术后

硬膜外麻醉

- 麻醉起效较慢，使用更大剂量的药物（约 10 倍于脊椎麻醉的剂量）注射于硬膜外腔，可控制分节段麻醉
- 常采用硬膜外置管连续麻醉，可选择特定目标节段麻醉（与脊椎麻醉不同）
  - 胸段硬膜外麻醉：胸部、上腹部手术
  - 腰段硬膜外麻醉：分娩镇痛，下腹部、盆腔、下肢手术

硬膜外腔的识别	
阻力消失法	• 将硬膜外针固定于韧带上 • 接低阻力注射器（充满空气/生理盐水） • 缓慢进针同时向注射器施加恒定/间歇压力

续表

硬膜外腔的识别	
阻力消失法	• 当针尖穿过黄韧带（到达硬膜外腔）时，活塞将很容易被推进（即阻力消失）
悬滴法	• 硬膜外针接头处滴一滴液体（到达黄韧带时） • 推进针直到液体被吸入（表示到达硬膜外腔）

- 验证导管位置和硬膜外腔
  - ◆ 将硬膜外导管置入硬膜外腔 3~5 cm
  - ◆ 导管远端回抽，排除误入血管内或鞘内的情况（观察有无血液/CSF）
  - ◆ 予硬膜外导管试验剂量（1.5% 利多卡因 3 ml，加入 1:200 000 肾上腺素）→观察是否误入鞘内（全脊椎麻醉）或血管内（有心动过速、耳鸣）
- 药物
  - ◆ 手术麻醉：高浓度局部麻醉药（2% 利多卡因、0.5% 布比卡因）
  - ◆ 术后/分娩镇痛：低浓度局部麻醉药 + 阿片类药物（0.1% 布比卡因 + 0.005% 芬太尼），联合用药有协同作用，并能减少副作用，如运动障碍、瘙痒症等
  - ◆ 加入佐剂（可乐定、肾上腺素、去氧肾上腺素）可以延长作用时间

硬膜外麻醉的局部麻醉药特征				
局部麻醉药	浓度/%	起效时间/min	作用时间/min	作用时间（加入肾上腺素）/min
普鲁卡因	2~3	3~10	30~90	60~90
利多卡因	1~2	5~15	60~120	90~180
布比卡因	0.25~0.5	10~20	120~240	150~240
罗哌卡因	0.2~0.5	10~20	120~240	150~200

注：引自 Stoelting RK，Miller RD. *Basics of Anesthesia*. 5th ed. New York，NY：Churchill Livingstone：2006.

- 硬膜外麻醉效果的影响因素
  - 药量、血管收缩剂、注射部位、是否为产妇
  - 碳酸氢钠可以缩短起效时间（非解离局部麻醉药增多→更容易扩散）：每 10 ml 利多卡因/普鲁卡因加入 1 mEq；每 10 ml 布比卡因加入 0.1 mEq（避免沉淀）
  - 与患者体位无关（不同于脊椎麻醉）
- 管理
  - 可连续给药、单次给药或使用患者自控硬膜外镇痛（patient-controlled epidural analgesia，PCEA）技术
  - 连续输注速率取决于患者特殊性及配置溶液的类型（连续输注速率通常为 4~10 ml/h，间隔 5~15 min 予单次剂量）
- 硬膜外麻醉的疑难情况处理
  - 单侧阻滞——再行单次给药，回退或更换导管
  - 部分阻滞——评估有无硬膜下阻滞可能，必要时更换导管
  - 无法置入导管——阻力消失法确认硬膜外腔，进针 1 mm 后再尝试置入
  - 无法拔出导管——改变患者体位（屈曲、伸展、旋转脊柱），然后再小心尝试拔除导管，绝不要用力过大

硬膜外麻醉的阿片类药物剂量			
药物	剂量/mg	起效时间/min	作用时间/h
阿芬太尼	2	5	1
舒芬太尼	0.005~0.010	3~5	2~4
芬太尼	0.05~0.10	5~20	3~5
美沙酮	5~8	10~20	6~8
氢吗啡酮	1	15~20	7~15
哌替啶	30~100	5~10	4~20
吗啡	3~5	30~60	12~24

腰 – 硬联合阻滞

- 优点
    - ♦ 既能快速起效（脊椎麻醉），又能提供持续阻滞（硬膜外麻醉）
- 设备
    - ♦ 含特制 Tuohy 针的硬膜外麻醉包（后有针孔可置入脊椎麻醉针），或使用带有相应型号脊椎麻醉针的常规 Tuohy 针
- 脊椎麻醉的药物剂量
    - ♦ 手术麻醉：正常剂量
    - ♦ 分娩镇痛：小剂量阿片类药物 + 局部麻醉药（芬太尼 25 μg + 布比卡因 2.5 mg）
- 操作技巧
    - ♦ 置管技巧同硬膜外置管
    - ♦ 以硬膜外针为通道将脊椎麻醉针穿过硬膜（确定硬膜外腔后）
    - ♦ 见 CSF 流出，即注射药物，拔除脊椎麻醉针后，行硬膜外导管置入
- 缺点
    - ♦ 无法通过硬膜外导管进行试验剂量判断（无法保证脊椎麻醉剂量失效后硬膜外麻醉能提供持续阻滞）
    - ♦ 瘙痒、呼吸抑制或一过性胎儿心动过缓发生率轻度增高

骶管阻滞

- 在硬膜囊结束的骶部进行硬膜外麻醉
- 适应证
    - ♦ 常用于儿童腹部浅表、会阴或骶部手术的麻醉
    - ♦ 可用于第 2 产程镇痛、成人会阴或骶部手术麻醉
    - ♦ 由于成人解剖标志难以定位，操作较为困难

- 解剖结构
  - ◆ 骶管裂孔——位于 S_5 水平的骶管开口（骶角为入口）
  - ◆ 骶尾部膜——相当于黄韧带（位于骶管裂孔入口，成人常见钙化）
- 体位：侧卧或俯卧位
- 操作技巧
  - ◆ 在骶角处 45°方向进针直至阻力降低（即穿破骶尾部膜）
  - ◆ 调整方向与骶骨平行，再进针 1~1.5 cm
  - ◆ 做回抽试验，无血液/CSF 则注入试验剂量
  - ◆ 可继续置入导管（同硬膜外置管）
- 药物
  - ◆ 儿童剂量：0.5~1 ml/kg 的 0.125%~0.25% 布比卡因，联合或不联合肾上腺素
  - ◆ 成人剂量：15~20 ml 局部麻醉药

第7章 床旁即时超声

Jimin Kim、Jason Bouhenguel

床旁即时超声（point - of - care ultrasound，POCUS）

- POCUS 已日渐成为危重症患者围手术期评估得力的诊断和监测工具

目标导向心脏超声

- 作为体格检查的辅助手段，可在某些临床情境中识别特定体征，以缩小潜在诊断范围（*J Am Soc Echocardiogr* 2013；26：567 - 581）
- 探头选择：常用线阵探头
- 患者体位：常在仰卧位进行评估，稍左侧卧位（心脏向前），左臂抬高到头部上方或后方（打开肋间隙）
- 基本视图
  - 胸骨旁长轴
  - 胸骨旁短轴
  - 心尖四腔心
  - 剑突下切面（2 个视图）：剑突下四腔心，剑突下下腔静脉

胸骨旁长轴（图 7 - 1）

- 换能器位置：胸骨左缘第 3 或第 4 肋间隙；指示标记朝向患者右肩（11 点钟位置）
- 评估：左心室大小和功能、左心室流出道、二尖瓣、主动脉瓣、左心房大小、右心室大小、主动脉夹层、心包积液、左侧胸腔积液

胸骨旁短轴（图 7 - 2）

- 换能器位置：胸骨左缘第 3 或第 4 肋间隙；指示标记朝向患者左肩（2 点钟方向）；从胸骨旁长轴视图顺时针旋转探头

90°，可到此切面

- 评估：左心室大小和功能，右心室大小和功能，心包积液；倾斜探头可观察主动脉瓣、二尖瓣、乳头肌和心尖

心尖四腔心（图 7-3）

- 换能器位置：锁骨中线第 4 或第 5 肋间隙或心尖搏动点；指示标记朝向患者左侧（3 点钟方向）
- 评估：整体评估，左心室大小和功能，右心室大小和功能，二尖瓣，三尖瓣，左心房大小，右心房大小，心包积液

剑突下切面

- **剑突下四腔心（图 7-4）**
  - ♦ 换能器位置：腹部剑突下区域，前正中线略向右；放平换能器并向下压；指示标记朝向患者左侧（3 点钟方向）
  - ♦ 评估：整体评估，左心室大小和功能，右心室大小和功能，二尖瓣，三尖瓣，左心房大小，右心房大小，心包积液；也可用于监测心脏运动

- **剑突下下腔静脉（图 7-5）**
  - ♦ 换能器位置：腹部剑突下区域；放平换能器并向下压；指示标记朝向患者头部（12 点钟方向）；从剑突下四腔心视图逆时针旋转探头 90°，可获得此切面
  - ♦ 评估：下腔静脉宽度和变异度（下腔静脉宽度随呼吸的变化，使用 M 型超声）

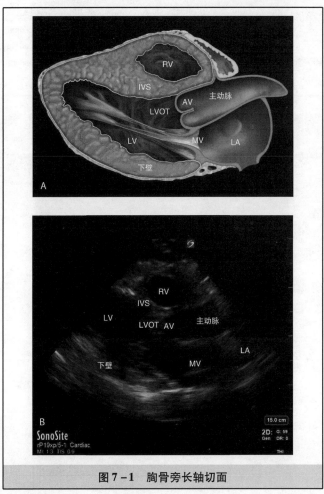

图 7−1　胸骨旁长轴切面

AV—主动脉瓣；IVS—室间隔；LA—左心房；LV—左心室；LVOT—左心室流出道；MV—二尖瓣；RV—右心室。

[引自 Patrick J. Lynch；illustrator；C. Carl Jaffe；MD；cardiologist Yale University Center for Advanced Instructional Media. Medical Illustrations by Patrick Lynch（http：//patricklynch．net），generated for multimedia teaching projects by the Yale University School of Medicine，Center for Advanced Instructional Media，1987—2000. Creative Commons Attribution 2. 5 License 2006.］

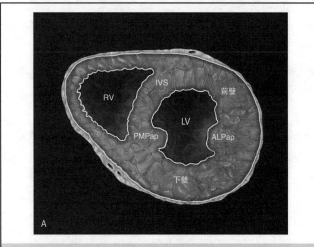

图 7 - 2　胸骨旁短轴切面

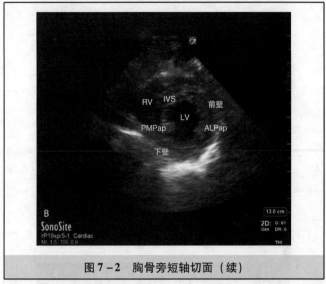

图 7 – 2　胸骨旁短轴切面（续）

ALPap—前外侧乳头肌；IVS—室间隔；LV—左心室；PMPap—后内侧乳头肌；RV—右心室。

[引自 Patrick J. Lynch；illustrator；C. Carl Jaffe；MD；cardiologist Yale University Center for Advanced Instructional Media. Medical Illustrations by Patrick Lynch（http：//patricklynch. net），generated for multimedia teaching projects by the Yale University School of Medicine, Center for Advanced Instructional Media, 1987—2000. Creative Commons Attribution 2. 5 License 2006.]

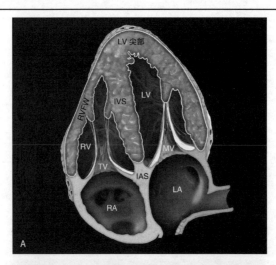

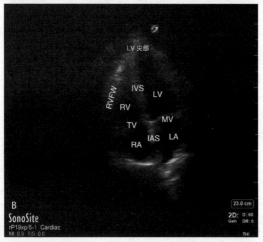

图 7-3 心尖四腔心切面

IAS—房间隔；IVS—室间隔；LA—左心房；LV—左心室；MV—二尖瓣；RA—右心房；RV—右心室；RVFW—右心室游离壁；TV—三尖瓣。

[引自 Patrick J. Lynch；illustrator；C. Carl Jaffe；MD；cardiologist Yale University Center for Advanced Instructional Media. Medical Illustrations by Patrick Lynch（http：//patricklynch. net），generated for multimedia teaching projects by the Yale University School of Medicine，Center for Advanced Instructional Media，1987—2000. Creative Commons Attribution 2. 5 License 2006.]

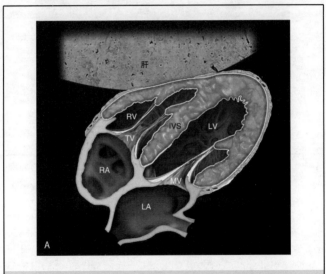

图 7-4　剑突下四腔心切面

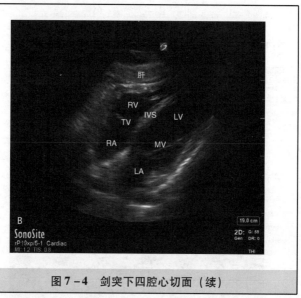

图 7-4 剑突下四腔心切面（续）

IVS—室间隔；LA—左心房；LV—左心室；MV—二尖瓣；RA—右心房；RV—右心室；TV—三尖瓣。

[引自 Patrick J. Lynch；illustrator；C. Carl Jaffe；MD；cardiologist Yale University Center for Advanced Instructional Media. Medical Illustrations by Patrick Lynch（http：//patricklynch. net），generated for multimedia teaching projects by the Yale University School of Medicine, Center for Advanced Instructional Media, 1987—2000. Creative Commons Attribution 2. 5 License 2006.]

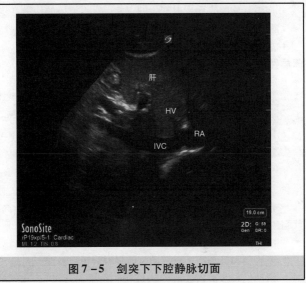

图 7 - 5　剑突下下腔静脉切面

HV—肝静脉；IVC—下腔静脉；RA—右心房。

肺部超声

- 用于检查多种肺部病理性改变
- 肺部超声通常依赖于对伪影（超声信号的混响）的解释
- 软组织和充气肺泡的声阻抗差异较大，导致肺部超声具有局限性；超声能量在胸膜界面被强烈反射
- 患者体位：通常采用平卧或半卧位
- 探头：探头的选择和位置可因评估的关注点不同而不同
  - 线阵探头：前胸；评估气胸、肺水肿
  - 相控阵探头：胸部后外侧；评估胸腔积液

超声伪影（及病理改变）分析

- A 线

◆ 声波从胸膜表面反射产生的正常、水平方向的伪影

◆ 只要胸膜 – 气体界面存在即可产生（例如正常肺或气胸）

◆ A 线从胸膜开始，延伸到图像底部

间质性病变或肺泡疾病（如肺水肿、肺实变、肺挫伤）

● B 线

◆ 垂直方向上的混响伪影产生高回声线（"彗星尾"），从胸膜线开始向下延伸到图像底部

◆ B 线通常不是固定的，随肺组织滑动而移动，此时 A 线消失

◆ 代表组织密度增加（肺间质增厚或肺间质水肿）

◆ 局限于胸部 1 个区域的 B 线提示实变（例如肺炎、肺挫伤），双侧肺多个区域的 B 线可能提示肺水肿

气胸

● 肺滑动

◆ 壁胸膜和脏胸膜相对滑动是呼吸时的正常表现

◆ 滑动伪影常被描述成"蚂蚁在一条线上行进"；如无肺滑动，则表现为一条静止的直线

◆ 在 M 型超声（显示单个垂直线上的超声图像随时间的改变）模式下，正常的肺滑动会产生"沙滩征"，肺无滑动则会出现"条码征"，如图 7 – 6 所示

◆ 肺滑动的存在可排除该处气胸的可能

◆ 没有肺滑动并不一定意味着气胸，也可能由其他病变（如肺实变、肺不张、主支气管插管或阻塞、呼吸暂停、急性呼吸窘迫综合征）引起

◆ 超声检测气胸：敏感度 86% ~ 98%、特异度 97% ~ 100%（创伤时）；敏感度 95.3%、特异度 91.1%（ICU）

● 肺点

◆ 气胸边界上正常肺滑动和无滑动之间的界点

◆ 高度特异（100%，肺点可指示气胸），但敏感度欠佳（67%）

- 肺搏动征
    - 在 M 型超声模式下,心脏收缩产生的周期性胸内压变化导致的小垂直伪声影,与心动周期同步,传播到整个肺实质
    - 存在肺搏动征可排除气胸(提示肺实质的存在)

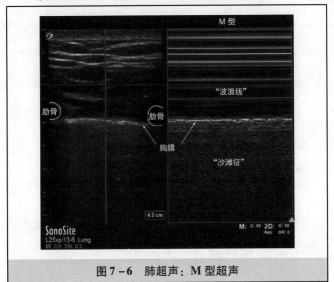

图 7-6　肺超声:M 型超声

胸腔积液

- 患者体位:最好坐直或取半卧位(胸腔积液通常集中在胸腔最底部);如果仰卧,扫描时同侧手臂内收,越过胸部到对侧
- 探头和换能器位置:相控阵探头;沿胸部后外侧下肋缘,指示标记朝向患者头部(12 点钟方向)
- 通过识别肝脏(右)或脾脏(左)、肾和脊柱(以肝脏/脾脏为声窗)来定位;扫描头侧以识别运动的膈肌;肺从脊柱不可见处开始(由于充气的肺导致传导不佳)
- 存在胸腔积液或血胸的情况下,从肝脏/膈肌头侧仍可看到

胸椎（胸腔内液体改善超声波传导），这就是所谓的"脊柱征"

- 大量积液在腋中线水平即可见，而少量积液通常只在后侧可见

创伤的超声重点评估
（focused assessment with sonography in trauma，FAST）

- 4 个视图：评估心包和 3 个潜在腹膜腔隙的病理性积液（游离液体提示腹膜、心包和胸膜腔损伤）
- 一次性提供患者病情的即时影像；如果患者处于临床失代偿期，可重复检查以反复评估病情
- 探头选择：相控阵探头或曲阵探头（腹部）
- 患者体位：仰卧位
- 传统 FAST 视图
  - RUQ 视图（肝周、Morison 陷凹或右胁视图）
    - ★ 评估肝、肝肾间隙（Morison 陷凹）、右胸膜间隙、右肾下极、右结肠旁沟
    - ★ 探头位置：第 7~10 肋间隙，腋中线前方；指示标记朝向患者头部（12 点钟方向）
  - LUQ 视图（脾周围或左胁视图）
    - ★ 评估脾脏、脾肾隐窝、膈肌、左胸膜间隙、左肾下极、左结肠旁沟
    - ★ 探头位置：第 7~10 肋间隙，腋后线（患者仰卧时操作者将指关节压到床上）；指示标记朝向患者头部（12 点钟方向）
  - 盆腔视图（膀胱后、子宫后或直肠子宫陷凹视图）
    - ★ 评估腹膜最低处，最常在膀胱和子宫的后方或上方
    - ★ 充满液体的膀胱有助于评估盆腔积液
    - ★ 探头位置：耻骨联合上方中线，倾斜探头尾端进入骨盆

扫描；指示标记朝向患者右侧（9 点钟方向）为耻骨上横向视图，指向患者头部（12 点钟方向）为耻骨上纵向视图

- ♦ 心包视图：传统的剑突下四腔心视图
- eFAST（扩展的 FAST）检查：传统 FAST 检查 + 气胸评估

超声引导下的血管评估

- 超声引导减少了尝试穿刺的次数（即提高成功率），缩短了静脉置管的时间，并减少了与导管置入相关的并发症

适应证

- 静脉的识别和评估（静脉直径、通畅性，选择合适尺寸的导管），中心静脉导管置入，外周静脉导管置入（如经外周静脉置入中心静脉导管），困难的外周静脉穿刺（如肥胖患者、儿童等），导管尖端指向的评估（评估导管尖端的正确方向），穿刺相关并发症（如局部血肿、气胸）的评估
- 探针选择：高频线阵探头

超声视图

- 横切面（短轴，"平面外"静脉置管方法）：探头与静脉走行成 90°角
  - ♦ 对静脉识别和定位有用，可在置管期间区分邻近的动脉
- 纵切面（长轴，"平面内"静脉置管方法）：识别横切面，然后旋转探头 90°，使长轴与静脉的走行平行
  - ♦ 有助于评估瓣膜的存在、静脉的形态
  - ♦ 在进针过程中保持以血管为中心以及调整穿刺针的走行路径可能在技术上稍有难度
- 中心静脉导管置入
  - ♦ 超声引导下放置中心静脉导管已成为标准方法
  - ♦ 熟悉适用于各医疗机构的指南

气道超声（图7-7）

- 可用于困难气道的评估和预测，预计气管导管大小，为气道相关神经阻滞做准备，引导经皮气管切开术
- 也用于确认及调整气管导管的位置

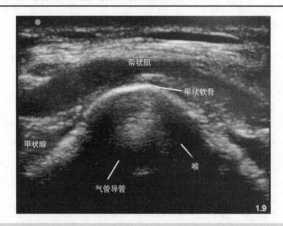

带状肌

甲状软骨

甲状腺

喉

气管导管

1.9

图7-7 气管插管患者的下喉部短轴视图

第8章 围手术期监护

Francis X. Dillon

脉搏血氧饱和度监测

- **原理**：还原血红蛋白（Hb）和氧合血红蛋白（HbO_2）对两种不同波长的光吸收率不同。利用动脉血流搏动而静脉血流不搏动的特点，可以计算出动脉血氧饱和度
- **氧合血红蛋白解离曲线**：血红蛋白氧饱和度与氧分压有关（图8-1）
  - ◆ 氧解离曲线右移：外周氧解离增加
    - ★ 原因包括：温度升高，酸中毒，H^+增多或pH下降（波尔效应），CO_2升高，2,3-二磷酸甘油酸（2,3-DPG）升高，成人型血红蛋白，三焦磷酸肌醇（ITPP，一种试验性用药）
  - ◆ 氧解离曲线左移：氧合血红蛋白亲和性升高，氧解离受抑制
    - ★ 原因包括：温度下降，碱中毒，H^+减少或pH升高（波尔效应），CO_2下降，2,3-DPG下降，胎儿型血红蛋白，一氧化碳，高铁血红蛋白症［可由苯胺染料、亚硝酸盐、硝酸盐、一氧化氮、磺胺类药物、氨苯砜、非那西丁、非那吡啶、硝普盐、苯佐卡因、丙胺卡因、利丙双卡因乳膏（表面麻醉药）导致，可通过高铁血红蛋白还原酶（生理性）或亚甲基蓝（药物性）逆转］

脉搏血氧饱和度曲线相关信息
- 搏动波形与心率匹配
- 重搏波切迹 = 主动脉瓣闭合（在寒冷、动脉粥样硬化、使用血管加压药的情况下可能会减弱）
- 低血容量状态下峰高随呼吸变化
- SpO_2 90% = PaO_2 60 mmHg，SpO_2 98% = PaO_2 90 mmHg

（当 $SpO_2 < 90\%$ 时读数不准确）

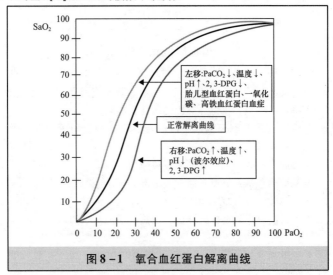

图 8-1 氧合血红蛋白解离曲线

脉搏血氧饱和度监测的指征

- 行内镜操作、电休克治疗或经食管超声心动图（TEE）检查时镇静
- 减停低流量氧气/呼吸机支持时
- 全身麻醉或麻醉后恢复室（PACU）停留期间监测
- 使用阿片类药物神经阻滞后的监测
- 阻塞性睡眠呼吸暂停（obstructive sleep apnea，OSA）患者行睡眠监测计算呼吸暂停低通气指数（AHI）时
- OSA 患者术后返回病房观察时
- 肺动脉高压或慢性心力衰竭患者转运途中监测

使用脉搏血氧饱和度监测的风险	
风险	危险因素
手指或耳部坏死	低体温　固定过紧
	缺血　水肿
	心输出量下降　长时间监测
	使用血管加压药　未成年人
	接地故障/电气故障　早产儿
	MRI 导致的电流　脓毒症

脉搏血氧饱和度监测的干扰因素及相应处理		
干扰因素	SpO_2 示数	处理方法/备注
低灌注（低体温、使用血管加压药、动脉硬化）	偏低	需要恢复灌注及血流搏动；可被动保温（不建议主动加温，可能造成烫伤）
体动	偏低/无法读数	将探头从手指转移到耳朵
指甲油	偏低	洗掉指甲油，或将探头旋转90°；黑色、紫色、蓝色指甲油的影响最大
血管加压药	偏低	考虑使用多巴酚丁胺（增加末梢灌注），或行掌骨间阻滞
碳氧血红蛋白（一氧化碳暴露）	偏高	增加吸入氧浓度；高压氧；使用橙色一氧化碳测氧仪
高铁血红蛋白血症（苯佐卡因等，见上文）	偏低	给予亚甲基蓝
血红蛋白病	偏低	支持治疗；输血

续表

脉搏血氧饱和度监测的干扰因素及相应处理		
干扰因素	SpO$_2$ 示数	处理方法/备注
贫血（重度）	偏高	考虑输血；贫血患者即使 SpO$_2$ 100% 也可能存在显著的氧输送下降；需要氧疗
酸中毒	偏低	纠正；此时氧合血红蛋白解离曲线右移
碱中毒	偏低	纠正；此时氧合血红蛋白解离曲线左移
体外循环心肺转流术	偏低/无法读数	体外循环结束后恢复血流搏动

无创分光光度法血红蛋白监测
（如 MASIMO® RADICAL – 7®）

- 原理：脉搏一氧化碳测氧仪使用不同波长的发光二极管（light – emitting diode，LED）光照射动脉床，利用不同血红蛋白的衰减系数不同来测量 Hb。可测量 SpO$_2$、无创总血红蛋白（SpHb）、高铁血红蛋白（metHb）、碳氧血红蛋白（COHb）、脉氧灌注变异指数（PVI）及 O$_2$ 含量。据此测量的结果与实验室检查强相关（Pearson 相关系数 $r = 0.72$，Bland – Altman 一致性检验：$0.1 +/- 1.5$ SD）。无创测量可能会轻度高估血红蛋白水平

- 一项前瞻性随机对照试验（RCT）表明，SpHb 监测可将输血比例从 4.5% 降低至 0.6%（降低 90%）。

- 一项前瞻性队列研究表明，SpHb 监测使输血量减少了 47%，多单位输血量减低了 56%，同时使红细胞输注加快了 9 min

- 与床旁血红蛋白检测（HemoCue®）相比，SpHb 轻度低估了

血红蛋白含量

近红外大脑皮层分光光度监测
（如 MEDTRONIC INVOS™、CASMED FORE – SIGHT ELITE®、MASIMO – O3®）

- 原理：Hb、HbO_2 和氧化的细胞色素氧化酶吸收光谱不同。在不同波长的近红外光照射下，Hb/HbO_2 比例和氧化型脑细胞色素氧化酶含量不同的组织呈现不同的衰减模式
- 对脑组织氧合的实时监测深度可达 2.5 cm
- 测量的局部组织氧饱和度 （regional tissue oxygen saturation，rSO_2） 与颈静脉球血氧饱和度、动脉血氧饱和度有较好的相关性 （Pearson 相关系数 $r = 0.90$）
- 一项研究表明，在心脏手术中通过 rSO_2 监测指导治疗性干预有助于维持 rSO_2，与术后神经认知功能改善有关

无创血压监测
（振荡示波描记血压测量法）

- 原理：袖带气囊围绕肢体充气，传感器读取收缩期搏动的振荡
- 升高充气压力超过收缩压，然后进行放气直到搏动出现
- 振荡幅度最大时的压力为收缩压，振荡幅度最小时的压力为舒张压
- 波形由软件进行分析而并不显示 （每种装置都有各自的算法）

无创血压监测的干扰因素

- 体动、肥胖、低灌注、低血压、极度高血压、心动过缓
- 袖带大小不合适：袖带过小可能导致血压读数偏高
- 脉律不齐：心房颤动、室性期前收缩、双峰脉 （肥厚型心肌病）、交替脉 （心包积液）、奇脉 （心脏压塞）、细迟脉 （主

动脉瓣狭窄）

并发症

- 皮肤坏死、软组织损伤、静脉炎、神经（腓神经、桡神经）损伤、骨筋膜室综合征（肱二头肌）、瘀点、瘀斑、静脉通路渗出/堵塞、影响脉搏血氧饱和度监测

无创连续血压、每搏量 (stroke volume，SV)、每搏量变异度 (stroke volume variation，SVV)、外周血管阻力 (SVR)、心输出量监测 (Edwards Clear Sight™)

- 原理：气囊围绕手指充气，传感器位于心脏水平。采用反向搏动的"容量钳"法保持手指血管等容状态。采样频率为 1 kHz，使用电子信号处理 (digital signal processing，DSP) 频率保障敏感性和准确性
- 与间断无创血压测量（见上文）、有创连续动脉血压监测对比验证有效。准确性不及热稀释法或 TEE（偏差 30%）
- 与传统方法相比，多项研究显示偏倚范围为 –1 ~ +4.5 mmHg (5 ~ 10 mmHg ± SD)
- 波形由软件分析并实时显示

无创连续血压监测的潜在干扰因素

- 体动、肥胖、低灌注、低血压、极度高血压、心动过缓
- 指套不合适或过紧
- 脉律不齐：心房颤动、室性期前收缩、双峰脉（肥厚型心肌病）、交替脉（心包积液）、奇脉（心脏压塞）、细迟脉（主动脉瓣狭窄）

并发症

- 因设备出现的患者损伤非常罕见，更有可能因为对心输出量估计过高或不准确的 SV、SVV、SVR 读数造成液体输注不当

或正性肌力药物治疗不当而引起并发症

体温监测

- 原理：热敏电阻量化温度（电阻与温度成反比）

术中体温丢失的原因	
麻醉因素	下丘脑体温调定点下降（34.5 ℃左右） 产热减少（麻醉状态下代谢减慢） 肌肉松弛后产热减少 机械通气导致热量及水分流失
手术室热量丢失	对流、辐射、蒸发导致体温丢失 传导导致体温丢失（如患者接触湿冷的表面） 体腔脏器（如腹膜、膀胱等）冲洗

体温过高相关并发症
- 药物代谢加快，更难预测药物清除率
- 细胞及代谢异常（高碳酸血症、酸中毒）
- 相较低体温，温度较高时中枢神经系统更容易受损

体温过低（低于 36 ℃）相关并发症
- 住院时间↑、伤口感染、凝血异常、寒战、心律失常、心脏事件、术中失血、异体输血需求、去甲肾上腺素↑、患者不适、PACU 停留时间↑

干扰因素
- 与探头放置位置有关（核心体温与外周体温）

风险
- 组织损伤（来自探头放置方式）、感染、电击（来自接地装置）

放置
- 核心温度（食管、肺动脉）比体表温度（直肠、腋下）更有意义

恶性高热
- 体温在 15 min 内升高 0.5 ℃需要提高警惕，$ETCO_2$ 也可见增加

- 早期使用丹曲林是唯一有效的治疗手段

有创动脉血压（arterial blood pressure，ABP）监测

- 原理：循环系统 – 动脉内导管 – 液体探头电机械换能系统的特征频率 $f_0 = (1/2\pi)(\pi r^2 E/\rho L)^{1/2}$（理想 $f_0 = 25 \sim 40$ Hz）
- 建模公式各有不同，包含固有频率和阻尼系数（damping factor，DF）
  - ◆ $DF = -\ln\{\beta/[\pi^2 + (\ln\beta)^2]^{1/2}\}$，$\beta = A_1/A_2$（高压冲洗动脉导管后连续峰值比例）
  - ◆ $DF < 0.4$ 表示阻尼过低，出现振铃波形，收缩压估计值过高
  - ◆ $DF = 0.4 \sim 0.7$ 表示精确度理想；$DF = 0.7 \sim 1.0$ 表示阻尼过高，敏感性低，精确度下降
  - ◆ $DF > 1$ 表示阻尼极度升高，无法获得高频波形信息（例如重搏波切迹消失）
- 管路短、硬度大、黏滞度↓：可导致阻力↓，f_0↑，振铃过冲
- 从主动脉到桡动脉的动脉波形存在轻微变化：平均动脉压（MAP）↓，舒张压（DBP）↓，收缩压（SBP）↑（若未使用血管加压药）。通常，股动脉置管比桡动脉置管能更好地传导所有压力值。如果使用了血管加压药，股动脉 – 桡动脉收缩压差可达 30 mmHg。如果使用血管加压药，无创连续血压可能比桡动脉血压更加准确
- 动脉传导系统力学特点（理想系统的频率响应 > 25 Hz）
  - ◆ 通常使用充满不可压缩液体（盐水）的较短硬质管路（降低阻尼效应）
  - ◆ 石英压敏电阻附着在膜片上，电阻随管路微小张力变化而改变
  - ◆ 惠斯通电桥可放大电阻变化，并能够精确校准
  - ◆ f_0 较高的电机械换能系统敏感性更高（尤其是心率较快时）
  - ◆ 高密度液体会降低系统 f_0 →准确性↓、敏感性↓（充满盐

水的管路比充满血液的管路敏感性和频率响应更好)
- 信号衰减的原因
  - 振铃/阻尼过低：较细的硬质短导管（频率响应快，振铃/阻尼比例降低，具有导管振铃效应）；振铃/阻尼过高：高顺应性系统、较粗的软质短导管、气泡
  - 传感器高度可影响动脉血压读数：换能器高度偏低 12 英寸（约 30 cm）= 示数比实际血压高 22.4 mmHg（必须避免坐位、沙滩椅位手术中血压↓和脑灌注压↓，**传感器应当始终保持在大脑动脉环水平**。在坐位状态将传感器不当地放置在心脏水平曾导致过严重不良事件。）

安全冲洗动脉管路

- 将开关旋转至传感器与大气连通（通常开关向上）
- 冲洗螺旋口中的血液（开关处放置纱布接住血液）
- 旋转开关呈水平状态（例如开始的位置）
- 脉冲式冲洗（2 s 或 2 s 以内），拉橡胶头或挤压阀门以将液体冲向患者方向
- 确保整条管路最终没有血液（避免出现气泡）
  - 如果持续冲洗管路（＞2 s），盐水可能会冲入肱动脉、腋动脉及锁骨下动脉（传感器头压力为 300 mmHg）并反流至主动脉弓，造成颈总动脉和颅内动脉栓塞（盐水/空气）

有创动脉血压监测的风险

- 栓塞：由冲洗导致；应限制冲洗时间（＜2 s）以预防反流
- 血栓：留置时间越长，风险越高。肢端终末动脉（如肱动脉）血栓后果严重
- 神经损伤：神经与动脉密切伴行
- 血管损伤：动静脉瘘、血肿、动脉夹层、假性动脉瘤、导管或导丝残留，股动脉损伤导致低血压或其他严重并发症

- 肢体损伤：误用动脉管路注射药物（如硫喷妥钠、异丙嗪）→严重血管损伤→截肢或慢性疼痛综合征

有创动脉血压监测的指征

- 需要严密控制血压的手术（如神经外科手术、血管手术）
- 需要获取脑灌注压或冠脉灌注压而必须监测平均动脉压的情况：例如，神经外科手术、心脏手术以及沙滩椅位、半坐卧位的耳鼻喉科手术
- 需要密切监测氧合的情况（例如进行肺隔离的肺部手术、心脏手术、严重急性呼吸窘迫综合征患者）
- 严重或不稳定的高血压，尤其是急诊情况（如颅内动脉瘤、颈动脉手术）
- 预期出现低血压的情况（如脓毒症、心源性休克、低血容量、耳鼻喉科及头颈部手术）
- 预期大量失血并可能需要输血的情况（如脊柱、颅面、骨科大手术）
- 需要频繁进行动脉血取样的情况
  - ◆ 诊断、治疗酸中毒/碱中毒（腹腔内感染、器官移植）
  - ◆ 需要频繁进行实验室检查（血糖、血钾、血红蛋白、ACT、甲状旁腺激素等）
- 无法测量或无法准确测量无创血压
  - ◆ 无创血压测量数值不可靠的肥胖患者
  - ◆ 若手术时间长，袖带可能会造成显著的组织损伤或血小板下降、INR 升高
  - ◆ 手术体位导致袖带可能会造成正中神经损伤（如胸外科手术）
  - ◆ 因压迫/体动而导致袖带测量不准确（如患者手臂被紧紧包裹的手术）

动脉置管位置	缺点
颞浅动脉	脑血管逆行栓塞可能
桡动脉	可能偏小、弯曲或与尺动脉交通不足
尺动脉	可能偏小、弯曲或与桡动脉交通不足

续表

动脉置管位置	缺点
肱动脉	属于肢端终末动脉；具有肢体血栓形成风险，需要尽快拔除
股动脉	有动脉粥样硬化、大量出血、腹膜后血肿、肢体损伤、感染、动静脉瘘、动脉瘤形成的风险
足背动脉	血管细小、角度异常；可能难以置管；通常波形阻尼较大
胫后动脉	血管弯曲、角度异常；可能难以置管；通常波形阻尼较大

中心静脉置管及中心静脉压（central venous pressure，CVP）监测

- 作用：监测 CVP 与中心静脉血氧饱和度（$ScvO_2$）——可替代混合静脉血氧饱和度（SvO_2）和颈静脉球血氧饱和度（$SjvO_2$）。可通过中心静脉给予药物/液体/血制品（可能是血管活性药物输注更安全的通路）。可用于肾脏替代疗法 [连续性静脉 - 静脉血液滤过（CVVH）、血液透析（HD）] 以及临时起搏器导线放置，也是电生理试验的通路

中心静脉置管的风险

- 气胸、血胸、血栓形成、血栓栓塞
- 误入动脉、血肿、动静脉瘘形成
- 臂丛或其他神经损伤
- 感染（包括脓毒症、脓毒性血栓、心内膜炎）
- 导管打结或破裂，导丝残留，损伤静脉、心内膜或心肌
- 胸导管损伤、乳糜胸
- 微电击、心律失常

干扰因素

- 体位（如折刀位、头低脚高位、半坐卧位）可能会影响 CVP

- 腹部受压/牵拉可能会影响 CVP 及血液回流
- 腹部充入二氧化碳（腹腔镜）可能导致 CVP 假性升高
- 通过相同或邻近导管快速补液可能会导致 CVP 假性升高
- 手臂动静脉瘘可能会导致同侧或对侧 CVP 假性升高

CVP 监测的指征
- 监测中心压力（右心房压、CVP） - 监测右心过度负荷 - 治疗右心室梗死 - 输注血管活性药物或化疗药物（避免静脉及软组织缺血/损伤） - 快速输液或输血 - 经静脉置入起搏电极或作为肺动脉导管（PA 导管）通路

正常 CVP 波形及相应心电图波形（图 8 − 2）

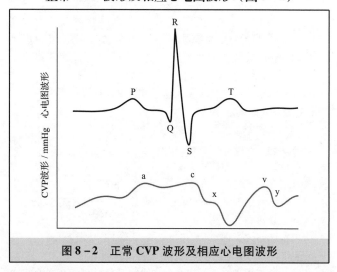

图 8 − 2   正常 CVP 波形及相应心电图波形

CVP 波形特征		
波形特征	**来源**	**说明**
a 波	右心房收缩引起静脉扩张	可见的最大搏动,在吸气时尤为明显
c 波	右心室等容收缩期三尖瓣突入右心房引起	与颈动脉 (carotid artery) 搏动同步且被增强而被称为 c 波
x 波	心房舒张、右心室收缩时三尖瓣向尾侧移动	收缩时发生,在缩窄性心包炎时波形增强
v 波	右心室收缩、三尖瓣关闭时,右心房血流量增加引起	收缩晚期发生,三尖瓣反流时波形增强
y 波	三尖瓣开放,随之血流快速流入右心室引起	三尖瓣反流时较快较深;三尖瓣狭窄、心房黏液瘤时减慢(均存在右心房血液流出减慢)

CVP 波形异常					
异常	a 波消失	a 波增大	大炮型 a 波(间断出现大 a 波且间隔不规则)	室性 c–v 波(与大炮型 a 波形态类似,但间隔规则且更频繁)	"M" 或 "W" 波(x 波消失,y 波显著)
原因	无心房收缩	心房收缩不协调或三尖瓣梗阻	三尖瓣关闭时心房收缩	收缩期血液反流入右心房	舒张期血流快速流出心房
相关因素	心房颤动	一度房室传导阻滞、严重三尖瓣狭窄	室性期前收缩、室性心律、交界性心律、房室分离、完全房室传导阻滞、室性心动过速	三尖瓣反流	缩窄性心包炎

动态反应血管内容量评估——脉压变异度（pulse pressure variation，PPV）（Pulsion® Picco®）及 SVV（Edwards™ Vigileo®、Flo – Trac®）（通过外周动脉置管评估，选配中心静脉置管）

- 原理：脉压与 SV 呈正比。低血容量患者吸气时发生一过性右心室搏出量下降，导致几个心动周期后左心室搏出量下降。SVV 和 PPV 监测通过测量动脉血压波形的变化而量化了这种呼吸变异度并以百分比形式体现
- PPV ≥13% 提示相对血容量不足，PPV < 13% 提示血容量适当
- PPV 可能需要锂剂或热稀释法进行校准
- SVV ≥13% 提示相对血容量不足，SVV < 10% 提示血容量适当
- SVV 仅适用于机械通气、无心律失常的患者，但不需要校准
- SVV↑或 PPV↑提示需要补液，如果 SVV↓、PPV↓，则需要使用强心药物以提升心输出量

心输出量（cardiac output，CO）的测量

- Fick 公式：$CO = VO_2 \div (CaO_2 - CvO_2)$
  - $VO_2 = $氧耗 = 从吸入气体中获取的氧气（单位：$L/min$）
  - $CaO_2 = $动脉血内氧气含量（单位：升氧气/每升血液）
  - $CvO_2 = $静脉血内氧气含量（单位：升氧气/每升血液）
- 混合静脉血氧饱和度（SvO_2）
  - 提示组织氧合状态
  - 正常 $SvO_2 = 75\%$（$60\% \sim 80\%$），麻醉状态下升高，最高可达 90%
  - CaO_2（ml/L 血）$= [13.4 \times Hb (mg/dL) \times SaO_2/100] + [0.031 \times PaO_2 (mmHg)]$

◆ CvO_2（ml/L 血）= $[13.4 × Hb（mg/dL）× SvO_2/100]$
　　+ $[0.031 × PvO_2（mmHg）]$

SvO₂ 降低的原因		SvO₂ 升高的原因	
氧输送减低	**氧耗增加**	**氧耗减少**	**其他**
• 低氧血症 • 贫血 • 心输出量下降 • 碱中毒 • 高铁血红蛋白血症	• 发热 • 高代谢状态 • 寒战	• 氰化物中毒 • 低体温	• 组织氧输送受损（脓毒症、烧伤） • 二尖瓣反流

注：如果 PA 导管楔入（与动脉血接触），SvO_2 会升高。

● PA 导管热稀释技术通过 Stewart – Hamilton 方程计算心输出量
　◆ 保证导管尖端位于主肺动脉
　◆ 快速注射 10 ml 冰盐水或 5% 葡萄糖溶液至中心静脉导管
　◆ 热敏电阻监测温度变化并实时报告曲线下面积

心输出量假性降低	**心输出量假性升高**
• 注射液体过多 • 存在右向左分流 • 导管尖端过近	• 注射液体过少 • 存在左向右分流 • 导管存在楔入 • 三尖瓣反流

肺动脉（PA）热稀释导管置入及监测的考虑

● 置管指征：许多医生质疑 PA 导管测量的实用性，大部分临床医生并没有接受有关肺动脉置管的基本知识及测量方法的培训，而 TEE 或经胸超声心动图（TTE）或许能够更好地反映心脏功能，并且 PA 导管存在显著的感染风险

● 风险效益分析非常重要：必须要清楚你想要测量的是什么
　◆ **术中充盈压**→确定前负荷的精确需要量
　　★ 对于慢性阻塞性肺疾病患者（对液体过负荷敏感）以及

大量第三间隙丢失、肺动脉高压、右心或左心衰竭患者较为实用

★ 除可以通过 CVP 获取右心室充盈压之外，还可通过肺动脉导管获得左心室充盈压

- **外周血管阻力 (SVR)**
  - ◆ 肝移植患者由于肝脏疾病导致慢性分流，SVR 下降
  - ◆ 脓毒症患者的 SVR 可能极度减低以至于全身灌注不充分
  - ◆ 游离皮瓣/整形外科手术患者外周体温下降可能导致 SVR 升高
  - ◆ 血管加压药、正性肌力药可能导致 SVR 过度升高
  - ◆ 慢性心力衰竭患者 SVR 可能相对升高
- **心输出量 (心脏手术、液体出入量大的手术或慢性心力衰竭)**
  - ◆ Frank – Starling 曲线可提示患者处于慢性心力衰竭或低血容量状态 (心输出量与前负荷有关)
    - ★ 在坐标纸上绘制肺动脉舒张压 (x 轴) 和心输出量 (y 轴)，从而得到曲线
  - ◆ 滴定多巴胺、多巴酚丁胺、氨力农用量，以改善心输出量
  - ◆ 采集混合静脉血标本以测定真实 SvO_2，反映氧饱和度及氧输送情况
- **置入位置**
  - ◆ 考虑放置带有封闭器或可放置中心静脉导管的 PA 鞘管
    - ★ 如果情况需要 (如少尿、低血压)，可以进一步选择使用肺动脉监测

放置 CVP 或 PA 导管的皮肤穿刺点				
项目	外周手臂（肱静脉或头静脉）	颈外静脉（EJV）	颈内静脉（IJV）	锁骨下静脉	股静脉
优点	容易穿刺；可长期留置经外周静脉穿刺的中心静脉导管（PICC）	容易穿刺	容易穿刺	最舒适，最适合长期留置，不影响患者活动	没有血胸风险，在心肺复苏期间容易穿刺
缺点	导管可能难以通过小血管；可能难以获得理想的 CVP 波形	由于 EJV 汇入上腔静脉时存在角度而导致导管可能无法进入；可能难以获得理想的 CVP 波形；可能损伤臂丛	靠近气管和颈动脉；难以包扎；长期使用不舒适且不卫生	锁骨可能会阻碍穿刺；靠近锁骨下动脉；气胸或血胸风险	感染、血栓风险增加；患者必须制动
感染率	不适用	不适用	↑（1.5%~1.8%）	↓（0.45%~0.61%）	↑（1.3%~1.8%）
气胸风险	不可能	低(0.3%)	低(0.3%)	可能(1.4%)；置管后拍摄胸部 X 线片	不可能

续表

放置 CVP 或 PA 导管的皮肤穿刺点					
项目	外周手臂（肱静脉或头静脉）	颈外静脉（EJV）	颈内静脉（IJV）	锁骨下静脉	股静脉
淋巴损伤风险	无	无	无	可能，如果采用左侧锁骨下静脉置管可能损伤胸导管	无
血栓风险	不适用	不适用	↑（5.4%~7.0%）	↓（2.0%~2.1%）	↑（5.2%~5.4%）

- PA 导管放置注意事项
  - 仔细校准（调零）：仅仅几个 mmHg 的差别可能会影响左心室功能相关的判断和决策
  - 检查球囊和气阀，保证气阀关闭时球囊能够充盈空气（1 ml）
  - 当 PA 导管置入 20 cm 时，确保出现 CVP 波形后再进行球囊充气（仅充入 1 ml）
  - 当 PA 导管"漂浮"时，保证患者处于平卧状态而非头低位
  - 知道导管远端位于不同位置时应当出现何种波形
    - ≈20 cm 时：CVP 波形，可向球囊内充入 1 ml 空气
    - ≈30 cm 时：右心室压（RVP）波形，压力明显增大，无重搏波切迹
    - ≈40 cm 时：肺动脉压（PAP）波形，舒张压轻度升高，重搏波切迹出现
    - ≈45 cm 时：接近肺毛细血管楔压（PCWP），出现一定

阻力，压力上升

- 非常缓慢地推进导管使球囊尖端堵住血管
- 当获取楔压波形（图 8-3）后，断开呼吸环路
- 读取平均 PCWP 数据——约等于左心室舒张末压（LVEDP），正常为 4~15 mmHg
- 重新连接呼吸环路，球囊放气，观察肺动脉波形重新出现
- 将导管撤回 1~2 cm 以保障安全，不要在原位置充气
- 如果想重新测量 PCWP，最安全的做法是将导管重新退回到 20 cm 深并重新进行"漂浮"

- **肺动脉穿孔**：若放置很深仍没有楔压波形出现，需要考虑肺动脉穿孔

  ◆ 以下情况可能更容易出现肺动脉穿孔：乳头肌缺血、二尖瓣狭窄或反流、肺动脉高压或肺内分流、左心室功能衰竭。注意：在未见到明确楔压波形时，反复尝试推进导管可能会导致肺动脉穿孔

  ◆ 很多情况下 PA 导管均可呈现较好的楔压波形（尽管导管位于肺动脉并已经楔入，波形仍可能看起来像肺动脉压波形）。注意：可能出现导管打结或假阴性楔入，容易导致肺动脉撕裂

肺动脉置管的常见原因
• 评估右心室压
• 诊断和治疗肺动脉高压
• 评估低血压：基于心输出量和 SVR 诊断感染性及心源性休克
• 管理严重器官功能障碍、严重脓毒症
• 精准管理液体输注（慢性阻塞性肺疾病、肺动脉高压、烧伤、肾衰竭患者）
• 诊断和治疗术中少尿

续表

肺动脉置管的常见原因

- 管理心肌梗死合并休克的患者
- 建立心输出量与前负荷的 Frank – Starling 曲线
- 管理心脏瓣膜病患者，调整合适的前、后负荷
- 通过连续测量心输出量和 SVR 评估血管活性药物的使用
- 管理蛛网膜下腔出血后脑血管痉挛的患者（可能在 PA 导管监测下进行诱导高血压、血液稀释、高血容量治疗）
- 管理心脏手术后的心脏病患者

肺动脉置管的相对禁忌证	
既往肺切除史或计划行肺切除（肺动脉破裂可能是致死的）	已使用起搏器
三尖瓣植入物、肺动脉瓣植入物、三尖瓣狭窄、肺动脉瓣狭窄	使用华法林、肝素、Ⅹa 因子抑制剂、抗血小板药（如氯吡格雷、Ⅱb/Ⅲa 抑制剂、大剂量阿司匹林）、凝血酶抑制剂、溶栓药
右心房或右心室占位；附壁血栓或瓣膜赘生物形成史	房性心律失常（如果怀疑心房血栓，考虑进行心脏超声以排除）
发绀型心脏病或右向左分流	体外循环期间进行 PA 导管漂浮
乳胶过敏（如果 PA 导管含乳胶成分）	严重的主动脉瓣狭窄（直到胸腔打开前，PA 导管漂浮→心室颤动→心房收缩障碍→循环衰竭）
近期发生双束支传导阻滞或左束支传导阻滞，严重室性心律失常	二尖瓣反流/狭窄，可能导致无法楔入导管尖端（容易发生肺动脉破裂）
对肝素诱导血小板减少患者使用肝素覆膜导管	脓毒症或其他可能导致心内膜炎的因素

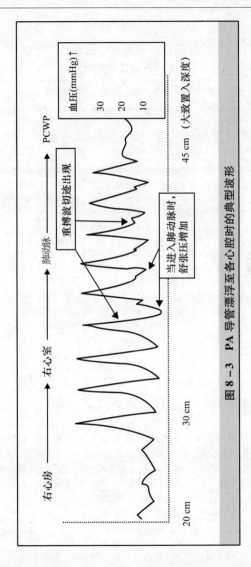

图 8 - 3 PA 导管漂浮至各心腔时的典型波形

PA 导管从右心房到右心室、肺动脉、PCWP 的正常波形

源自 PA 导管的血流动力学参数及波形					
导管尖端进入的距离/cm					
PA 导管通路基准点	0	≥20	≥30	≥40	≥45
典型波形	CVP 波形衰减	经典:无衰减波形,可见存在 a、c、x、v、y 波的 CVP 波形	RVP 波形,无重搏波切迹,舒张压较低,与右心房相等	PAP 波形,有重搏波切迹,舒张压升高超过右心室舒张压(RVDP)值	衰减降低的楔压波形
典型压力/mmHg	0(导管必须在左心房水平调零)	平均中心静脉压(CVPm)=右心房平均压(RAM)=2~6	右心室收缩压(RVSP)=15~25 RVDP=0~8 右心室平均压(RVMP)=5~14	肺动脉收缩压(PASP)=15~25 肺动脉舒张压(PADP)=8~15 肺动脉平均压(PAMP)=10~20	肺动脉楔压(PAWP)=PCWP≈左心房平均压(LAM)=6~12
常见困难	尖端弯曲、打结、扭曲导致压力过高,与传感器最大压力相近(300 mmHg)	导管尖端可能会跨过右心房而进入下腔静脉(而不是进入右心房),导致 CVP 波形位置远超过 20 cm	导管可能在右心室内卷曲,导致 RVP 波形位置远超过40 cm,注意这种情况下导管可能打结	警惕肺动脉破裂风险!二尖瓣功能不全或肺内分流可能导致无法实现楔入	警惕肺梗死!导管不应当持续处于楔入状态;气囊放气并重新显示 PAP 波形

续表

源自 PA 导管的血流动力学参数及波形				
导管尖端进入的距离/cm				
PA 导管通路基准点	0	≥20	≥30	≥40	≥45
处理建议	气囊放气、后退、重新进行漂浮	气囊放气、后退，考虑使用透视引导	气囊放气、后退、重新进行漂浮；考虑使用透视引导	如果导管已放置得相当深，将导管留置于安全的肺动脉部位；使用 PADP 代替 PAWP	如果波形仍保持不变或呈楔压波形，气囊抽气并将 PA 导管后退数厘米；确保 PAP 波形重现

楔入过程中出现 v 波

- 通常提示严重的二尖瓣反流（左心室高压波通过功能不全的二尖瓣传入肺动脉及其他肺血管）

PA 导管放置并发症		
并发症	考虑原因	处理措施
室性心律失常	PA 导管放置过程中可能出现心律失常，通常是自限性的	放置过程中使用利多卡因 50~100 mg 静脉注射，检查镁、钾离子水平及 pH
肺栓塞	与 CVP 测量相比，置入 PA 导管发生肺栓塞的风险升高	不需要即时拔除肺动脉导管；根据指征需要应用肝素、阿司匹林及其他抗凝血药以预防血栓

续表

PA 导管放置并发症		
并发症	**考虑原因**	**处理措施**
导管无法楔入，置管 45 ~ 50 cm 后肺动脉波形仍保持不变	考虑导管是否在右心室内打结；确保患者处于仰卧位；考虑肺内分流、肺淤血或二尖瓣反流可能（以上因素均可能导致即使在合适位置时仍无法显示楔压波形）	气囊放气，在患者平卧位下重新放置，考虑拍摄胸部 X 线片或透视，考虑寻求同事帮助
放置过程中压力持续升高直到超过量程	导管可能钩住了中心静脉或打结，管腔阻塞	考虑气囊放气、在患者平卧位下重新放置，考虑拍摄胸部 X 线片或透视
导管置入足够深度（30 cm），CVP 波形良好，但导管不显示右心室波形	导管可能穿过右心房并进入下腔静脉；导管可能难以通过狭窄的三尖瓣，或在右心房中弯曲打结	考虑气囊放气、在患者平卧位下重新放置，考虑拍摄胸部 X 线片或透视；确保球囊充气不超过 1 ml（可能会导致导管无法通过瓣膜）
导管置入 20 ~ 25 cm 后无法继续进入，有卡顿感，CVP 波形衰减/偏离正常范围	导管可能进入上肢静脉或返回颈内静脉进入颅内静脉系统	气囊放气、小心回退，调整头或手臂位置后重新进入，或使用其他静脉穿刺
右心室波形显示良好，但难以置入足够深度（40 ~ 45 cm）	右心室可能异常增大，导管无法到达肺动脉瓣；肺动脉瓣可能过小或狭窄	小心前进数厘米，不要过度充气，考虑透视引导

续表

PA 脉导管放置并发症		
并发症	**考虑原因**	**处理措施**
导管已经楔入（显示楔压波形的形态和变化，峰压相对较低）但不可信	右心室可能增大，导管在右心室内弯折；需要考虑未诊断的心内右向左分流；考虑肺内分流、二尖瓣狭窄或反流；在系统性分流患者（如慢性肝衰竭患者）中并不罕见	停止反复尝试楔入，考虑使用 PADP 代替 PCWP。考虑透视下引导置管
导管楔入前、楔入后及放气过程顺利，但随着时间延长，在没有操作的情况下似乎又再次楔入	导管可能受热并向远端漂浮（气囊未打气），导管尖端楔入更小的肺动脉（可能会导致肺动脉破裂！）	**不要**仅对气囊重新充气！应当先将导管退回到 20 cm，如果 CVP 波形良好，重新使导管漂浮以防止肺动脉破裂
肺动脉波形呈周期性变化，或幅度与呼气末正压（PEEP）通气/呼吸周期有关	很可能存在低血容量；当气道压力升高、肺动脉受压迫时可导致波形及幅度改变	输液治疗，参考 PADP 并观察波形。如果可行，参考动态指标（SVV、PPV）
大量咯血或突然出现严重休克	**肺动脉破裂**	不要对导管进行操作；组织团队抢救，寻求帮助（胸外科、心外科医生）；拔除单腔气管插管，置入双腔管；使用 Fogarty 球囊导管置入出血侧的肺以止血；观察顺应性改变，如果发生休克但未见咯血，拍摄胸部 X 线片；在肺动脉修复期间可能需要进行体外循环

续表

PA 导管放置并发症		
并发症	**考虑原因**	**处理措施**
肺动脉导管固定，无法撤出	导管可能发生打结或导管鞘被钩住，或意外被缝线缝住	不要用力拉拽（这样可能非常危险）。请放射科或外科会诊及治疗
楔入时 PCWP 衰减正常，但心电图出现下后壁缺血表现，楔入部位出现巨大波形	考虑二尖瓣后壁乳头肌缺血，可能导致大 v 波出现，这是由于心肌缺血导致原本正常的瓣膜突然出现反流	当可能时治疗心肌缺血或心肌梗死；减少后负荷，主动脉球囊反搏；正性肌力药物及利尿药可能是必要的

血流动力学指标的正常值		
指标	**数值**	**单位**
心率（HR）	60 ~ 100	次/分
收缩压（SBP）	90 ~ 140	mmHg
舒张压（DBP）	60 ~ 90	mmHg
平均动脉压（MAP）	70 ~ 105	mmHg
右心房压（RAP）＝中心静脉压（CVP）	2 ~ 6	mmHg
右心室收缩压（RVSP）	15 ~ 25	mmHg
右心室舒张压（RVDP）	0 ~ 8	mmHg
右心室平均压（RVMP）	5 ~ 14	mmHg
肺动脉收缩压（PASP）	15 ~ 25	mmHg
肺动脉舒张压（PADP）	8 ~ 15	mmHg
肺动脉平均压（PAMP）	10 ~ 20	mmHg

续表

血流动力学指标的正常值		
指标	数值	单位
肺动脉楔压（PAWP）=肺毛细血管楔压（PCWP）	6~12	mmHg
肺毛细血管楔压（PCWP）≈左心房压（LAP）		

血流动力学衍生指标总结			
指标	公式	正常范围	单位
心输出量（CO）	$CO = SV \times HR$	4.0~8.0	L/min
每搏量（SV）	$SV = CO \div HR$	60~100	ml/次
每搏指数（SVI）	$SVI = CI \div HR$	33~47	ml/（m² · 次）
体表面积（BSA）	$BSA = W^{0.425} \times H^{0.725} \times 0.007184$	1.73	BSA：m² W：kg H：cm
心输出指数（CI）	$CI = CO \div BSA$	2.31~4.62	L/min
外周血管阻力（SVR）	$SVR = [80 \times (MAP - CVP)] \div CO$	900~1500	dyne · s/cm⁵
外周血管阻力指数（SVRI）	$SVRI = [80 \times (MAP - CVP)] \div CI$	1600~2400	dyne · s/（cm⁵ · m²）
肺血管阻力（PVR）	$PVR = 80 \times (PAMP - PAWP) \div CO$	<250	dyne · s/cm⁵
肺血管阻力系数（PVRI）	$PVRI = 80 \times (PAMP - PAWP) \div CI$	255~285	dyne · s/（cm⁵ · m²）

血流动力学高级衍生指标总结			
指标	公式	正常范围	单位
左心室搏出功(LVSW)	$SV \times (MAP - PAWP) \times 0.0136$	$58 \sim 104$	$g \cdot m/次$
左心室搏出功指数（LVSWI）	$SVI \times (MAP - PAWP) \times 0.0136$	$50 \sim 62$	$g \cdot m/(m^2 \cdot 次)$
右心室搏出功（RVSW）	$SV \times (MAP - PAP) \times 0.0136$	$8 \sim 16$	$g \cdot m/次$
右心室搏出功指数（RVSWI）	$SVI \times (MAP - PAP) \times 0.0136$	$5 \sim 10$	$g \cdot m/(m^2 \cdot 次)$
冠状动脉灌注压（CPP）	$DBP - PAWP$	$60 \sim 80$	mmHg
右心室舒张末期容积（RVEDV）	SV/射血分数（EF）	$100 \sim 160$	ml
右心室收缩末期容积（RVESV）	舒张末期容积（EDV）– SV	$50 \sim 100$	ml
右心室射血分数（RVEF）	SV/EDV	$40 \sim 60$	%

第9章 呼吸管理

Francis X. Dillon

概述

常用通气模式

- 容量控制通气：每个呼吸周期给患者按预先设定的容量输送气体
- 压力控制 (pressure control, PC) 通气：每个呼吸周期给患者按预先设定的压力输送气体
- 持续指令通气 (continuous mandatory ventilation, CMV) 的主要问题是膈肌萎缩、膈肌运动不协调和需要配合镇静

自主呼吸 vs 插管正压通气的优点

- 咳嗽产生的过程是，先是声门关闭，然后来自肺部的快速的压力使声门强行再次打开，从而产生咳嗽。患者在插管镇静的状态下不会发生呛咳。双侧肺部有发生肺不张的风险
  - 咳嗽可减少肺不张的发生、清除呼吸道分泌物。患者在插管状态下短时间内即可发生肺不张和分泌物堆积，并出现通气/血流 (V/Q) 比例失调和低氧
  - 气管插管或者气管造瘘使得内源性呼气末正压 (PEEP) 消失 (患者不能有效咳嗽或做 Valsalva 动作→容易诱发肺不张，使气道分泌物潴留，导致肺炎)
  - 呼吸机相关性肺炎 (ventilator - associated pneumonia, VAP) 在气管插管的患者中每天的累计发生率为 1% ~ 3%；大约 15% 的插管患者会发生 VAP；约 35% 的 ICU 患者会接受机械通气
  - CMV 状态下膈肌在 24 ~48 h 之内就会发生萎缩。蛋白质分解加速、合成减速
  - 脱机目标：减少镇静和呼吸支持 (包括吸气压力和

PEEP），保证氧合和换气（CO_2），加强呼吸锻炼，恢复上呼吸道呛咳能力和中枢协调性，增强患者的体力来对抗脱机后的功能失调

- PEEP、通气时保留自主呼吸、适当吸引、俯卧位通气、肺复张手法都可以减少肺不张的发生
- 尽早拔管能让患者自主咳痰并且恢复正常的呼吸
- 提供吸氧支持
  - 吸入氧浓度（FiO_2）≤50%→通常无副作用；吸入纯氧超过 16 h 会表现出毒性
  - 术后提供吸氧支持有助于减少伤口感染和气胸的发生
  - 慢性阻塞性肺疾病（COPD）患者也可以接受吸氧支持，且不会发生呼吸暂停。可考虑拔管前给予无创 PEEP 通气或持续气道正压（continuous positive airway pressure, CPAP）通气来降低 FiO_2

肺容量（图 9-1）

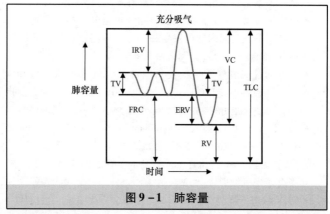

图 9-1 肺容量

功能残气量（functional reserve capacity, FRC）；补吸气量（inspiratory reserve volume, IRV）；潮气量（tidal volume, TV）；补呼气量（expiratory reserve volume，ERV）；残气量（residual volume，RV）；肺活量（vital capacity，VC）；肺总量（total lung capacity，TLC）

二氧化碳监测仪

- 通过光谱特性来测量呼出气体中的 CO_2（利用 IR、Raman 或质谱）

使用二氧化碳监测仪的指征
• 发现气管导管误入食管：每次插管后都需要记录呼出气体中的 CO_2
• 发现呼吸环路断开、气管导管意外脱出或者通气不足
• 发现过度通气（低二氧化碳血症，脑电图监测提示缺血性改变）
• 发现高代谢状态（例如，恶性高热或者感染性休克）
• 发现低代谢状态（例如，低体温或者低心输出量状态）
• 发现肺栓塞［例如，呼气末二氧化碳（$ETCO_2$）突然降低］
• 发现气道痉挛或者小气道阻塞（$ETCO_2$ 曲线平台上斜改变）
• 计算 V_D/V_T 或者无效腔通气（需要 $PaCO_2$ 和 $ETCO_2$）
◆ $V_D/V_T = [\ (PaCO_2 - P_{ET}CO_2)\ /PaCO_2\ ]$；正常 $V_D/V_T = 0.30$

二氧化碳监测仪的问题

- 老旧的光谱探测装置会发热，从而导致患者颜面部烧伤
- 如果机器被分泌物堵塞或者警报装置发生故障，可能会无法发现呼吸环路断开
- 转换头会产生额外的 V_D（影响读数可靠性）或者重量（引起脱管）
- 抽检气体过于频繁会触发自动通气，影响 V_T（新生儿）

二氧化碳图

- 二氧化碳图，见图 9 – 2

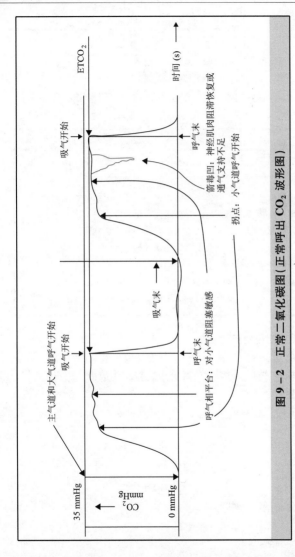

图 9 – 2 正常二氧化碳图（正常呼出 CO₂ 波形图）

（由澳大利亚阿德莱德大学 David Sainsbury 教授提供。）

流量 – 容量环（图 9 – 3）

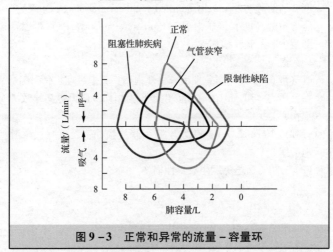

图 9 – 3 正常和异常的流量 – 容量环

（引自 Goudsouzian N, Karamanian A. *Physiology for the Anesthesiologist*. 2nd ed. Norwalk, CT: Appleton – Century – Crofts; 1984. In: Barash PG, Callan MK, Cullen BF, Stock MC, Stoelting RK, Ortega R, Sharar SR, Holt N, eds. *Clinical Anesthesia*. 8th ed. Philadelphia, PA: Wolters Kluwer; 2018: 1003.）

机械通气：保护措施

避免发生容量性损伤、压力损伤、肺不张性损伤、气道缺血以及氧毒性损伤的措施

- 肺泡过度扩张（容量性损伤）而非气道压力过高（压力损伤）是导致肺损伤最主要的原因
- 推荐使用小潮气量（6 ml/kg），适当增加呼吸频率
- 较高的 $PaCO_2$（可允许的高碳酸血症）可以增加急性肺损伤（acute lung injury, ALI）以及急性呼吸窘迫综合征（ARDS）

患者的生存率

- 成比例辅助通气（proportional assist ventilation，PAV）、神经调节辅助通气（neurally adjusted ventilator assistance，NAVA）、压力控制（PC）或压力支持（pressure support，PS）可以帮助减少肺不张性损伤

具体设置

- 潮气量 6 ml/kg（避免发生容量性损伤：肺泡过度扩张引起）
- 平台压力 < 30 cmH$_2$O（防止发生压力损伤：压力过高导致的损伤）
- PEEP > 10 cmH$_2$O（避免发生肺不张性损伤：反复呼气末肺泡关闭）
- FiO$_2$ < 50%，避免发生氧毒性损伤

低流量供氧:典型用法

给氧方式	设备	O_2流量/(L/min)	FiO_2	二氧化碳监测可行性	加湿	并发症	注释
鼻导管	接标准流量仪的鼻导管	0 1 2 3 4 5 6 7	21% 25% 29% 33% 37% 41% 45% 49%	特殊设计的鼻导管可以连接采样管连续监测二氧化碳	没有	鼻咽干燥,吞入气体,出血,鼻窦炎和经鼻吸高流量氧疗不同,吸气会稀释鼻咽部的氧气导致进入肺的FiO_2降低	患者有可能会用嘴呼吸或者合并鼻腔狭窄,鼻塞,鼻胃管,以及使用鼻部填充物等(氧气每增加1 L,FiO_2增加4%)
文丘里(Venturi)面罩	文丘里吸湿器和管路相连	10 +	30%~50%	不可以:流量过高	有	最高FiO_2为50%	固定的文丘里吸湿器会带空气
普通面罩		10 +	55%	可以连接采样管	没有	黏膜干燥	
有储气囊的无复吸面罩		10 +	80%	不可以:流量过高	没有	黏膜干燥	
Ambu(简易人工呼吸器)	可通过15mm转换头连接气管插管面罩或气管插管	10 +	100%	不可以:如果打算正压通气,则需要严格密封	没有	Ambu球囊有一定硬度,很难观察到呼吸	可以实现人工通气或者自主呼吸;可以实现PEEP通气
氧气帐篷		10~15	50%	可以	可以	可燃风险	使用于儿科患者

呼气末正压（PEEP）通气的作用	
呼吸系统	
优点	**备注**
改善低氧血症	ARDS、肺炎、肺水肿、溺水、肺不张导致的低氧血症
在呼吸循环中保持气道开放	复张肺泡和大的肺段
增加功能残气量（FRC）	进一步改善氧合
增加肺顺应性	减少气道压力损伤和低血压的发生风险
减少吸气做功	进一步改善氧合，对于有内源性 PEEP 的患者更有效
避免肺塌陷	避免发生肺不张，尤其是在长时间手术过程中
治疗内源性 PEEP（继发于 COPD 或者哮喘的呼气相气体残余）	通过呼吸机上的流量－时间曲线诊断（吸气前流量未回归零点＝内源性 PEEP）
避免发生肺不张性损伤（呼气末肺泡反复闭合）	肺不张性损伤与血清细胞因子和肺损伤标志物增高有关
允许使用更低的 FiO_2	减少氧毒性损伤
缺点	**备注**
可能导致气压伤	气压伤的种类包括：气腹、纵隔气肿、心包气肿、气胸、皮下气肿等。以上都可以导致休克
可能会加重气胸	PEEP 通气在有气胸且未放置胸腔引流管的情况下是禁止使用的
可能会加重 V/Q 比例失调	尤其增大了 west 分区 1 区（肺尖），该区肺泡压 > 动脉压 > 静脉压

续表

呼气末正压（PEEP）通气的作用	
呼吸系统	
缺点	**备注**
无效腔通气量增加（V_D/V_T）	无效供氧
可能会加重支气管胸膜瘘	支气管胸膜瘘的患者禁止使用 PEEP 通气
可能会导致气道/肺部手术（肺切除术）术后漏气	近期行气道手术、肺叶切除、肺移植或者全肺切除的患者禁止使用 PEEP 通气，除非有胸腔引流管
可能会导致静脉输液增加	在容量不足的患者中应用 PEEP 通气会导致低血压
心血管系统	
优点	**备注**
成功使用时可增加肺泡氧供和外周组织、心肌的氧供	氧合改善可减少无氧呼吸产生的乳酸和酸中毒
治疗气道梗阻［如阻塞性睡眠呼吸暂停（OSA）］	OSA 和低氧血症、心律失常、心肌梗死、对阿片类药物极度敏感以及死亡都相关
左心室后负荷降低	对于右心室后负荷的作用相反
缺点	**备注**
左心室、右心室前负荷下降	心输出量降低的主要机制
静脉回流减少	心输出量降低的主要机制
中心静脉压（CVP）增加	难以用 CVP 评估前负荷状态和容量状态
右心室后负荷增加	使某些患者的右心衰竭恶化
心室顺应性下降	导致室间隔向左心室膨出（心输出量下降）
在低血容量时加重低血压	如出血、脱水、感染性休克

续表

呼气末正压（PEEP）通气的作用	
中枢神经系统（central nervous system，CNS）	
优点	**备注**
增加 CNS 氧供	如果 PEEP 通气治疗低氧血症确实有效
治疗 OSA	OSA 会显著增加脑卒中、心肌梗死、心律失常、死亡的风险
缺点	**备注**
颅内压增高	增加 CVP 以及直接增加脑脊液压力
降低脑灌注压力	减少平均动脉压，增加 CVP
左循环发生栓塞概率增加	潜在的未闭合卵圆孔开放风险增加（导致突然的右向左分流、低氧血症、栓塞）
肝、肾、神经 – 内分泌系统	
优点	**备注**
肾、肝血流量下降（心输出量下降）	可能影响药物清除率或者导致肾缺血性损伤
缺点	**备注**
抗利尿激素释放增加	各种因素导致水钠潴留，使得利尿更为困难

严重 ARDS 患者的俯卧位通气

- 容量控制模式，潮气量 6 ml/kg
- 尽早使用肌肉松弛药，使用标准体位轮换方案
- 使用体位垫来缓冲以保护眼睛
- 堵管、呼吸环路断开的概率增加，软组织压疮风险增加
- 可改善大多数患者的 PaO_2/FiO_2（P/F 比例，也就是氧合）
- 在不影响体循环的情况下改善肺循环

- 在插管 36 h 内实施：起始 P/F 比例 < 150，要求 PEEP ≥ 5 cmH$_2$O，FiO$_2$ ≥60%
- 增加肺复张效果
- 在可耐受情况下，每天最好使用 18 ~ 23 h，直到患者病情改善或者患者死亡

无创通气（non-invasive ventilation，NIV）：CPAP 通气 vs 双相气道正压通气 vs 高流量鼻导管通气

- 帮助避免插管或再插管，治疗心力衰竭，作为拔管后低流量吸氧的中间过渡
- 风险：误吸、不耐受、面罩带来的损伤、面罩泄漏空气、吸入氧浓度降低
- 双相气道正压（bilevel positive airway pressure，BiPAP）通气 vs CPAP 通气：都需要通过特殊面罩实现（面、口、鼻垫共同封闭呼吸环路并且实现正压）。同等有效
- CPAP = 整个呼吸周期持续气道压力（6 ~ 14 cmH$_2$O）
- BiPAP = 双相气道正压，分别是吸气压力（由吸气气流激发）和呼气压力（持续存在于呼吸周期剩下的时间里）（呼气压力更低以帮助呼出气体）。通常表示为吸气/呼气 cmH$_2$O，例如，10/6 cmH$_2$O
- 高流量鼻导管通气可作为面罩无创通气的替代疗法。在非高二氧化碳低氧血症的患者中使用。应用加温加湿的高流量鼻导管吸氧可以达到 50 L/min，FiO$_2$ 初始为 100%，不断调整以保持 SpO$_2$ 为 90% ~ 92%。会导致轻微的正压（类似 PEEP）并且减少呼吸做功。比面罩无创通气更易耐受，特别是对有幽闭恐惧症的患者。当患者症状有所改善之后，可以逐渐减到低流量鼻导管吸氧、无创通气或者应用低流量文丘里面罩

呼吸模式概览

通气模式	优点	缺点	肌肉松弛药是否需要？	是否有呼吸触发	是否与呼吸同步	是否允许自主呼吸
手术室应用的简单模式或者短期过渡插管（急诊、麻醉恢复室）						
容量控制	简单，提供固定的潮气量和呼吸频率	若肺顺应性降低，可能导致压力过高	可行	否；由呼吸机控制呼吸	否	可行，但是可能导致过度通气
压力控制（PC）	简单，提供固定的平台压力和呼吸频率	如果肺顺应性降低，可能导致容量不足	如果使用时间控制触发，则可行	否	否	可以，但是可能导致过度通气
ICU 长期呼吸支持应用的模式						
辅助控制（assist control, AC）	随着触发的每次吸气给予固定的最小潮气量或者压力	每一次触发意味着一次机器控制的吸气过程	可行，有助于人机协调	是	是	可行，但是由于每次通气都有机器协助，可能发生过度通气
间歇指令通气（intermittent mandatory ventilation, IMV）	和 AC 类似，但是允许间歇性的自主呼吸	自主呼吸期间如果没有压力支持，则患者很难耐受	如果想要保持自主呼吸，最好不要采用	否	否	可行，但是可能发生呼吸叠加和过度通气

ICU 或者麻醉后恢复室(PACU)使用的脱机模式(经常联合应用)

压力支持(PS)	增强自主呼吸，有助于脱机	如果没有足够的自主呼吸则不适用，且潮气量随着肺顺应性改变而改变	不需要也不可行	是	是	必须有自主呼吸（与SIMV共同使用）
同步间歇指令通气(synchronized intermittent mandatory ventilation, SIMV)	和患者的呼吸同步	无	可行，但是在患者无自主呼吸的情况下就相当于AC	否	是	可行（和PS共同使用）
用于治疗严重的低氧血症、肺损伤或者应对脱机失败的呼吸模式						
反比通气（inverse ratio, IR），吸呼比（I:E）≥1	适用于严重低氧血症，可以在PC或者容量控制模式下使用	清醒患者很难耐受，且患者深度镇静则可能需要	如果无法满足能咳嗽容易导致压力损伤	否	否	否

续表

通气模式	优点	缺点	肌肉松弛药是否需要？	是否有呼吸触发	是否与呼吸同步	是否允许自主呼吸
压力调节容量控制 (pressure–regulated volume control, PRVC)	可以设置最小呼吸频率，目标潮气量，吸气压力上限，呼吸机会自动根据潮肺顺应性调整压力，压力损伤可能性小	吸气时间延长可能会导致内源性 PEEP	可行，但是如果患者没有自主呼吸则无益	是	是	可行，应用于高二氧化碳水平的呼吸衰竭
气道压力释放通气 (airway pressure – release ventilation, APRV)	允许自主呼吸，减少气压伤	和 PC 类似，潮气量会受到肺顺应性的影响	不需要也可行	否	否	可行。和 CPAP 通气的高压力水平类似，允许间歇性的自主呼吸
CPAP 或 PEEP 通气	在不给予主动支持的情况下提高氧合；提示脱机	需要患者有呼吸驱动和一定的呼吸力量	不需要也可行	否	否	可行。PEEP 通气和 CPAP 通气类似，CPAP通气应用于自主呼吸过程中，PEEP通气应用于正压通气过程中

双相气道正压(BiPAP)通气或双相压力控制通气(BIVENT)	允许低氧患者有自主呼吸	和 APRV 相比,降低了气道压力;气压伤更少	不需要也不可行	否	是	可行。和 APRV 类似,但是呼气相更长。在严重低氧血症情况下适用
增加呼吸变异,补偿气管插管,减少肺损伤和呼吸不协调的呼吸模式						
成比例辅助通气(proportional assist ventilation, PAV, PAV+)	减少人机对抗,不用频繁改变呼吸机设置或者镇静深度	睡眠质量更佳,但是不提高患者生存率和脱机成功率	不需要也可行	是	是	可行。患者吸气动作越强,呼吸机支持越强
神经调节辅助通气(NAVA)	协同呼吸机和患者自主呼吸,减少人机对抗,提高脱机成功率	需要放置食管监测器来监测电流脉冲	不需要也可行	是	是	和 PAV 类似,减少不协调呼吸,减少调整呼吸参数和镇静深度的次数
变异性通气(高斯分布或其他分布的肺泡复张的压力支持通气模式)	使塌陷的肺泡复张,减少气道塌陷	不劣于非变异性压力支持通气模式	不需要也可行	是	否,但是通过多样性通气比单纯的人机 PS 的协调更好	可行,通过一些机制产生变化的潮气量从而减少肺不张性损伤

续表

呼吸模式概览

通气模式	优点	缺点	肌肉松弛药是否需要/可行？	是否有呼吸触发	是否与呼吸同步	是否允许自主呼吸
自动导管补偿（automatic tube compensation，ATC）	根据气管插管阻力调整，可以结合 PS、PAV 使用	并不普及，相关研究有限，需联合其他模式通气进行	不需要也不可行	是	是	可行
高频通气（high-frequency ventilation，HFV）1~2 mL/kg 的潮气量，呼吸频率最高可达 12 Hz	更高的平均气道压力，降低的气道峰压	普适性有限，不改变 ARDS 患者的生存率	可行，也许必须	否	否	不可行。通常都需要深度镇静或配合肌肉松弛药

注：PRVC、HFV、APRV 和 BiPAP 的通气模式允许平均气道压力增高（能开放更多肺泡和改善肺泡 - 动脉氧分压差（AaDO₂）），允许自主呼吸；优点 = 需要较少的镇静和肌肉松弛药。

改善 ARDS 患者氧合、缩短 ICU 停留时间和降低死亡率的治疗方式

干预措施	改善氧合	改善死亡率	缩短 ICU 时间或通气时间	证据质量	参考研究或文献
保护性通气(TV 6 vs 12 mL/kg)	是	是	是	优	ARDSnet or ARMA;VALI/VILI Trial
ARDS 采用高/低 PEEP	否	否	否	优	ALVEOLI Trial
允许性高碳酸血症	是	否	否	差	*Crit Care* 2010;14:237
俯卧位通气	是	是	是	优	PROSEVA Trial
早期使用肌肉松弛药	是	是	是	优	ACURACYS Trial; *Crit Care Med* 2004;32:113 – 9
ICU 患者早期活动(包括机械通气者)	否	是	是	研究较早但有前景	*Am J Med Sci* 2011;341:373 – 7
利尿剂或 HF/UF(目标 CVP<4)	是	是	否	优	FACTT Trial
吸入 NO	是	否	否	优	*Crit Care Med* 2014;42:404 – 12
吸入依前列醇	是	否	否	差	*Chest* 2015;147:1510 – 22

续表

干预措施	改善氧合	改善死亡率	缩短 ICU 时间或通气时间	证据质量	参考研究或文献
APRV	是	是	是	研究较早但有前景	*Resp Care* 2016;61:761 – 73; *Int Care Med* 2017;43:1648 – 9
VV ECMO	是	否	否	优	CESAR Trial; ELSO Guidelines; *N Engl J Med* 2018;378:1965 – 75

注:ARDS—急性呼吸窘迫综合征;CVP—中心静脉压;PEEP—呼气末正压;HF—血滤;UF—超滤;APRV—气道压力释放通气;ECMO—体外膜肺氧合;TV—潮气量;VV—静脉 - 静脉;NO——氧化氮;ICU—重症监护室;ELSO—体外生命支持组织。

临床试验参考文献:ARDSnet or ARMA: The ARDS Network. *N Engl J Med* 2000;342:1301 – 8; ALVEOLI: The NHLBI ARDS Clinical Trials Network. *N Engl J Med* 2004;351:327 – 36; PROSEVA: The PROSEVA Study Group. *N Engl J Med* 2013;368:2159 – 68; ACURACYS: The ACURACYS Study Investigators. *N Engl J Med* 2010;363:1107 – 16; FACTT: The NHLBI ARDS Clinical Trials Network. *N Engl J Med* 2006;354:2564 – 75; CESAR: *The Lancet* 2009;374(9698):1351 – 63; ELSO Guidelines: Guidelines for Adult Respiratory Failure. ELSO Guidelines for Cardiopulmonary Extracorporeal Life Support, Version 1.4 August 2017, Ann Arbor, MI, USA, www.elso.org

对氧合改善失败或重度ARDS 患者（$PaO_2/FiO_2 < 100$）的治疗方法		
干预措施	**调整方法**	**注意事项**
根据预计体重设定 TV 5～8 ml/kg	可用容量控制、SIMV 或 PC 模式，保证初始平台压力 <30 cmH$_2$O	低血压，调整最优每搏量变异度（SVV）= 13% 以避免容量过多，维持灌注和氧输送
设定 PEEP 为 10～12 cmH$_2$O	小于 10 cmH$_2$O 的 PEEP 不能充分复张和改善氧合	注意避免气压伤和气胸
以 2～3 cmH$_2$O 逐渐增加直到达到最佳 PEEP	保证平台压力 <30 cmH$_2$O，其会随着 PEEP 而升高	若改善氧合失败，考虑下面步骤
对氧合改善失败或重度 ARDS 患者（$PaO_2/FiO_2 < 100$）的抢救治疗		
在 ARDS 早期使用肌肉松弛药 48 h	记录 TOF 的肌肉松弛深度，维持在 2/4 或更低	若可行，尽早中止；限制使用时间；使用一个方案
俯卧位通气	最好达到 16 h，在 ARDS 早期（48 h 内）最有效	注意体位性眼部和软组织损伤，气道移位或脱出，右主气道插管
呋塞米或血滤/超滤（HF/UF）：液体限制策略能改善氧合，提高 ARDS 患者生存率	单次 40 mg，然后 19 mg/h 维持。请肾内科医生会诊，考虑 HF/UF	电解质丢失，低血容量，HF 有穿刺位置相关风险问题等
吸入 NO 或依前列醇	NO 剂量为 5～80 ppm 依前列醇剂量为 10～50 ng/（kg·min）	NO 或依前列醇停用过快可能导致复发性低氧或肺高压

续表

对氧合改善失败或重度 ARDS 患者（$PaO_2/FiO_2 < 100$）的治疗方法		
干预措施	**调整方法**	**注意事项**
寻找并经验性治疗可能的感染，这可能是 ARDS 的病因，特别是 VAP	考虑 BAL 或活检。考虑通过 CT 检查来寻找腹部及其他部位的感染。考虑非典型、病毒、真菌感染	当有培养、活检或抗原结果时可使用针对性的抗生素
其他模式：APRV 可用于治疗 ARDS 和低氧性呼吸衰竭（见参考文献1）	1. 设置 Phigh $<30\,cmH_2O$，与容量控制模式的平台压力或 PC 模式的峰压相同 2. 最低压 0 或 5 cmH_2O 3. 设置 RR 为 10 ~ 14 次/分 4. 设置 Tlow/Thigh 为 9 : 1，调整 Tlow 至平均气道压力 $<30\,cmH_2O$ 5. 调整 Tlow 使 EEFR/PEFR 为 75%	APRV 通过吸气相高压力发挥作用，肺的弹性通过呼气相回缩帮助降低 WOB 在严重阻塞性肺疾病中为禁忌 可能导致气压伤和高碳酸血症 如果 Tlow 太短，呼吸机的支持可能不够呼气相太短以至不能改善 WOB 如果 Tlow 太长，可能导致肺不张性损伤，不能实现肺保护
VV ECMO（见参考文献2），导管可置于颈内静脉、股静脉或右心房。可支持肺功能但不能支持心脏功能	为实现适当的 CO_2 清除和氧合，调整以下两个方面：①ECMO 血流量（约 3 L/min ＝ 患者 CO 的约 2/3）；②O_2 膜清除率（约 6 L/min），清除速率是 ECMO 血流速率的大约 2 倍	血管通路相关的并发症、出血、溶血、血栓作为挽救生命的措施仍在被讨论 在任何研究中都没有证据表明 ECMO 可增加生存率

注：ARDS—急性呼吸窘迫综合征；HF—血滤；UF—超滤；APRV—气

道压力释放通气；BAL—支气管肺泡灌洗；CO—心输出量；CT—计算机断层扫描；ECMO—体外膜肺氧合；PC—压力控制；PEEP—呼气末正压；ppm—百万分之一；RR—呼吸频率；SIMV—同步间歇指令通气；TV—潮气量；VV—静脉 – 静脉；TOF—4 个成串刺激；Phigh—APRV 高压力水平；Thigh—APRV 高压力（吸气相）的时间间隔；Tlow—APRV 低压力（呼气相）的时间间隔；WOB—呼吸功；ICU—重症监护室；NO— 一氧化氮。

参考文献 1：Zhou Y, et al. *Intensive Care Med* 2017；43：1648 – 59.

参考文献 2：ELSO Guidelines：Guidelines for Adult Respiratory Failure. ELSO Guidelines for Cardiopulmonary Extracorporeal Life Support，Version 1. 4 August 2017，AnnArbor，MI，USA，www. elso. org.

停止机械通气（又称脱机）

SIMV 联合 PS 是 ICU 常用的脱机模式

- 从全支持（IMV = 10），以及 PS 10 ~ 15 cmH_2O、PEEP 5 ~ 10 cmH_2O、$FiO_2 \leqslant 60\%$ 开始

- 每分钟减少 1 ~ 2 次呼吸，在数个小时或者数日的时间里减到 IMV = 0

- PS 每次减少 1 ~ 2 cmH_2O，直到 PS/PEEP 达到 10/5 或 5/5，或者更低（对于状态不佳的患者，可能需要将 PS/PEEP 降到 2/5）

- 同时根据 SaO_2 或 PaO_2（对氧合变化更敏感）而逐渐降低 FiO_2。评估 P/F 比例（PaO_2/FiO_2），其应 > 120

- 应用浅快呼吸指数（rapid shallow breathing index，RSBI）来评估拔管的可能性。RSBI 值等于呼吸频率（次/分）/潮气量（升）。拔管标准是 RSBI < 100，例如 25 次/分的呼吸频率除以 0. 25 L 的潮气量得出 RSBI 值为 100

- 做好拔管后计划：拔管后续接 CPAP、鼻导管（nose cannula，NC）或者面罩通气（face mask，FM）。记录 P/F、呼吸频率以及呼吸功。对拔管后出现的哮鸣音或者呼吸衰竭要有所预

期和准备

ICU 常用拔管标准（患者应满足每一项）	
标准	**备注**
5 s 抬头实验（和 NIP 50 cmH_2O 相关）：对于上呼吸道力量的最好预测指标	最好是遵指令后有意识地抬头而非因咳嗽而抬头。患者不能处于半坐位（太容易）
$PaO_2/FiO_2 > 120$ 或者 FiO_2 为 50% 时 $PaO_2 > 60$ mmHg	吸氧浓度要小于 50% 才能考虑拔管，最好 FiO_2 为 40%
在有效供氧的情况下 PEEP < 6 cmH_2O	突然撤掉 PEEP 通气可能会导致 PaO_2 降低以及呼吸做功增加，从而导致二次插管
中枢神经系统功能完好［格拉斯哥昏迷量表（GCS）评分≥12］	参见 GCS 评分
可以保持 $PaCO_2 < 50$ mmHg 以及 $7.30 < pH < 7.50$	原因可能为脓毒症、高体温、静脉高营养、CO_2 生成过多等；消化液丢失或利尿导致的代谢性碱中毒可能引起 CO_2 潴留；可通过静脉注射氯化钠和氯化钾或其他方法来治疗碱中毒
不会出现呼吸疲劳、呼吸窘迫、大汗、呼吸急促、心动过速、心动过缓、焦虑；RSBI < 100	对于长期接受 PS≥5 cmH_2O 的患者，拔管后可能出现呼吸肌疲劳。考虑用 NIV 过渡
具有自主排痰能力，不会堵塞气管	拔管前评估痰液的多少，考虑阿片类药物的抗胆碱能副作用，考虑应用化痰药物或者支气管镜
没有明确误吸的风险（没有肠梗阻或者大量的胃管引流），GCS 评分≥12	在严重肠梗阻或上消化道出血的情况下，即使气道的保护性反射完好，也有误吸的风险

续表

ICU 常用拔管标准（患者应满足每一项）	
标准	备注
血红蛋白水平充足，心输出量和循环稳定	血红蛋白浓度≥10 g/dL，以保证充分的携氧能力和血液黏稠度（保证一定的外周阻力和血压）
镇痛良好，患者可以自主呼吸而动作不受限制	考虑肋间、椎旁、硬膜外、胸膜内或蛛网膜下腔神经阻滞，保证患者可以深呼吸和咳嗽，避免发生肺不张

Alyssa K. Streff、Michael N. Singleton

液体管理

液体成分

- 体液总量（total body water，TBW）≈男性体重的60%或女性体重的50%（TBW与体内脂肪组织含量成反比）
  - ◆ 细胞内液（intracellular fluid，ICF）≈2/3 TBW
  - ◆ 细胞外液（extracellular fluid，ECF）≈1/3 TBW
    - ★ 组织间液≈2/3 ECF，血浆≈1/3 ECF

容量状态评估

- 对容量状态的准确评估具有挑战性，需要考虑临床的整体情况
- 系统评估容量状态的方法如图10-1所示

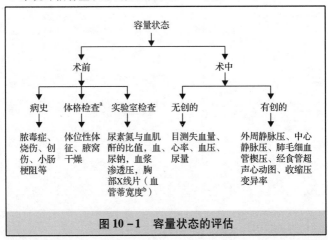

图 10-1　容量状态的评估

[a]只有体位性体征（体位性心率变化>30次/分，体位性头晕）和腋窝干燥可预测由于失血导致的低血容量（*JAMA* 1999；281：1022）。皮肤肿

胀、毛细血管充盈时间和少尿并无帮助判断的作用。

[b]胸部 X 线片中血管蒂宽度与容量状态有很好的相关性（*Chest* 2002；121：942）。

容量不足

- ICF 不足（游离水消失）：皮肤和呼吸系统的不显性丢失，经肾脏的游离水丢失（中枢性或肾性尿崩症）
  - 以细胞脱水为特征，血浆渗透压升高，钠离子浓度升高
  - 不会表现为急性循环衰竭；使用游离水逐步纠正
- ECF 不足：血液丢失，消化液丢失（呕吐、腹泻），分布改变（腹水、烧伤、第三间隙）——是围手术期更需要关注的问题
  - 实验室检查：尿素氮与肌酐的比值升高，尿钠排泄减少（<20 mEq/L），滤过钠排泄分数（FE_{Na}）<1%，尿液浓缩
  - 可以导致急性循环不稳定；通过等张晶体液、胶体液或血液迅速处理

容量补充

- 液体补充的传统方法（使用等张晶体液）：容量补充 = 维持量 + 丢失量 + 不显性失液 + 外科丢失量
  - 维持量（ml/h）：4 - 2 - 1 准则［第一个 10 kg 体重 4 ml/（kg·h）；第二个 10 kg 体重 2 ml/（kg·h）；之后每 10 kg 体重 1 ml/（kg·h）］
  - 丢失量（ml）：生理需要量 × 禁食水时间（h）；第 1 h 补充 50%，第 2 h 和第 3 h 分别补充 25%
  - 不显性失液（ml/h）：取决于手术创伤的大小——小手术 4 ml/（kg·h），中等手术 6 ml/（kg·h），大手术 8 ml/（kg·h）
  - 外科丢失量：失血量可用晶体液 1:3 或胶体液 1:1 补充，其他丢失量（如腹水）根据估计的电解质成分进行补充
- 传统方法的不足之处

- 数据表明，即使在围手术期禁食的情况下血容量仍保持正常，关于存在大量液体缺乏因而需要进行补充的假设可能是不正确的 [*Acta Anaes Scand* 2008；52（4）：522]

- 液体并不总是好的。输注过多的液体可导致并发症和死亡率的增加。已有一项行动提倡将液体输注作为药物治疗管理，谨慎使用和考虑整体情况非常重要（*Curr Opin Crit Care* 2013；19：290）

- 已有研究表明液体输注可破坏内皮细胞的多糖 – 蛋白复合物的完整性，导致血管通透性增加（*Best Pract Res Clin Anaes* 2014；28：227）

- 目标导向液体治疗（goal – directed fluid therapy，GDFT）是指通过血流动力学参数和评估容量反应性来指导液体输注，反对经验性补液。尚无研究证明 GDFT 可降低死亡率，但可能减少并发症、缩短住院时间（*Brit J Anaes* 2013；111：535）

- 在一项研究中，与开放性补液相比，限制性补液和无残疾生存率升高无关，但和急性肾损伤发生率增高有关 [*N Engl J Med* 2018；378（24）：2263 – 2274]

- 肺部超声可用于早期发现血管外肺积水，有助于预防过度复苏 [*J Crit Care* 2016；31（1）：96 – 100]

- 围手术期液体管理的方法 [*Anesthesiology* 2008；109（4）：723 – 740]

  - ★ 常规禁食过夜后的 ECF 丢失量低
  - ★ 鼓励患者口服清液体至术前 2 h
  - ★ 排汗/蒸发导致的不显性失液最多为 1 ml/（kg·h），即使是腹部大手术也是如此
  - ★ 不存在消耗液体的第三间隙
  - ★ 推荐使用低速 [2 ~ 3 ml/（kg·h）] 维持性静脉输液联合目标导向单剂量输注以优化每搏量或补充急性丢失量

晶体液和胶体液

- 晶体液主要是指添加了电解质的无菌水溶液。胶体液包含水和电解质，也包括添加的一些不能自由通过半透膜的胶体物质（白蛋白、羟乙基淀粉、右旋糖苷、明胶）

- 胶体液理论上的优势是能够维持或提高血浆胶体渗透压。然而，尚无证据表明胶体液或晶体液的优越性（可能应用于某些特定亚组患者有一定优势）

  - SAFE 试验：比较 4% 白蛋白和生理盐水在 7000 例危重患者中的应用。两组在死亡率、住院时间和需要机械通气的时间上无显著差异。亚组分析表明，在创伤患者（主要是颅脑外伤）中使用白蛋白的死亡率更高

  - CEISRAL 试验：比较胶体液和晶体液在 ICU 低血容量休克复苏中的应用。使用胶体液对术后 28 d 全因死亡率无改善

  - 羟乙基淀粉对血管内容量的恢复更有效，特别是在脓毒症患者微循环改善方面。然而，VISEP、6S 和 CHEST 试验表明，羟乙基淀粉会增加肾损伤发生率和死亡率，导致收到 FDA 的黑框警告

特定液体的要点

- 5% 葡萄糖——用于补充游离水；与血浆等渗但快速变成游离水（葡萄糖被代谢）；用于治疗脱水

- 平衡晶体液或 0.9% 生理盐水——SMART - MED、SMART - SURG、SALT - ED 试验表明，输注平衡溶液可以减少术后 30 d 肾脏重大并发症

- 0.9% 生理盐水或"正常"生理盐水（normal saline, NS）——氯离子含量显著高于血浆（分别为 154 vs 102 mEq），大量输注可导致高氯性代谢性酸中毒，需要限制使用

- 复方电解质溶液——最大的优点是缓冲能力，能提供和血浆类似的 pH；含有镁，注意肾功能不全的情况

液体	Na/(mEq/L)	Cl/(mEq/L)	K/(mEq/L)	Ca/(mEq/L)	Mg/(mEq/L)	缓冲成分或其他/(mEq/L)	pH	渗透压/(mOsm/L)
正常 ECF	140	103	4	5	2	碳酸氢盐(25)	7.4	290
复方电解质溶液	140	98	5	—	3	醋酸盐(27) 葡萄糖酸盐(23)	7.4	295
乳酸林格液	130	109	4	3	—	乳酸盐(28)	6.4	273
生理盐水	154	154	—	—	—	—	5.7	308
1/2 生理盐水	77	77	—	—	—	—	4.5	143
3%盐水	513	513	—	—	—	—	5.6	1025
5%白蛋白	145	145	<2	—	—	50 g/L 白蛋白	7.4	310
6%羟乙基淀粉	154	154	—	—	—	60 g/L 淀粉	5.9	310

- 乳酸林格液（Ringer lactate solution，RL）——含有和血浆相近的钙和钾离子浓度；添加乳酸来缓冲代谢性酸中毒
  - 不适用于终末期肝病患者，因为乳酸需要在肝脏代谢为水和二氧化碳。在肝脏大手术中可能使用复方电解质更好［*Acta Anaesth Scand* 2011；55（5）：558–564］
  - 禁止作为输血的稀释液：钙离子会和血制品中的抗凝剂发生螯合
- 高渗盐水（3%、7.5% 和 23.4%）——较高的渗透压用于减轻脑水肿和降低颅内压。现有的证据表明，高渗盐水比甘露醇在降低创伤性颅脑损伤患者的颅内压方面更有效（*Crit Care Med* 2011；39：554–559）
- 白蛋白——有 5% 和 25% 的浓度，5% 白蛋白与血浆等张；循环半衰期通常为 16 h（病理情况下可缩短至 2~3 h）；由混合的人类血液制成；几乎无输血相关感染风险。尽管生理学原理尚不清楚，白蛋白应当避免在严重颅脑外伤患者中使用。有一些数据支持在合并急性肺损伤的低蛋白血症患者中联合使用 25% 白蛋白和速尿输注，以提高渗透压并改善氧合（*Crit Care Med* 205；33：1681–1687）
- 羟乙基淀粉——相对分子质量高的合成胶体，可增加血浆胶体渗透压长达 2 d；以 6% 浓度溶于生理盐水或 RL 中；通过肾脏排出；可能增加肾损伤风险而须避免在脓毒症患者中使用（*N Engl J Med* 2008；358：125–139）
  - 副作用：升高血清淀粉酶，导致过敏反应，导致凝血功能紊乱［抑制血小板、凝血因子 VIII 和血管性血友病因子（vWF）］，最大使用量为 20 ml/kg 以减少对血小板的抑制
- 右旋糖酐——右旋糖酐 40 和右旋糖酐 70（数字指溶液中平均相对分子质量）；副作用包括过敏、延长出血时间、干扰交叉配血；罕见的不良反应包括非心源性肺水肿、肾梗阻和急性肾衰竭
  - 右旋糖酐 40——用于血管外科手术以预防血栓形成/脑卒

中，然而在此方面尚无明确证据，反而因增加围手术期心肌梗死和心力衰竭风险而给患者带来危害 [*J Vasc Surg* 2013；57（3）：635 – 641]

- ♦ 右旋糖酐 70——适应证和 5% 白蛋白相同
- 万汶（HES 130/0.5）——羟乙基淀粉的相对分子质量小，取代度低，与较老的淀粉类液体相比，出血风险降低。然而，有些报道其可降低出血风险的研究因为学术不端被撤稿，最近的一项体外研究没有发现本品有降低出血风险的作用（*Intensive Care Med* 2011；37：1725 – 1737）。6S 和 VISEP 研究表明应禁忌在脓毒症患者中使用羟乙基淀粉（*N Engl J Med* 2012. DOI：10. 1056/NEJMoa1204242）

酸碱分析

检查动脉血 pH

- pH < 7.4（酸中毒）
  - ♦ PCO_2 > 40 呼吸性酸中毒：低通气量/呼吸驱动力降低（如药物过量）；阻塞性原因（慢性阻塞性肺疾病）；神经肌肉疾病；二氧化碳产生过多（恶性高热）
  - ♦ PCO_2 < 40 代谢性酸中毒：检查阴离子间隙——Na – （HCO_3 + Cl）
  - ♦ 阴离子间隙正常值范围为（12 ± 2）：碳酸氢根减少、腹泻、肾小管性酸中毒
  - ♦ 阴离子间隙增加（ > 12）：甲醇、尿毒症、糖尿病酮症酸中毒、三聚乙醛、异烟肼、乳酸酸中毒、乙二醇（防冻剂）、水杨酸盐
  - • BICAR – ICU 试验：除患有急性肾损伤的患者外，使用碳酸氢钠治疗并未改善重度代谢性酸中毒（pH < 7.2）的 ICU 患者 7 d 时的器官衰竭或 28 d 时的全因死亡率
- pH > 7.4（碱中毒）

- $PCO_2 < 40$ 呼吸性碱中毒：过度通气
- $PCO_2 > 40$ 代谢性碱中毒：呕吐、利尿药、抗酸药滥用、醛固酮增多

原发性酸碱平衡紊乱				
原发失衡	问题	pH	PaCO_2	HCO_3
代谢性酸中毒	H^+ 增多或 HCO_3^- 丢失	↓	↓	↓
代谢性碱中毒	HCO_3^- 增多或 H^+ 丢失	↑	↑	↑
呼吸性酸中毒	低通气	↓	↑	↑
呼吸性碱中毒	过度通气	↑	↓	↓

酸碱代偿规则	
首要疾病	公式
代谢性酸中毒	$↓ PaCO_2 = 1.25 × \Delta HCO_3$（或 $PaCO_2 = pH$ 的后两位）
代谢性碱中毒	$↑ PaCO_2 = 0.75 × \Delta HCO_3$
急性呼吸性酸中毒	$↑ HCO_3 = 0.1 × \Delta PaCO_2$（或 $↓ pH = 0.008 × \Delta PaCO_2$）
慢性呼吸性酸中毒	$↑ HCO_3 = 0.4 × \Delta PaCO_2$（或 $↓ pH = 0.003 × \Delta PaCO_2$）
急性呼吸性碱中毒	$↓ HCO_3 = 0.2 × \Delta PaCO_2$
慢性呼吸性碱中毒	$↓ HCO_3 = 0.4 × \Delta PaCO_2$

注：引自 Sabatine MS. *Pocket Medicine*. 7th ed. Philadelphia, PA: Wolters Kluwer; 2020.

强离子间隙（Stewart 酸/碱）

- 强离子间隙（strong ion difference, SID）= 强阳离子（Na、K、Ca、Mg）- 强阴离子（Cl）
  - 简算版 SID = Na - Cl

◆ SID 正常值约为 42, SID↑ = 强离子间隙升高型碱中毒, SID↓ = 强离子间隙升高型酸中毒

电解质

低钠血症（Na⁺ < 135 mEq/L）

- 病因（图 10 – 2）和结局
  - ◆ 术前低钠血症与死亡率和住院时长增加有关［*Arch Intern Med* 2012；172（19）：1474 – 1481］
- 症状：恶心、呕吐、虚弱、肌肉抽搐、视物模糊、意识水平降低、易激惹、癫痫、昏迷
  - ◆ 脑水肿：$Na^+ < 123$ mEq/L
  - ◆ 心脏症状：$Na^+ < 100$ mEq/L
- 治疗
  - ◆ 轻度低钠血症：限制游离水摄入 ± 祥利尿药
  - ◆ 严重低钠血症伴神经系统症状：3% 高渗盐水
  - ◆ 抽搐或脑疝时的紧急处理方案：100 ml 3% NaCl 静脉输注，输注时间超过 10 min，连续 3 次。增加钠离子浓度 1.5 mEq/L（男性），或 2 mEq/L（女性）
  - ◆ 嗜睡、眩晕、步态不稳等的处理：3% NaCl 以 0.5 ~ 2 ml/（kg·h）静脉输注（纠正太快可能导致中枢脱髓鞘病变，最大纠正速度为第 1 个 24 h 10 mmol/L，48 h 内升高到 18 mmol/L）
- 抗利尿激素分泌失调综合征的治疗
  - ◆ 限制游离水摄入，慢性患者使用地美环素治疗
  - ◆ 祥利尿药 + 高渗盐水治疗

高渗盐水使用指南
1. 计算需补充的钠缺失量：钠缺失量 = 体重 × 0.6 ×（目标血浆钠离子浓度 – 实际血浆钠离子浓度）
2. 计算以 1 ~ 2 mEq/（L·h）提升血浆钠离子浓度的输注速度：3% NaCl 输注速度 = 钠缺失量/12.312 = cc/h 输注速度超过 24 h

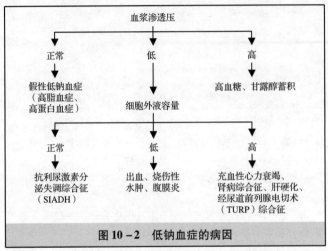

图 10 - 2　低钠血症的病因

（引自 Braunwald E, Fauci AS, Kasper DL, et al., eds. *Harrison's Principles of Internal Medicine*. 15th ed. New York, NY: McGraw – Hill; 2001.）

高钠血症（$Na^+ > 145\ mEq/L$）

- 病因（图 10 - 3）和结局
  - ◆ 术前高钠血症与术后 30 d 的并发症和死亡率增加有关 [*Am J Med* 2013; 126 (10): 877 – 886]

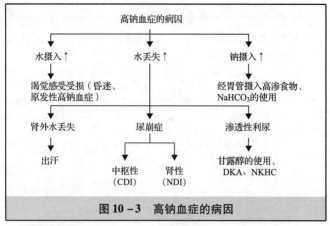

图 10 – 3　高钠血症的病因

DKA—糖尿病酮症酸中毒；NKHC—糖尿病非酮症高渗性昏迷。

- 症状：口渴、昏睡、精神状态改变、昏迷、抽搐
  - 慢性病程的高钠血症通常耐受良好
  - 严重的急性高钠血症→细胞脱水→脑萎缩→脑膜血管撕裂→颅内出血
- 治疗：通过纠正脱水恢复正常渗透压和容量，可口服（较安全）或静脉输注游离水或低渗晶体液
  - 游离水缺失量（L）=（Na^+ – 140）/140 × TBW（L）
  - 以 0.5 mEq/（L·h）的速度逐渐降低血浆钠浓度；24 h 内浓度降低不要超过 12 mEq/L（纠正太快会导致急性脑水肿）
  - 中枢性尿崩症：鼻内去氨加压素（DDAVP）治疗
  - 肾性尿崩症：如果能明确病因，是可逆性的
  - 症状性多尿：通过限制钠和噻嗪类利尿药治疗

低钾血症（K⁺ < 3.5 mEq/L）

低钾血症的主要原因	
机制	病因
摄入不足	酒精中毒、肾上腺皮质增生、禁食、神经性厌食
经肾丢失过多	利尿药、慢性代谢性碱中毒、低镁、肾小管酸中毒
消化道丢失	呕吐、腹泻、绒毛状腺瘤
细胞外液向细胞内液转运	β_2 受体激动剂、胰岛素、急性碱中毒、维生素 B_{12} 治疗、锂过量

注：引自 From Kaye AD, Kucera IJV. Intravascular fluid & electrolyte physiology. In Miller RD, ed. *Miller's Anesthesia*. 6th ed. Philadelphia, PA：Elsevier；2005.

- 症状：乏力、肌肉痉挛、进行性虚弱无力导致的肌肉瘫痪；心律失常风险升高；可增加洋地黄毒性；导致肝性脑病
  - ECG：U 波，心室异位节律 ± QT 间期延长
  - 术前低钾和心脏不良事件相关 [*JAMA* 1999；281（23）：2203 – 2210]
- 治疗：静脉补钾（外周静脉补钾最高浓度为 40 mEq/L，中心静脉补钾最高浓度为 100 mEq/L），按照 20 mEq/h 的速度输注，除非有瘫痪或室性心律失常，先治疗潜在的病因；避免使用含糖液（增加胰岛素反应性从而进一步导致血钾降低）

高钾血症（K⁺ > 5.5 mEq/L）

高钾血症的病因	
机制	病因
假性高钾血症	样本溶血、严重的白细胞增多、巨噬细胞增多症
内部钾平衡改变	酸中毒、醛固酮减少、恶性高热

续表

高钾血症的病因	
机制	**病因**
外部钾平衡改变	肾衰竭、药物影响（ACEI、血管紧张素受体阻滞药、NSAID、保钾利尿药）
复杂医源性	琥珀胆碱导致的高钾血症、缺血再灌注损伤

注：引自 From Kaye AD, Kucera IJV. Intravascular fluid & electrolyte physiology. In Miller RD, ed. *Miller's Anesthesia*. 6th ed. Philadelphia, PA: Elsevier; 2005.

- 症状：最严重的表现为心脏毒性
  - ECG 改变：T 波增高→PR 间期和 QRS 延长→P 波消失→QRS 波群增宽→正弦波（QRS 和 T 波融合）→心室颤动/室性停搏
- 治疗

高钾血症的治疗			
干预	**剂量**	**起效时间**	**备注**
葡萄糖酸钙或氯化钙	1~2 支静脉注射	几秒至几分钟	增加细胞膜稳定性，效果短暂
过度通气	增加每分钟通气量 >基线 3 倍	几秒至几分钟	效果短暂，促进 K^+ 向细胞内转运
胰岛素	10 U 胰岛素与 1~2 支 50% 葡萄糖溶液静脉注射	15~30 min	效果短暂，促进 K^+ 向细胞内转运
碳酸氢钠	1~3 支静脉注射	15~30 min	效果短暂，促进 H^+–K^+ 交换

续表

高钾血症的治疗			
干预	剂量	起效时间	备注
β_2 受体激动剂	沙丁胺醇 10 ~ 20 mg 吸入或 0.5 mg 静脉注射	30 ~ 90 min	效果短暂，促进 K^+ 向细胞内转运
降钾树脂	30 ~ 90 g 口服/直肠给药	1 ~ 2 h	降低体内 K^+ 含量，增加消化道 Na^+ – K^+ 交换
利尿药	呋塞米 ≥ 40 mg 静脉注射	30 min	降低体内 K^+ 含量
血液透析	肾衰竭或威胁生命的高钾血症时		降低体内 K^+ 含量

注：引自 Sabatine MS. *Pocket Medicine*. 7th ed. Philadelphia, PA：Wolters Kluwer；2020.

低钙血症（Ca^{2+} <8.4 mg/dL）

- 钙离子水平应根据血浆白蛋白浓度进行校正（或使用离子钙）：校正的钙浓度 = 钙离子浓度 + 0.8 ×（4.0 – 白蛋白浓度）
- 病因：甲状旁腺功能减退、假性甲状旁腺功能减退、低镁血症、维生素 D 缺乏、高磷血症（见于肿瘤代谢综合征或横纹肌溶解）、钙离子螯合剂
    - 常见的手术原因：过度通气，输血 >1.5 ml/（kg·min）
- 症状：急性低钙血症→神经肌肉兴奋性↑→麻木/手足抽搐（Chvostek 征和 Trousseau 征）、喉痉挛、低血压、心律失常
- 治疗：首先处理低镁血症（如果存在）
    - 10 ~ 15 min 缓慢注射葡萄糖酸钙（2 g 加入 50 ~ 100 ml 生理盐水）→输注氯化钙或葡萄糖酸钙 0.5 ~ 1.5 mg/（kg·h）（钙元素）

◆ 1 g 葡萄糖酸钙 = 93 mg 钙元素；1 g 氯化钙 = 272 mg 钙元素

高钙血症（$Ca^{2+} > 10.3$ mg/dL）

- 病因：主要由原发性甲状旁腺功能亢进、恶性肿瘤、维生素 D 或维生素 A 中毒、制动、药物（噻嗪类利尿药）等导致
- 症状：轻、中度的高钙血症通常无症状；骨质疏松合并病理性骨折、肾结石、胃肠道及神经系统症状（虚弱、意识混乱、昏睡、昏迷）。如存在虚弱症状，应减少肌肉松弛药的用量
- 治疗：一线治疗 = 生理盐水纠正低血容量。也可以使用双膦酸盐、降钙素以及降低 Ca^{2+} 浓度的物质（如光神霉素、糖皮质激素）

低镁血症（Mg^{2+} 浓度 < 1.3 mEq/L）

- 病因：营养性（摄入不足、全肠外营养、慢性酒精中毒）、肾排出量增加（高钙血症、渗透性利尿）、药物（利尿药、氨基糖苷类、两性霉素 B），常见于危重患者
- 症状：呼吸肌无力、心律失常（尖端扭转型室性心动过速）
- 治疗：15 min 内 1 ~ 2 g $MgSO_4$，此后持续输注 24 h（6 g 稀释至 1 L）。必须监护接受镁剂治疗的患者是否出现急性高镁血症的表现，如呼吸抑制、膝跳反射消失。肾功能不全的患者须减量

高镁血症（Mg^{2+} 浓度 > 2.5 mEq/L）

- 病因：通常是医源性的，常见于先兆子痫的治疗过程中，患者使用含 Mg^{2+} 的抑酸剂和缓泻剂；肾功能不全增加高镁血症风险
- 症状：心电图异常（PR 间期延长、QRS 改变）（5 ~ 10 mEq/L），膝跳反射减弱（10 mEq/L），嗜睡、虚弱、呼吸衰竭（10 ~ 15 mEg/L），低血压、心动过缓、心搏骤停（> 20 ~ 25 mEq/L）
- 治疗：静脉注射钙剂（1 ~ 2 g 葡萄糖酸钙，超过 10 min）；呼

吸衰竭者使用机械通气；严重心动过缓者须使用临时起搏器；如果患者存在肾功能不全则可透析

低磷血症（PO_4^{3-} 浓度 <2.8 mg/dL）

- 病因：吸收障碍（维生素 D 缺乏、慢性酒精中毒）、肾排出量增加（甲状旁腺功能亢进、渗透性利尿、肾移植后）、跨细胞转移（胰岛素的使用、呼吸性碱中毒、营养不良的治疗）
- 症状：肌肉异常（肌无力、膈反射受损、横纹肌溶解）、神经系统异常（麻木、构音障碍、意识混乱、癫痫、昏迷）、血液系统异常（溶血和血小板功能障碍）
- 治疗：对严重/急性患者静脉注射磷酸盐
- 磷酸钠盐或磷酸钾盐 0.08～0.16 mmol/kg 加入 500 ml 0.45% 生理盐水，输注时间超过 6 h；每 8 h 监测血清磷、钙、钾离子浓度；可口服时停止静脉补充；必须避免高磷血症（可能导致低钙血症）

高磷血症（PO_4^{3-} 浓度 >4.5 mg/dL）

- 病因：常继发于肾排出量减少（肾衰竭、甲状旁腺功能减退、双膦酸盐治疗）、跨细胞转移（横纹肌溶解、溶血、肿瘤溶解综合征），以及摄入量增加（维生素 D 中毒、含磷灌肠剂的应用）
- 症状：可由于低钙血症和软组织转移性钙化（当钙 – 磷产物 >70 时）而导致
- 治疗：纠正肾功能不全，肾衰竭时透析，应用磷结合抗酸药

输血治疗

血型鉴定

- ABO 血型不相合：输血反应最常见原因（>99%）
- ABO 血型、Rh 分型
  - Rh 阴性的患者只有在接触了 Rh 抗原后才产生抗 Rh 抗体

- ◆ 经过此项测试后发生输血反应的概率为 0.2%
- 血型和抗体筛查
  - ◆ 受血者的血浆（可能含有抗体）+ 储存的红细胞溶液（已知的抗原）→观察反应（测试受血者是否存在抗体）
  - ◆ 经过此项测试后发生输血反应的概率为 0.06%
- 血型和交叉配血
  - ◆ 受血者的血浆（可能包含抗体）+ 供血者的红细胞→观察凝集反应（提示不相容）
  - ◆ 可以检测出 M、N、P、Lewis、Rh、Kell、Kidd 和 Duffy 抗体
  - ◆ 经过此项测试后发生输血反应的概率为 0.05%

紧急输血

- 使用特定血型或 O 型血
- 若 Rh 阴性患者输注了 Rh 阳性者的血液，则需要接受抗 Rh 球蛋白的治疗
- 在接受 8 ~ 10 单位 O 型血全血输注后，不要更换为特定血型（A、B 或 AB）血液，因为可能会导致溶血反应（由于输注的 O 型血中存在抗 A 和抗 B 抗体）

受血者血型			与供血者红细胞的反应			
ABO 血型	红细胞抗原	血浆抗体	供血者为 O 型血	供血者为 A 型血	供血者为 B 型血	供血者为 AB 型血
O	—	抗 A；抗 B	C	I	I	I
A	A	抗 B	C	C	I	I
B	B	抗 A	C	I	C	I
AB	A 和 B	—	C	C	C	C

注：C—相容；I—不相容。

常见血液制品

红细胞（red blood cell，RBC）

- 1 单位 ≈ 300 ml：180 ml RBC，130 ml 储存液 [血细胞比容（Hct）≈ 55%]，每单位可使患者的 Hct 增加 3%
- 适应证（实践指南，少量随机对照研究）：美国麻醉医师协会指出，"红细胞输注的启动不应单一依赖于血红蛋白值，而是应当根据患者是否有因缺氧而导致的并发症的风险来判定" [*Anesthesiology* 1996；84（3）：732]
- 要根据间断重新评估的结果，一单位一单位地输注 RBC（*Anesthesiology* 2015；122：241 – 275）
- 除了活动性出血或正发作心肌缺血的患者外，其他患者在 Hct > 21% 时通常都不需要输血（*The TRICC Srudy*，*NEJM* 1999；340：409 – 417）
- 在感染性休克和中等风险心脏手术患者中，限制性输血策略对死亡率的改善作用不劣于自由输注策略 [*TRISS Study*，*NEJM* 2014；371（15）：1381 – 1391；*TRICS Ⅲ Study*，*NEJM* 2017；377（22）：2133 – 2144]

浓缩红细胞（packed red blood cell，PRBC）

- 输注 PRBC 必须 ABO 血型和 Rh 血型相合
- 用来提高血液的携氧能力
- 1 单位 PRBC 可提升 2% ~ 3% 的 Hct，PRBC 的 Hct 为 55% ~ 60%
- 少白红细胞 → 用以减少非溶血性输血相关发热反应
  - 适用于器官移植患者
  - 预防巨细胞病毒的传播（巨细胞病毒存在于白细胞中）
  - 适用于既往有非溶血性输血相关发热反应的患者
- 洗涤红细胞 → 为了预防受血者抗体所介导的输血相关过敏反应，可去除红细胞制品中的血浆。显著改变了红细胞的完整性

♦ 适用于 IgA 缺乏的患者

♦ 如患者既往有严重的输血相关过敏反应，即便无明确的过敏原/抗原，也应考虑使用洗涤红细胞

- 辐照红细胞→用于预防输血相关移植物抗宿主病，输注的淋巴细胞会攻击宿主组织不相容的人类白细胞抗原（HLA）

♦ 适用于有严重免疫缺陷的患者（非 HIV 患者）、< 1200 g 的早产儿和干细胞/骨髓移植患者

动脉血氧含量的公式

- CaO_2 = （$1.36 \times$ 血红蛋白 $\times SpO_2$） + （$PaO_2 \times 0.003$）

- 意义：①血红蛋白浓度下降，氧含量随之下降；②血红蛋白对血液中氧含量的贡献最大→对于慢性缺氧的患者，输血可能比轻微提高 PaO_2 更有益处

计算允许失血量

- 估计允许失血量 = 估计血容量 $\times$ （$Hct_{起始值} - Hct_{低值}$）/$Hct_{起始值}$

- 估计血容量（estimated blood volume，EBV） = 体重（kg） $\times$ 平均血容量

平均血容量	
早产儿	95 ml/kg
足月新生儿	85 ml/kg
婴儿	80 ml/kg
成年男性	75 ml/kg
成年女性	65 ml/kg

外科纱布的失血量估计	
纱布类型	液体容量
4 cm $\times$ 4 cm 纱布	10 ml
显影纱布	10 ~ 20 ml
手术巾	100 ml

可用的血液制品成分				
成分	内容物	适应证	容量	保存期限
全血	红细胞、白细胞、血小板碎片、血浆、纤维蛋白原	补充红细胞和血浆容量	(450±50) ml	肝素48 h 腺苷、葡萄糖、氯化钠和甘露醇混合溶液（ADSOL）42 d 柠檬酸葡萄糖（ACD）21 d 柠檬酸磷酸葡萄糖（CPD）28 d 柠檬酸磷酸葡萄糖腺苷－1（CPDA－1）35 d
浓缩红细胞	红细胞、白细胞、血浆、血小板碎片	补充红细胞容量	200 ml	与全血相同
冰冻红细胞	无血浆，有极少量白细胞和血小板碎片	特定情况下补充红细胞容量	160～190 ml	解冻:24 h 冰冻:3 年
血小板	血小板、少量白细胞、若干血浆	血小板计数＜50 000／μl,适用于稀释性血小板减少和（或）血小板功能障碍	30～50 ml/单位	单采血小板:24 h 室温:5 d 二甲基亚砜（DMSO）冰冻:3 年
新鲜冰冻血浆	血浆蛋白、所有凝血因子	凝血因子缺乏导致的出血、抗凝血酶Ⅲ缺乏、大量输血、逆转华法林作用	200～250 ml	解冻:6～24 h 冰冻:1 年

续表

可用的血液制品成分				
成分	内容物	适应证	容量	保存期限
冷沉淀	凝血因子Ⅷ、凝血因子ⅩⅢ、纤维蛋白原、纤维结合蛋白、vWF	血友病A、血管性血友病(vWD)、纤维蛋白原缺乏	25 ml/单位	解冻:4~6 h 冰冻:1 年
浓缩凝血因子Ⅷ	凝血因子Ⅷ、纤维蛋白原、vWF	血友病A(经典血友病)	冻干(需要重构)	2~8 ℃:1 年 室温:3 个月
凝血因子Ⅸ浓缩制剂(Konyne、Proplex)	凝血因子Ⅱ、凝血因子Ⅶ、凝血因子Ⅸ、凝血因子Ⅹ	血友病B(Christmas病)	冻干(需要重构)	2~8 ℃:1 年 室温:1 个月
25% 白蛋白溶液(或5%白蛋白溶液)	白蛋白	扩容,维持血管内胶体渗透压	250 ~ 500 ml (50 ml)	3~5 年
血浆蛋白组分	白蛋白、α球蛋白、β球蛋白	扩容,维持血管内胶体渗透压	250 ml	3~5 年

注:引自 Ritter DF, Sarsnic MA. Transfusion therapy, part i. *Prog Anesthesiol* 1989:3:1-14.

全血

- 大多被成分输血（使用效率更高）所替代，复杂的儿童心脏手术和战地军队医院仍使用全血［*J Trauma*. 2006:60（6）: S59］

血小板

- 一采集单位（6 份）血小板 ≈ 300 ml；通常提高血小板计数约 30 000/μl
- 混合和单一捐助者的血小板具有同等的止血效果
- 在室内温度下最多可储存 5 d（5 d 之后细菌感染的风险增加）
- 包含所有血浆凝血因子（除了新鲜冰冻血浆中的凝血因子 V 和凝血因子 Ⅷ）
- 不需要检测 ABO 相容性
  - ◆ Rh 阴性的育龄妇女应接受 Rh 阴性血小板
- 禁忌证：血栓性血小板减少性紫癜/溶血性尿毒综合征、肝素诱发的血小板减少症

输注血小板的建议阈值	
<10 000/μl	预防性输注［基于在癌症患者中的研究结果；*N Engl J Med*, 337（26）：1870 – 1875］
<20 000/μl	任何出血情况或术前使用；合并凝血功能紊乱或感染的患者
<50 000/μl	大出血或术中使用；在中枢神经系统或眼科大手术前使用；创伤出血；气管前出血；长时间的体外循环之后
特发性血小板减少性紫癜患者在发生胃肠道/泌尿生殖道或中枢神经系统的危及生命的出血时，需要输注血小板；黏膜出血通常发生在致命性出血之前	

- 血小板输注无效
  - ◆ 定义：患者分别输注 2 次血小板后 15 ~ 60 min 检测血小板，计数增加 <7000/μl
  - ◆ 原因：非免疫性（药物、感染、脾大）、抗 HLA 抗体或抗血小板抗体
  - ◆ 治疗：要求应用与患者 ABO 血型匹配的血小板，检查输血

后的血小板增量，检查 HLA 反应性抗体百分比（percent reactive antibodies，PRA），完善 HLA 分型，并且咨询输血专家，如果有弥漫性黏膜出血考虑使用氨基己酸

新鲜冰冻血浆（fresh frozen plasma，FFP）

- 包含血浆中所有凝血因子（凝血因子Ⅷ在解冻时减少40%）
- FFP 的 INR 约为 1.6
- 效果持续时间 <7 h（凝血因子Ⅶ的半衰期≈7 h）
- 以下情况适合输注 FFP
  - 当 INR >2.0 时，纠正微血管出血
  - 大量输血（24 h 内输血 >1 倍血容量）
  - 紧急逆转华法林的抗凝作用（5~8 ml/kg）
- FFP 必须与患者的 ABO 血型相合；扩容并不是使用 FFP 的适应证
- 与输注红细胞和血小板相比，输注 FFP 发生输血相关性急性肺损伤（transfusion‑related acute lung injury，TRALI）的风险较高
- 禁忌证：已知对血浆制品有过敏反应者（携带 IgA 抗体的患者）

输注 FFP 的适应证	
INR >2.0	侵入性操作前或活动性出血患者的预防性输注
INR = 1.5 ~ 2.0	对于活动性出血的患者，FFP 输注可能很有价值；术前预防性输注的效果不确定；除非大量输注 FFP，否则 INR 难以纠正（*Transfusion* 2006；46：1279）
INR <1.5	无须输注 FFP

冷沉淀

- 包含 vWF、凝血因子Ⅷ、纤维蛋白原、凝血因子ⅩⅢ；常规剂量为8~10单位
- 6袋（1治疗量）冷沉淀可提升纤维蛋白原45 mg/dL
- 首选 ABO 血型相合者，但并非必须

- 适应证
  - 低纤维蛋白原血症（在出血情况下，纤维蛋白原 < 80 ～ 100 mg/dL）
  - vWD（对去氨加压素无反应）
- 禁忌证：有低纤维蛋白原血症（< 100 mg/dL）的全身性凝血疾病的患者，除缺乏纤维蛋白原外，还可能存在其他缺陷，应该输注 FFP

凝血因子Ⅶα（诺其、依他凝血素 α）

- 应用于出血无法控制的外科手术患者或血友病患者
- 只能在组织因子存在的位点启动凝血（受损血管的组织因子暴露于血液中）
- 可能增加深静脉血栓形成、肺栓塞、心肌梗死的风险
- 可能改善急性颅内出血的预后

去氨加压素

- 释放内皮储存的凝血因子Ⅷ，提高凝血因子Ⅷ与 vWF 的比值
- 对 vWD（1 型和 2a 型）和某些血友病 A 患者有效

四因子凝血酶原复合物

- 包含凝血因子Ⅱ、Ⅶ、Ⅸ、Ⅹ，蛋白 C 和蛋白 S，抗凝血酶Ⅲ
- 在逆转华法林和凝血因子 Ⅹa 抑制剂方面比 FFP 更受青睐 [*Thromb Haemost* 2016；116（5）：879 - 890；*Am J Hematol* 2019；94（6）：697 - 709]

输血并发症

大量输血的并发症
• $K^+ \uparrow$，$Ca^{2+} \downarrow$（枸橼酸盐保存液会与 Ca^{2+} 结合）
• 稀释性血小板减少引起凝血功能障碍
• 代谢性碱中毒（由于枸橼酸盐可形成 HCO_3^-）
• 低体温

输血并发症：预估风险			
非感染性	**风险（每单位）**	**感染性**	**风险（每单位）**
发热	1：100	巨细胞病毒	常见
过敏反应	1：100	乙型肝炎病毒	1：220 000
延迟性溶血	1：1000	丙型肝炎病毒	1：1 600 000
急性溶血	<1：100 000	HIV	1：1 800 000
致命性溶血	<1：250 000	细菌（PRBC）	1：500 000
TRALI	1：5000	细菌（血小板）	1：12 000

注：引自 Goodnough LT，Brecher ME，Kanter MH，et al. *N Engl J Med* 1999；340；438：Busch MP，Kleinman SH，Nemo GJ. *JAMA* 2003；289：959 – 962.

感染并发症

- 乙型肝炎：约35%的感染者表现为急性起病，1% ~ 10% 为慢性感染
- 丙型肝炎：高达85%的感染者为慢性感染→20%发展为肝硬化，1% ~ 5%发展为肝细胞癌
- 细菌感染：输血相关死亡的最常见原因（1/2000 血小板输注者感染→其中 10% ~ 25% 发生严重脓毒症；输血相关脓毒症的死亡率≈60%）
- 其他感染：病毒性（巨细胞病毒感染、西尼罗病毒感染）、原虫性（疟疾、弓形虫病）、细菌性（莱姆病）和朊病毒性（Creutz – Jakob 病）

凝血障碍性并发症

- 通常见于大量输血
  - ◆ 稀释性血小板减少→如果发生微血管出血，则使用血小板治疗
  - ◆ 弥散性血管内凝血（DIC）

◆ 凝血因子Ⅴ和Ⅷ水平降低→在库存血中分别降低至正常值
的 15% 和 30%；导致大输血后不易止血；如出血患者活化
部分凝血活酶时间（APTT）延长并且血小板计数正常，
则给予新鲜冰冻血浆治疗

输血反应

- 急性溶血性输血反应
  - ◆ 由于 ABO 血型或主要抗原不相容
  - ◆ 通常由于文书错误造成，发生率为 1:250 000
  - ◆ 症状：寒战、发热、胸痛、侧腹疼痛→经常被麻醉掩盖，
    可能只表现为低血压、不明原因的出血和血红蛋白尿

对疑似溶血性输血反应的治疗
1. 停止输血
2. 输液和（或）应用升压药治疗低血压
3. 输液，给予甘露醇和呋塞米以维持尿量（75～100 ml/h）
4. 碱化尿液（每 70 kg 体重给予 40～70 mEq 碳酸氢盐）以防止血红蛋白结晶形成
5. 将未使用的血液和新鲜患者血样送到血库（用于重新交叉配型）
6. 将血液样本送到实验室检测游离血红蛋白、触珠蛋白，做 Coombs 试验和 DIC 筛查
7. 考虑使用糖皮质激素

- 非溶血性输血反应
  - ◆ 病因：由抗供血者白细胞或血浆蛋白的抗体引起
  - ◆ 体征：发热、荨麻疹、心动过速和轻度低血压
  - ◆ 治疗：排除溶血性输血反应和细菌污染，采用对症支持
    治疗
  - ◆ 预防：使用少白浓缩红细胞和洗涤浓缩红细胞可能降低发
    病率
- TRALI
  - ◆ 输注血液制品 4 h 内发生非心源性肺水肿（最常见于输注

FFP 后）

- ♦ 机制：供体的抗 HLA 抗体或抗白细胞抗体与受体的白细胞之间发生反应
- ♦ 治疗：停止输血，支持治疗
- ♦ 结果：死亡率为 5% ~10%，大多数患者在 96 h 内恢复

- 输血相关性循环超负荷（transfusion – associated circulatory overload, TACO）
  - ♦ 输注血液制品使循环系统超负荷
  - ♦ 症状：输血 6 h 内出现心动过速、高血压、呼吸困难或肺水肿
  - ♦ 治疗：降低输血速度、利尿、给氧

代谢并发症

- 枸橼酸盐中毒：不常见，除非输血量 >150 ml/（70 kg·min）
  - ♦ 低体温、肝病、肝移植和过度通气增加发病风险
  - ♦ 在快速输血过程中监测钙离子浓度
  - ♦ 用葡萄糖酸钙（30 mg/kg）或碳酸钙（10 mg/kg）治疗低钙血症
- 高钾血症：输血速度 <120 ml/min 时很少发生
  - ♦ 很少有临床意义
  - ♦ 用葡萄糖酸钙治疗以稳定心脏细胞膜，也可使用 β 受体激动剂、胰岛素加葡萄糖、呋塞米

免疫并发症——输血相关性免疫调节（transfusion – related immunomodulation, TRIM）

- 免疫抑制，可能表现为有益的作用（增加肾移植后移植肾的存活率）或有害的作用（肿瘤复发率增加）
- 机制不明，但可能包括同种异体活性淋巴细胞的克隆缺失、诱导失能状态和抗获得性免疫的可溶性 HLA 肽（*Blood Rev* 2007；21：327 – 348）

输血反应的诊断和治疗

类型	要点	症状	病因	治疗
非溶血性发热性输血反应	最常见(1∶500~1∶200) 15% 的患者将发生二次反应	发热(较出血前体温升高超过 1 ℃),输血后 1~6 h 内发生寒战 ±轻度呼吸困难	红细胞:抗供体白细胞的 I 型 HLA 抗体 血小板:保存依赖性的细胞因子	停止输血,排除溶血反应和严重感染 对策成患者给予退热药物,肌内注射哌替啶 未来使用少白细胞的血液制品
单纯过敏反应	1∶500~1∶333	荨麻疹±瘙痒	血浆内输入的过敏原导致肥大细胞脱颗粒	暂停输血 如果仅有荨麻疹和瘙痒,可继续输入同一袋血液制品 如果症状明显,给予抗组胺药 将来大可能复发,可考虑患预防性地使用抗组胺药,如果反复发生过敏反应则使用洗涤细胞

续表

输血反应的诊断和治疗

类型	要点	症状	病因	治疗
TRALI	1:5000 输血后1~6 h发病 CVP正常 与ARDS类似 死亡率约为10%	急性呼吸窘迫、低氧血症、低血压、发热、肺水肿	由供体抗体引起宿主中性粒细胞凝集引起肺损伤	停止输血 保持呼吸道通畅、维持血液循环、吸氧、机械通气、利尿、应用糖皮质激素 如果恢复，患者接受来自其他供者的血液后再次发生该并发症的风险并不增加
急性溶血性输血反应	1:15 000，死亡率1:600 000~1:250 000 导致DIC、休克和急性肾衰竭	发热、寒战、恶心、呕吐、血浆呈红色、侧腹痛、红色或棕色尿液，或者以上症状的任意组合	受血者体内已存在的抗体破坏供体的红细胞，通常继发于ABO血型不合	停止输血，留置静脉通路以100~200 mL/h的速度开始输入生理盐水 呋塞米静脉注射，起始量40~80 mg，然后静脉滴定至尿量>100 mL/h，持续24 h 从其他手臂抽血，进行直接抗人球蛋白试验（结果将为阳性）、全血细胞计数、血电解质检测、重抽血样送血库 可能需要应用升压药；注意是否出现高钾血症

	发生率	症状	原因	处理
过敏性输血反应	1∶50 000～1∶20 000 急性起病	急性过敏反应,包括低血压血管性水肿、呼吸窘迫	小部分 IgA 缺陷患者是由于存在特异性抗 IgA 抗体	立即停止输血 保持呼吸道通畅,维持血液循环,可能需要使用升压药 肾上腺素 1∶1000 溶液 0.30 ml 皮下注射 应用甲泼尼龙 应用 IgA 缺乏的血液、洗涤红细胞或去甘油冷冻红细胞预防
脓血症	输入 PRBC 者发生率为 1∶500 000 输入血小板者发生率为 1∶12 000	高热、寒战、恶心不伴腹泻、低血压	细菌污染血液制品(长期保存将增加污染风险)	停止输血 将输血血袋、管道和剩余产品送到输血科 血培养 开始使用广谱抗生素
迟发性溶血性输血反应	1∶2000 见于多次输血、移植、妊娠 输血后 2～10 d 发生	Hct 缓慢下降、轻度发热、游离胆红素增加、出现球状红细胞	再次暴露于异体红细胞抗原(包括 Rh 抗原)后导致的抗体回忆反应	如未发生急性溶血,无须治疗 告知患者和输血科医生,以便将来输血时避免输入相关的抗原

续表

输血反应的诊断和治疗

类型	要点	症状	病因	治疗
输血后紫癜	不常见 最常见于多胎孕妇 输入含血小板的血液制品后 5~10 d 发生	持续数天至数周的严重血小板减少症	再次暴露于 PIA-1 抗原后导致的抗体回忆反应	首选疗法为静脉注射大剂量免疫球蛋白,1.0 g/(kg·d)×2 d 将来只输入洗涤血细胞或 PIA-1 阴性细胞,同时请输血科会诊
输血相关性移植物抗宿主病(graft-versus-host disease, GVHD)	罕见但多致命 发生于免疫缺陷患者或纯合子受血者与杂合子供血者之间 输血后 4 天至 1 个月发生 输注 FFP,冷沉淀或去甘油红细胞不会导致 GVHD	发热,皮疹(斑丘疹),右上腹疼痛,肝功能异常,腹泻,厌食,全血细胞减少 诊断:①活检;②确定循环淋巴细胞的 HLA 分型	供血者活化的淋巴细胞攻击受血者组织,与骨髓移植后 GVHD 的不同之处为全血细胞减少的发生率高,大多数患者死于感染	没有确切的疗法 对大多数病例(>90%)是致命的 有少数使用多种药物治疗成功的报道[Br J Haematol 117(2):275] 使用射线照射后对血液制品来预防

凝血

凝血障碍

- 血液暴露于受损内皮细胞，导致血小板活化，并通过凝血级联反应同步产生纤维蛋白

初期止血	二期止血
- 受伤血管收缩 - 内皮下胶原暴露 - 血小板黏附和聚集于受损内皮细胞表面 - 形成早期血凝块	- 由活化的血小板表面催化形成凝血酶 - 组织因子活化凝血因子Ⅶ催化形成凝血酶 - 凝血酶催化纤维蛋白原转化为纤维蛋白 - 纤维蛋白凝块的形成及稳定

- 外源性与内源性凝血途径
    - 内源性途径：凝血因子Ⅷ、凝血因子Ⅸ、凝血因子Ⅺ、凝血因子Ⅻ
    - 外源性途径：凝血因子Ⅲ（组织因子）、凝血因子Ⅶ
    - 共同途径：凝血因子Ⅴ、凝血因子Ⅹ和凝血酶、纤维蛋白

凝血功能检查

- 详询病史是发现凝血障碍的最佳方法
- 凝血酶原时间（PT）：检测外源性凝血途径和共同途径（凝血因子Ⅰ、凝血因子Ⅱ、凝血因子Ⅴ、凝血因子Ⅶ、凝血因子Ⅹ）
    - 对凝血因子Ⅶ缺乏较敏感
    - INR 使 PT 值标准化，因而不同实验室之间的检测结果具有可比性
    - 正常 PT 值 = 11.0 ~ 13.2 s
- 部分凝血活酶时间（PTT）：检测内源性凝血途径和共同途径（凝血因子Ⅰ、凝血因子Ⅱ、凝血因子Ⅴ、凝血因子Ⅷ、凝

血因子Ⅸ、凝血因子Ⅹ、凝血因子Ⅺ和凝血因子Ⅻ)

- ♦ 值得注意的是，不能检测凝血因子Ⅶ缺乏或凝血因子ⅩⅢ缺乏
- ♦ 使用肝素和存在其他循环抗凝物质（凝血因子Ⅷ抗体、狼疮抗凝物）的患者 PTT 延长
- ♦ 正常 PTT = 25 ~ 37 s
- 激活全血凝固时间（ACT）：改良的全血凝固时间，正常 ACT 值 = 110 ~ 130 s
  - ♦ 加入高岭土或硅藻土活化的辅助（内源性）途径
  - ♦ 手术室内可进行检测（床旁即时检测）
- 出血时间：粗略测定血小板功能，重复性差，很少使用
- 纤维蛋白原：正常值 = 170 ~ 410 mg/dL
  - ♦ 可能在大量出血或 DIC 的情况下缺乏
  - ♦ 急性期反应物，可在创伤或炎症后升高
  - ♦ 严重出血/大量输血患者的目标纤维蛋白原水平为 > 100 mg/dL
- 纤维蛋白降解产物（fibrin degradation product，FDP）：由纤溶酶作用于纤维蛋白原而产生
  - ♦ DIC、原发性纤维蛋白溶解、严重肝病（由于清除能力下降）时上升
  - ♦ 通过干扰纤维蛋白单体聚合及削弱血小板功能而影响凝血过程
- D - 二聚体：当纤溶酶消化交联的纤维蛋白时产生的特异性片段
  - ♦ DIC、肺栓塞和术后即刻会上升
- 血栓弹力图（TEG）
  - ♦ 测定生理情况下血液凝集过程中黏性的变化。能表明凝血级联反应的开始时间、血凝块形成的速度、血凝块强度和分解的速度
  - ♦ 通过 TEG 而非仅常规检测指导止血治疗可改善需要紧急大

量输血的创伤患者的 28 d 死亡率

遗传性和获得性凝血功能障碍的异常筛查指标			
PT	PTT	遗传性	获得性
↑	↔	凝血因子Ⅶ功能不全	维生素 K 缺乏、肝病、凝血因子Ⅶ抑制剂
↔	↑	血友病包括（血管性血友病）	凝血因子抑制剂、抗磷脂抗体
↑	↑	纤维蛋白原、凝血因子Ⅱ、凝血因子 Ⅴ 功能不全	DIC、肝病、纤维蛋白原抑制剂以及凝血因子Ⅱ、凝血因子 Ⅴ 或凝血因子 X 抑制剂

注：引自 Sabatine MS. *Pocket Medicine*. 7th. Philadelphia，PA；WoltersKluwer；2020.

一些常用药物对凝血参数的影响							
药物	出血时间	PT	PTT	ACT	效应峰时间	治疗后凝血功能恢复正常的时间	说明
阿司匹林	↑↑↑	–	–	–	数小时	1 周	出血时间不能准确预测血小板功能
其他非甾体抗炎药	↑↑↑	–	–	–	数小时	3～5 d	出血时间不能准确预测血小板功能
普通肝素静脉注射	↑	↑	↑↑↑	↑↑↑	数分钟	4～6 h	监测 ACT 或 APTT

续表

一些常用药物对凝血参数的影响							
药物	出血时间	PT	PTT	ACT	效应峰时间	治疗后凝血功能恢复正常的时间	说明
普通肝素皮下注射	↑	↑	↑↑	↑↑	1 h	4~6 h	PTT 可能保持正常，监测抗 X a 因子活性
低分子肝素皮下注射	–	–	–/↑	/↑	12 h	1~2 d	活化凝血活酶时间可能保持正常，监测抗 X a 因子活性
溶栓剂	↑↑↑	↑	↑	–	数分钟	1~2 d	常与静脉注射肝素合用

注：↑—无意义临床的上升；↑↑—可能有临床意义的上升；↑↑↑—有显著临床意义的上升。

常用抗凝血药的特点				
项目	华法林	普通肝素	低分子肝素	直接凝血酶抑制剂
凝血级联反应靶标数量	多	多	少	少
反应特异性	非特异	非特异	特异	特异
每日用药次数	1	2~3	1~2	1~2

续表

常用抗凝血药的特点				
项目	华法林	普通肝素	低分子肝素	直接凝血酶抑制剂
途径	口服	静脉注射、皮下注射	皮下注射	静脉注射、口服、皮下注射
监测	INR	APTT、血小板计数	血小板计数、抗Xa因子	APTT、肝功能
反应变异度	高	高	低	低
肝素诱导的血小板减少症的风险	无	2%~5%	1%~2%	无
其他要点	抑制凝血因子Ⅱ、凝血因子Ⅶ、凝血因子Ⅸ、凝血因子Ⅹ及蛋白C	与抗凝血酶Ⅲ结合	抑制凝血因子Xa	

注：引自 Nutescu EA, Shapiro NL., Chevalier A, et al. *Cleve Clin J Med* 2005：72（suppl 1）：S2-S6.

抗凝血药及纤溶药的特性及拮抗方法			
抗凝血药	$t_{1/2}$	实验室检查	用药过量和（或）严重出血的治疗方案*
普通肝素	60~90 min, RES	PTT↑	鱼精蛋白静脉注射 1 mg 或 100 U 普通肝素（最大量 50 mg）。持续输入时，逆转剂量=2×每小时普通肝素剂量

续表

抗凝血药及纤溶药的特性及拮抗方法			
抗凝血药	$t_{1/2}$	实验室检查	用药过量和（或）严重出血的治疗方案*
比伐芦定	25 min，K	PTT↑	透析
重组水蛭素	80 min，K	PTT↑	透析
阿加曲班	45 min，L	PTT↑	透析？
达比加群	12~17 h，K	dTT/↑PTT	若出血，可给予伊达鲁珠单抗或凝血酶原复合物
依诺肝素	8 h，K	抗Xa因子检测	鱼精蛋白（不完全逆转）？
磺达肝癸钠	24 h，K	抗Xa因子检测	透析？
利伐沙班	7~11 h，K	抗Xa因子检测	阿法达贝泊或凝血酶原复合物（如果严重出血）
阿哌沙班	9~14 h，L	抗Xa因子检测	阿法达贝泊或凝血酶原复合物（如果严重出血）
华法林	36 h，L	PT↑	无出血的情况下：INR > 5，口服维生素 K 1~2.5 mg；INR > 10：口服维生素 K 2.5~5.0 mg 出血：维生素 K 10 mg 静脉注射 + FFP 或凝血酶原复合物
纤溶药	20~90 min，L、K	纤维蛋白原↓，FDP↑	冷沉淀、FFP、氨甲环酸

注：* 首先应立即停用抗凝血药。决定是否透析时应考虑透析和非透析情况下抗凝血药的代谢时间（注意肝、肾功能不全）。在等待期间有出血风险。K—肾；L—肝；RES—网状内皮细胞系统

血小板抑制剂

- 阿司匹林
  - 不可逆地使环氧化酶（COX）失活
  - 抑制前列腺素及血栓素的生成
  - 阿司匹林的抑制作用持续血小板的整个生存期，7～10 d
- 布洛芬
  - 非甾体抗炎药，可逆性 COX
- 氯吡格雷、普拉格雷、替格瑞洛（P2Y12 受体拮抗剂）
  - 不可逆阻断血小板细胞膜表面的腺苷二磷酸（adenosine diphosphate，ADP）受体
- 阿昔单抗、依替巴肽、替罗非班
  - 血小板聚集抑制剂（抑制糖蛋白 Ⅱb/Ⅲa）
- 双嘧达莫
  - 防止磷酸二酯酶（phosphodiesterase，PDE）降解 cAMP（cAMP 可阻断 ADP 引起的血小板聚集），从而抑制血小板黏附
  - 抑制 PDE 而引起血管扩张

出血性疾病（凝血障碍）

- 经典血友病（血友病 A，缺乏凝血因子Ⅷ）
  - X 染色体隐性遗传，男性发病率为 1∶5000
  - PTT 延长，PT 及血小板功能正常
  - 与凝血因子Ⅷ活性相关的出血
    - ★ 凝血因子Ⅷ活性 <1%：自发性出血
    - ★ 凝血因子Ⅷ活性 1%～5%：小创伤引起出血
    - ★ 凝血因子Ⅷ活性 >5%：偶尔出血
  - 治疗：凝血因子Ⅷ补充治疗（冷沉淀、冻干或重组凝血因子Ⅷ）
    - ★ 建议术前维持凝血因子Ⅷ活性在 20%～40% 之间
    - ★ 凝血因子Ⅷ半衰期为 8～12 h
    - ★ 20% 患者最终产生凝血因子Ⅷ抗体

- ◆ 患者患肝炎和 HIV 概率高（由于患者经常接触血液制品）
- 血友病 B（缺乏凝血因子Ⅸ）
  - ◆ 伴性遗传，几乎仅在男性发病，发病率为 1 : 100 000
  - ◆ 临床表现类似于血友病 A
  - ◆ 治疗：输注浓缩凝血因子Ⅸ、rFⅧa 或 FFP
  - ◆ 为达到外科止血要求：维持凝血因子Ⅸ活性在 50% ~ 80%
  - ◆ 凝血因子Ⅸ半衰期 ≈ 24 h
- vWD
  - ◆ vWF 异常
    - ★ 由巨核细胞及内皮细胞产生的一种糖蛋白
    - ★ vWF 稳定凝血因子Ⅷ，并使血小板及内皮细胞交联
  - ◆ vWD 分型
    - ★ 1 型（经典型）、2 型（变异型）、3 型（重型）
    - ★ 1 型 vWD：最常见，占发病总数 75%；为常染色体显性遗传病；vWF 水平下降
    - ★ 2 型 vWD：占发病总数 25%，存在 vWF 质量缺陷
    - ★ 3 型 vWD：vWF 完全缺乏
  - ◆ 是最常见的遗传性出血性疾病，发病率 = 1%
  - ◆ 患者表现为各种出血倾向；常表现为鼻出血
  - ◆ 最常见实验室检查异常：出血时间延长
  - ◆ 治疗：去氨加压素（0.2 μg/kg 加入 50 ml 生理盐水超过 30 min 输完）或冷沉淀；去氨加压素半衰期为 8 ~ 12 h

纤溶亢进

- 纤溶活性显著增加（创伤、手术、肝病）
- 诊断：TEG（推荐）、D - 二聚体、纤维蛋白原分解产物
- 治疗：赖氨酸类似物［氨甲环酸（TXA）、氨基己酸］
- 已证明 TXA 能安全地降低许多出血患者的死亡率和减少输血，特别是在早期输注的情况下（MATTERs、CRASH - 2、WOMAN 试验）

肝素诱导的血小板减少症（heparin – induced thrombocytopenia，HIT）

肝素诱导的血小板减少症		
特点	Ⅰ型	Ⅱ型
机制	肝素直接作用	免疫（抗体）介导
发病率	20%	1% ~ 3%
起病	应用肝素 1 ~ 4 d 后	应用肝素 4 ~ 10 d 后；如果 100 d 内应用过肝素，也可在早期发生（ < 24 h）；停用肝素后可发生
血小板计数最低点	> 100 000/μl	30 000 ~ 70 000/μl 或低于 50% 基值
后遗症	无	30% ~ 50% 并发血栓形成
处理	继续应用肝素；观察	停用肝素；采用另一种抗凝血药治疗

注：引自 Sabatine MS. *Pocket Medicine*. 7th ed. Philadelphia，PA：WoltersKluwer；2020.

- Ⅱ型 HIT：抗肝素血小板因子 4（heparin platelet factor 4，PF4）复合物的 IgG 抗体（PF4 抗体）引起的免疫介导血小板减少症
- 抗体结合→刺激血小板激活→血小板减少、血小板聚集及血栓形成
- 许多患者虽然体内产生抗体但并无临床症状
  - ◆ 50% 接受心脏手术的患者在应用肝素后可产生 PF4 抗体，但仅有 1% 发展成为 HIT
- 应用低分子肝素可降低发病率
- 应用磺达肝癸钠或直接凝血酶抑制剂可避免发病
- 治疗

- 停用所有肝素，包括肝素冲管液
- 应用直接凝血酶抑制剂替代抗凝血药
  - ★ 阿加曲班 [$1\sim2\,\mu g/$（kg·min）]，重组水蛭素 [$0.4\,mg/kg$ 单次给药，后以 $0.15\,mg/$（kg·h）持续输注]
- 口服抗凝血药：血小板计数 $>100\,000/\mu l$ 前不应用
  - ★ 华法林应与直接凝血酶抑制剂合用（降低凝血酶原前，华法林首先降低蛋白 C，可引起短暂高凝状态）
    - · 最佳疗程不明确，一般认为 >6 周

弥散性血管内凝血（DIC）

- DIC：异常、弥散性凝血及纤溶系统激活引起的一系列反应

DIC 病因	
急性	**慢性**
脓毒症、ARDS	恶性肿瘤
休克	肝病
创伤	稽留流产
产科（如羊水栓塞）	主动脉内球囊反搏
溶血性输血反应	腹腔静脉分流
大面积烧伤	主动脉夹层/动脉瘤

- 病理过程
  - 微血管内纤维蛋白过度沉积，凝血因子消耗，广泛性血小板激活及纤维蛋白溶解
- 临床表现
  - 术野及静脉穿刺点出现瘀点、瘀斑、渗血
  - 弥散性血栓形成→重要器官致命性缺血
- 实验室检查
  - D–二聚体升高，PT、PTT 延长
  - 一系列检查显示纤维蛋白原及血小板减少
  - FDP 升高（非特异性）
  - 外周血涂片→裂体细胞（微血管内红细胞损伤导致）

- 治疗
    - ◆ 识别并治疗 DIC 潜在病因
    - ◆ 输注 FFP 或冷沉淀，保持纤维蛋白原 > 50 mg/dL，补充凝血因子
    - ◆ 血小板应维持在 > 25 000 ~ 50 000/μl
    - ◆ 对于以血栓形成为主的 DIC 患者，考虑应用肝素治疗
    - ◆ 不推荐使用纤溶抑制剂（氨基己酸、抑肽酶）

维生素 K 缺乏

- 维生素 K 是肝脏合成凝血酶原（凝血因子 Ⅱ）、凝血因子 Ⅶ、凝血因子 Ⅸ、凝血因子 Ⅹ、蛋白 C 及蛋白 S 等凝血物质的必要维生素。缺乏维生素 K 可导致凝血异常及 PT 与 INR 的比值增大
- 治疗：维生素 K 2.5 ~ 10 mg 皮下注射/肌内注射/口服或 1 ~ 10 mg 静脉注射，速度 ≤ 1 mg/min
- 镰状细胞贫血
- 血红蛋白 S（HbS，一种异常血红蛋白）引起红细胞镰状化 → 慢性溶血、血管闭塞危象
- 终末器官效应：肾梗死、肺梗死、肝硬化、脑血管意外、骨头缺血

镰状细胞贫血围手术期处理
- 保证充分水化 - 避免引起镰状细胞形成的因素（缺氧、低温、脱水、酸中毒、红细胞增多、感染） - 考虑术前简单输血，使 Hct ≈ 30% - 考虑换血疗法维持 HbS < 40%（也可以降低血液黏度）

第11章 常见围手术期问题

Jonathan P. Wanderer

低氧血症

- 不能解释的氧合下降

处理（图 11 – 1）

- 呼叫求助并准备抢救车
  - 问："谁负责危机处理?"

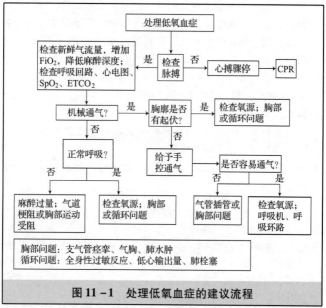

图 11 – 1 处理低氧血症的建议流程

（引自 Murphy PG，Fale A. *A Pocket Reference to Anaesthesia*，2nd ed.，Science Press，2002. ）

- 调大氧流量并将 FiO_2 调至 100%
  - 确定气体分析上显示 $FiO_2 = 100\%$

- ◆ 确定呼气末二氧化碳的存在及二氧化碳描记波形的变化
- 手控通气评估肺顺应性
  - ◆ 听诊呼吸音
- 检查
  - ◆ 血压、气道峰压、脉搏
  - ◆ 插管位置
  - ◆ 脉搏血氧仪探头位置
  - ◆ 管道完整性：是否有脱落、扭转及漏洞
- 考虑下述措施检查可能发生的呼吸问题
  - ◆ 抽取血气
  - ◆ 充分吸引（清理分泌物及痰栓）
  - ◆ 松开呼吸环路，用呼吸囊通气
  - ◆ 用纤维支气管镜检查
- 思考病因
  - ◆ 是否有可疑的呼吸道/通气问题
- 无气道问题
  - ◆ 循环
    - ★ 栓塞
      - · 肺栓塞
      - · 空气栓塞——静脉
      - · 其他栓塞（脂肪、感染物、CO_2、羊水）
  - ◆ 心脏疾病
    - ★ 充血性心力衰竭
    - ★ 冠心病
    - ★ 心肌缺血
    - ★ 心脏压塞
    - ★ 先天性/解剖异常
      - · 严重脓毒症
      - · 低氧合并低血压
  - ◆ 药物/过敏

- ★ 近期用药史
- ★ 药物用量错误/过敏反应（全身性过敏反应）
- ★ 染料、异常血红蛋白（如高铁血红蛋白、亚甲蓝）
- ◆ 存在气道来源的诱因
  - ★ 误吸
  - ★ 肺不张
  - ★ 支气管痉挛
  - ★ 通气不足
  - ★ 肥胖/体位
  - ★ 气胸
  - ★ 肺水肿
  - ★ 右支气管插管
  - ★ 呼吸机设置导致内源性 PEEP

辅助检查

- 纤维支气管镜
- 胸部 X 线
- 心电图
- 经食管超声心动图

支气管痉挛

诱因

- 已经存在的气道高反应性（哮喘）
- 上呼吸道外界刺激（口腔内镜）
- 气管插管镇静深度不足
- 气管插管导致气管隆嵴或者支气管受到刺激（支气管插管）
- 过多组胺释放（如吗啡、阿曲库铵能引起组胺释放）或者 β 受体阻滞剂
- 全身性过敏反应
- 肺水肿

明确原因

- 检查气管导管是否完好（打结/堵塞）以及位置是否合适
- 检查患者有无喘息、空气是否流动
- 二氧化碳监测曲线→显示呼气段上升
- 气道峰压高、低氧血症、高二氧化碳血症
- 除外：气胸、肺栓塞、肺水肿

处理

- 提高 FiO_2
- 加深麻醉（吸入麻醉药有支气管扩张作用）
- 延长呼气时间、减少呼吸频率，有助于减少气体存留
- 经气管导管给予沙丁胺醇（对严重痉挛/失去气道控制者无效）
- 肾上腺素静脉注射/皮下注射（尤其适用于过敏反应者）→逐渐滴定至达到治疗效果的浓度
- 氨茶碱［二线用药，6 mg/kg 静脉推注，然后 0.5 mg/（kg·h）静脉滴注］
- 氢化可的松（长效）

低血压

- 血压 <60 mmHg 或者平均动脉压低于基线水平的 20% ~25%

鉴别诊断

- 前负荷降低
  - 血容量下降（出血、补液不足、第三间隙）
  - 静脉回流减少（体位变动，如 Trendelenburg 体位）
  - 心脏压塞、气胸、外科压迫回流静脉、腹腔镜气腹、PEEP 过高
- 后负荷降低
  - 感染性休克、扩血管药（麻醉药）、过敏反应、中枢神经系统损伤

- 心肌收缩力下降
  - ◆ 心肌梗死、心律失常、慢性心力衰竭、麻醉药的作用、电解质紊乱

明确原因

- 检查血压袖带大小是否合适
- 检查术前血压趋势
- 计算液体出入量（包括失血）
- 确保静脉输液通路完整且无渗出
- 检查动脉波形和呼吸变异率

治疗选择

- 补液
- 减少麻醉药用量
- 使用血管活性药物（去氧肾上腺素 40 ~ 100 μg、麻黄碱 5 ~ 10 mg）
- 使用其他升压药或强心药（去甲肾上腺素、多巴胺、米力农、多巴酚丁胺）
- 考虑有创监测（CVP、有创动脉血压、肺动脉导管、超声心动图）

高血压

- 血压 >140/90 mmHg 或者平均动脉压超过基线的 20% ~ 25%

鉴别诊断

- 原发性高血压
  - ◆ 没有明确原因（占所有高血压的 70% ~ 95%）
- 继发性高血压
  - ◆ 疼痛/外科刺激（麻醉深度不够、止血带疼痛）、气管插管刺激、膀胱充盈
  - ◆ 高碳酸血症、缺氧、容量过负荷、体温过高
  - ◆ 中枢神经系统病理性改变（颅内压升高、脑疝、出血）

- ♦ 内分泌疾病（嗜铬细胞瘤、皮质醇增多症、甲状腺功能亢进、甲状旁腺功能亢进）
- ♦ 酒精戒断综合征
- ♦ 恶性高热
- ♦ 误用血管活性药
- ♦ 停用抗高血压药
- 考虑高血压出现的时间节点→诱导前高血压
- 停用抗高血压药、原发性高血压、疼痛→诱导后高血压
- 喉镜刺激、气管导管位置不良、气管导管进入食管导致高碳酸血症、胃管误入气管、疼痛、缺氧→术中高血压
- 镇痛不足、高碳酸血症、气腹、液体过多、药物（血管活性药）、膀胱充盈、止血带

明确原因/治疗选择

- 检查无创血压袖带的位置和大小、动脉波形
- 回顾麻醉用药和外科操作
- 检查有无缺氧/高碳酸血症
- 检查挥发罐
- 使用抗高血压药（β 受体阻滞剂/血管扩张药）

高碳酸血症

- CO_2 水平升高（血气分析或者呼气末二氧化碳浓度监测）（正常值 38 ~ 42 mmHg）

鉴别诊断

- 二氧化碳生成过多
  - ♦ 恶性高热
  - ♦ 感染性休克
  - ♦ 发热/寒战
  - ♦ 甲状腺毒症
- 二氧化碳排出过少

- ◆ 每分钟通气量不足
  - ★ 肺顺应性改变（肺不张、CO_2 气胸、外科牵拉使得肺膨胀受限）
  - ★ 气道阻塞（分泌物、痰栓）
  - ★ 呼吸机设置不当（潮气量不足、新鲜气体不足）
  - ★ 过度镇静
- 无效腔增加
  - ◆ 气管导管（ETT）问题（打结、支气管插管）
  - ◆ CO_2 吸收剂用尽
- 药物作用（肌肉松弛药/麻醉药/苯二氮䓬类药物）
- 考虑 CO_2 升高和事件的时间→在事件开始时即升高
- ETT 位置不良、通气设置不足、在保留自主呼吸的患者中镇静过度→在诱导后、手术过程中升高
- 恶性高热、抗精神病药导致的恶性综合征、呼吸机设置不当、甲状腺功能亢进、松开止血带后的反应、CO_2 吸收剂用尽→在麻醉苏醒期升高
- 肌肉松弛药拮抗不足、麻醉/镇静药残余作用、神经系统诱因、电解质紊乱、低血糖

明确原因/治疗选择

- 检查脉搏血氧仪
- 检查呼吸机设置参数是否合适
- 检查 CO_2 吸收罐
- 考虑查动脉血气
- 如果患者保留自主呼吸：辅助呼吸、减少镇静
- 如果采用机械通气：增加每分钟通气量

低碳酸血症

- CO_2 水平降低（血气分析或者呼气末二氧化碳浓度监测）

鉴别诊断

- 通气过度

- 代谢率下降（低体温、甲状腺功能减退）
- 肺栓塞
- 空气栓塞
- 心搏骤停（低灌注）
- ETT 脱位/呼吸环路断开

明确原因/治疗选择

- 检查呼吸环路
- 检查血压、心率、SpO_2
- 检查/调整呼吸参数
- 治疗潜在病因

气道峰压增高

鉴别诊断

- 回路问题（呼吸阀卡顿、PEEP 阀错误开放、管路打结）
- ETT 问题（打结、咬管、痰液堵塞、位置不佳）
- 药物原因（阿片类药物导致的胸壁僵硬、麻醉深度和肌肉松弛不足、恶性高热）
- 肺顺应性下降（哮喘、肺气肿、气胸、误吸）

治疗

- 检查管路，手动通气，$FiO_2 = 100\%$
- 听诊双肺，ETT 内吸痰，使用牙垫，考虑增加肌肉松弛药

少尿

- 尿量 $< 0.5 \ ml/(kg \cdot h)$

鉴别诊断

- 肾前性：血管内液体不足
- 肾性：肾灌注不足（低血压、血管夹闭、肾动脉狭窄）、肾内在损伤（肾毒性药物/血管炎）
- 肾后性：尿路梗阻/导尿管堵塞

明确原因/治疗选择

- 检查生命体征，确保循环平稳
- 检查导尿管的放置是否合适，是否有堵塞
- 检查是否使用肾毒性药物，如使用肾毒性药物，应停用
- 检查液体用量/出血量/外科操作的影响
- 考虑补液试验治疗肾前性少尿
- 消除可能的病因

心肌缺血/心肌梗死

- 心肌因为氧供、氧耗不平衡而受损

病因

- 动脉粥样硬化（占心肌梗死的90%）
- 冠状动脉瘤
- 冠状动脉痉挛
- 氧耗超过氧供（如主动脉瓣狭窄）
- 血液黏稠度改变（红细胞增多症）
- 栓塞来源（心内膜炎赘生物）

检查

- II 导联——发现心律失常最佳（与右冠状动脉和心脏传导系统相关）
- V_5 导联——发现心肌缺血最佳（与冠状动脉左前降支和心脏的前/外侧供血相关）
- 联合 II、V_5 导联可以发现90%以上的心肌缺血
- ST 段压低 ≥ 0.1 mV（通常是心内膜下缺血→由于冠状动脉部分阻塞）
- ST 段抬高 ≥ 0.2 mV（通常是透壁缺血→由于冠状动脉栓塞）
- T 波倒置及 Q 波
- 心律失常
- 低血压

- TEE（对早期心肌缺血最敏感）
- 肌酸激酶（CK）、肌酸激酶同工酶（CK – MB）、肌钙蛋白，请心内科医生会诊（评估是否有冠状动脉干预指征）

治疗选择

- 目标：维持心肌的氧供、氧耗平衡（注意：如果心脏后负荷及前负荷增加、心肌收缩力增强、心率加快，心肌氧耗会增加）
- 维持血压在术前水平的 20% 以内
- 确认心电图导联放置正确，考虑做 5 导联或者 12 导联心电图
- 将患者有心肌缺血通知外科医生，让他们考虑调整手术
- 吸入 100% 氧气，保证良好通气
- 考虑减少麻醉药用量
- 如果患者出现心动过速，考虑使用 β 受体阻滞剂
- 评估血压稳定性，考虑有创监测（有创动脉监测/CVP 监测/肺动脉导管监测）
- 如果患者有低血压且有心电图改变提示心肌缺血，考虑用血管活性药物升高血压，提高心肌灌注
- 考虑补液以及使用强心药来支持心肌收缩
- 考虑抗凝治疗（阿司匹林、肝素）
- 术中请心内科医生会诊

恶性高热

- 存在诱发因素时：意外的无法解释的呼气末二氧化碳浓度升高、心动过速、呼吸频率过高，以及使用琥珀胆碱后出现的长时间的咬肌痉挛。体温升高是后期才会出现的体征
- 见附录 C

心动过缓

- 心率 < 60 次/分

鉴别诊断

- 传导冲动改变（迷走神经张力增加、窦房结自主节律性降低）
- 药物作用（β受体阻滞剂、钙通道阻滞剂、胆碱能药、阿片类药物、抗胆碱酯酶药、α_2受体激动剂）
- 病理原因（低体温、甲状腺功能减退、病态窦房结综合征、低氧血症）
- 心肌缺血
- 外科手术/麻醉刺激（眼睛牵拉、椎管内麻醉、喉镜操作）
- 反射性心率减慢

明确原因/治疗

- 确认心电图导联位置正确
- 检查生命体征和循环状态
  - 如果平稳，考虑抗胆碱药/麻黄碱
  - 如果不平稳，提高 FiO_2 到 100%，不再使用麻醉药，使用肾上腺素/阿托品/心肺复苏，考虑使用起搏器
- 消除诱因

心动过速

- 心率 >100 次/分

鉴别诊断

- 心动过速 + 高血压
  - 疼痛、麻醉过浅、焦虑
  - 低循环血容量、高碳酸血症、缺氧、酸中毒
  - 药物：抗迷走神经药（泮库溴铵、哌替啶）、氯胺酮、麻黄碱、肾上腺素、抗胆碱药（阿托品/格隆溴铵）、地氟醚、异氟醚、β受体激动剂、血管扩张药（导致反射性心动过速）（肼屈嗪）、咖啡因
  - 电解质异常：低镁血症、低钾血症、低血糖

- ◆ 心肌缺血
- ◆ 内分泌异常：嗜铬细胞瘤、甲状腺功能亢进、类癌、肾上腺危象
- ◆ 膀胱过度充盈
- 心动过速 + 低血压
  - ◆ 贫血
  - ◆ 充血性心力衰竭
  - ◆ 心脏瓣膜疾病
  - ◆ 气胸
  - ◆ 免疫介导的问题（过敏反应、输血反应）
  - ◆ 心肌缺血
  - ◆ 脓毒症
  - ◆ 肺栓塞

治疗选择
- 确保充足的氧合和通气
- 验证心电图导联的位置
- 评估血压并准备根据情况进行治疗
- 考虑有创动脉压监测
- 如果存在低血压，则评估容量状态并进行相应处理
- 评估麻醉深度
- 消除诱因

苏醒延迟

鉴别诊断
- 残留药物效应（吸入麻醉药、阿片类药物、肌肉松弛药）
- 神经系统并发症（癫痫发作状态、脑血管意外、感染、肿瘤效应）
- 代谢（电解质紊乱、低血糖、高血糖、肾上腺功能衰竭）
- 呼吸衰竭（由于高碳酸血症/缺氧）

- 心力衰竭
- 体温过低
- 脓毒症

明确原因/治疗选择

- 用 TOF 检查肌肉松弛药残留量并确保其已被拮抗
- 确保不存在缺氧和高碳酸血症（查动脉血气）
- 检查葡萄糖/电解质并根据情况补充（排除低血糖和低/高钠血症）
- 考虑用纳洛酮 40 μg 静脉注射进行拮抗，每 2 min 重复一次，累计剂量上限为 0.2 mg
- 考虑使用氟马西尼拮抗苯二氮䓬类药，每分钟 0.2 mg 静脉注射，累计剂量上限为 1 mg
- 如果体温 < 34 ℃，考虑主动加温
- 如果需要检查神经系统，考虑进行影像学检查
- 支持治疗

过敏反应

- 严重的 I 型超敏反应（IgE）伴肥大细胞/嗜碱性粒细胞脱颗粒

鉴别诊断

- 类过敏反应：不是 IgE 介导的，未发生抗原致敏
- 血管迷走神经反应、全身性荨麻疹/血管神经性水肿、哮喘急性加重
- 心肌梗死、脑卒中

临床表现

- 心力衰竭、心动过速、心律失常
- 支气管痉挛、肺水肿、喉水肿、低氧血症
- 皮疹、皮肤潮红、周围/面部水肿

治疗选择

- 去除刺激（如果已知）

- 吸氧，考虑插管
- 如果低血压则给予扩容
- 氢化可的松 250 mg ~ 1.0 g 静脉注射或甲泼尼龙 1 ~ 2 mg/kg 静脉注射
- 对于快速失代偿的情况，给予肾上腺素 20 ~ 100 μg 静脉注射，必要时持续泵注（如果循环衰竭可给予 0.5 ~ 1.0 mg）
- 苯海拉明 50 mg 静脉注射或雷尼替丁 50 mg 静脉注射
- 去甲肾上腺素 4 ~ 8 μg/min
- 碳酸氢钠 0.5 ~ 1 mEq/kg 治疗持续性酸中毒
- 考虑插管（如果患者未插管）
- 在拔管前评估气道是否有水肿

预防

- 提前用药：苯海拉明（H_1 受体阻滞剂）、雷尼替丁（H_2 受体阻滞剂）、泼尼松

乳胶过敏

发病率/危险因素

- 患有脊柱裂和先天性泌尿生殖系统异常的患者
- 医护人员（实验室工作人员、护士、医生）
- 橡胶行业工人
- 特应性疾病患者（哮喘、鼻炎、湿疹患者）
- 有多次手术史的患者

机制

- IgE 介导的免疫反应

术前评估

- 无常规诊断试验（偶尔使用放射变应原吸附试验和皮肤测试）

设备/药物注意事项

- 通常不建议术前常规给予 H_1 受体阻滞剂和 H_2 受体阻滞剂

麻醉的考虑因素

- 避免使用含有乳胶的产品（手套、止血带、血压计袖带、面罩、ETT、肺动脉导管、带乳胶注射口的静脉输液管、药瓶中的橡胶塞）
- 告知整个手术室团队（护士、外科医生）并在手术室门上放置大号标志

治疗

- 乳胶反应可能表现为全身性过敏反应（暴露后 >20 min）
- 症状包括低血压、支气管痉挛、皮疹
- 治疗类似于针对过敏反应的治疗（去除可疑药物、吸入纯氧、液体复苏、肾上腺素、糖皮质激素、苯海拉明、氨茶碱）

麻醉诱导时胃酸吸入或呕吐

- 可引起化学性肺炎

临床表现

- 早期征兆：咳嗽、呼吸短促、喘息、缺氧和发绀
- 晚期征兆：发热、代谢性酸中毒、胸片上可看到右肺中叶（RML）和右肺下叶（RLL）浸润

管理

- 如果可能，将患者置于头低位
- 如果患者在无意识情况下主动呕吐，将患者头转向一侧，积极吸引
- 吸入纯氧
- 考虑将抽吸导管放入气管中以移除大颗粒物质
- 进行硬性支气管镜检查（但不进行灌洗）
- 胸部 X 线检查
- 通常不建议使用抗生素（覆盖葡萄球菌、假单胞菌）或糖皮质激素

喉镜检查和插管的并发症

原因

- 使用喉镜的人员经验不足
- 放置 ETT 困难
- 现有牙列不良

一般并发症

- 生理刺激、高碳酸血症、缺氧、牙齿损伤（医疗事故索赔的第一原因）
- 气道损伤、声带麻痹、杓状软骨脱位、声门黏膜溃疡/水肿
- 导管故障和（或）错位

特殊并发症

- 气管/喉头水肿继发插管后喘鸣（儿童）
- ETT 气囊压迫导致的喉返神经损伤→声带麻痹
- 来自喉上神经刺激的喉痉挛
- 喉头的非自主/不受控制的肌肉收缩
- 由拔管期间咽部分泌物或 ETT 直接刺激引起
- 治疗：①温和的正压通气；②琥珀胆碱（0.25 ~ 1 mg/kg 放松喉部肌肉）
- 负压性肺水肿
- 在强烈吸气过程中，由声带闭合而产生的胸腔内巨大负压引起
- 预防：在拔管前放置牙垫
- 治疗：维持气道开放，吸氧，考虑 PEEP 通气/再次插管

第 12 章　麻醉中的操作

Jesse M. Ehrenfeld

外周静脉通路

指征
- 静脉输注药物和液体

技术
- 肢体绑止血带（输液部位的近心端）
  - 或者可使用血压计袖带——充气，使压力处于收缩期与舒张期压力之间
- 静脉的选择
  - 比较直的静脉，静脉分叉处为理想穿刺位置
  - 肘前静脉比周围静脉能提供更好的流速
    - 注射刺激性药物（如异丙酚）时疼痛感不强
    - 如果手臂弯曲（摆体位/紧急状况），输液可能中断
    - 由于动脉与静脉邻近，可能意外穿刺肱动脉
  - 应该从远心端到近心端尝试穿刺置管
    - 避免上一次近心端穿刺失败位点渗漏
- 皮肤消毒：酒精（有血管舒张效应，可以提高静脉的可见度）
- 局部麻醉：用利多卡因做皮肤浸润麻醉，儿童使用局部麻醉药膏/胶带
- 固定静脉：非惯用手绷紧皮肤
- 静脉穿刺：以 20°～30°角度穿透皮肤，以 0～10°角度推进导管
- 在静脉穿刺针尾见到回血，提示针尖在血管内（静脉套管进入血管前出现）
  - 继续进针 2～3 mm，然后只将塑料套管推入血管内
- 移除及妥善处理金属穿刺针

- 用透明胶带固定塑料套管，标记穿刺日期和时间
- 利用快速输液评估导管位置，测试是否有潜在渗液

并发症

- 液体/药物渗漏（症状包括肿胀、感觉异常或疼痛）
  - ◆ 立即停止输液
  - ◆ 评估可能的组织坏死/骨筋膜室综合征
- 动脉注射
  - ◆ 立即停止输液
  - ◆ 目标：增强血管舒张，防止血管收缩
    - ★ 注入 10 ml 0.9% 生理盐水和 10 ml 含 5000 U 肝素的 1% 利多卡因
    - ★ 可考虑星状神经节阻滞，使用扩张动脉的药物（钙通道阻滞剂）

快速输液管路（RIC 管路）

指征

- 快速输血、输液

技术

- 置入 20 G 或 18 G（推荐）的标准静脉管路（常在肘前窝）
- 通过静脉管路置入 RIC 导丝
- 移除静脉管路，使用 Seldinger 技术扩张和插入 RIC 管路

动脉通路

指征

- 需要连续监测血压
- 有严重合并症（ASA Ⅲ～Ⅴ 级）的手术患者
- 预计手术失血量大
- 需要频繁采动脉血气标本

技术：桡动脉

- 用来评估尺动脉侧支循环的 Allen 测试并不可靠
- 除非手术禁忌，否则选择患者的非惯用手
- 将手固定在手腕板上
- 皮肤消毒：使用酒精或氯己定
- 脉搏定位：触诊（桡骨头和桡侧腕屈肌肌腱之间距离腕横纹 1~2 cm处）；也可以用超声定位动脉
- 局部麻醉：在动脉内侧和外侧用利多卡因浸润麻醉
- 动脉固定：绷紧皮肤
- 动脉穿刺：以 30°~45°角度穿透皮肤（图 12−1）

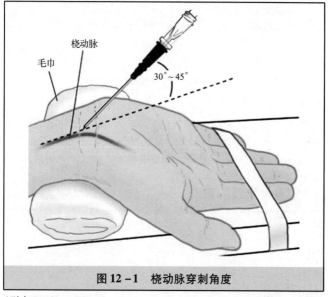

毛巾

桡动脉

30°~45°

图 12−1　桡动脉穿刺角度

（引自 Reichman EF. Chapter 57, Arterial Puncture and Cannulation. *Emergency Medicine Procedures*. 2nd ed. New York：McGraw − Hill, Inc.；2013；Figure 57−5.）

- 针尾有回血提示针尖在动脉内
  - ♦ 穿透法
    - ★ 整个针再推进 2 ~ 3 mm
    - ★ 移除并妥善处置针芯
    - ★ 以低角度缓慢向外退出塑料套管，直到出现搏动性回血
    - ★ 插入导丝，通过导丝推进套管（Seldinger 技术）
  - ♦ 针芯引导直入法
    - ★ 出现回血后置入导管
    - ★ 移除并妥善处置针芯
- 用透明胶带在穿刺点处固定塑料套管
- 连接传感器，评估是否动脉血流
- 注意：如果置管不成功，不要尝试同侧尺动脉置管，而是找其他肢体进行尝试（手坏死风险）

技术：肱动脉

- 在上臂腹侧触诊肱二头肌和肱三头肌之间的肱动脉（靠近肘窝）
- 置管技术与上面描述的桡动脉技术相同
- 并发症包括上肢缺血和臂丛损伤

技术：腋动脉

- 在胸小肌外侧肱二头肌和肱三头肌之间触诊腋动脉
- 置管技术与上面描述的桡动脉技术相同
- 并发症包括上肢缺血和臂丛损伤

禁忌证

- 局部感染
- 外周血流减少
- 侧支血流不足

并发症

- 出血、血栓形成、动脉痉挛或撕裂、外周缺血或手坏死

中心静脉通路

指征

- 全肠外营养（total parenteral nutrition，TPN）
- 输注高渗透性或刺激性药物
- 输注血管加压药
- 需要测量中心静脉压（CVP）、肺动脉压（PAP）、混合静脉血氧饱和度（SvO_2）和心输出量（CO）
- 外周血管通路使用受限
- 血液透析
- 需要经静脉起搏

禁忌证

- 颈内静脉（IJV）
  - ◆ 穿刺部位感染、颈动脉狭窄、颅内压（ICP）升高、穿刺部位在手术区域
- 锁骨下静脉（SC）
  - ◆ 穿刺部位感染、对侧气胸或血胸、对侧胸腔操作
  - ◆ 对侧尝试了锁骨下静脉置管、对侧肺功能降低
  - ◆ 凝血障碍、肺气肿（相对）

技术：颈内静脉

- 体位：Trendelenburg 位（头低足高位，可以使静脉扩张以防空气栓塞）
- 无菌技术：无菌衣、口罩、手套、皮肤消毒和覆盖患者全身的无菌单
- 定位：超声定位颈动脉及 IJV（如果超声不可用，可用触诊法）
- 局部麻醉：如果患者清醒，使用局部麻醉药（如利多卡因）给皮肤做浸润麻醉
- 置管
  - ◆ 超声技术：直视下用 18 G 穿刺针穿刺

- ◆ 触诊技术
- ◆ 在颈动脉搏动外侧 8 ~ 10 mm、胸锁乳突肌内侧头和外侧头分叉处，用 24 G 探针穿刺，针尖指向同侧乳头并与皮肤成 30°~ 45°角
- ◆ 一旦抽出静脉血，用 18 G 针以同一穿刺位点、角度和深度穿刺
- 回抽为静脉血，断开注射器，并确认为非动脉的静脉血流
  - ◆ 一些操作者会连接传感器，确保为非动脉置管
- 通过 18 G 穿刺针，置入导丝（永远不要失去对导丝的控制）
- 保持导丝位置不变，撤回 18 G 穿刺针
  - ◆ 一些操作者会用经食管超声或普通超声确认导丝位置
- 与导丝平行，做 8 ~ 10 mm 的皮肤切口
  - ◆ 刀刃向上，刀尖指向 2 点钟（右侧 IJV）或 10 点钟（左侧 IJV）方向
- 顺着导丝置入扩皮器，然后移除
- 顺着导丝将套管插入静脉（Seldinger 技术）
- 回抽并冲洗所有管腔
- 连接传感器评估静脉血流
- 如有可能，拍摄胸部 X 线片，以排除操作相关并发症（如气胸）

技术：锁骨下静脉

- SC 在血容量减少的状态下也不会塌陷（悬挂于锁骨和胸肌）
- 体位：Trendelenburg 位（头低足高位，可以使静脉扩张以防空气栓塞）
- 无菌技术：无菌衣、口罩、手套、皮肤消毒和覆盖患者全身的无菌单
- 局部麻醉：如果患者清醒，使用局部麻醉药（如利多卡因）给皮肤做浸润麻醉
- 穿刺：在锁骨中线用 18 G 穿刺针穿刺（与皮肤成 30°~ 45°角），直到碰到锁骨（图 12 - 2）

◆ 一旦碰到锁骨，在锁骨下方朝胸锁关节方向进针

◆ 回抽为静脉血，推进导丝

● 按照上文 IJV 技术所述，继续插入中心静脉导管

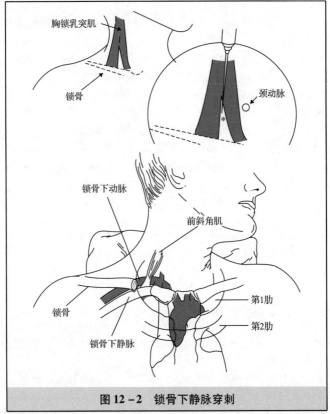

图 12 - 2　锁骨下静脉穿刺

*颈内静脉。（引自 Wachter RM, Goldman L, Hollander H. *Hospital Medicine*. Philadelphia, PA: Lippincott Williams & Wilkins; 2005; Figures 27.16 & 27.18.）

技术：股静脉（Fem）

- 无菌技术：无菌衣、口罩、手套、皮肤消毒和覆盖患者全身的无菌单
- 局部麻醉：如果患者清醒，使用局部麻醉药（如利多卡因）给皮肤做浸润麻醉
- 定位：摸到股动脉（静脉在动脉内侧）
- 穿刺：在腹股沟韧带下方 1 ~ 2 cm 处使用 24 G 探针穿刺（与皮肤成 30° ~ 45° 角）
    - 回抽为静脉血，以相同的位置和角度插入 18 G 穿刺针
    - 推进导丝
- 按照上文 IJV 技术所述，继续插入中心静脉导管

并发症

- 动脉置管、血肿、气胸（SC > IJV）、乳糜胸（左侧 IJV 或左侧 SC）
- 血胸、穿刺部位感染、脓毒症（Fem > SC > IJV）、血栓性静脉炎（Fem > SC > IJV）
- 神经损伤（霍纳综合征、臂丛损伤）、空气栓塞

超声引导下中心静脉置管

- 超声引导下中心静脉置管已被证明可以提高安全性
    - 穿刺更少，成功率更高
    - 置管操作时间更短
    - 并发症更少
    - 相较于 SC 或 Fem，IJV 获益证据最充分

"看一眼"技术

- 多普勒超声定位动脉和静脉
- 确认血管位置和通畅性，在皮肤上做标记，然后以常规方法置管

IJV 实时可视化

- 使用无菌保护套包裹 7.5 ~ 10 MHz 探头，行二维超声引导下 IJV 穿刺

- 非惯用手拿超声探头，获得目标血管图像
- 通过解剖位置和可压缩性识别静脉，而轻微搏动的为动脉
- 可以用横向（短轴）成像，也可以用纵向（长轴）成像引导
- 横向成像：易于学习，同时看到动脉和静脉
- 纵向成像：可以一直看到穿刺针的针尖，可降低穿破静脉后壁的风险
- 无菌保护套保护的探头垂直于皮肤表面，静脉位于超声屏幕的中心
- 在直视下，将 18 G 穿刺针放置在探头的中心（横向成像），即静脉的正上方，穿刺静脉（穿刺皮肤之前，超声屏幕可见针尖处的皮肤压迹，然后可以看到穿刺针进入静脉）
- 在儿科患者中，先使用 20 G ~ 24 G 针进行第一次穿刺，然后在导丝引导下更换一个更大管径的导管
- 继续进行如上所述的标准解剖标志穿刺技术，但需要在扩张血管前用纵向成像确认导丝在静脉内

SC 实时可视化
- 将探头放置在锁骨中线或外侧 1/3 的锁骨下窝处
- 腋静脉和腋动脉从锁骨和第 1 肋围成的骨性通道穿出
- 动脉最常位于静脉头侧，不可压扁，并且不随呼吸改变直径
- 可以横向或纵向成像，如上所述引导穿刺针穿刺
- 确认导丝在静脉内的位置后，继续进行如上所述的解剖标志穿刺技术

肺动脉导管（PA 导管）置入

指征
- 管理复杂的心肌梗死（心室衰竭、心源性休克）
- 评估呼吸窘迫（心源性和非心源性肺水肿，1° 和 2° 肺动脉高压）
- 评估休克状况

- 评估危重（出血、脓毒症、急性肾衰竭、烧伤）患者的液体需要量
- 心脏病患者的术后管理
- 需要心脏起搏的患者

禁忌证

- 三尖瓣或肺动脉瓣为机械瓣
- 右心肿物（血栓或肿瘤）
- 三尖瓣或肺动脉瓣心内膜炎

技术

- 如上所述建立中心静脉通路
- 体位：与中心静脉穿刺时头低足高位（Trendelenburg 位）不同，肺动脉（PA）漂浮导管更容易在平卧位或略头高足低位（反向 Trendelenburg 位）实施
- 无菌技术：无菌衣、口罩、手套、皮肤消毒和覆盖患者全身的无菌单
- 准备 PA 导管相关模块
- 校准（"校零"）PA 导管，检查 PA 导管是否完好，测试球囊可以充气/放气
  - 连接所有管腔至三通旋塞，冲洗去除气泡
  - 通过触摸尖端，检查 PA 导管尖端的频率反应
  - 置管前，将 PA 导管置于无菌保护套内
- 通过引导鞘管，经皮将 PA 导管置入主要静脉（SC、IJV、Fem）
  - 右侧 IJV：最直、最短路径
  - 左侧 SC：与上腔静脉成锐角（与右侧 SC 或左侧 IJV 相比）
  - 股静脉：穿刺部位距离肺动脉远，如果右心腔扩大则置入困难（通常需要透视下引导置入）
- 保持 PA 导管塑形曲度，将其插入鞘管（右侧 IJV 入路：凹向头侧）
- 一旦 PA 导管进入右心室，顺时针旋转 1/4 周使尖端朝前（更容易进入 PA）

- 插入 PA 导管至 20 cm 标记处（如果是股静脉，则在 30 cm 标记处），用空气（1～1.5 ml）将球囊充气
- 始终保持先球囊充气，再向前置入 PA 导管，先球囊放气，再向后撤回 PA 导管
- 推进过程中，观察波形（监测远端腔压力）
  - ◆ 右心房：25 cm（右侧 IJV）
  - ◆ 右心室：30 cm（比右心房的收缩压高，没有重搏波切迹）
  - ◆ PA：40 cm（舒张压升高，收缩压降低）
  - ◆ 肺毛细血管楔压（PCWP）：45 cm（波幅衰减及 PA 楔压降低）
- 获得 PCWP
  - ◆ 断开呼吸环路
  - ◆ 确定获得 PCWP 波形所需气囊中的空气体积（体积 < 最大气囊体积的一半可能表明尖端太远）
  - ◆ 读取 PCWP［与左心室舒张末压（LVEDP）相关，正常值为 4～15 mmHg］
  - ◆ 重新连接呼吸环路，将气囊放气，观察恢复的 PA 波形
  - ◆ PA 舒张压通常和 PCWP 有较好的相关性（应该作为评估左心室充盈性的参数）
  - ◆ 略撤回 PA 导管（1～2 cm），以防止其尖端游移导致 PA 破裂
  - ◆ 一旦获得 PCWP，则固定导管保护套（在无菌区域撤走前，确保 PCWP 波形可重复测量）
- 导管盘曲/打结的解决方法
  - ◆ 预防：慢慢撤出 PA 导管以降低导管本身打结的风险
  - ◆ 必要时使用透视检查去除打结
  - ◆ 如果还不能打开，将 PA 导管和鞘管一同撤出
  - ◆ 拍摄胸片，检查 PA 导管的位置

并发症：PA 穿孔
- 导管插入很深之后仍没有楔压波形，倾向于考虑 PA 穿孔
  - ◆ 容易导致 PA 穿孔的情况：乳头肌缺血、二尖瓣狭窄或反

流、肺动脉高压、肺内分流、左心室衰竭

- ◆ 如果没有观察到明确的楔压波形，应警惕（反复尝试推进 PA 导管可能导致 PA 穿孔）
- ◆ 可能发生打结或假阴性楔入，容易导致 PA 破裂

气胸减压术（胸腔穿刺术）

指征

- 张力性气胸
  - ◆ 症状：低血压、血氧饱和度降低、呼吸音减弱、患侧叩诊鼓音
  - ◆ 胸部 X 线片显示气管及纵隔移位

技术（图 12 - 3）

- 在锁骨中线第二肋间插入大孔径套管或穿刺针（14 G）
- 释放胸膜腔内压力（将张力性气胸转化为简单气胸）
- 通常需要插入胸腔引流管治疗气胸

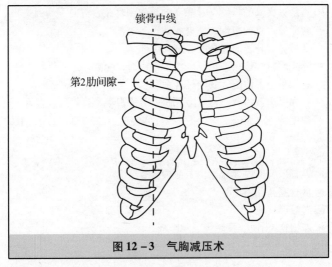

图 12 - 3 气胸减压术

并发症

- 肺裂伤（尤其是不存在张力性气胸时）
- 胸膜腔内重新积气（胸腔穿刺针脱出而未发现）

鼻胃管（nasogastric tube，NGT）置入

指征

- 胃的减压和排空（在快速顺序诱导之后、行腹腔镜检查和胃肠道手术之前）
- 吸引胃液（在胃肠道出血时，通过灌洗检测胃内出血情况）
- 鼻饲
- 给予药物

禁忌证

- 颅骨底骨折、严重的面部骨折（尤其是鼻骨骨折）
- 食管或气道阻塞

技术

- 测量鼻胃管的长度（从患者的鼻尖到耳朵，再向下到剑突）
- 润滑鼻胃管的前端，插进前鼻孔
- 推进鼻胃管，通过鼻腔，进入喉部
- 温柔而持续地用力，使鼻胃管迅速通过咽喉，进入胃部
  - 如果患者清醒，鼓励患者吞咽
  - 如果患者睡着，可以考虑使用喉镜观察鼻胃管进入食管
- 利用胸片（最安全）、吸引或注入空气（在胃部听诊）确认位置

并发症

- 置管位置错误（气管内或颅内置管）
- 食管穿孔
- 误吸、气胸
- 鼻损伤/出血、鼻窦炎、咽喉痛

第13章 急性疼痛管理

David A. Edwards、Jenna Walters

概述

- 急性疼痛常镇痛不足（*Anesth Analg* 2007；105：205 – 221）
- 镇痛不足的急性疼痛可以转为慢性疼痛
- 充分控制疼痛是人权（*Anesth Analg* 2007；105：205 – 221）

定义

疼痛持续时间		
急性疼痛	0～6 周	新发或加重，正常恢复期
亚急性疼痛	1～3 个月	延长或过渡期（急性向慢性过渡）
慢性疼痛	>3 个月	持续，病理性或持续的刺激诱发

疼痛术语	
疼痛	"与实际存在或潜在的组织损伤有关的，或者可以用组织损伤描述的一种不愉快的感觉和情绪体验"（国际疼痛研究会）
感觉迟钝	令人不愉快的异常感觉（自发或诱发）
感觉异常	非正常感觉（自发或诱发）
感觉过敏	对任何刺激的敏感性增加
痛觉敏感	对刺激的疼痛敏感性增加的综合征（特别是持续刺激）

续表

疼痛术语	
痛觉过敏	疼痛刺激引起比预期更严重的疼痛（针刺更痛） • 原发性痛觉过敏——痛觉区域由病变位置的神经支配 • 继发性痛觉过敏——由于机体敏化，疼痛的区域扩大 • 阿片类药物引起的痛觉过敏——急性阿片类药物暴露导致的反常性疼痛加重，急性阿片类药物戒断或慢性阿片类药物暴露导致的疼痛敏感性增加
触摸痛	对非疼痛刺激产生痛觉反应（如轻微触碰皮肤即产生疼痛）
感觉减退	对非疼痛刺激的敏感性降低
痛觉减退	对正常疼痛刺激的痛感减弱
感觉缺失	失去对疼痛或非疼痛刺激的感觉
痛觉缺失	失去对疼痛刺激的感觉
痛性感觉缺失	在感觉缺失的部位出现疼痛感觉
感觉异常性股痛	由于股外侧皮神经压迫导致的麻木或疼痛
多模式镇痛	多种镇痛模式（药物、操作、技术）结合，使用较低的个体化镇痛剂量，达到更好的镇痛效果，同时降低副作用和风险（与复方制剂不同，多种药物大剂量合用将导致副作用和风险增加）
阿片类药物耐受	需要增加阿片类药物的剂量才能达到相同的镇痛效果（美国国立卫生研究院对阿片类药物耐受患者的定义：每 24 h 口服吗啡 60 mg×7 d）
依赖	服用药物时功能状态正常，但停药后会出现戒断综合征
成瘾	尽管生活受到不良影响，仍强迫使用药物

正常的疼痛机制和疼痛通路

疼痛通路

- 疼痛传输
  - ◆ 一级神经元→脊髓二级神经元→脑干三级神经元→丘脑四级神经元→联络区、额叶和躯体感觉区皮质

神经纤维种类				
Aα	有髓鞘	大	快（约 100 m/s）	运动，本体感觉
Aβ	有髓鞘	大	快（约 50 m/s）	轻触，压力
Aγ	有髓鞘	大	快（约 50 m/s）	肌梭运动，本体感觉
Aδ	有薄髓鞘	中	快（约 20 m/s）	冷觉，超强热痛，压痛（单个刺激）
B	有薄髓鞘	中	中（约 14 m/s）	自主神经，交感节前纤维
C	无髓鞘	小	慢（约 1 m/s）	温觉，热痛，压痛（反复刺激），交感节后纤维

疼痛评估和测量

病史和体格检查

- 第一步：识别患者的疼痛类型（*J Clin Investig* 2010；120：3742 – 3744）
- 第二步：量化疼痛严重程度
- 第三步：选择药物/非药物治疗特定类型的疼痛

疼痛类型		
伤害性	一种适应性（保护性）疼痛；疼痛由痛觉（伤害性）感受器感知，感受器可以感知热、机械性或化学性刺激 • 躯体痛：肌肉骨骼疼痛（骨折、伤口未愈合、手术） • 内脏痛：疼痛来自脏器（膀胱、肠道、卵巢）	浅表躯体痛：锐痛，容易定位（如烧伤） 深部躯体痛：跳痛、隐痛，活动后加剧，不容易定位（如骨折） 内脏痛：压痛、深在、迟钝、弥散、不容易定位牵涉痛
炎症性	一种适应性（保护性）疼痛；由局部炎症（关节炎、感染、组织损伤）引起	跳痛、隐痛
病理性	一种适应不良的疼痛；神经系统损伤/功能障碍（糖尿病、手术离断、神经损伤） • 神经病理性疼痛：糖尿病神经病变 • 功能异常性疼痛：中枢敏化、纤维肌痛综合征、紧张性头痛	电击痛、灼痛、刺痛、切割痛、针刺痛、抽痛

疼痛测量

- 使用量表和（或）患者问卷量化疼痛严重程度（图 13-1）
- 数字分级量表（numeric rating scale，NRS）：患者给出 1~10 最能代表自身疼痛强度的数字（0 = 无痛，10 = 可以想象的最严重的疼痛）
- 视觉模拟评分法（visual analog scaleue，VAS）：画一个连续的 100 mm 的线，一端"无痛"，另一端"最痛"。要求患者在量表上画一条线表示自身疼痛所在位置。
- 面部表情疼痛量表、改良面部表情量表（face、legs、arms、cry、consolability，FLACC）：用于儿科患者的量表

- 多维疼痛量表：评估疼痛对情绪及日常功能的影响；例如简明疼痛评估量表（brief pain inventory，BPI）和麦吉尔疼痛问卷（McGill pain questionnaire，MPQ）
- 阿片类药物使用量：24 h 阿片类药物用量通常是作为衡量疼痛控制的指标

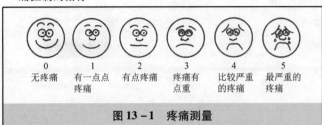

0	1	2	3	4	5
无疼痛	有一点点疼痛	有点疼痛	疼痛有点重	比较严重的疼痛	最严重的疼痛

图 13 - 1　疼痛测量

（引自 Wong - Baker FACES Foundation（2020）．Wong - Baker FACES ® Pain Rating Scale．Retrieved March 2020 with permission from http：//www. WongBakerFACES. org．Originally published in *Whaley & Wong's Nursing Care of Infants and Children*．Elsevier Inc.）

急性疼痛管理

未控制的急性疼痛产生的不良生理反应	
心血管系统	高血压、心动过速、心律失常、心肌梗死
呼吸系统	肺不张、通气/血流比例失调、肺炎
内分泌系统	蛋白质分解代谢、高血糖、液体潴留
免疫系统	免疫功能受损
凝血系统	高凝状态、血小板黏附增加
消化系统	肠梗阻
泌尿生殖系统	尿潴留

治疗

术后疼痛管理药物选择总结		
途径	治疗类别	药物/剂量
静脉注射/肌内注射	阿片类药物	芬太尼 25~100 μg q30~60 min 氢吗啡酮 0.2~2 mg q4~6 h 哌替啶 25~50 mg q3~4 h 吗啡 1~10 mg q2~6 h 可待因 15~30 mg q2 h
	非甾体抗炎药	酮咯酸 30 mg q6 h，布洛芬 200~800 mg q6 h 双氯芬酸 50~100 mg
	混合激动剂/拮抗剂	布托啡诺 1 mg q3~4 h 静脉注射 纳布啡 10 mg q3~6 h 静脉注射
	其他	对乙酰氨基酚 1000 mg q6 h 静脉注射（总量 4 g/d） 氯胺酮 0.2~0.8 mg/kg 静脉注射，2~6 mg/kg 肌内注射
口服	非甾体抗炎药	布洛芬 400~800 mg q4~6 h 酮咯酸 10~20 mg q4~6 h 萘普生 250 mg q6~8 h 或 500 mg q12 h 双氯芬酸 50 mg 每日 3 次
	COX-2 抑制剂	塞来昔布 200~400 mg q12 h
	阿片类/非阿片类药物组合	对乙酰氨基酚/萘磺酸右丙氧芬 q4~6 h 对乙酰氨基酚/羟考酮 q4~6 h 对乙酰氨基酚/可待因 q4~6 h 对乙酰氨基酚/氢可酮 q4~6 h

续表

术后疼痛管理药物选择总结		
途径	**治疗类别**	**药物/剂量**
	阿片类药物	氢可酮 5 ~ 10 mg q4 ~ 6 h
		吗啡 10 ~ 30 mg q3 ~ 4 h
		氢吗啡酮 2 ~ 4 mg q4 ~ 6 h
		哌替啶 50 ~ 150 mg q3 ~ 4 h
		羟考酮 5 mg q3 ~ 6 h
		可待因 15 ~ 60 mg q4 ~ 6 h
		丙氧芬 65 mg q4 h
		曲马多 50 ~ 100 mg q4 ~ 6 h
	钙通道拮抗剂/抗惊厥药	普瑞巴林 150 mg 术前或术后
		加巴喷丁 300 ~ 1200 mg 术前或术后
	其他	对乙酰氨基酚 650 mg q4 ~ 6 h
		氯胺酮 6 ~ 10 mg/kg
经皮		芬太尼贴剂 25 ~ 100 μg/h q72 h
		双氯芬酸 1% 贴剂或外用凝胶
经鼻	阿片类药物	芬太尼 15 μg/kg
		哌替啶 162 mg
		布托啡诺 1 ~ 2 mg
		氯胺酮 6 ~ 10 mg/kg
		酮咯酸 31.5 mg
局部麻醉药		椎管内麻醉 区域阻滞 外科医生局部浸润 皮下置管持续输注
非药物方法		热/冷疗法、按摩、经皮神经电刺激放松法、催眠、针灸、生物反馈

常用口服阿片类药物：成人剂量	
药物	**起始剂量**
吗啡即释	15 mg 口服 q4~6 h 按需服用
吗啡缓释	15 mg 口服 q8~12 h
可待因/对乙酰氨基酚*	
泰诺#2（15 mg/300 mg）	1~2 片 q4~6 h
泰诺#3（30 mg/300 mg）	1~2 片 q4~6 h
泰诺#5（60 mg/300 mg）	1~2 片 q4~6 h
氢可酮/对乙酰氨基酚*	
诺可（5/325，7.5/325，10/325）	1~2 片 q4~6 h
维柯丁（5/300，7.5/300，10/300）	1~2 片 q4~6 h
美沙酮	2.5~5 mg 口服 q8 h
羟考酮/对乙酰氨基酚*	
氨酚羟考酮片（泰勒宁）（2.5/325，5/325，7.5/325，10/325）	1~2 片口服 q4~6 h 按需用药
羟考酮	5~15 mg 口服 q4~6 h 按需用药
羟考酮缓释片（奥施康定）	10~20 mg 口服 q12 h
曲马多（片剂）	50~100 mg 口服 q4~6 h 按需用药

注：* 成人对乙酰氨基酚最大剂量 = 4 g/d。很大比例的人群缺乏将可待因转换为吗啡的酶（镇痛效果多样性的原因）。

成人阿片类药物等效镇痛剂量表					
药物	**相对吗啡转化系数**	**起效时间/min**	**达峰时间/h**	**半衰期/h**	**持续时间/h**
吗啡	×1	15	1	2~4	3~6
氢可酮	×1	60	2	3~4	4~8

续表

成人阿片类药物等效镇痛剂量表					
药物	相对吗啡转化系数	起效时间/min	达峰时间/h	半衰期/h	持续时间/h
曲马多	×0.1	60	2	6	6
羟考酮	×1.5	15	1	3	4~6
氢吗啡酮	×5	15~30	1	2	4~5
哌替啶	×0.1	10~15	1	4	2~4
可待因	×0.15	30	1.5	3~4	4~8
羟吗啡酮	×3	30	0.5	7	3~6
左啡诺	×8~11	15	0.5~1	12~15	6~15
他喷他多	×0.3	30	1.5	4	4
丁丙诺啡	×40	45	1~3	24~60	15~30
芬太尼静脉注射（μg）	×（75~100）	4		4	2~4
芬太尼贴剂 12.5 μg/h = 30 MEDD 25 μg/h = 60 MEDD 50 μg/h = 120 MEDD 75 μg/h = 180 MEDD 100 μg/h = 240 MEDD	×2.4	12~24 h		7	60~72
美沙酮 口服（急性） 静脉注射（急性） 口服（慢性） 1~20 mg/d 21~40 mg/d 41~50 mg/d 51~80 mg/d	×3 ×6 ×4 ×8 ×10 ×12	30 8	0.5~1.5（3~5 d 达到稳态）	24~36 8~60	4~8（24~48 可重复给药）

注：MEDD—吗啡日等效剂量。

成人常用非阿片类辅助镇痛药剂量				
药物类别	药物	途径	剂量	副作用
COX-1,2抑制剂	阿司匹林	口服	325~650 mg	荨麻疹、血管性水肿、瑞氏综合征(<12岁儿童避免使用)
	布洛芬	口服、静脉注射	口服:200~800 mg每日3次 静脉注射:400~800 mg每日3次	胃肠道疼痛、消化不良、骨折
	酮咯酸	静脉注射、肌内注射	15~30 mg q6h(最大120 mg/d)	胃肠道疼痛、消化不良,老年人和肾功能不全者慎用
	双氯芬酸	静脉注射、肌内注射、口服、外用	50~100 mg	胃肠道疼痛、消化不良
	美洛昔康	口服	7.5~15 mg q24h	胃肠道疼痛、消化不良
	萘普生	口服	250~500 mg q6~8 h(最大1000 mg/d)	胃肠道疼痛、消化不良
	塞来昔布	口服	100~200 mg/d	胃肠道不良反应少(短期使用)
	对乙酰氨基酚(中枢神经系统COX-1,2)	口服、直肠给药、静脉注射	口服:500~1000 mg 静脉注射:500~1000 mg q4~6 h;最大4 g/d	肝毒性、胃肠道不适

续表

成人常用非阿片类辅助镇痛药剂量				
药物类别	药物	途径	剂量	副作用
抗惊厥药	加巴喷丁	口服	300 mg 口服,每日 3 次,滴定至 600 ~ 1200 mg 每日 3 次	嗜睡、意识模糊、腹胀、白细胞减少症、血小板减少症、抑郁
	普瑞巴林	口服	25 ~ 150 mg/d 口服,若可耐受滴定至每日 3 次	嗜睡、意识模糊、腹胀、抑郁
NMDA 受体拮抗剂	氯胺酮	静脉注射、肌内注射、口服	静脉注射:0.2 ~ 0.8 mg/kg 静脉滴注:3 ~ 5 μg/(kg·min) 肌内注射: 2 ~ 6 mg/kg 口服: 6 ~ 10 mg/kg	心肌抑制、脑血管扩张、交感神经系统症状(心率↑、心输出量↑)、幻觉
α_2 激动剂	替扎尼定	口服	2 ~ 4 mg 睡前,根据耐受程度滴定至 2 ~ 12 mg 每日 3 次	低血压、心动过缓、嗜睡、头晕、恶心、口干、焦虑、视物模糊、肝功能异常
	可乐定	口服、静脉注射、硬膜外、外用	口服:0.3 ~ 0.4 mg 硬膜外:30 ~ 40 μg/h	低血压、心动过缓、嗜睡、头晕、口干、肠道蠕动减弱

续表

成人常用非阿片类辅助镇痛药剂量				
药物类别	药物	途径	剂量	副作用
TCA 类	阿米替林	口服	10~25 mg 睡前，通过几天的时间滴定至 25~150 mg 睡前	嗜睡、口干、心率加快、视物模糊、尿潴留、便秘、意识模糊
	去甲替林	口服	10~25 mg 睡前，通过几天的时间滴定至 25~150 mg 睡前	嗜睡、口干、心率加快、视物模糊、尿潴留、便秘、意识模糊
SNRI	度洛西汀	口服	30~60 mg/d	恶心、口干、头痛、嗜睡
	劳拉西泮	静脉注射、肌内注射、口服	静脉注射/肌内注射：0.02~0.08 mg/kg 口服：2~3 mg	呼吸抑制（如果联合阿片类药物）
	昂丹司琼	静脉注射	成人静脉注射：4 mg 儿童静脉注射：0.05~0.075 mg/kg	头痛、头晕、镇静、寒战、肝功能异常
	苯海拉明	静脉注射、口服	静脉注射：10~50 mg q6~8 h 儿童静脉注射：5 mg/(kg·d) 分 4 次（最大 300 mg）	心动过速、头晕、癫痫发作、尿潴留
	利多卡因	静脉注射、外用	静脉注射：0.5~2 mg/(kg·h) 外用贴剂：12 h 用，12 h 时停	快速耐受、全身性、局部刺激

注：TCA—三环类抗抑郁药；SNRI—选择性 5 - 羟色胺 - 去甲肾上腺素再摄取抑制剂。

镇痛药给药系统

口服

- 不是急性术后痛的最佳缓解方式（达峰效应延迟）
- 阿片类药物通常联合 COX 抑制剂

皮下注射/肌内注射

- 不是理想给药途径（注射痛和吸收不稳定）
- 周期性镇静→镇痛→镇痛不足常见

静脉注射

- 需要严密监测呼吸
- 通常在 PACU、ICU，以及专门的治疗单元实施

患者自控镇痛（PCA）

- 允许患者自己通过按压按钮输注阿片类药物
- 医生指定：剂量/给药之间的最短时间间隔（锁定时间）/背景量/1 h 最大输注剂量（如吗啡 1/10/0/5）

成人 PCA 指南					
阿片类药物	单次药量	剂量范围	锁定时间	背景量	1 h 限量
吗啡	1 mg	0.5 ~ 3 mg	5 ~ 20 min	0 ~ 10 mg/h	10 mg
芬太尼	15 μg	10 ~ 50 μg	3 ~ 10 min	0 ~ 100 μg/h	100 μg
氢吗啡酮	0.2 mg	0.1 ~ 0.5 mg	5 ~ 15 min	0 ~ 0.5 mg/h	1.5 mg
哌替啶	7.5 mg	4 ~ 15 mg	5 ~ 15 min	0 ~ 30 mg/h	75 mg
美沙酮	0.2 mg	0.1 ~ 0.4 mg	10 ~ 15 min	20 μg/kg	2 mg

儿童持续和 PNCA* 指南				
阿片类药物	初始负荷量	单次药量	锁定时间	输注剂量
吗啡	0.1 mg/kg	0.01 ~ 0.02 mg/kg	7 ~ 15 min	0.01 mg/(kg·h)
芬太尼	1.5 μg/kg	0.2 ~ 1 μg/kg	7 ~ 15 min	0.15 μg/(kg·h)

续表

儿童持续和 PNCA * 指南				
阿片类药物	初始负荷量	单次药量	锁定时间	输注剂量
氢吗啡酮	15 μg/kg	2 ~ 6 μg/kg	7 ~ 15 min	3 μg/(kg·h)

注:* >6 岁的儿童通常可以使用 PCA;<6 岁的儿童可以选择只用背景量镇痛或患者/护士控制镇痛（patient – /nurse – controlled analgesia, PNCA）。

椎管内镇痛

- 鞘内或硬膜外途径;有效用于腹部、盆腔、胸部和下肢骨科手术的术后镇痛
- 局部麻醉药（布比卡因、利多卡因、罗哌卡因）±阿片类药物
- 也可以添加可乐定和丁丙诺啡

硬膜外应用阿片类药物

- 作用部位:脊髓后角胶质层的突触前/后受体
- 阿片类药物进入脑脊液的速度取决于其物理、化学性质
  - ♦ 分子量
  - ♦ 酸度系数（pKa）
  - ♦ 油:水溶性
- 脂溶性阿片类药物（舒芬太尼和芬太尼）进入脊髓更快,起效更快,血管吸收更快→持续时间短
- 水溶性阿片类药物（吗啡）起效慢,作用时间长

硬膜外穿刺水平	
开胸手术	$T_4 \sim T_6$
上腹部手术	$T_8 \sim T_9$
下腹部手术	$T_{10} \sim T_{12}$
下肢/盆腔手术	$L_2 \sim L_4$

PCEA*（非分娩）常用药物指南				
溶液	单次药量	锁定时间	输注速度范围	1 h 限量
布比卡因（0.625%、0.125% 或 0.25%）+佐剂	2～4 ml	10～20 min	3～12 ml/h	20 ml
罗哌卡因（0.2%）+佐剂	2～4 ml	10～20 min	3～12 ml/h	20 ml

佐剂：
- 芬太尼 2～5 μg/ml
- 氢吗啡酮 10～20 μg/ml
- 可乐定 0.75～5 μg/ml [>1 μg/（kg·h）可引起心动过缓]
- 肾上腺素 2 μg/ml

注：* PCEA—患者自控硬膜外镇痛。

硬膜外导管输注的相关问题处理

硬膜外镇痛不足的征象

- 在休息和运动时疼痛（疼痛评分 >5）
- 心率加快，呼吸频率加快
- 胸腔及腹部手术的患者
  - 无法深呼吸、咳嗽，无法使用呼吸功能锻炼器
- 疼痛超过硬膜外镇痛能够覆盖的镇痛水平，或仅能覆盖部分疼痛

硬膜外导管测试

- 步骤 1：评估患者，以确保硬膜外导管的放置可覆盖手术部位
- 步骤 2：使用冰块检查患者的感觉水平
- 步骤 3：检查导管，确保没有移出硬膜外腔
- 步骤 4：准备含 1:200 000 肾上腺素的 2% 利多卡因或含 1:200 000 肾上腺素的 0.25% 布比卡因

- 步骤5：获得基础生命体征，确保患者可以耐受负荷量（预期收缩压下降范围在 10~20 mmHg 之间）
- 步骤6：通过硬膜外导管给予 2~3 ml 局部麻醉药→检查血压、运动/感觉阻滞和疼痛缓解的情况
  - 可以 3~5 min 后再给予 3 ml 局部麻醉药
  - 如果给予试验剂量 8 ml 后，超过 10~15 min 疼痛没有缓解，考虑更换硬膜外导管
- 步骤7：监测患者 20~30 min，检查血压情况、疼痛是否缓解以及有无局部麻醉药中毒的迹象

硬膜外镇痛联合静脉 PCA

- 技术：除了硬膜外输注给药外，加用静脉 PCA（须同时去除硬膜外镇痛泵中的阿片类药物）
- 对于以下情况可能是必需的
  - 患者存在阿片类药物依赖（需要较高剂量的阿片类药物）
  - 硬膜外镇痛不能完全覆盖切口范围（如膈肌刺激引起的肩部牵涉痛）
  - 同时进行身体上下部的手术（创伤患者）
  - 手术切口大
  - 硬膜外导管放置水平低

硬膜外镇痛相关副作用的治疗	
瘙痒	纳布啡 5~10 mg 静脉注射/肌内注射
	苯海拉明 25~50 mg 静脉注射
	纳洛酮 40~80 μg 静脉注射
恶心/呕吐	甲氧氯普胺 10 mg 静脉注射
	纳布啡 10 mg 静脉注射
	纳洛酮 40~80 μg 静脉注射
呼吸抑制	纳洛酮 40~100 μg 静脉注射，如果需要可重复给药

鞘内阿片类药物

- 可在脊椎麻醉中添加

- 作用部位在脊髓胶质层
- 副作用由 μ 受体（在大脑和脑干）介导

鞘内阿片类药物				
阿片类药物	剂量	持续时间	作用	副作用
吗啡	0.2~0.4 mg	24 h	扩散良好，持续时间长	恶心、呕吐、呼吸抑制、镇静、瘙痒、尿潴留
芬太尼	12.5~25 μg	3~4 h	节段性扩散	恶心、呼吸抑制
舒芬太尼	5~10 μg	2~4 h	脂溶性强，节段性扩散	恶心、呼吸抑制
哌替啶	10 mg	3~6 h	除阿片类药物的作用外还有局部麻醉作用	低血压

处理不良反应

阿片类药物的副作用	阿片受体	治疗
恶心/呕吐	μ$_1$、μ$_2$	更换药物/停药，使用昂丹司琼、异丙嗪、丙氯拉嗪、氟哌啶醇、甲氧氯普胺
过敏反应		更换药物，使用苯海拉明、肾上腺素
呼吸抑制	μ$_2$	气道支持，减少剂量，考虑使用纳洛酮
瘙痒	μ（椎管内）	更换药物，使用纳洛酮/纳布啡（抗组胺药不是很有效）
谵妄、烦躁不安	μ$_1$、κ	更换药物，减少剂量，使用氟哌啶醇、奥氮平
便秘	μ、κ	泻药（番泻叶、乳果糖）+大便软化剂（多库酯钠）

续表

阿片类药物的副作用	阿片受体	治疗
镇静	μ_1、κ	减少剂量，暂停镇静药，如果持续存在考虑使用中枢神经系统兴奋剂
尿潴留	μ_2	减少剂量，停药，放置导尿管

慢性疼痛急性发作

混合阿片受体激动剂/拮抗剂

- 因为存在封顶效应，较少导致滥用，所以一般用于慢性疼痛的维持治疗
- 这些药物将阻断纯阿片受体激动剂的药效
- 作用于 κ 和（或）δ 阿片受体，产生部分激动剂效应
- 通常在手术前逐渐停药，用纯阿片受体激动剂替代，这样可以更好地控制疼痛

混合阿片受体激动剂/拮抗剂			
药物	剂量	效能	副作用
纳洛酮	40 ~ 100 μg 静脉注射，必要时 q3 ~ 5 min		出汗、恶心、呕吐、紧张
纳布啡	2.5 ~ 10 mg 静脉注射，必要时 q4 h	1 : 1 吗啡	嗜睡、头晕、恶心、口腔疼痛
丁丙诺啡、丁丙诺啡/纳洛酮（赛宝松）	0.4 mg 静脉注射，q4 ~ 6 h	25 × 吗啡	嗜睡、头晕、恶心、口腔疼痛
喷他佐辛、喷他佐辛（镇痛新）/纳洛酮	50 mg 口服，q4 ~ 6 h	1/3 × 吗啡	嗜睡、头晕

续表

混合阿片受体激动剂/拮抗剂			
药物	**剂量**	**效能**	**副作用**
布托啡诺	0.5 ~ 2 mg 静脉注射，q4 h	5 × 吗啡	嗜睡、头晕、恶心

定义

- 阿片类药物轮替：换成其他不同的阿片类药物以提供更好的镇痛效果来应对器官疾病，并避免增加剂量；通过不完全交叉耐受原理发挥作用
- 不完全交叉耐受：不同阿片类药物与受体的相互作用不同，所以当患者对一种药物耐受后，他们可能不会对另一种药物产生等效的耐受。因此，当换药时，使用低于等效镇痛的剂量（通常减少 25%）非常重要

阿片类药物轮替（举例）	
1. 计算 24 h 阿片类药物的总量 2. 在表格里找到新阿片类药物的等效剂量 3. 计算新药总剂量 4. 新药的 24 h 总量除以每天的服药次数 5. 减少计算剂量的 25% ~ 50% 6. 滴定至临床有效	1. 吗啡 30 mg 口服 q6 h = 24 h 内 120 mg 2. 氢吗啡酮 7.5 mg = 30 mg 吗啡 3. （120 mg/30 mg = 4）× 7.5 → 30 mg 氢吗啡酮 4. 30 mg ÷ 4 次 = 7.5 mg q6 h 5. 减少 33% = 5 mg 氢吗啡酮，口服 q6 h

Jonathan P. Wanderer

低血压

麻醉后恢复室（PACU）低血压常见原因	
• 低血容量 • 出血 • 脓毒血症/外周血管阻力（SVR）降低 • 心律失常 • 药物或麻醉导致（椎管内麻醉） • 测量错误（袖带型号不合适，机器故障） • 肺栓塞	• 心肌梗死/心肌收缩力下降 • 心脏压塞 • 充血性心力衰竭 • 过敏/类过敏反应 • 气胸 • 肾上腺功能不足/严重甲状腺功能减退

注：引自 Rose DK，Cohen MM，DeBoer DP. Cardiovascular events in post-anesthesia care unit：Contribution of risk factors. *Anesthesiology* 1996；84：772–781.

初步诊断和管理

- 检查与稳定——检查气道（Airway）、呼吸（Breathing）及循环（Circulation）
- 液体复苏——确保有效且足够的静脉通路
- 复习病历——患者病史、麻醉记录单、手术式、估计失血量以及 PACU 记录数据
- 进一步考虑行实验室检查
    - 动脉血气分析（ABG）——评估氧饱和度及酸碱平衡状态
    - 全血细胞分析——评估血红蛋白及血小板水平（同时考虑进行凝血功能检测）
    - 心电图——评估有无心律失常（同时考虑进行心肌酶检测）

- ◆ 胸部 X 线——排除气胸/血胸/心肌肥大
- ◆ 血培养——尤其在怀疑脓毒症时
- ◆ 经胸/经食管超声心动图（TTE/TEE）——评估心肌收缩力、左/右心功能、左心充盈、下腔静脉（IVC）塌陷及瓣膜异常
- 考虑进行有创/无创监护——有创动脉血压、中心静脉压（CVP）、肺动脉压及无创心输出量监测
- 开始血管活性药/正性肌力药支持——去氧肾上腺素、去甲肾上腺素、多巴胺
- 若需要，请相关科室医生会诊——心内科、重症医学科、外科

特殊情况的管理

低血容量

诊断	心动过速、低血压、低 CVP/低肺毛细血管楔压（PCWP）、呼吸导致动脉压波形变异、超声显示 IVC 塌陷/左心室充盈不佳
处理	液体复苏，评估原因（进行性出血、多尿、胃管引流过多）

出血

诊断	心动过速、贫血、低血容量、引流量过多
处理	液体复苏、输血、纠正凝血、治疗血小板减少症、治疗低体温、考虑返回手术室再次探查

脓毒症

诊断	发热、白细胞增多、心动过速、低血容量、乳酸酸中毒
处理	液体复苏，获取血液/特定培养物，启动广谱抗生素治疗

心肌梗死/缺血

诊断	12 导联心电图、TTE/TEE、心肌酶，请心内科医生会诊
处理	谨慎行液体复苏、给予阿司匹林，与心内科和外科医生探讨是否行肝素化治疗、心脏导管治疗或给予抗血小板药；考虑正性肌力药/血管活性药/主动脉内球囊反搏（intra - aortic ballon pump，IABP）支持；一旦血压稳定可能需开始利尿/β 受体阻滞剂治疗

心律失常

诊断	12 导联心电图、心肌酶、电解质、ABG
处理	治疗病因，遵从加强心脏生命支持（ACLS）流程 • 急性心律失常：电/化学心脏转复，纠正电解质紊乱，请心内科医生会诊，予抗心律失常药维持 • 慢性心律失常：阿托品/肾上腺素/多巴胺，经皮/经静脉心脏起搏，请心内科医生会诊

药物相关

处理	停用相关药物，予拮抗剂（如纳洛酮拮抗吗啡）

肺栓塞

诊断	心电图→窦性心动过速/$S_1 Q_3 T_3$；下肢血管超声；检测 D - 二聚体并无帮助 TTE/TEE→排除中央型肺栓塞/评估右心功能 病情稳定后行胸部平扫/CT/肺血管造影
处理	谨慎行液体复苏，有创监测，谨慎使用正性肌力药/血管活性药，考虑取栓/导管溶栓/抗凝/放置 IVC 血栓滤器

充血性心力衰竭

诊断	查体发现双肺基底部啰音，患者有泡沫痰
	胸部 X 线→血管向头侧集中、肺水肿、心影增大
	有创血流动力学监测显示心输出量下降、充盈压上升
处理	吸氧、利尿，给予地高辛/正性肌力药

过敏反应

诊断	心动过速、血管舒张性休克（SVR↓，心输出量↑）、皮疹、气喘
	检查血清胰蛋白酶和嗜酸性粒细胞计数，请变态反应科医生会诊
处理	立即停止接触过敏原，液体复苏，应用苯海拉明、糖皮质激素、肾上腺素

心脏压塞

原因		心脏外科手术后出血、外伤、胸主动脉瘤撕裂、操作（如放置 CVP 导管、冠状动脉造影）相关
	● Beck 三联征	低血压、颈动脉怒张、心音遥远
	● 奇脉	吸气相收缩压下降 >10 mmHg
诊断	● 心电图	非特异性 ST 段变化，QRS 低电压
	● 胸部 X 线	心影扩大
	● 超声心动图	诊断和治疗性心包穿刺可能会有帮助
处理		液体复苏、心包穿刺、外科手术修补出血部位

气胸

诊断	呼吸音↓，胸部 X 线片上肺纹理↓
处理	穿刺减压/放置胸腔引流管，请胸外科医生会诊

测量错误

诊断	血压计袖带大小不合适，传感器高度错误，动脉波形差（过低/过高），机器故障
处理	换用大小合适的血压计袖带，手动测量，检查动脉波形，在合适位置归零传感器，检测机器

内分泌异常：肾上腺功能不全

诊断	促肾上腺皮质激素（adrenocorticotropic hormone，ACTH）刺激试验；随机皮质醇水平特异性不足，对诊断无帮助
处理	液体复苏，给予氢化可的松，请内分泌科医生会诊

内分泌异常：严重的甲状腺功能减退

诊断	低体温，心动过缓，促甲状腺激素（thyroid stimulating hormone，TSH）高水平，游离 T_3、T_4 低水平
处理	液体复苏，左甲状腺素治疗，请内分泌科医生会诊

出血
常见病因
- 手术出血
- 凝血异常
- 血小板减少症

诊断
- 出血可明显或隐匿
- 检查外科引流/手术部位非常重要
- 低血容量症状和体征（心动过速、呼吸过快、尿量减少）可能提示出血

管理
- 请外科医生会诊，外周静脉置入粗口径导管，开始液体复苏
- 检查全血细胞分析、PT、PTT、INR 及纤维蛋白原，并交叉配血

- 输血：根据血红蛋白水平输注红细胞，根据患者情况及并存疾病输注新鲜冰冻血浆以纠正凝血
- 若有低纤维蛋白原血症证据，予冷沉淀输注
- 若血小板 < 5000 ~ 10 000/μl 或曾使用过抗血小板药，输注血小板
- 若术后出现无法控制的弥漫性出血，考虑输注重组凝血因子 Ⅶ
- 评估有无弥散性血管内凝血（DIC）证据（纤维蛋白原降低，FDP/D - 二聚体检测阳性，PT/PTT 增高，血小板减少）
  - 输血血型不合、胎盘早剥、胎死宫内、恶性肿瘤或复杂感染时可出现
  - 输注新鲜冰冻血浆、冷沉淀及血小板
- 保持体温正常，若曾大量输血考虑予钙剂
- 告知外科医生可能需返回手术室

高血压

PACU 内高血压的常见原因	
<ul><li>疼痛</li><li>焦虑</li><li>呼吸功能异常（低氧血症、高碳酸血症）</li><li>低体温/寒战</li><li>交感神经活动↑</li><li>颅内压（ICP）↑</li></ul>	<ul><li>单纯高血压/漏服抗高血压药</li><li>液体过负荷</li><li>内分泌疾病（甲状腺危象、嗜铬细胞瘤）</li><li>测量错误（血压计袖带不合适、机器故障）</li></ul>

诊断与管理

- 治疗病因
- 尽快恢复家庭抗高血压治疗
- 初步治疗可考虑：拉贝洛尔 5 ~ 40 mg 静脉推注 q10 min、肼

屈嗪 2.5 ~ 20 mg 静脉推注 q10 ~ 20 min 或美托洛尔 2.5 ~ 10 mg静脉推注

- 严重高血压患者，考虑连续输注扩血管药硝普钠 [0.25 ~ 10 μg/(kg·min)] 或硝酸甘油（10 ~ 100 μg/min），也可考虑连续输注艾司洛尔、尼卡地平或地尔硫䓬

呼吸和气道问题

PACU 内呼吸功能不全的常见原因		
通气不足	上气道梗阻	低氧血症
• 麻醉药残余 • 肌肉松弛药残余 • 术后给予阿片类药物 • 疼痛限制呼吸幅度 • 腹带过紧 • 阻塞性睡眠呼吸暂停/肥胖 • 早产儿/新生儿	• 气道水肿 • 外伤 • 声带麻痹 • 环杓关节脱位 • 分泌物 • 异物 • 喉痉挛 • 焦虑/孟乔森（Munchausen）喘鸣	• 肺不张 • 哮喘/慢性阻塞性肺疾病（COPD）加重 • 充血性心力衰竭（congestive heart failure，CHF）/液体过负荷 • 肺栓塞 • 急性肺损伤（ALI）/急性呼吸窘迫综合征（ARDS） • 误吸 • 气胸/血胸/胸膜腔渗出 • 膈肌损伤/麻痹 • 肺炎

注：引自 Rose DK，Cohen MM，Wigglesworth DF，et al. Critical respiratory events in the postanesthesia care unit：patient，surgical，and anesthetic factors. *Anesthesiology* 1994；81：410 – 418.

呼吸功能不全：诊断与管理

- 评估气道、呼吸、循环
- 提高吸入氧浓度，增加气流量，考虑使用非重复吸入面罩或铲形面罩

- 考虑拖下颌/抬下颌，放置口咽/鼻咽通气管
- 考虑用简易呼吸器进行正压通气
- 考虑气管插管或无创通气（持续正压通气/BiPAP 通气）
- 回顾病史、术中及术后情况、容量情况以及用药情况
- 考虑行 ABG 和胸部 X 线检查（以排除气胸/肺水肿）

呼吸功能不全：特定情况的管理

低通气

诊断	低通气/通气不足导致 $PaCO_2\uparrow$ 及呼吸性酸中毒以维持充分换气

低通气的治疗	
可疑原因	**治疗**
吸入/静脉麻醉药残余	唤醒患者，鼓励呼吸/咳嗽
肌肉松弛药残余	给予拮抗药（新斯的明或舒更葡糖）
术后应用阿片类药物	给予纳洛酮
疼痛限制呼吸幅度	镇痛治疗，应用患者自控镇痛（PCA）/区域阻滞镇痛
腹带过紧	松腹带，请外科医生会诊
睡眠呼吸暂停/肥胖	调整体位，考虑 BiPAP 通气
早产儿/新生儿	吸氧，考虑对乙酰氨基酚/区域阻滞镇痛代替阿片类药物镇痛

液体过负荷/肺水肿

诊断	ABG 提示低氧血症，高 CVP/PCWP 胸部 X 线片：肺血管↑、间质/肺泡液↑、胸腔积液、叶间裂积液
处理	停止静脉输液；给予利尿药（呋塞米 20～100 mg 静脉注射）；提供 O_2；考虑无创机械通气

肺不张

诊断	呼吸音↓，胸部 X 线片透光度下降
处理	奖励性肺活量测定；吸入 N – 乙酰半胱氨酸稀释分泌物；调整体位；CPAP/ BiPAP 通气；支气管镜下吸出浓稠分泌物；胸部物理治疗；给予 PEEP 通气

哮喘/COPD 加重

诊断	听诊闻及哮鸣音
处理	沙丁胺醇/定喘乐；糖皮质激素（甲泼尼龙 125 mg 静脉输注）；色甘酸钠；CPAP/BiPAP 通气；严重支气管痉挛可能需气管插管；氨茶碱 [负荷量 6 mg/kg 静脉输注，而后持续输注 0.5 ~ 1 mg/(kg·h)]

肺栓塞

诊断	心电图→窦性心动过速/$S_1 Q_3 T_3$；下肢超声；检测 D – 二聚体并无帮助 TTE/TEE→排除中央型肺栓塞/评估右心功能 病情稳定后行胸部平扫 CT/肺血管造影
处理	谨慎行液体复苏，有创监测，谨慎使用正性肌力药/血管活性，考虑取栓/导管溶栓/抗凝/放置 IVC 血栓滤器

ALI/ARDS

诊断	ARDS = 无左心衰竭证据的急性呼吸衰竭；胸部 X 线片显示双侧渗出，$PaO_2/FiO_2 < 200$ ALI = ARDS 征象 + $PaO_2/FiO_2 < 300$
处理	治疗病因并继续进行保护性肺通气策略的机械通气

误吸

诊断	胸部 X 线片可能显示有异物、渗出、肺不张或肺塌陷
处理	对于轻度误吸予支持治疗（无呼吸功能障碍） 对于重度误吸：快速诱导插管，胃减压，机械通气并予高 PEEP，支气管镜下移除异物；预防性应用抗生素和糖皮质激素无效；勿行支气管肺泡灌洗和常规吸引 预防复发：抬高床头，避免镇静，放置鼻胃管

上气道阻塞/喘鸣

诊断	气道水肿/外伤、声带麻痹、环杓关节脱位、分泌物、异物
处理	采用消旋肾上腺素、地塞米松、湿化吸入气体、氦氧混合气 对有分泌物者给予吸引、格隆溴铵（0.2 mg 静脉输注） 严重水肿/外伤可能需要再次插管 对声带麻痹/环杓关节脱位/存在异物者请耳鼻喉科医生会诊

气胸/血胸/胸膜腔渗出

诊断	胸部 X 线检查多数可以确诊
处理	胸腔穿刺减压（腋中线第 2 肋间） 放置胸腔引流管减压 对大范围气胸/进行性出血行胸腔镜探查

膈肌损伤/麻痹

诊断	胸部 X 线检查可见半侧膈肌抬高
处理	区域阻滞导致的膈肌麻痹多为一过性 吸氧支持治疗、安慰、无创通气 严重膈肌损伤者可能需要手术修复

肺炎

诊断	发热、咳嗽、白细胞计数增高、胸部 X 线检查可见新发渗出影 获取呼吸道分泌物及血培养
处理	广谱抗生素

喉痉挛

诊断	喉痉挛 = 声带不自主收缩及关闭
	吸气相喘鸣、吸气费力、气体交换不良导致 SpO_2 降低、肺水肿、心搏骤停
	危险因素：年龄较小、上呼吸道感染、反流性食管炎、肥胖、耳鼻喉科手术及睡眠呼吸暂停
处理	停止刺激，若正压通气无效予纯氧正压通气
	可予丙泊酚麻醉诱导
	可予琥珀胆碱松弛肌肉，4% 喉痉挛患者出现负压性肺水肿→机械通气、PEEP 通气、利尿药

焦虑/孟乔森喘鸣

诊断	间歇性吸气性喘鸣（尤其在试图引起关注时），流量 – 容量环正常且对于药物无反应
	危险因素包括：女性、A 型性格、焦虑综合征、反流性食管炎纤维支气管镜显示声门呈钻石形
处理	患者教育，言语交流安慰，应用苯二氮䓬类药物（劳拉西泮 1 ~ 2 mg 静脉输注）

神经系统问题

常见问题

- 苏醒延迟
- 苏醒期谵妄/意识模糊
- 焦虑/惊恐发作
- 周围神经病

苏醒延迟

定义	苏醒延迟是指患者全身麻醉后无法恢复合适的意识水平

PACU 内苏醒延迟的原因	
麻醉相关	麻醉药残留 肌肉松弛药残留 丁酰胆碱酯酶缺陷 阿片类药物过量
代谢相关	低体温 低氧血症 高碳酸血症/高钠血症/低钙血症/低血糖 肾/肝衰竭
颅内事件	脑梗死/脑血管意外 癫痫 颅内高压

诊断	进行全面神经系统检查（脑神经、运动神经及感觉神经） 回顾麻醉记录中用药及剂量 应用 4 个成串刺激（TOF）或强直刺激检查有无肌肉松弛药残留 行 ABG，检测血钠、血钙、血糖、测体温 脑电双频指数（BIS）低可能提示麻醉药残留 脑电图可评估有无癫痫 考虑行神经系统影像学检查评估有无脑梗死（脑 CT/MRI 平扫） 考虑存在丁酰胆碱酯酶缺陷可能（家族史、丁酰胆碱酯酶水平、地布卡因指数）
处理	若呼吸频率慢合并针尖样瞳孔，考虑阿片类药物残留，予纳洛酮（0.04 mg 静脉输注 q2 min，最大可予 0.2 mg） 考虑予苯二氮䓬类药物拮抗剂氟马西尼（0.2 mg 静脉输注 q2 min，最大可予 1 mg） 拮抗肌肉松弛药，纠正电解质紊乱，必要时行体温保护

脑梗死

诊断	老年患者、短暂性脑缺血/脑梗死病史、心外科手术（高危因素）、主动脉/颈动脉手术、开颅手术、术中低血压、低氧血症、心房颤动
处理	请神经科医生会诊，维持血氧水平，维持脑灌注压

癫痫

诊断	癫痫病史、术前停用抗癫痫药、脑梗死、缺氧、低血糖、低钠血症、低钙血症、低磷血症、外伤、低血压、酒精戒断、局部麻醉药过量
处理	对于持续癫痫状态予苯二氮䓬类药物（劳拉西泮 1~5 mg 静脉输注） 必要情况下，给予吸氧及保护气道 请神经科医生会诊

颅内高压

诊断	放置颅内压监测器
处理	过度通气以降低 $PaCO_2$ 维持脑灌注压 考虑予甘露醇、呋塞米、3% 盐水 对于难治性颅内高压，考虑深度镇静/予肌肉松弛药/降低体温

苏醒期谵妄/意识模糊

高危因素	术前重度焦虑、长期服用苯二氮䓬类药物/氯胺酮、年龄（幼儿及老年人）、缺氧、高碳酸血症、低钠血症、酒精戒断、插管患者、保留导尿管
诊断	行 ABG，监测电解质，考虑脑 CT 检查
处理	治疗病因 帮助患者定向，避免刺激因素 对激越型患者予氟哌啶醇（2.5~10 mg 静脉输注）/约束带

焦虑/惊恐发作

处理	安慰，避免环境影响，治疗疼痛 考虑予苯二氮䓬类药物（劳拉西泮 1～2 mg 静脉输注或咪达唑仑 1～2 mg 静脉输注）

周围神经病

危险因素	过度牵拉、压迫、直接损伤、手术体位、糖尿病、男性、BMI >37 或 <24、长期住院 最常见为尺神经损伤
处理	感觉神经病：多于 1～2 周缓解 运动神经病：须请神经科医生会诊，做肌电图，进行物理治疗

PACU 出室标准

- PACU 出室标准一般以改良 Aldrete 评分为基础 (*Aneshesilogy* 2002；96：742)
- 评估内容包括生命体征、意识状态、呼吸状态、活动、手术部位情况、疼痛、区域阻滞麻醉的消退以及术后恶心或呕吐的情况
- 临床判断应始终比任何评分和标准重要
- 术后恢复分 2 期
  - ◆ **1 期**：从患者出手术室到恢复室开始，至患者达到可转移至 2 期 PACU/病房/ICU 的标准
    - ★ 患者在 1 期不能出院
    - ★ 若医院政策允许，部分满足 2 期标准的患者可能会经快速通道直接从手术室进入 2 期恢复，而跳过 1 期恢复
  - ◆ **2 期**：自完成 1 期恢复至患者出院的阶段 (*J Clin Anesth* 1995；7：89)

2 期后出院指南

- 再次记录生命体征、术后恢复评分
- 手术部位状态满意

- 充分镇痛（<3/10 分或患者可耐受）
- 能够活动
- 区域阻滞麻醉作用消退（除外神经阻滞）
- 与负责人进行交接
- 术后恢复评分≥9 分
- 出院前予书面及口头指导

常见出院问题

- 排尿并不是强制性要求
- 可自行喝水也不是强制性要求
- PACU 停留时间无最短时间限制
- 必须有负责的照护者陪同患者出院 ［*Anesthesiology* 2013；118 （2）：291 – 307］

Michael W. Sanford、David A. Nakata

概述

- 麻醉并发症可来源于人为失误、设备故障及患者基础合并症

周围神经损伤

周围神经病变分类

- 神经失用：无周围神经变性→快速恢复
- 轴索断裂：与轴突变性但未完全破坏相关→恢复缓慢但通常能完全恢复
- 神经断裂：神经相关部分的离断→较难恢复

麻醉相关原因

- 缺血导致
  - 神经牵张：轴突的张力导致动脉及静脉丛受压
  - 直接神经压迫：压力超过平均毛细血管压力（35 mmHg）→血液流动受阻及缺血
  - 牵张及压迫可同时作用于神经（尤其是尺神经、臂丛神经及坐骨神经）

缺血时长

- 未知周围神经缺血时间长短→永久性损伤
- 血供减低导致的并发症可能在更短的时间内产生损伤
- 止血带的应用（如在骨科手术中）可导致可逆性神经传导异常
  - 止血带应用 <2 h 在可耐受范围内
  - 在短时间小手术中，压迫不太可能引起术后神经病变

其他影响周围神经的因素

- 合并症：糖尿病、神经卡压综合征（骨关节炎及类风湿关节炎、创伤史、组织水肿）、代谢异常（营养不良、维生素缺

乏）、药物相关（化疗）、遗传性神经病变、高血压、吸烟

- 合并症的存在可导致继发性神经病变发展至"双重打击综合征"（两种不同的神经损伤诱因加剧损伤的严重程度）

ASA 实践指南总结：预防周围神经病变	
术前评估	• 有助于确定患者能够舒适地耐受预期手术的体位
上肢体位	• 仰卧位时限制上肢外展 90° 以内；俯卧位时，上肢能够耐受外展 >90° • 要注意患肢的体位放置，降低对肱骨髁后窝（尺神经沟）的压迫；当上肢被放置在体侧，推荐采用前臂中立位；当上肢外展在手架上，正前臂旋后位及中位均可采用 • 避免在肱骨桡神经沟位置长时间对桡神经施压 • 肘部超出舒适范围的过伸动作可能会导致正中神经损伤
下肢体位	• 截石位下小腿后侧肌群的过度伸展可损伤坐骨神经 • 避免在腓骨头位置对腓神经过度施压 • 避免髋关节过伸或过屈以降低股神经损伤的风险
保护垫	• 手架垫可降低上肢神经损伤的风险 • 在侧卧位患者中，胸部圆柱形体位垫可以降低上肢神经损伤的风险 • 肘部及腓骨小头处放置保护垫可分别降低上肢及下肢神经损伤的风险
设备	• 上肢正确放置自动测量血压袖带不会增加上肢神经损伤的风险 • 在头低足高位时肩档可能增加臂丛损伤的风险
术后评估	• 术后简单评估周围神经功能以便及早发现周围神经病变
文件记录	• 图表记录术中患者体位情况可以帮助医护人员更重视患者体位及相关方面，并在保护患者方面有持续性的帮助

注：引自 Source：Practice advisory for the prevention of perioperative peripheral neuropathies 2018；an updated report bythe American Society of Anesthesiologists Task Force on prevention of perioperative peripheral neuropathies.

Anesthesiology 2018；128（1）：11 – 26.

气道/牙齿并发症

气道并发症

发生率

- 由于严重程度及发现比例不同，发生率未知
- 咽喉部的微小损伤较常见，发生率可达 6%
- 气管插管时间长者相关损伤发生率高（可由放置气管导管所致）
- 许多损伤发生在常规的"简单"气管插管术中
- 延迟、慢性并发症多出现在拔管后的数星期甚至数月后，尤其是带管时间延长（>5 d）的病例

气管插管创伤的相关因素

- 困难气管插管、创伤性气管插管和多次尝试气管插管
- 喉部结构异常（创伤后、炎症状态、感染）
- 气管导管位置移动（移动或操作导管/手术体位改变，咳嗽/呛咳）
- 分泌物清除不完全
- 胃食管反流

损伤部位		
鼻	鼻翼坏死	可通过小心放置（气管导管）来预防
	鼻窦炎	带管时间延长，发生率增加（鼻插管 >5 d，发生率高达 20%）
口咽部	唇部、咽部的压伤/撕裂伤	通常因为喉镜片或气管导管造成继发性损伤；少有严重出血
	牙齿损伤	较常见

续表

损伤部位		
喉部及气管损伤	声带/黏膜水肿	• 拔管后常见的早期并发症，表现为气管阻塞 • 急性阻塞在小儿患者中更复杂（较小的气管直径） • 在小儿患者中，有症状的喉/气管水肿发生率达 4% • 继发于气管导管损伤的气管坏死→气管食管瘘/气管软化
	肉芽肿形成	成人患者中更常见，尤其是女性患者
	声带功能异常	• 可继发于直接损伤、喉返神经损伤、环杓关节脱位 • 表现为部分气道阻塞/发声困难 • 双侧声带功能异常表现为完全性气道阻塞（需要建立紧急气道） • 可在全身麻醉下行直接喉镜检查来评估气道状态
	气管、支气管破裂	• 出现皮下气肿、呼吸窘迫、纵隔气肿及气胸时须怀疑存在 • 可导致纵隔炎症甚至死亡
肺	反流误吸	• 发生率达 0.05%，通常出现在全身麻醉诱导气管插管过程中 • 可表现为良性的轻度到重度炎症、非感染性肺炎、因气道阻塞而引起窒息、致死性感染性肺炎 • 危险因素包括急诊手术、意外的困难气道、胃肠道梗阻 • 可采用非颗粒性抑酸剂、H_2 受体拮抗剂或胃动力药来预防
食管	食管/气管穿孔	• 通常延迟出现，死亡率为 25% ~ 50% • 与气管插管困难、老年、女性相关 • 置入 TEE 探头及食管扩张器时发生率增加

预防

- 应用较小的气管导管及最低的球囊压力（在小儿患者中漏气压 $< 30\ cmH_2O$）
- 限制插管辅助物的使用（如气管插管导丝）
- 缩短气管插管带管时间
- 积极并尽早治疗气道炎症
- 减少反流误吸的风险（当存在危险因素时）
- 仔细地评估以预防意外的困难气道（减少及预防气道损伤）
- 准备替代方案以防气管插管失败
- 术前与患者讨论可能存在的气道损伤风险（以减少纠纷）

处理

- 急性气道水肿/喘鸣：吸入肾上腺素；地塞米松效果不确定
- 气管插管带管时间过长（ > 5 d）：可行喉部检查以评估损伤程度
- 反复插管/带管时间延长导致慢性损伤：可能需要手术治疗
- 气管、支气管破裂：急诊手术治疗
- 若担心气道损伤，需要术后随访
- 若患者为困难气道或需要进行非常规气道管理，应告知患者相应情况

牙齿损伤

- 牙齿外伤：最常见的永久性气道损伤，可导致医疗纠纷（30% ~40%）
- 损伤：牙齿断裂，牙齿移位，牙齿半脱位及冲撞破裂（多见于上门齿，因其在喉镜片使用时被用作撬动支点）
- 牙齿脱落会导致其他恒牙问题
- 相关不良事件→牙齿误吸/修复问题

发生率

- 总发生率：个案报道率为 0.02% ~5%（75% 的损伤在全身麻醉诱导气管插管过程中出现）
- 在带管期间也可出现损伤（气管导管放置位置不佳，使用牙

垫，苏醒时咬肌痉挛）

危险因素

- 气管插管；牙齿及牙周疾病；困难气道特征；牙齿及牙周治疗史；老年患者；牙釉质较脆；牙齿松动；资历较浅的喉镜检查者

预防

- 详细的术前检查及病史采集
  - 龋齿/松动牙齿，假牙及牙齿治疗史
  - 评估张口度
  - 评估牙齿及牙周疾病和牙齿活动度
  - 记录已存在的牙齿疾病（降低牙齿损伤出现时的医疗纠纷率）
- 牙齿保护
  - 保护套（牙医定制的橡胶牙套）

处理

- 牙齿松动
  - 恢复到原始位置，应用胶带/缝线固定
- 牙齿移位/冲撞导致的牙齿撞裂伤
  - 固定、留存全部碎片；采用影像学检查（胸部、头颈部）以评估是否有碎片残留于声门下
- 牙齿撕脱
  - 立即找到牙齿并评估是否有复位的可能性
  - 避免擦拭或干燥根部表面
  - 可暂时应用胶带/缝线进行固定
  - 若存在误吸可能则不应立即复位→将牙齿保存在合适的溶液（盐水/牛奶）中
- 立即请口腔科医生会诊，记录损伤情况并告知患者
- 大多数医院需要填写一份事件报告表
- 根据医院政策给予相应的责任赔偿

烧伤

- 术中烧伤较少见，但可为摧毁性的/致命性的

手术部位起火

- 美国每年有 600 例手术部位起火的病例
- 起火需要氧气、易燃物及火源
  - ◆ 手术室一般都会有氧气（气管内及鼻导管吸氧）
  - ◆ 易燃物 = 手术洞巾、消毒酒精、塑料质地的气管导管
  - ◆ 火源 = 激光、外科电子装置、电烧
- 头及颈部手术的术间起火最为常见
  - ◆ 高风险病例为鼻导管吸氧 + 激光/电烧→燃烧起火
  - ◆ 富含氧气的气管导管也易燃，导致在正压机械通气期间形成"喷火枪"效果

气道起火

- 预防：在使用激光时降低 FiO_2；使用氮氧混合气；应用阻燃气管导管；用金属胶带缠绕气管导管；用生理盐水而非空气填充气管导管球囊
- 处理：拔除气管导管/停止机械通气，停止供应氧气，用生理盐水/水灭火；行面罩通气；行支气管镜评估气道损伤情况

电凝器械/电外科装置（ESU）

- 电流途径：电刀笔→通过患者→接地板
- 电流在较大物体的表面上扩散→降低烧伤风险（因返回电极低阻抗）
- ESU 相关烧伤
  - ◆ 不正确地放置返回电极（接触面积减少）
  - ◆ 液体（血液、灌洗液、皮肤消毒液）会导致电极接触不当
  - ◆ 避免将返回电极覆盖在骨性隆起上
  - ◆ ESU 可以作为火源（尤其在氧气浓度较高的环境下）

磁共振成像（MRI）

- 相关并发症通常由金属物体飞入核磁区域并着火而引起

- 核磁射频消融会引起导电材料温度升高→ECG 电缆及电极
  - ◆ 移除多余电缆的同时避免电缆接触皮肤
  - ◆ 不要缠绕电缆，确保 ECG 电极被牢靠地固定→医用补片
  - ◆ 某些镀铝的衬垫（在 MRI 中易发热）
  - ◆ 避免使用含有睾酮、硝基化合物、尼古丁、莨菪碱及可乐定的补片

围手术期失明

ASA 实践指南总结：围手术期视力损伤与脊柱手术
- 俯卧位脊柱手术患者行长时间手术和（或）有大量失血均增加围手术期视力损伤风险
- 告知高风险患者有不可预知的视力损伤的风险
- 若非必须，避免于高危患者中进行控制性降压
- 有显著失血的患者应用晶体、胶体联合补液维持血容量
- 对于继发于贫血的视力损害，尚无明确的输血阈值
- 高风险患者：采用头与心脏同等高度或高于心脏的体位进行手术；考虑分期手术

注：引自 Practice advisory for perioperative visual loss associated with spine surgery 2019：an updated report by the American Society of Anesthesiologists Task Force on Perioperative Visual Loss，the North American Neuro – Ophthalmology Society，and the Society for Neuroscience in Anesthesiology and Critical Care. *Anesthesiology* 2019；130：12 – 30.

第16章 术后加速康复

Brian F. S. Allen、Adam B. King、Matthew D. McEvoy

- 三个因素能明显影响住院时间：**疼痛、术后肠梗阻和制动情况**［*Colorectal Dis* 2006；8（6）：506－513］
- 手术引起的炎症反应及围手术期医疗护理可导致许多术后并发症。因此，许多术后并发症都是可以预防的。术后加速康复（ERAS）方案被证明可以减少30%的手术并发症和住院时间［*Br J Surg* 2014；101（3）：172－188］
- ERAS方案的目的在于尽量减少并发症。其目的可通过应用标准化的非阿片类药物多模式镇痛、应用目标导向液体治疗、早期下床活动、早期恢复饮食、减少手术部位感染以及预防肠梗阻和恶心来实现

ERAS 路径
<ul><li>路径的目的在于改善患者预后，减少花费和加速康复</li><li>侧重于围手术期的干预点如下：<ul><li>◆ 目标导向液体治疗（GDFT）</li><li>◆ 非阿片类药物多模式镇痛</li><li>◆ 预防术后恶心、呕吐（PONV）</li><li>◆ 预防肠梗阻，尽早恢复肠内营养</li><li>◆ 早期下床活动</li></ul></li></ul>

标准加速康复路径的组成		
术前	**术中**	**术后**
宣教	应用区域阻滞麻醉	多模式镇痛（非阿片类药物）
药物优化	标准化麻醉技术	预防血栓形成

续表

标准加速康复路径的组成		
术前	**术中**	**术后**
麻醉评估	标准化手术技术	早期活动
营养情况评估	标准化预防恶心、呕吐	早期经口进食
出院计划	目标导向液体治疗	目标导向出院
液体和碳水化合物的负荷量	不常规放置胃管	早期拔除导尿管
不用或选择性应用肠道准备	不常规放置导尿管	评估依从性及预后
预防血栓形成		

- 虽然 ERAS 最早应用于结直肠手术，但现在已惠及其他手术人群，包括行膀胱切除术、减肥手术、胃切除术、肝脏手术、胰十二指肠切除术和全关节置换术的患者

美国医疗保健研究和质量机构	
加速康复路径出版物	
手术类型	**参考文献**
妇科手术	*Reg Anesth Pain Med* 2019；44：437 – 446
髋部骨折手术	*Anesth Analg* 2018：1 – 11
全膝关节置换术	*Anesth Analg* 2019；128：441 – 453
全髋关节置换术	*Anesth Analg* 2019；128：454 – 465
减肥手术	*Anesth Analg* 2019（epub ahead of print）

- ERAS 诊疗路径的基本原则在大多数手术患者中是相似的，但没有任何一种方法被证明优于其他方法。值得注意的是，5 个组成部分有最有力的证据：①患者宣教；②开腹手术的胸段硬膜外麻醉；③目标导向的等量体液/零液体平衡；

④不常规放置胃管减压；⑤术后早期进食（*JAMA* 2019；321：1049 – 2）

- 以下是我们机构的结直肠手术患者 ERAS 路径的具体组成情况。需要注意的是，需要对每个患者个体化设置多模式镇痛的用药和剂量以及 GDFT 方案

	结直肠手术患者加速术后康复路径实例[a]
术前	• 患者术前 2 h 可以喝水
	• 术前多模式镇痛
	• 加巴喷丁（100 ~ 600 mg 口服，取决于年龄）
	• 对乙酰氨基酚（500 ~ 1000 mg 口服，取决于体重）
	• 术前行局部麻醉或神经阻滞麻醉
	• 预防血栓形成
	• 围手术期使用抗生素（在切皮前完成）
术中	• 标准化手术技术
	• 标准化麻醉技术
	• 多模式镇痛
	◆ 尽量减少阿片类药物的应用
	◆ 氯胺酮单次给药（0.5 mg/kg） + 泵注 [5 μg/（kg·min）]
	◆ 利多卡因单次给药（100 mg） + 泵注（2 mg/min）
	◆ 由外科医生和麻醉医生判断，酌情给予酮咯酸 30 mg 静脉注射
	• 预防术后恶心、呕吐（根据 Apfel 风险因素的数量给予治疗）
	• 如果是开放或高风险手术，GDFT 带监测器[b]
	• 应用血浆、Normosol 或平衡盐溶液，避免使用生理盐水
	• 维持正常体温（目标：体温 > 36 ℃）
	• 控制血糖（目标：血糖 < 180 mg/dL）
	• 不常规放置胃管

续表

结直肠手术患者加速术后康复路径实例[a]
术后	• 早期肠道营养：术后第一天可喝水 • 术后第一天下地活动（鼓励手术当天活动） • 多模式镇痛 　◆ 常规给予对乙酰氨基酚口服（500~1000 mg q8 h） 　◆ 常规给予加巴喷丁口服（100~600 mg q8 h） 　◆ 常规给予酮咯酸静脉注射（15~30 mg）q6 h ×3 d[c] 　◆ 泵注利多卡因（1~2 mg/min）×术后24 h 　◆ 泵注氯胺酮［2.5 μg/(kg·min)］×48 h 　◆ 如果是开放手术，不泵注利多卡因/氯胺酮，可予硬膜外注射直到患者肠道功能恢复 　◆ 羟考酮口服（5 mg q6 h），必要时 • 积极治疗恶心、呕吐 • 当患者可以耐受8 h内>300 ml饮水量时可以停止静脉补液 • 早期拔除导尿管 • 达到以下目标后即可出院 　◆ 可饮水和进食 　◆ 可耐受口服药物镇痛 　◆ 可下地活动 　◆ 不依赖导尿管排尿

注：[a]根据美国范德堡大学医学中心结直肠手术患者加速术后康复路径提供相关内容。[b]监测器 = 能显示术前负荷（PPV、SVV、ΔSV）和心输出量的监测器。[c]以下情况减少剂量：Ccr < 30 ml/min、体重 < 50 kg 或年龄 > 65 岁时；避免禁忌证（例如，出血性溃疡病史）。

第 17 章 创伤、烧伤和重症管理

Joseph R. Pawlowski、Daniel W. Johnson

创伤的气道管理

气管插管指征

- 缺氧、高碳酸血症、气道创伤、严重休克、严重意识障碍（无法自主保护气道或难以配合操作）、严重头部损伤（GCS <8）、吸入性损伤

气管插管注意事项

- 创伤更易导致困难气道的发生
- 面部和气道损伤
- 可能需要紧急的外科气道管理（尽早通知外科医生）
- 通常在确定颈椎稳定性之前就需要插管
- 插管时必须假设颈椎不稳定（在进行气道管理之前需要用颈托固定）
- 面罩通气：禁忌提下颌，可接受外推下颌操作
- 轴线固定颈椎：助手用双手将患者头部牢牢地固定在中立位/稳定的位置上
- 在肌肉松弛药起效之后立即去除颈托
  - 确保开口度正常以行喉镜检查
  - 改善面罩通气
  - 给颈部留出空间（用于建立外科气道）
- 没有证据表明哪一种插管方法更优
- 予快速顺序诱导（RSI）及轻柔的直接喉镜操作，尽量减少颈椎移动→短时间内获得良好的插管条件
- 只有当患者颈部、面部或气道单一损伤时，可考虑采用清醒/镇静纤维支气管镜（fiberoptic intubation，FOI）引导气管插管，或在保留自主呼吸的麻醉诱导后采用喉镜进行插管操作，应用光棒，早期气管切开（特别是在患者有面部/喉部

损伤时)

- 当患者有明显气道出血时不应考虑使用 FOI。相反，外科气道可能是最快和最安全的方法

诱导注意事项

- 目标：避免低血压（受损组织难以耐受缺血）
- 所有的创伤患者均按"饱胃"处理（考虑快速顺序诱导）
- 个体化诱导以减少低血压发生
- 极端情况下，患者可能只需要少量或不需要镇静药就能插管
- 如果禁忌使用琥珀胆碱，可考虑使用罗库溴铵 1.2 mg/kg 静脉注射
    - 由于乙酰胆碱受体的上调，琥珀胆碱在大面积烧伤、制动或去神经化后第一个 12 h 内是禁忌的
    - 24 h 后，高钾血症引起心搏骤停的风险会进一步增加

急性脊髓损伤（acute spinal cord injury, ASCI）

一般注意事项

- 大多数伤害来自椎体的骨折/移位
- 脊髓损伤患者死亡的主要原因是误吸和休克

麻醉注意事项

- 患者转运：保持颈椎稳定，务必轴向翻身以确保脊柱中立位
- 患者体位：如需俯卧位，确保气管导管固定良好
- 呼吸功能损伤：高位脊髓损伤的患者，呼吸肌功能可能受损（可导致肺不张→功能残气量降低→通气/血流比例失衡）
- 颈椎损伤患者的迷走神经张力通常增加；患者可能会在气道吸引或摆放体位时出现心动过缓/心搏骤停

脊髓损伤节段的意义（最常见的损伤节段：$C_5 \sim C_6$，$T_{12} \sim L_1$）	
C_3	→损伤支配膈肌的神经/需要机械通气支持
C_7	→肺活量/第一秒用力呼气量（FEV_1）降低（最高达70%）
T_1	→至少为不完全性四肢瘫痪

续表

脊髓损伤节段的意义（最常见的损伤节段：$C_5 \sim C_6$，$T_{12} \sim L_1$）
T_4 →可能出现心动过缓
T_7 →呼吸肌力量下降
L_4 →至少为不完全性下肢瘫痪

急性脊髓损伤的糖皮质激素治疗

- 不建议用大剂量糖皮质激素（甲泼尼龙）来改善 ASCI 的预后［*Neurosurgery* 2013；72（3）：93 - 105］，尽管一些外科医生认为它是一种治疗选择
  - ◆ 如果使用，必须在受伤后 8 h 内开始
  - ◆ 甲泼尼龙负荷剂量为 1 h 内 30 mg/kg 静脉注射，然后：
    - ★ 损伤后 0 ~ 3 h 内开始，5.4 mg/(kg·h) 持续泵注 23 h
    - ★ 损伤后 3 ~ 8 h 内开始，5.4 mg/(kg·h) 持续泵注 47 h
- 应用糖皮质激素与中重度脑外伤患者的死亡率增加有关，应避免使用
- 没有证据支持横断性 ASCI 患者使用糖皮质激素治疗
- 在糖皮质激素治疗期间必须预防应激性溃疡和高血糖

神经源性休克

- 功能性交感神经离断（血管张力缺失）和（或）高位脊髓损伤继发的心肌收缩力/心脏节律缺失，可表现为低血压、心动过缓和低体温的三联征
- 最常见于中胸段和高位脊髓损伤
- 在高位脊髓损伤中，心脏加速功能的缺失和副交感神经功能增强会引起心动过缓（加剧心输出量减少）
- 使用抗胆碱药/β 受体激动剂来增加心率
- 使用 α 受体激动剂恢复外周血管张力并改善静脉回流

脊髓休克

- 脊髓损伤导致所有脊髓功能被破坏
- 导致弛缓性瘫痪/脊髓损伤平面下脊髓反射消失

自主神经反射亢进

- 最常见于脊髓 T_6 节段以上的损伤，通常在急性损伤后数周至数月发生
- 由下行抑制性缺失和自主神经系统过度活跃引起
- 损伤节段以下的刺激（膀胱张力、手术刺激）会引起
  - ◆ 损伤节段以下的血管收缩/高血压
  - ◆ 反射性心动过缓和心律失常
  - ◆ 损伤节段以上血管扩张
- 表现：头痛、视物模糊、癫痫、脑出血、严重肺水肿导致的左心衰竭、意识障碍、鼻塞、皮肤潮红
- 治疗
  - ◆ 去除刺激
  - ◆ 严重心动过缓时考虑使用阿托品
  - ◆ 应用直接血管扩张药（硝普钠/硝酸甘油）、α 受体阻滞剂（哌唑嗪）、神经节阻滞剂（咪噻芬）以治疗高血压
  - ◆ 应用全身麻醉或脊椎麻醉；由于鞍区回避效应可能导致硬膜外麻醉效果较差

创伤患者术中管理

创伤手术室设置
麻醉机开启，自检通过，已由 100% 氧气预充
手术台摆放于正确位置
恒温器加温（提前）以保证手术室温暖
气道管理设备（包括吸引器）准备就绪，困难气道车准备就位
常规监护设备、有创血压监护传导器准备就绪
麻醉药和血管活性药准备就绪
除颤仪准备就绪
主动加温设备和温毯准备就绪

续表

创伤手术室设置
静脉输液管路准备就绪（并已预充），输液加温设备准备就绪
加压输液袋或快速输液装置准备就绪
开放大通路静脉输液、有创动脉压监测、建立中心静脉通路所需设备准备就绪

- 目标：在不延误手术止血的情况下，尽可能维持患者状态平稳。即使环境杂乱，仍然要有明确且清晰的沟通

麻醉的维持

- 总体目标是避免和治疗"致命三联征"：酸中毒、低体温、凝血功能障碍
- 麻醉维持药物包括镇静药、镇痛药和肌肉松弛药
- "损伤控制"手术是指手术开始即将重点放在止血和去除污染上，推迟修复
- 正常剂量的吸入麻醉药可能导致不稳定患者发生低血压
- 由于潜在的气胸/其他气体蓄积的腔隙，通常避免使用 N_2O
- 创伤患者是术中知晓的高风险人群［建议行脑电图（EEG）监测］

低血压的管理

- 确保足够的心脏前负荷（液体复苏）
  - 如果患者有急性失血表现，告知外科医生积极填塞、按压出血区域，直到容量恢复后再进行操作
- 根据休克类型，必要时使用血管升压药/正性肌力药
  - 低血容量性休克（出血）
  - 心源性休克（心肌损伤/既往心脏病史）
  - 梗阻性休克（心脏压塞、张力性气胸、肺栓塞）
  - 分布性休克［全身炎症反应综合征（systemic inflammatory response syndrome, SIRS）/脓毒症、过敏性休克］
  - 神经源性休克（脊髓损伤）

- 与外科团队实时沟通患者的血流动力学状态
  - 如果需要，外科医生可通过钳夹/填塞或对器官按压来止血
- 同时发生的中毒可能是导致血流动力学不稳定和（或）精神状态改变的一个原因

苏醒/转运

- 将插管的患者转运到 ICU 的准备工作包括
  - 工作正常的球囊面罩和充足的氧气瓶
  - 面罩通气和再插管相关设备
  - 抢救药物（苯肾上腺素、麻黄素、阿托品、肾上腺素、琥珀胆碱）
  - 转运监测设备（脉搏血氧仪、心电图仪、血压监测仪；考虑呼气末二氧化碳监测）
  - 协助过床，并确保电梯可用
- 苏醒阶段的注意事项
  - 严重的高血压可能会破坏血凝块
  - 容量复苏后可能导致气道水肿
    - ★ 大量输液后，诱导时的"容易气道"可能会变成困难气道
      - · 确保快速再插管设备可用，确保有人员支持

液体复苏

- 总体目标：在外科医生控制出血的同时维持重要器官的灌注

失血性休克的创伤患者早期液体复苏的目标
维持收缩压（SBP）在 90 ~ 110 mmHg 或平均动脉压（MAP）在 60 ~ 70 mmHg（如果患者有神经系统损伤，其目标值要求更高）
维持 Hb 7 ~ 9 g/dL
维持 INR < 1.8

续表

失血性休克的创伤患者早期液体复苏的目标
维持血小板 > 50 000/μl
维持正常的血浆 Ca^{2+} 浓度
维持核心体温 > 35 ℃
预防酸中毒恶化

保持良好的血管通路

- 外周静脉通路（14 G 导管——可提供 500 ml/min 输液量）
- 外周快速输液管路（可提供 850 ml/min 输液量）
- 9 – Fr 中心静脉鞘管（可提供 1000 ml/min 输液量）（注：外周中心静脉导管和三腔中心静脉导管输液速度远小于 14 G 管路）
- 快速输液装置和（或）加压输液袋（在输液时必须注意避免气体进入静脉通路）

液体复苏

- 液体的选择仍存在争议；大多数专家认为，在获取血液的同时，温热的乳酸林格液或其他平衡盐溶液是补液的首选液体
- 胶体液比较昂贵，并且没有循证医学证据表明其效果优于晶体液。头部外伤时禁用胶体液
- 避免过度输液（导致血小板/凝血因子稀释，抑制代偿性血管收缩；快速补液还会导致血凝块破裂）

输血治疗

- 浓缩红细胞（PRBC）
- 无交叉配血（O 型）——如果患者失血性休克而血流动力学不稳定
- 确定血型的血液制品——尽早替代 O 型血
- 输血速度取决于出血速度
- 目标是保持 Hb 在 9 g/dL 以上（多次复查）

- 新鲜冷冻血浆（FFP）和血小板
  - 对于大量出血/输血时，循证医学证据支持使用 1:1:1 输血方案
    - ★ 每输注 1 U PRBC，输注 1 U FFP
    - ★ 每输注 6 U FFP 和 6 U PRBC，输注 1 个治疗量的血小板（传统献血法来源的 6 "U" 血小板，或 1 U 单采血小板）
  - FFP 需要 ABO 血型相合，但不需要 Rh 血型相合
  - 一般来说，INR < 1.8 和血小板计数 > 50 000/μl 是理想的
- 大量输血的不良反应
  - 继发于枸橼酸盐螯合作用的钙流失
  - 输血反应（流程错误所致）
  - 高钾血症（由库存血溶血所致）
  - 输血相关性急性肺损伤（TRALI）
  - 容量过负荷/充血性心力衰竭（CHF）

手术室内液体复苏期间的容量监测

- 脉压变异度和收缩压变异度
- 经食管超声心动图
- 尿量
- 全身组织灌注的血清标志物（酸中毒程度、碱剩余、乳酸、中心/混合静脉的氧饱和度）

横纹肌溶解	
定义	急性横纹肌的分解
原因	外伤、挤压伤、电击、心肺复苏、缺血、动脉栓塞（包括交叉夹闭和复苏性主动脉球囊阻断术）、骨筋膜室综合征、DIC、烧伤、低体温、药物和毒品
症状及体征	急性肌痛/色素尿
	血浆肌酸激酶、肌红蛋白、血钾、血磷和尿素升高
	心律失常（由高钾血症和低钙血症引起）

续表

横纹肌溶解	
后果	游离的肌红蛋白对肾小管有毒性→急性肾损伤
病程	肌酸激酶水平通常在初始损伤后 2～5 d 达到峰值
	肌酸激酶水平 >16 000 U/L 更有可能导致肾损伤
	可能出现低钙血症（受损肌肉中钙沉积）
治疗	恢复缺血组织的血流
	静脉输液（保持尿量 200 ml/h，直到肌酸激酶水平下降）
	无循证医学证据支持使用甘露醇和碳酸氢钠
	如果出现手足抽搐和严重的高钾血症，应及时治疗低钙血症
	如果出现骨筋膜室综合征，则须积极治疗
	如果液体复苏不能纠正顽固的高钾血症和（或）酸中毒，则应进行血液透析

坏死性筋膜炎/肌坏死	
定义	包括筋膜及皮下组织的深层感染；肌坏死还包括肌肉组织的损伤
症状及体征	蜂窝织炎，体温升高，嗜睡，皮下组织有坚硬的"木头"感觉，疼痛与查体不匹配；气性坏疽 = 严重的暴发性梭状芽孢杆菌性肌坏死（可有捻发音）
病理学	通常是 A 型链球菌、金黄色葡萄球菌、厌氧性链球菌和肠道菌群
病程	感染可迅速扩散引起全身中毒；死亡率高
治疗	尽早手术清创，广谱抗生素治疗

营养

- 肠内营养（有助于保护肠道组织）优于肠外营养

全肠外营养（total parenteral nutrition，TPN）

- 仅在不能应用肠内营养时使用
- 必须经中心静脉输注（由于其渗透压较高）
- 经典的 TPN 配方：碳水化合物 50% ~ 60%，蛋白质 15% ~ 25%，脂类 20% ~ 30%
  - 胰岛素治疗/加强血糖监测以避免高血糖发生 → 可在 TPN 中加入胰岛素
- 至少每周监测一次实验室相关指标：电解质、转氨酶、碱性磷酸酶、胆红素、甘油三酯、胆固醇、前白蛋白和转铁蛋白
- 并发症
  - 感染/脓毒症、CO_2 生成过多、脂肪肝、高血糖、高脂血症、免疫功能受损、电解质紊乱、肌无力
- 术中管理
  - 避免在没有给予碳水化合物来源的情况下突然停止 TPN（有低血糖的风险）

ICU 患者的血糖控制

- 保守的血糖控制（< 180 mg/dL）优于严格的血糖控制（80 ~ 110 mg/dL）
  - 严格的血糖控制增加风险 = 低血糖、死亡

烧伤管理

病理生理学

- 皮肤破坏→损伤热调节、液体/电解质平衡、微生物屏障
- 循环介质引发全身性炎症反应
  - 高代谢、免疫抑制和细胞膜通透性改变
  - 大量液体从血管腔隙转移到烧伤组织中
  - 烧伤组织和未受影响的组织均发生水肿
  - 血管内的大量液体流失可导致低血容量性休克

初步评估和管理

- 烧伤深度——1 度、2 度和 3 度分类系统已被以下分类取代

- ◆ 浅层→仅涉及表皮，疼痛、干燥、发红
- ◆ 部分深层
  - ★ 浅部分深层烧伤→涉及表皮和真皮，有水疱，加压后发白
  - ★ 深部分深层烧伤 → 延伸至真皮深处，涉及毛囊和腺体，不发白
- ◆ 全层 → 破坏全部真皮层，并可能扩展到皮下组织
- ◆ 延伸至深层组织（第 4 度）→穿透皮肤延伸至下层软组织、肌肉和（或）骨骼
- 体表总面积（total body surface area, TBSA；图 17 – 1）
  - ◆ "九分法"估计成人患者的烧伤面积（图 17 – 1）
    - ★ 头部和每个上肢 = 9% TBSA
    - ★ 躯干前部、躯干后部和每个下肢 = 18% TBSA
    - ★ 由于身体比例不同，儿童患者的准确性较低（图 17 – 1）
- 转诊到指定的烧伤中心
  - ◆ 在以下情况下，一旦病情稳定，应将患者转院：任何 3 度烧伤，烧伤面积大于 10%；烧伤涉及手、足、脸、会阴部或主要关节；电或化学烧伤；吸入性损伤；复杂的合并疾病；儿童患者
- Baux 评分——死亡风险
  - ◆ 年龄 + TBSA + 17（如果存在吸入性损伤）
  - ◆ 110 分 = 50% 的死亡率 ［*J Trauma Acute Care Surg* 2012；72 (1)：251 – 256］

气道和呼吸功能管理

- 在对严重烧伤患者进行初步复苏时，提供最大的 FiO_2
- 吸入高温气体→可导致直接的气道损伤或气道阻塞（由水肿引起）

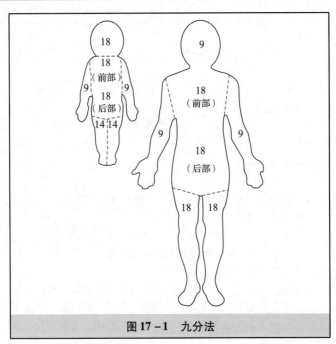

图 17 – 1　九分法

由 J. Ehrenfeld 提供。

- 大面积烧伤是气管插管的指征 → 在气道水肿之前进行插管
- 当涉及头部/颈部时，应怀疑可能有吸入性损伤（烧焦的鼻毛，鼻、口、唇、咽喉部水肿；烟尘引起的咳嗽）
- 胸部严重烧伤时，胸壁扩张幅度减小→考虑急诊焦痂切除术
- 所有吸入性损伤 = 潜在的"困难气道"（由于声带水肿）：做好紧急外科气道准备

心血管和液体管理

- 帕克兰补液公式：烧伤后第一个 24 h 每 1% TBSA 烧伤输注 4 ml/kg 的乳酸林格液
  - 在烧伤后的第一个 8 h 内给予计算量的一半，其余的一半

在接下来的 16 h 内输注（例如，70 kg 的男性患者，60% 的 TBSA，补液需求量为 $4 \times 70 \times 60 = 16\,800$ ml，在烧伤后的 0~8 h 内给予 8 400 ml 的乳酸林格液，第 8~24 h 内给予 8400 ml）

♦ 应同时给予患者每日需求液量

- 烧伤后心输出量立即减少（循环容量降低 + 直接心肌抑制）

  ♦ 烧伤后 3~5 d，高代谢状态→心输出量增加（正常的 2~3 倍），SVR 下降

术中管理：总论

术中管理	
气道管理	具有挑战性→正常解剖结构发生水肿、变形，应尽早放置鼻胃管（烧伤后的患者常发生肠梗阻）
监测	ASA 标准，必须监测体温，考虑建立中心静脉通路
复苏	纠正酸中毒、电解质紊乱，纠正凝血功能异常；预计在手术切除和植皮过程中大量失血的可能（提前准备足够的胶体液/血液制品，开通大流量的静脉通路）
保温装置	用温毯盖好患者，升高手术室温度，加温所有的液体；患者往返于手术室的过程中经常有热量流失

烧伤手术的麻醉	
肌肉松弛药	在烧伤后 12 h 内使用去极化药物（琥珀胆碱）很危险（有可能导致严重的高钾血症，继发心搏骤停）
	烧伤患者对非去极化药物反应下降，通常需要加大剂量
诱导	对于循环/容量状态不明确的患者应用氯胺酮
维持	早期疗程（在此期间需要高 FiO_2）后，可以加入 N_2O
镇痛	由于耐受性和容量分布增加，阿片类药物需求增加

脓毒症和脓毒症休克

- **脓毒症**：由宿主对感染的反应失调引起的危及生命的器官功能紊乱 [*JAMA* 2016；315（8）：801－810]
  - ◆ 器官功能障碍：指 SOFA 评分达到 2 分及以上
- **脓毒症休克**：是脓毒症的一个亚型，与脓毒症相比，因其严重的循环、细胞和代谢异常而有更高的死亡风险

SOFA 评分		
肺：呼吸指数	$PaO_2/FiO_2 > 400$	0 分
	PaO_2/FiO_2 为 301～400	1 分
	$PaO_2/FiO_2 < 301$	2 分
	呼吸支持下，PaO_2/FiO_2 为 101～200	3 分
	呼吸支持下，$PaO_2/FiO_2 < 101$	4 分
凝血功能：血小板	$> 150 \times 10^{12}/L$	0 分
	$(101～150) \times 10^{12}/L$	1 分
	$(51～100) \times 10^{12}/L$	2 分
	$(21～50) \times 10^{12}/L$	3 分
	$< 21 \times 10^{12}/L$	4 分
肝：胆红素	< 1.2 mg/dL	0 分
	$1.2～1.9$ mg/dL	1 分
	$2～5.9$ mg/dL	2 分
	$6～11.9$ mg/dL	3 分
	> 12 mg/dL	4 分

续表

SOFA 评分		
心血管：血压	无低血压	0 分
	MAP < 70 mmHg	1 分
	多巴胺 ≤5 μg/（kg·min）或任何剂量的多巴酚丁胺	2 分
	多巴胺 > 5 μg/（kg·min）、肾上腺素 ≤0.1 μg/（kg·min）或去甲肾上腺素 ≤0.1 μg/（kg·min）	3 分
	多巴胺 >15 μg/（kg·min）、肾上腺素 > 0.1 μg/（kg·min）或去甲肾上腺素 > 0.1 μg/（kg·min）	4 分
脑：GCS	15	0 分
	13 ~ 14	1 分
	10 ~ 12	2 分
	6 ~ 9	3 分
	<6	4 分
肾：肾功能	肌酐 < 1.2 mg/dL	0 分
	肌酐 1.2 ~ 1.9 mg/dL	1 分
	肌酐 2 ~ 3.4 mg/dL	2 分
	肌酐 3.5 ~ 4.9 mg/dL 或尿量 200 ~ 500 ml/d	3 分
	肌酐 >5 mg/dL 或尿量 < 200 ml/d	4 分

早期识别脓毒症

● 快速 SOFA（qSOFA）评分对 ICU 外的疑似感染患者有用。与 SOFA 和 SIRS 相比，对院内死亡率的预测效力更高 [*JAMA* 2016；315（8）：801 – 810]

qSOFA 评分		
精神状态改变	GCS < 15	1 分
呼吸频率快	呼吸频率≥22 次/min	1 分
血压低	收缩压≤100 mmHg	1 分
2 或 3 分预示着死亡风险更大		

急性生理学和慢性健康状态评估（acute physiology and chronic health evaluation，APACHE）Ⅱ 评分表

- ICU 最常用的疾病系统性评分表：分数越高，疾病严重程度或死亡风险越高
- 适用于脓毒症患者的初步评估
- 根据体温、MAP、心率、呼吸频率、P（A－a）O_2 或 PaO_2（受 FiO_2 影响）、动脉 pH、血钠、血钾、肌酐、血细胞比容、白细胞计数、GCS 评分、HCO_3^-、年龄和慢性健康状况计算出数值
- 网站上可查询到计算公式（http：//www.sfar.org/scores2/a-pache22.html）

脓毒症相关问题

- 休克（血管扩张、血管失张力，伴或不伴心肌抑制）
- 呼吸衰竭（内皮细胞损伤→肺泡毛细血管渗透性增加→氧合功能受损）
- 急性呼吸窘迫综合征（ARDS）
- 肾衰竭/代谢性酸中毒
- 弥散性血管内凝血（DIC）
- 多器官功能障碍综合征

早期大量液体复苏

- 总体目标：治疗感染的同时保持器官的灌注
  - 最重要的存活因素：早期应用抗生素
- 液体复苏的具体目标包括

- CVP 8 ~ 12 mmHg
- MAP > 65 mmHg
- 尿量 > 0.5 ml/(kg·h)

脓毒症抢救的标志物

- 乳酸水平或碱剩余的变化趋势
- 连续或间断监测的中心静脉或混合静脉血氧饱和度：组织灌注不足→氧摄取量上升→低 SvO_2 或低 $ScvO_2$

脓毒症管理

2016 年脓毒症生存指南的推荐总结 [***Crit Care Med*** 2017；45（3）：486 – 552]

- 以下是基于循证证据的分类，用于评定证据的质量和推荐的强度
  - 证据质量：高、中等、低、非常低
  - 推荐强度：强、弱
  - 未分级的强推荐：最佳实践声明（best practice statement，BPS）
- 脓毒症的筛查纳入绩效
  - 医院应该有一个针对脓毒症的绩效改进计划，包括对急性病、高危患者进行脓毒症筛查
- 早期复苏
  - 脓毒症的治疗和复苏应立即开始（BPS）
  - 为治疗低灌注，在最初 3 h 内应静脉输注至少 30 ml/kg 的晶体液（强推荐，低质量证据），应多次重新评估血流动力学并根据结果增加液体量（BPS）
  - 应进一步完善血液动力学评估（如评估心脏功能）以确定休克的类型（BPS）
  - 如有条件，应使用动态变量而非静态变量来预测补液的反应（弱推荐，低质量证据）
  - 对于需要使用血管活性药的脓毒症休克患者，最初的目标 MAP 应该是 65 mmHg（强推荐，中等质量证据）
  - 对于乳酸水平升高的患者，复苏应以维持乳酸正常为目标（弱推荐，低质量证据）

续表

2016 年脓毒症生存指南的推荐总结
[*Crit Care Med* 2017；45（3）：486－552]

- 诊断
  - 在开始抗菌治疗之前，应常规留取微生物培养
    - ★ 怀疑有脓毒症或脓毒症休克的患者，如不会实际延迟治疗，应在抗菌治疗前常规留取微生物培养（BPS）
  - 合适的培养至少包括两组血培养（需氧菌和厌氧菌）
- 抗菌治疗
  - 诊断后应在 1 h 内开始静脉抗菌药治疗（强推荐，中等质量证据）
  - 经验性治疗应该对所有可疑病原体都有效果（强推荐，中等质量证据）
  - 一旦确定病原体的药敏结果和（或）注意到临床改善，应缩小经验治疗的范围（BPS）
  - 对于非感染的严重炎症状态患者，不建议使用抗菌药预防治疗（BPS）
  - 经验性治疗应针对最可能的病原体（弱推荐，低质量证据）
  - 联合治疗不应常规用于大多数严重感染病例的持续治疗（弱推荐，低质量证据）
  - 联合治疗不应用于粒细胞缺乏患者脓毒症/菌血症的常规治疗（强推荐，中等质量证据）
  - 联合治疗应在最初的几天内根据临床改善情况进行降级（BPS）
  - 抗菌治疗持续 7～10 d 对大多数感染来说是足够的（弱推荐，低质量证据）
  - 较长疗程的抗生素治疗适用于临床反应缓慢、无法排出感染病灶、金黄色葡萄球菌感染、一些真菌和病毒感染或免疫缺陷的患者（弱推荐，低质量证据）
  - 较短的抗生素疗程适用于腹腔内或泌尿系统脓毒症控制后迅速好转的患者，以及解剖学上不复杂的肾盂肾炎患者（弱推荐，低质量证据）
  - 应每天评估抗生素的降级情况（BPS）
  - 肌钙蛋白水平可用于支持缩短抗菌治疗的时间（弱推荐，低质量证据）

续表

2016 年脓毒症生存指南的推荐总结
[*Crit Care Med* 2017；45（3）：486-552]

- ♦ 降钙素原水平可用于支持局限感染患者终止经验性抗菌治疗（弱推荐，低质量证据）
- 控制病因
  - ♦ 应尽快寻找并确定感染的特定解剖学病因，并尽快对病因实施干预措施（BPS）
  - ♦ 在建立其他血管通路后，应尽快移除可能成为感染源的血管内通路（BPS）
- 液体治疗
  - ♦ 只要血流动力学持续改善，在输液时就应行快速补液试验（BPS）
  - ♦ 早期复苏和后续容量补充首选晶体液（强推荐，中等质量证据）
  - ♦ 应选用平衡盐溶液或生理盐水（弱推荐，低质量证据）
  - ♦ 当患者需要大量晶体液进行复苏时，可于晶体液中加入白蛋白（弱推荐，低质量证据）
  - ♦ 不建议使用羟乙基淀粉（强推荐，高质量证据）
  - ♦ 抢救患者时，应使用晶体液而不是明胶（弱推荐，低质量证据）
- ♦ 血管活性药治疗
  - ♦ 一线血管活性药为去甲肾上腺素（强推荐，中等质量证据）
  - ♦ 为将 MAP 提高到目标值，可在去甲肾上腺素的基础上加用血管升压素（最多 0.03 U/min）（弱推荐，中等质量证据）或肾上腺素（弱推荐，低质量证据）；或为减少去甲肾上腺素的用量，加用血管升压素（弱推荐，中等质量证据）
  - ♦ 多巴胺仅在特定的患者中使用（例如，心动过缓和心动过速风险低的患者）（弱推荐，低质量证据）
  - ♦ 不推荐使用小剂量多巴胺保护肾功能（强推荐，高质量证据）
  - ♦ 对有证据表明在充分液体复苏、使用血管活性药后仍有持续低灌注的患者，可使用多巴酚丁胺（弱推荐，低质量证据）
  - ♦ 所有需要使用血管活性药的患者应在可行的情况下尽快行动脉置管（弱推荐，非常低质量证据）

续表

2016 年脓毒症生存指南的推荐总结
[*Crit Care Med* 2017；45（3）：486－552]

- 糖皮质激素
    - 不推荐静脉输注氢化可的松，除非液体复苏和血管活性药无法恢复血流动力学稳定（弱推荐，低质量证据）
- 血液制品
    - 除非有心肌缺血、严重低氧血症或急性出血，否则只在血红蛋白浓度下降到 <7 g/dL 时输注红细胞（强推荐，高质量证据）
    - 不推荐使用促红细胞生成素治疗与脓毒症相关的贫血（强推荐，中等质量证据）
    - 除非有出血或进行有计划的侵入性手术，否则不应使用新鲜冰冻血浆来纠正凝血功能异常（弱推荐，非常低质量证据）
    - 无出血时，当血小板计数 <10 000/μl，或出血风险大且血小板计数 <20 000/μl 时，应输血小板。对于活动性出血或手术，应提高血小板计数（>50 000/μl）（弱推荐，非常低质量证据）
- 免疫球蛋白类药物
    - 不推荐使用静脉免疫球蛋白（弱推荐，低质量证据）
- 血液净化
    - 不建议使用（如血浆置换、血液滤过）
- 抗凝血药
    - 不推荐使用抗凝血药（强推荐，中等质量证据）
    - 不建议溶栓或使用肝素
- 机械通气
    - 成人脓毒症引起的 ARDS 推荐使用 6 ml/kg 的目标潮气量（强推荐，高质量证据）
    - 对于严重的 ARDS 患者，维持平台压力 ≤30 cmH_2O（强推荐，中等质量证据）
    - 对于中重度 ARDS 患者，推荐较高而不是较低的 PEEP（弱推荐，中等质量证据）
    - 对于 ARDS 且 PaO_2/FiO_2 <150 的成人患者，推荐俯卧位而非仰卧位（强推荐，中等质量证据）
    - 肌肉松弛药使用应 <48 h（弱推荐，中等质量证据）

续表

2016 年脓毒症生存指南的推荐总结
[*Crit Care Med* 2017；45（3）：486－552]

- ♦ 不建议用 β₂ 受体激动剂治疗无支气管痉挛的 ARDS（强推荐，中等质量证据）
- ♦ 不推荐常规使用肺动脉导管（强推荐，高质量证据）
- ♦ 机械通气的患者应将床头抬高 30°~45°，以避免误吸（强推荐，低质量证据）
- ♦ 对准备脱机的患者应采用自主呼吸试验（强推荐，高质量证据）
- 镇静和镇痛
  - ♦ 应尽量减少连续或间断的镇静，滴定至特定目标（BPS）
- 血糖控制
  - ♦ 当连续 2 次血糖 >180 mg/dL 时，应开始胰岛素治疗，并将血糖上限定为 180 mg/dL（强推荐，高质量证据）
  - ♦ 应每隔 1~2 h 监测一次血糖，直到血糖值和胰岛素泵速稳定为止，此后每隔 4 h 监测一次（BPS）
  - ♦ 如果患者有动脉导管，则应使用动脉血而非毛细血管血进行床旁即时检测（弱推荐，低质量证据）
- 肾脏替代治疗（renal replacement therapy, RRT）
  - ♦ 脓毒症和急性肾损伤患者应使用连续或间断的 RRT（弱推荐，中等质量证据）
  - ♦ 推荐将连续性 RRT（CRRT）用于血液动力学不稳定患者的液体平衡管理（弱推荐，非常低质量证据）
  - ♦ 急性肾损伤患者仅肌酐升高或少尿，无其他明确透析指征时，不推荐 RRT（弱推荐，低质量证据）
- 碳酸氢盐治疗
  - ♦ 除 pH <7.15 以外，不推荐碳酸氢钠用于低灌注引起的高乳酸血症（弱推荐，中等质量证据）
- 预防静脉血栓栓塞（venous thromboembolism, VTE）
  - ♦ 除非有禁忌证，否则应使用普通肝素（unfractionated heparin, UFH）或低分子肝素（LMWH）进行预防（强推荐，中等质量证据）
  - ♦ 除非有禁忌证，推荐 LMWH 而不是 UFH（强推荐，中等质量证据）

续表

2016 年脓毒症生存指南的推荐总结
[*Crit Care Med* 2017；45（3）：486 – 552]

   ◆ 如可能，应同时使用药物和机械性方法预防 VTE（弱推荐，低质量证据）

• 预防应激性溃疡
   ◆ 推荐有胃肠道出血风险的患者使用质子泵抑制剂或组胺 – 2 受体拮抗剂（弱推荐，低质量证据）

• 营养
   ◆ 尽早开始肠内营养。不推荐单独或与肠内营养相结合的肠外营养（强推荐，中等质量证据）
   ◆ 推荐 7 d 内，若患者可耐受，可静脉注射葡萄糖和提前进食，而不是启动肠外营养（强推荐，中等质量证据）
   ◆ 对于不耐受进食或误吸风险高的患者，应将营养管放置在幽门后（弱推荐，低质量证据）

• 护理目标和预后的沟通
   ◆ 将护理目标纳入诊疗计划，包括姑息治疗计划和临终规划（强推荐，中等质量证据）
   ◆ 护理目标应尽早确定，不晚于进入 ICU 后的 72 h（弱推荐，低质量证据）

ICU 患者的镇静方法

• 评估和治疗疼痛（疼痛控制不佳是谵妄的风险因素）

• 评估和治疗谵妄

• 使用 Richmond 躁动镇静评分表（Richmond agitation sedation scale，RASS）对镇静程度进行评估
   ◆ 如果过度镇静，在达到 RASS 评分目标前须持续镇痛/镇静，之后减少镇痛/镇静量
   ◆ 如果镇静状态下接受机械通气，滴定丙泊酚直到达到 RASS 目标值
   ◆ 如果镇静状态下没有接受机械通气，考虑加入以下药物
     ★ 右美托咪定 0.2 ~ 1 $\mu g/(kg \cdot h)$。避免使用负荷剂量以减少心动过缓和低血压的风险

- ★ 经典的抗精神病药（如氟哌啶醇）和非经典的抗精神病药（如喹硫平）
- ★ 中枢兴奋性心血管药（如可乐定、普萘洛尔）具有温和的镇静作用
- ★ 尽量减少苯二氮䓬类药物的使用（尤其是老年或谵妄的患者）

危重症患者的红细胞（RBC）输注

- 2009 年，美国重症医学会公布了一项试验的分析结果
- 关键推荐
  - ◆ 当危重症患者出现失血性休克时，应输注 RBC
  - ◆ 对于血流动力学稳定的患者，输注 RBC 维持血红蛋白 ≥ 7 g/dL 的效果与维持血红蛋白 ≥ 10 g/dL 的效果一样。在病情稳定的心脏病患者中，维持血红蛋白 ≥ 10 g/dL 无明确获益
  - ◆ 在没有持续性出血的情况下，应按 1 U RBC 逐次输注
  - ◆ 急性肺损伤/ARDS 患者非必要应避免输血
  - ◆ 必须根据每个患者的具体情况进行输血治疗，应避免一成不变的常规治疗方案

ICU 用药			
药物	种类	剂量	
		每千克体重	平均剂量
血管活性药、正性肌力药和正性频率药			
去氧肾上腺素	α_1	10 ~ 300 μg/min	
去甲肾上腺素	$\alpha_1 > \beta_1$	1 ~ 40 μg/min	
血管升压素	V_1	0.01 ~ 0.1 U/min（通常 < 0.04 U/min）	
肾上腺素	α_1、α_2、β_1、β_2	2 ~ 20 μg/min	

续表

ICU 用药			
药物	**种类**	**剂量**	
		每千克体重	**平均剂量**
异丙肾上腺素	β_1、β_2	0.1 ~ 10 μg/min	
多巴胺	D β、D α、β、D	0.5 ~ 2 μg/(kg·min) 2 ~ 10 μg/(kg·min) >10 μg/(kg·min)	50 ~ 200 μg/min 200 ~ 500 μg/min 500 ~ 1000 μg/min
多巴酚丁胺	$\beta_1 > \beta_2$	2 ~ 20 μg/(kg·min)	500 ~ 1000 μg/min
米力农	磷酸二酯酶抑制剂	50 μg/kg 输注 10 min 以上，之后 0.374 ~ 0.7 μg/(kg·min)（避免应用负荷剂量）	3 ~ 4 mg 输注 10 min 以上，之后 20 ~ 50 μg/min
血管扩张药			
硝酸甘油	一氧化氮（NO）	5 ~ 500 μg/min	
硝普钠	NO	0.25 ~ 10 μg/(kg·min)	10 ~ 800 μg/min
尼卡地平	钙通道阻滞剂（CCB）	2.5 ~ 15 mg/h（按 2.5 倍速滴定）	
拉贝洛尔	α_1、β_1、β_2 受体阻滞剂	5 ~ 80 mg q10 min 或者 10 ~ 120 mg/h	
非诺多泮	D	0.1 ~ 1.6 μg/(kg·min)	10 ~ 120 μg/min
氯维地平	CCB	1 ~ 32 mg/h	
依前列醇	血管扩张药	2 ~ 20 ng/(kg·min)	

续表

ICU 用药			
药物	种类	剂量	
		每千克体重	**平均剂量**
抗心律失常药			
胺碘酮	K^+ 通道阻滞剂（Ⅲ类）	150 mg 输注 10 min 以上，之后以 1 mg/min × 6 h，再以 0.5 mg/min × 18 h 输注	
利多卡因	Na^+ 通道阻滞剂（ⅠB 类）	1 ~ 1.5 mg/kg，之后 1 ~ 4 mg/min	100 mg，之后 1 ~ 4 mg/min
普鲁卡因胺	Na^+ 通道阻滞剂（ⅠA 类）	17 mg/kg 输注 60 min 以上，之后以 1 ~ 4 mg/min 输注	1 g 输注 60 min 以上，之后以 1 ~ 4 mg/min 输注
伊布利特	K^+ 通道阻滞剂（Ⅲ类）	1 mg 输注 10 min 以上，可重复给药 1 次	
普萘洛尔	β 受体阻滞剂	0.5 ~ 1 mg q5 min，之后以 1 ~ 10 mg/h 输注	
艾司洛尔	$β_1$、$β_2$ 受体拮抗剂	250 ~ 500 μg/kg 输注，之后以 25 ~ 300 μg/(kg·min) 输注	20 ~ 40 mg 输注 1 min 以上，之后以 2 ~ 20 mg/min 输注
维拉帕米	CCB	2.5 ~ 5 mg 输注 1 min 以上，可重复 5 ~ 10 mg 输注 15 min 以上，必要时予 5 ~ 20 mg/h	
腺苷	嘌呤	6 mg 快速输注，若无反应，给予 12 mg，若依然无反应，再次给予 12 ~ 18 mg	

续表

ICU 用药			
药物	**种类**	**剂量**	
		每千克体重	**平均剂量**
镇静药			
吗啡	阿片类药物	1 ~ 30 mg/h	
芬太尼	阿片类药物	50 ~ 100 μg，之后 50 ~ 800 μg/h	
氢吗啡酮	阿片类药物	0.5 ~ 2 mg，之后 0.5 ~ 3 mg/h	
瑞芬太尼	阿片类药物		
丙泊酚	阿片类药物	1 ~ 3 mg/kg，之后以 10 ~ 150 μg/(kg · min) 输注	50 ~ 200 mg，之后以 20 ~ 400 mg/h 输注
右美托咪定	麻醉药	0.2 ~ 1.5 μg/(kg · h)	
地西泮	α_2 受体激动剂	1 ~ 5 mg q1 ~ 2 h，后 q6 h 必要时	
咪达唑仑	苯二氮䓬类药物	0.5 ~ 2 mg q5 min 必要时，或给予 0.5 ~ 4 mg，之后以 1 ~ 10 mg/h 输注	
劳拉西泮	苯二氮䓬类药物	0.01 ~ 0.1 mg/(kg · h)	
纳洛酮	阿片受体拮抗剂	0.4 ~ 2 mg q2 ~ 3 min 至总量为 10 mg	
氟马西尼	苯二氮䓬类药物的拮抗剂	0.2 mg 输注 30 s 以上，之后 0.3 mg 输注 30 s 以上，若仍然无效则重复 0.5 mg 输注 30 s 以上至总量 3 mg	

续表

ICU 用药			
药物	种类	剂量	
		每千克体重	平均剂量
其他			
氨茶碱	磷酸二酯酶抑制剂	5.5 mg/kg 输注 20 min 以上，之后以 0.5 ~ 1 mg/(kg·h) 输注	250 ~ 500 mg，之后以 10 ~ 80 mg/h 输注
奥曲肽	生长抑素类似物	50 μg，之后以 50 μg/h 输注	
胰高血糖素	激素	3 ~ 10 mg 静脉慢滴 3 ~ 5 min，之后 3 ~ 5 mg/h	
甘露醇	渗透压	1.5 ~ 2 g/kg 输注 30 ~ 60 min，q6 ~ 12 h 重复一次，维持渗透压 310 ~ 320 mmol/L	

注：引自 Sabatine MS. *Pocket Medicine*. 7th ed. Philadelphia, PA：Wolters Kluwer；2020.

第18章　心外科手术

Muoi A. Trinh、Linda Shore – Lesserson、Amanda J. Rhee

正常心血管生理

冠状动脉解剖			
主要血管	一级分支	二级分支	供应范围
冠状动脉左主干	冠状动脉左前降支（LAD）	室间隔支	室间隔前 2/3、前尖侧乳头肌
	回旋支	对角支	左心室前壁
		钝缘支	左心室侧壁、后壁，前外侧乳头肌；左冠状动脉优势型：分出后降支动脉（PDA）供应心室后壁及下壁、后 1/3 室间隔
冠状动脉右主干	锐缘支		右心室
	房室结动脉		房室结
	通常分出窦房结动脉		窦房结
	后降动脉（85% 的人是右冠状动脉优势型）		心室后壁及下壁、室间隔后 1/3、后内侧乳头肌

心动周期：定义和公式

- **收缩期** = 心室等容收缩期和射血期
- **舒张期** = 心室等容舒张期和充盈期
- **心输出量（CO）** = 每搏量 × 心率→各心室每分钟泵出血液总量
- **每搏量（SV）** = 各心室每次收缩泵出血液总量
- **心功能储备** = 在静息状态下与最大做功下 CO 的差异
- **前负荷** = 收缩前心室内血量，用于估测左心室舒张末压（LVEDP）

- Starling 原则 = 收缩力依赖于肌纤维长度（Frank – Starling 曲线见图 18 – 1）
- **后负荷** = 各心室射血阻力
- **冠状动脉灌注压** = 主动脉舒张压 – LVEDP
- **左心室壁张力**→Laplace 原则：$T = p \times r/(2 \times t)$（T 为心室壁张力，p 为压力，r 为半径，t 为心室壁厚度）
- Fick **公式**：CO = 氧耗/（动脉氧含量 – 静脉氧含量）

计算心功能参数		
参数	**公式**	**正常值**
心脏指数（CI）	CO/体表面积	$2.8 \sim 4.2$ L/（min·m^2）
外周血管阻力（SVR）	［（MAP – CVP）×80］/CO	$1200 \sim 1500$ dyn·s/cm^5
肺血管阻力（PVR）	［（平均肺动脉压 – PCWP）×80］/CO	$100 \sim 300$ dyn·s/cm^5
每搏量（SV）	（CO × 1000）/心率	每搏 $60 \sim 90$ ml
每搏输出量指数（SI）	SV/体表面积	每搏 $20 \sim 65$ ml/m^2
左心室每搏功指数	$0.0136 \times$（MAP – PCWP）× SI	每搏 $46 \sim 60$（g·m）/m^2
右心室每搏功指数	$0.0136 \times$（平均肺动脉压 – CVP）× SI	每搏 $30 \sim 65$（g·m）/m^2
平均动脉压（MAP）	DPB +（SBP – DBP）/3	$50 \sim 70$ mmHg

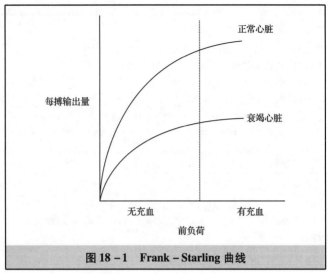

图 18–1 Frank–Starling 曲线

图片由 J. Ehrenfeld 提供。

影响心脏的常见疾病

冠心病和急性冠脉综合征	
冠心病	冠状动脉一支或多支形成粥样硬化性狭窄
缺血性心脏病	冠状动脉血流无法满足心肌氧需
急性冠脉综合征	冠心病或冠状动脉痉挛（不稳定型心绞痛、急性心肌梗死、冠状动脉栓塞）导致的威胁生命的情况 危险因素：年龄、吸烟、高胆固醇血症、高血压、糖尿病、肥胖、家族史
心绞痛	心肌缺血导致的胸部不适

续表

冠心病和急性冠脉综合征	
稳定型心绞痛	活动导致慢性心绞痛，休息后缓解（可出现短暂 ST 段改变，但无心肌损伤）
不稳定型心绞痛	稍微活动或休息时发生的长时间、高频率的心绞痛（如果不治疗可能会导致心肌梗死）
变异型心绞痛	休息时心绞痛；由冠状动脉痉挛导致（可出现 ST 段改变，多为抬高）
非 ST 段抬高型心肌梗死（non－ST－segment elevation myocardial infarction，NSTEMI）	部分血栓栓塞，无心肌坏死
ST 段抬高型心肌梗死（STEMI）	血栓完全堵塞冠状动脉，导致透壁性心肌坏死

心肌灌注的决定因素

- **氧供**：冠状动脉灌注压、心率、动脉氧分压、冠状动脉直径
- **氧需**：心肌耗氧量、心率、左心室壁张力、收缩力、传导、舒张

冠心病和急性冠脉综合征的治疗	
稳定型心绞痛	舌下含服硝酸甘油
不稳定型心绞痛/NSTEMI	MONA：吗啡（M）、氧气（O_2）、硝酸甘油（N）、阿司匹林（A）
	药物治疗：硝酸甘油、β 受体阻滞剂、P2Y12 拮抗剂（氯吡格雷、替格瑞洛）、肝素（普通肝素或低分子肝素）、糖蛋白 II b/ III a 拮抗剂（阿昔单抗、依替巴肽、替罗非班）、直接凝血酶抑制剂（比伐芦定）、磺达肝癸钠

续表

冠心病和急性冠脉综合征的治疗	
不稳定型心绞痛/NSTEMI	辅助治疗：血管紧张素转换酶抑制剂、血管紧张素受体阻滞药，HMG - CoA 还原酶抑制剂（他汀类药物）
	休克患者 48 h 内行经皮冠状动脉介入治疗（PCI）
STEMI	MONA：吗啡（M）、氧气（O_2）、硝酸甘油（N），阿司匹林（A）
	药物治疗：P2Y12 拮抗剂（氯吡格雷、普拉格雷、替格瑞洛）、糖蛋白 Ⅱb/Ⅲa 拮抗剂（阿昔单抗、依替巴肽、替罗非班）、肝素（普通肝素或低分子肝素）、β受体阻滞剂、磺达肝癸钠（不能单独使用）、血管紧张素转换酶抑制剂、他汀类药物治疗
	辅助治疗：血管紧张素转换酶抑制剂、血管紧张素受体阻滞药，HMG - CoA 还原酶抑制剂（他汀类药物）
	若首发症状在接诊前 12 ~ 24 h，准备再灌注治疗：①有 PCI 资质的医院，接诊至 PCI < 90 min；②若为无 PCI 资质的医院，应立刻将患者转院至有 PCI 资质的医院，接诊至 PCI ≤ 120 min，如果预计时间 > 120 min，30 min 内予纤溶药，并在可能时进行转院
	若 STEMI 且在院外心搏骤停：治疗性低体温疗法、PCI
冠心病治疗概述	
PCI	持续性心绞痛、1 ~ 2 支冠状动脉严重狭窄、解剖结构合适、STEMI、有心源性休克的急性心肌梗死
冠状动脉旁路移植术（coronary artery bypass graft, CABG）	左主干狭窄 > 50%；3 支主要血管狭窄 ≥ 70%，单支病变伴心绞痛，2 ~ 3 支冠状动脉病变伴左心室收缩功能下降或糖尿病；存在持续缺血且冠状动脉解剖结构不适合 PCI 的 STEMI，心源性休克，严重心力衰竭；左主干狭窄 > 50% 或 3 支病变伴致死性心律失常

高血压（hypertension，HTN）

- 第一阶段高血压：SBP > 139 mmHg 或 DBP > 89 mmHg 伴心血管疾病、糖尿病或慢性肾病
- 第二阶段高血压：SBP≥140 mmHg 或 DBP≥90 mmHg
- 原发性高血压：无明确病因（95% 的患者）
- 继发性高血压：医源性（药物）、肾性、主动脉狭窄、嗜铬细胞瘤、肾上腺皮质激素过量、甲状腺激素异常、雌激素治疗、库欣病
- HTN 的并发症
  - 靶器官损害：心室肥大、收缩功能异常、冠心病、脑卒中、腹主动脉瘤、主动脉夹层
  - 高血压亚急症（hypertensive urgency）：SBP > 180 mmHg 或 DBP > 120 mmHg，无靶器官损害
- 高血压急症（hypertensive emergency）：伴靶器官损害，包括高血压脑病（头痛、视物模糊、意识障碍、嗜睡、昏迷）
- 治疗：利尿药、抗交感神经药（β 受体阻滞剂、α_2 受体阻滞剂、α_1 受体阻滞剂）、血管扩张药（钙通道阻滞剂、血管紧张素转化酶抑制剂、血管紧张素受体阻滞药）、硝酸酯类药物
- 麻醉管理
  - 监测：无创血压 vs 有创血压
  - 目标：保持血压在基线值 20% 范围以内

瓣膜病

二尖瓣狭窄（mitral stenosis，MS）

- **病因**：风湿热、先天性狭窄、退行性钙化、心内膜炎
- **病理生理**
  - 左心房压↑→肺水肿、左心室肥大
  - 左心房扩大可能导致心房颤动，血流淤滞导致左心房血栓形成
  - 肺动脉高压

◆ 每搏量固定

- **临床特点**
  - ◆ 高调开瓣音后低频舒张期杂音
- **狭窄程度分级**
  - ◆ 二尖瓣瓣口面积（mitral valve area, MVA）：轻度为 $1.5 \sim 2 \text{ cm}^2$，中度为 $1 \sim 1.5 \text{ cm}^2$，重度 $\leqslant 1 \text{ cm}^2$
- **治疗**
  - ◆ 药物治疗、二尖瓣球囊成形术、开胸二尖瓣扩张术、二尖瓣成形/置换术
- **麻醉管理**
  - ◆ 维持窦性心律（心房收缩提供左心室充盈血量的40%）
  - ◆ 维持前负荷和每搏量以避免外周血管阻力下降
  - ◆ 维持正常心率（以维持充分的心室充盈时间）
  - ◆ 避免肺血管阻力↑（避免低氧血症、高二氧化碳血症、酸中毒、疼痛）

二尖瓣反流（mitral regurgitation, MR）

- **病因**：黏液瘤性病变 [二尖瓣脱垂（mitral valve prolapsed, MVP）]、缺血性心脏病、心力衰竭、瓣环扩大、心内膜炎、风湿性心脏病、肥厚型心肌病、心肌梗死（乳头肌坏死、腱索断裂）
- **病理生理**
  - ◆ 严重程度取决于
    - ★ 左心房与左心室之间的收缩压差值
    - ★ 外周血管阻力对前向左心室血流的抵抗
    - ★ 左心房顺应性
    - ★ 每次收缩的反流时间
  - ◆ **反流比例** = MR 血量/总的左心室每搏量（>0.6 为重度）
  - ◆ **急性** MR：肺血管压力↑和肺淤血
  - ◆ **慢性** MR：左心房扩大和顺应性↑

- **临床特点**
  - ♦ 心尖部全收缩期杂音，向腋下传导
- **治疗**
  - ♦ 药物、二尖瓣成形/置换术、二尖瓣夹（Mitraclip）
- **麻醉管理**
  - ♦ 维持正常或较高心率（降低反流比例）
  - ♦ 避免心肌抑制
  - ♦ 避免 SVR↑（加重反流）
  - ♦ 开始预防性抗心内膜炎
  - ♦ 反流比例增加时肺动脉导管可见 v 波增高

主动脉瓣狭窄（aortic stenosis，AS）
- **病因**：主动脉瓣二瓣化畸形、退行性疾病、风湿热
- **危险因素**：男性、高胆固醇血症、吸烟
- **病理生理**
  - ♦ 收缩期跨瓣血流受狭窄瓣叶阻挡
  - ♦ 左心室向心性肥厚
  - ♦ 心室僵硬，充盈依赖心房收缩
  - ♦ 每搏量固定
  - ♦ 心内膜下血管受压→缺血
- **症状及严重程度**
  - ♦ 心绞痛——中位生存期 5 年
  - ♦ 晕厥——中位生存期 3 年
  - ♦ 充血性心力衰竭——中位生存期 2 年
- **临床特点**
  - ♦ 粗糙、全收缩期、渐强渐弱的杂音
- **狭窄程度**
  - ♦ 轻度为瓣口面积 <2.5 cm^2，中度为瓣口面积 ≤1~2.5 cm^2，重度为瓣口面积 <1 cm^2
- **治疗**
  - ♦ 经皮球囊瓣膜成形术、经导管主动脉瓣置换术（transcath-

eter aortic valve replacement，TAVR)、开胸主动脉瓣置换术

- **麻醉管理**
  - ◆ 维持窦性心律（心房收缩占心室充盈血量的40%）
  - ◆ 维持较慢到正常心率以保证心室充分充盈
  - ◆ 避免 SVR↓（由于每搏量固定，会导致 CO↓）→因此，严重主动脉瓣狭窄是椎管内麻醉的相对禁忌证
  - ◆ 开始预防性抗心内膜炎
  - ◆ 由于每搏量固定，避免心肌抑制
  - ◆ 严重狭窄考虑有创动脉血压监测
  - ◆ 若心搏骤停，考虑经皮起搏（胸外按压多无效）

主动脉瓣反流（aortic regurgitation，AR）

- **病因**：瓣叶异常（风湿性心脏病、心内膜炎、主动脉瓣二瓣化畸形），主动脉根部扩张（主动脉瘤/夹层、马方综合征、梅毒、囊性中层坏死）
- **病理生理**
  - ◆ 急性＝外科急症——体循环低血压、肺高压和肺水肿（左心室舒张压突然↑，血液淤滞于肺循环）
  - ◆ 慢性：左心室代偿性扩张和肥厚→心力衰竭
- **临床特点**
  - ◆ 水冲脉——脉压增宽
  - ◆ Austin Flint 杂音——舒张期由于主动脉反流引起湍流冲击二尖瓣形成
- **治疗**
  - ◆ 无症状：硝苯地平、ACEI、利尿药
  - ◆ 有症状：主动脉瓣置换术
- **麻醉管理**
  - ◆ 维持窦性心律
  - ◆ 维持正常到较快心率
  - ◆ 避免 SVR↑（会加重反流）
  - ◆ 避免心肌抑制

- ♦ 开始预防性抗心内膜炎
- ♦ 考虑予血管扩张药（硝普钠）降低后负荷

肺动脉瓣狭窄（pulmonic stenosis）

- **病因**：先天畸形，心脏肿瘤
- **程度分级**
  - ♦ 轻度：压差 < 40 mmHg；中度：压差为 40 ~ 80 mmHg；重度：压差 > 80 mmHg
  - ♦ 治疗
    - ★ 球囊瓣膜成形术、瓣膜置换术

肺动脉瓣反流（pulmonic regurgitation）

- **病因**：继发于肺动脉高压的肺动脉扩张和肺动脉瓣环扩张，先天性/肿瘤性心脏病

三尖瓣狭窄（tricuspid stenosis）

- **病因**：先天性心脏病、风湿性心脏病、右心房肿瘤、心内膜炎

三尖瓣反流（tricuspid regurgitation）

- **病因**：先天性心脏病、心内膜炎、心脏肿瘤、继发于二尖瓣或左心疾病

肥厚型心肌病（hypertrophic cardiomyopathy，HCM）

- 病因：遗传性、混合性、获得性（AS、慢性高血压）
- **病理生理**
  - ♦ 左心室流出道梗阻（室间隔不对称性肥厚干扰左心室射血）
  - ♦ 左心室肥大和右心房扩大，心肌氧耗↑→心内膜下缺血
- **临床特点**
  - ♦ 二尖瓣前叶收缩期前向运动（SAM）导致二尖瓣反流→猝死风险↑
- **麻醉管理**
  - ♦ 维持较慢心率（保证心室充盈充分）
  - ♦ 维持窦性心律

- 维持较低至正常心肌收缩力
- 维持前负荷和后负荷
- 治疗包括 β 受体阻滞剂、维拉帕米、起搏、植入型心律转复除颤器、心肌切除术

瓣膜病的麻醉管理目标					
疾病分类	前负荷	后负荷	心率	外周血管阻力	心肌收缩力
三尖瓣狭窄	正常偏高	高	低	高	维持
三尖瓣反流	正常偏高	低	正常偏高	低	维持
肺动脉瓣狭窄	高	高	低	高	维持
肺动脉瓣反流	正常偏高	低	正常偏高	低	维持
二尖瓣狭窄	正常偏高	高	低	高	维持
二尖瓣反流	正常偏高	低	正常偏高	低	维持
主动脉瓣狭窄	高	高	低	高	维持
主动脉瓣反流	高	低	正常偏高	低	高
冠心病	正常	正常偏低	低	高	正常
肥厚型心肌病	高	高	低	高	正常偏低
缺血性心肌病	高	低	正常偏高	高	高
心脏压塞	高	低	高	高	高

传导阻滞/心律失常

慢性心律失常——心率 <60 次/分

- 病态窦房结综合征——窦房结内在功能异常→不正常的心动过缓
  - 治疗：抗胆碱药、β 受体激动剂（异丙肾上腺素）、起搏
  - 存在窦房结功能异常而在窦房结远端内在起搏点产生的起搏心律

★ 交界性逸搏——窄 QRS（40~60 次/分）

★ 室性逸搏——宽 QRS（30~40 次/分）

- 房室结远端希氏束及浦肯野纤维传导异常
    - 左束支传导阻滞（left bundle branch block，LBBB）
    - 右束支传导阻滞（right bundle branch block，RBBB）
    - 心室内传导阻滞

房室传导系统

- **1°房室传导阻滞**：PR 间期延长 >0.2 s
- **2°房室传导阻滞**
    - **莫式 I 型**（Wenckebach）：房室传导延迟（PR 间期）随每搏逐渐 ↑ 直至 P 波后无 QRS 波。仅在有症状时，予阿托品、异丙肾上腺素，持续性阻滞者用永久起搏器
    - **莫式 II 型**：突然不可预测的 QRS 波脱落，与 PR 间期逐渐延长无关。采用永久起搏器治疗（因可进展成 3°房室传导阻滞）
- **3°房室传导阻滞**："完全性传导阻滞" 或 "房室分离"
    - P 波与 QRS 波无关系，采用永久起搏器治疗

围手术期管理

- 围手术期放置临时起搏器指征与非手术患者一致

快速心律失常——心率 >100 次/分

室上性心律失常

- 房性期前收缩
    - 治疗仅在有症状时，予 β 受体阻滞剂
- 心房扑动：心房率 180~350 次/分，心室率 150 次/分（2:1 房室传导阻滞）
    - 治疗：不稳定——直流电复律；稳定——β 受体阻滞剂或钙通道阻滞剂，短阵快速起搏
- 心房颤动：心房率 350~600 次/分，心室率不固定
    - 治疗：不稳定——电复律（若心房颤动发作时间 <48 h）或直流电复律 + 抗凝（肝素、阿哌沙班）（若心房颤动发

作时间 >48 h 或持续时间未知）；稳定——抗凝 3 周或超声心动图排除血栓，而后直流电复律；β 受体阻滞剂，钙通道阻滞剂，ⅠC 及Ⅲ类抗心律失常药

- 阵发性室上性心动过速：心室率 140～250 次/分，窄 QRS，P 波隐藏
  - ♦ 治疗：刺激迷走神经、β 受体阻滞剂、钙通道阻滞剂、射频消融术（RFA）

房室折返性心动过速

- 预激综合征（WPW）：PR 间期缩短，预激波，宽 QRS
  - ♦ 治疗：RFA、β 受体阻滞剂、钙通道阻滞剂，避免用普鲁卡因胺

室性心律失常

- 室性期前收缩：宽 QRS
  - ♦ 联律——连续 2 个；成对出现——基本心律的心搏与室性期前收缩交替出现形成二联律
- 室性心动过速：连续 3 个或更多室性期前收缩，100～200 次/分
- 持续室性心动过速：持续 30 s 或更长
- 非持续室性心动过速：持续 <30 s
  - ♦ 治疗：有症状但稳定→电复律（200 J 单相，100 J 双相）；无症状、非持续→β 受体阻滞剂；不稳定——加强心脏生命支持（CPR、电复律、肾上腺素、血管升压素、胺碘酮、利多卡因）
- 尖端扭转型室性心动过速：多型室性心动过速，QRS 波围绕基线旋转
  - ♦ 治疗：硫酸镁 1～2 g 静脉输注
- 心室颤动：心电图不规则，无明显 QRS 波
  - ♦ 治疗：加强心脏生命支持（CPR、电复律、肾上腺素、血管升压素、胺碘酮、利多卡因）
- 室性停搏：无电活动

- ◆ 治疗：加强心脏生命支持（CPR、肾上腺素）

主动脉内球囊反搏

- 在降主动脉（左锁骨下动脉远端、肠系膜上动脉近端）放置球囊，并与 ECG 同步。在舒张期开始时球囊充气，收缩期球囊放气（由 R 波、有创动脉或起搏触发）
- 血液分布：近端分布——改善冠状动脉灌注；远端分布——改善系统灌注
- 目标：后负荷↓，室壁张力↓，左心室舒张末压和容积↓（心肌氧耗↓）；动脉舒张压及主动脉舒张压↑改善冠状动脉灌注

主动脉内球囊反搏的适应证和禁忌证	
适应证	**禁忌证**
心肌缺血并发症 • 循环：心源性休克 • 机械：二尖瓣反流、室间隔缺损 • 难治性心律失常 • 心肌梗死后心绞痛	• 严重主动脉瓣反流 • 无法植入 • 不可逆性心脏疾病（非移植候选） • 不可逆性脑损伤
急性心功能异常 • 心绞痛：不稳定，心肌梗死前 • 心导管治疗意外：经皮腔内冠状动脉成形术（PTCA）失败 • 心脏移植前过渡 • 心脏挫伤 • 感染性休克	

注：引自 Barash PG. *Clinical Anesthesia*. 5th ed. Philadelphia, PA：Lippincott Williams & Wilkins；2006.

心血管植入型电子设备

（cardiovascular implantable electronic device，CIED）

- 起搏器指征：病态窦房结综合征，慢快综合征，严重传导阻滞
- 非同步 vs 同步
  - ◆ **同步（指令）模式**——起搏器感知 P 波、R 波或两者都感应；起搏器可被触发信号激活或抑制
  - ◆ **非同步模式**——起搏器不受患者内在心律影响持续放电
    - ★ 仅用于围手术期或消融术/外科手术已阻断传导
- 充血性心力衰竭双室起搏
  - ◆ 左心室去极化↑；左、右心室同步收缩；增加 CO

通用起搏器编码				
起搏心腔	**感知心腔**	**反应方式**	**程控功能**	**抗心动过速功能**
O = 无	O = 无	O = 无	O = 无	O = 无
A = 心房	A = 心房	I = 抑制	R = 频率适应	P = 起搏（抗心动过速）
V = 心室	V = 心室	T = 触发	P = 简单程控	S = 电击
D = 双腔（A + V）	D = 双腔（A + V）	D = 兼有（T + I）	M = 多程控功能	D = 兼有（P + S）
			C = 遥测	

常用起搏模式			
模式	**描述**	**功能**	**适应证**
AOO	心房非同步	心房起搏	慢性心律失常
VOO	心室非同步	心室起搏	慢性心律失常
DOO	房室非同步	房室起搏	慢性心律失常

常用起搏模式			
模式	描述	功能	适应证
VAT	心房感知，心室触发	心室起搏，心房感知，心房感知触发心室放电	窦房结正常的完全性房室传导阻滞
VVI	心室非竞争	指令心室起搏，心室感知抑制心室放电	窦房结功能异常，慢性心房颤动，完全性房室传导阻滞
DDD	通用	心房起搏，心室起搏，房室感知，心房感知抑制心房放电，心房感知触发心室放电，心室感知抑制心室放电	窦性心动过缓，窦性心动过速，完全性房室传导阻滞，2° 房室传导阻滞

有起搏器患者的麻醉管理

- 认真询问病史和治疗记录，植入设备信息卡和胸部 X 线片可以帮助确认设备类型
- 可以检查过去 6 个月的设备起搏情况，40% 以上被认为是起搏器依赖
- 电磁干扰（electromagnetic interference，EMI）、神经诱发电位监测、神经刺激器、射频消融和碎石术可能抑制起搏
  - ◆ 推荐使用双极电烧，低电流的单极电烧只能短暂使用
- 如果预计会有脐以上部位显著电磁干扰，考虑用磁铁或将程控切换至非同步模式（VOO）
- MRI 可将起搏器切换至非同步模式
- 为了防止在非同步模式被激活时出现 "R on T" 事件而导致室性心动过速，应当提前贴好除颤贴片
- 负极板应该远离起搏器放置
- 高/低钾可改变起搏器阈值
- 诱发电位监测可改变起搏器功能

- 除颤贴片应当远离起搏控制盒至少 1 英尺（约 30 cm）
- 考虑手术后尽快调整起搏器确保功能正常

植入型心脏除颤器（implantable cardiac defibrillator，ICD）

- 指征：心源性猝死事件后，持续室性心动过速，心脏再同步化治疗［射血分数（EF）<35%］，室性心动过速伴低 EF 值出现晕厥或 HCM 出现晕厥
- 麻醉管理
  - ◆ 放置磁铁或程控（推荐）
    - ★ 电烧可触发除颤或干扰正常功能
  - ◆ 避免行碎石术
  - ◆ 磁场可以导致 ICD 导线损伤心脏。最新的 ICD 是 MRI 兼容的，可以安全使用。导线和起搏控制盒都需要确认是否 MRI 兼容
  - ◆ 手术室需配备体外除颤器

体外循环

- **基本回路：** 血流经患者→静脉导管→静脉储存器→氧合装置→热交换装置→主泵→动脉滤器→动脉导管→患者
- 其他
  - ◆ 心脏吸引：吸引术野血液
  - ◆ 左心室引流：避免左心室因冠状静脉系统和支气管动脉而过度充盈
  - ◆ 停跳液泵：灌注停跳液
  - ◆ 超滤：滤出水及电解质以浓缩血液
- 停跳液——高钾
  - ◆ 顺行灌注：导管在主动脉根部或冠状动脉开口；停跳液灌入冠状动脉
  - ◆ 逆行灌注：导管在右心房至冠状静脉窦；停跳液灌入冠状静脉

- 主泵
    - ♦ **滚压泵**：产生无搏动血流
    - ♦ **离心泵**：血流依赖压力，对红细胞的损伤较轻
    - ♦ **氧合装置**：膜式氧合较鼓泡式氧合损伤小

体外循环麻醉前管理

监护/通路

- 动脉置管测压：转流泵多为非搏动性（无创血压通常不工作）
- CVP/肺动脉导管：依据患者血管条件诱导前或后放置；对于复杂病例或严重心肌疾病者考虑肺动脉导管
- 经食管超声心动图（TEE）：诱导后放置探头，评估病因，指导循环管理
- 建立粗外周静脉通路（18 G 或以上）

麻醉前用药

- 应激/焦虑可能导致患者出现心肌缺血→考虑术前 2~3 mg 劳拉西泮/1~2 mg 咪达唑仑
- 需要时吸氧

诱导

- 考虑大剂量阿片类药物诱导（可减少心肌抑制）
- 芬太尼（7~15 μg/kg）、舒芬太尼（0.25~20 μg/kg）或瑞芬太尼 [1 μg/kg，而后 0.2~1 μg/(kg·min)]
    - ♦ 诱导前可考虑予小剂量肌肉松弛药以避免胸壁僵直
- 对于心肌功能受损患者可考虑依托咪酯诱导；其他情况下选择丙泊酚
- 若血流动力学（尤其血压）控制较好，可用七氟醚/异氟醚
- 氯胺酮可能增加心肌缺血风险
- 避免 N_2O→在开放性心脏手术中可能导致气栓增大
- 肌肉松弛药：维库溴铵、罗库溴铵、顺式阿曲库铵、泮库溴铵（可能导致心动过速）

快通道心脏外科

- 早期拔管（术后 6 h 内）
  - ◆ 优势：减少 ICU 停留时间，降低费用
- 用于低危病例、不停跳冠状动脉旁路移植术、体外循环时间短者
- 必须提前计划：减少静脉输液量、阿片类药物，保温

体外循环的麻醉管理

- **转流前**
  - ◆ 除非使用摆锯，在劈胸骨时应停呼吸使肺回缩
  - ◆ 考虑予抗纤溶药减少出血：氨基己酸或氨甲环酸抑制纤溶酶从而减少出血；抑肽酶（仅部分地区有）
    - ★ 潜在减少出血、输血、出血导致的二次手术
    - ★ 可能与术后肾衰竭相关，死亡率↑
  - ◆ 主动脉插管
    - ★ 插管前降低收缩压至 90 ~ 120 mmHg
    - ★ 并发症：主动脉夹层、血栓、出血、低血压
  - ◆ 肝素化——开始转流前

肝素化

肝素

- 机制：结合抗凝血酶Ⅲ→加强对凝血因子 X 和凝血酶的抑制
- 体外循环剂量：300 ~ 400 U/kg→测 ACT（目标 >400 s）
- 肝素抵抗：抗凝血酶Ⅲ缺陷，肝素治疗史，口服避孕药，年龄↑
- 肝素抵抗的管理：加大肝素剂量；予抗凝血酶Ⅲ浓缩液；如没有抗凝血酶Ⅲ，可用新鲜冰冻血浆（抗凝血酶水平↑）
- 并发症：出血，肝素诱导血小板减少→肝素替代品（比伐芦定、达那肝素钠、水蛭素、依前列醇）

鱼精蛋白

- 机制：碱基结合肝素（酸）形成稳定失活的复合物

续表

肝素化
<ul><li>体外循环剂量：每 100 单位肝素予 1 mg；先予小剂量试验剂量观察有无过敏反应（表现为低血压、过敏、类过敏反应、支气管痉挛、肺动脉高压）</li><li>体外循环后目标：ACT < 120 s</li><li>鱼精蛋白反应高危因素：既往暴露，NPH/PZI 胰岛素，快速输注，海鲜过敏</li><li>**注：不可在体外循环期间予鱼精蛋白！**</li></ul>

- **劈胸骨**
  - 时间短，但疼痛刺激大→确保患者麻醉深度足够，断开患者与呼吸机的连接，避免心包/肺损伤
- **体外循环期间**
  - 关闭呼吸机（勿忘体外循环结束时打开）
  - 可由体外循环师予吸入麻醉药
  - 考虑予单次或持续泵注阿片类药物（芬太尼）及苯二氮䓬类药物（咪达唑仑）
  - 对糖尿病患者考虑予胰岛素泵注，维持血糖 < 180 mg/dL

体外循环期间潜在风险

- 主动脉夹层
  - 停止体外循环，选择其他穿刺位置，置换/修补夹层部分动脉
- 颈内/无名动脉意外置管
  - 治疗之后的脑水肿，调整主动脉置管位置
- 反向插管
  - 停止体外循环，吸出气体，重新置管，重启体外循环
- 静脉回流受阻
  - 减慢泵速，治疗病因（吸出气栓，防止转流管打结）
- 大气栓

◆ 停止体外循环，将患者置于头低足高位，排除气体
- 体外循环期间予鱼精蛋白将导致灾难性的凝血反应

复温期间

- 若麻醉主要依靠阿片类药物维持，则复温时最易发生知晓
- 考虑予小剂量东莨菪碱/苯二氮䓬类药物

脱离体外循环

- 核心温度须至少 36 ℃
- 复温前查血钾、血糖、Hct
- 开始正压通气，以排出留在心脏、大血管、移植血管中的气体
- 用鱼精蛋白（每 100 单位肝素 1 mg）逆转肝素抗凝作用，鱼精蛋白须缓慢注射，在体外循环停机前或当冠状动脉吸引仍工作时予鱼精蛋白会导致体外泵血栓形成
- 检测心率和心律→可能需要临时起搏
- 评价术前及现在的心室功能
- 体循环阻力支持→目标为 1000～1200 dyn·s/cm^5。应用血管扩张药（硝酸甘油、硝普钠、尼卡地平）及正性肌力药（去甲肾上腺素、多巴胺、多巴酚丁胺、肾上腺素、米力农）维持 CO。必要时应用缩血管药（去氧肾上腺素、去甲肾上腺素、磺达肝癸钠）维持血压

脱离体外循环失败

- 左心室/右心室/呼吸衰竭
  ◆ 呼吸相关——"泵肺"急性呼吸窘迫综合征、支气管痉挛、分泌物、气胸、血胸
  ◆ 前负荷问题
  ◆ 缺血：移植血管不畅，冠状动脉血流不足，主动脉灌注管夹层导致的心肌梗死再灌注损伤
- 瓣膜异常
  ◆ 肺动脉高压（右心室衰竭）
  ◆ 其他：吸入麻醉药、β 受体/钙通道阻滞剂、酸中毒、电解

质异常、低钙血症、高/低钾血症、低体温
- 低外周血管阻力
  - 药物：血管扩张药、吸入麻醉药、鱼精蛋白
  - 血液稀释、贫血、体温过高、脓毒症、过敏/类过敏反应

α 稳态 vs pH 稳态
- α 稳态动脉血气无温度校正
  - 低温体外循环时会出现低温碱漂移
  - 对维持细胞内外 [OH⁻] / [H⁺] 比例最佳
  - 优点：似乎可改善神经系统预后
  - 缺点：氧合曲线左移，降温较慢
- pH 稳态动脉血气有温度校正
  - 氧合装置加入 CO_2，避免低温碱漂移，样本随后即加温至 37 ℃
  - 对维持细胞外 pH 最佳
  - 优点：脑血管舒张，降温快，避免氧合曲线左移
  - 缺点：血流↑可能导致栓子进入脑
- **应用选择**：pH 稳态可能对新生儿和婴儿心脏手术有较好保护作用，α 稳态多用于成人手术

术后并发症
- 患者再次返回手术室的常见原因：持续出血，失血过多，心脏压塞，难以解释的心功能减低
- 术后出血
  - 外科止血不佳→返回手术室；凝血障碍——血小板数量或功能↓，血液稀释或凝血因子耗竭，纤溶亢进，鱼精蛋白拮抗不足，"肝素反跳"
- 心脏压塞
  - 术后循环恶化的心外科手术患者
  - 术后出血至心包腔→心包内压↑、静脉回流↓
  - TEE 可见：收缩期右心房和舒张期右心室塌陷
  - 每搏量↓，CO 依赖心率

★ 代偿性心动过速，外周血管收缩
- ◆ 管理：保持患者"体液充足、心率偏快、收缩增强"状态
  - ★ 目标 = 维持前负荷、收缩力、CO；正常至偏高的心率
  - ★ 高频率低潮气量通气，吸气峰压（PIP）↓，避免 PEEP
  - ★ 治疗：手术探查，心包穿刺术

TEE

- 2013 年 ASE 围手术期 TEE 指南
- **适应证**
  - ◆ 若检查结果可能改变治疗方案，而经胸超声心动图（TTE）无法确诊或无法进行，用 TEE 评估心脏及主动脉结构
  - ◆ 术中 TEE
  - ◆ 指导导管介入心内治疗的术中管理（封堵器，经皮瓣膜手术）
  - ◆ 重症患者
  - ◆ 非心外科手术——当手术操作或已知/怀疑的心血管病理状态可能导致严重循环波动、肺部或神经系统并发症，或在充分治疗后仍有难以解释的危及生命的循环波动
  - ◆ 重症监护——当 TTE 或其他检查无法及时给出治疗所需的诊断信息
- **禁忌证**
  - ◆ 绝对禁忌证：食管缩窄/肿瘤/穿孔/撕裂/憩室，内脏穿孔，上消化道活动性出血
  - ◆ 相对禁忌证：Barrett 食管，有症状的食管裂孔疝，颈部/纵隔放疗史，消化道手术史，近期上消化道出血，吞咽困难，颈椎活动度受限，食管静脉曲张，凝血异常，活动性食管炎，活动性消化性溃疡
  - ◆ 有以上禁忌证患者的 TEE 策略：考虑其他影像学检查（心外膜超声心动图），应用小号探头，减少检查内容，避免

不必要的探头移动，由经验最丰富的医生进行操作

- 术中 TEE 并发症发生率：总体并发症 0.2%，严重并发症 0~2%，食管穿孔 0~0.3%，吞咽痛 0.1%
- ASE/SCA 推荐的全面 TEE 检查的 28 切面（图 18-2）

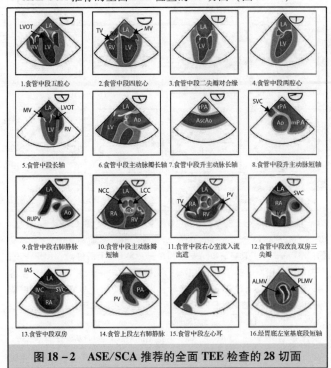

1.食管中段五腔心　2.食管中段四腔心　3.食管中段二尖瓣对合缘　4.食管中段两腔心

5.食管中段长轴　6.食管中段主动脉瓣长轴　7.食管中段升主动脉长轴　8.食管中段升主动脉短轴

9.食管中段右肺静脉　10.食管中段主动脉瓣短轴　11.食管中段右心室流入流出道　12.食管中段改良双房三尖瓣

13.食管中段双房　14.食管上段左右肺静脉　15.食管中段左心耳　16.经胃底左室基底段短轴

图 18-2　ASE/SCA 推荐的全面 TEE 检查的 28 切面

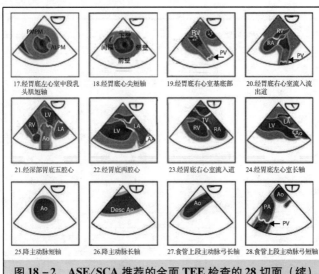

17.经胃底左心室中段乳头肌短轴　18.经胃底心尖短轴　19.经胃底右心室基底部　20.经胃底右心室流入流出道

21.经深部胃底五腔心　22.经胃底两腔心　23.经胃底右心室流入道　24.经胃底左心室长轴

25.降主动脉短轴　26.降主动脉长轴　27.食管上段主动脉弓长轴　28.食管上段主动脉弓短轴

图 18-2　ASE/SCA 推荐的全面 TEE 检查的 28 切面（续）

AL—左心房；LV—左心室；LVOT—左心室流出道；RV—右心室；RA—右心房；TV—三尖瓣；MV—二尖瓣；Ao—主动脉；rPA—右肺动脉；AscAo—升主动脉；mPA—主肺动脉；SVC—上腔静脉；RUPV—右上肺静脉；RCC—右冠瓣；NCC—无冠瓣；LCC—左冠瓣；PV—肺动脉瓣；IAS—房间隔；IVC—下腔静脉；PA—肺动脉；ALMV—二尖瓣前叶；PLMV—二尖瓣后叶；PMPM—后内侧乳头肌；ALPM—前侧乳头肌；LAA—左心耳；Desc Ao—降主动脉。

（引自 RT, Abraham T, Adams MS, et al. Guidelines and standard for performing a comprehensive transesophageal echocardiographic examination: Recommendations from the American Society of Echocardiography and the Society of Cardiovascular Anesthesiologists. *J am Soc Echocardiogr* 2013；26：921 – 964.)

心脏药理学

治疗心力衰竭的药物			
名称	作用机制	剂量	评价
米力农	磷酸二酯酶抑制剂	50 mg/kg 负荷剂量，10 min 内输注完，而后以 0.375 ~ 0.75 mg/(kg·min) 持续输注，最大剂量 1.13 mg/(kg·d)	增加心肌收缩力，舒张血管
左西孟旦（美国无）	钙增敏药物，稳定心肌肌钙蛋白	12 ~ 24 μg/kg 负荷剂量，而后以 0.1 ~ 0.2 μg/(kg·min) 持续输注 24 h	增加心肌收缩力，舒张血管，可能与肝功能异常有关
奈西立肽	重组人脑钠肽	2 μg/kg 负荷剂量，而后以 0.01 μg/(kg·min) 持续输注 24 ~ 48 h	舒张动静脉，利尿，不影响心肌收缩力

抗纤溶药[a]

药物和分类	作用机制	优点	缺点	剂量
ε氨基己酸：亮氨酸类似物	结合纤溶酶原和纤维蛋白原，从而抑制纤溶酶原激活，抑制纤溶酶释放	• 纵隔出血↓ • 输血需求↓能	• 不影响再手术率 • 尚未证明终末器官安全性 • 可能导致血栓形成	• 负荷剂量100～150 mg/kg，而后维持续输注10～15 mg/(kg·h) • 负荷剂量×3次：基线，体外循环，给鱼精蛋白后
氨甲环酸：亮氨酸类似物	同上	药效为ε氨基己酸的10倍	• 文献无标准给药间隔时间 • 可能导致血栓形成 • 大剂量可能有神经毒性	• 低剂量：负荷剂量10～15 mg/kg，而后持续输注1～1.5 mg/(kg·h) • 高剂量：负荷剂量100～150 mg/kg，而后持续输注10 mg/(kg·h)
抑肽酶[b]：非特异蛋白酶抑制剂（此药在多国均已下市）	抑制蛋白酶激释放酶、纤溶酶及其他蛋白酶，从而抑制内源凝血，补体激活，纤维蛋白溶解和缓激肽形成	• 多数研究认为可减少术后出血和输血需求 • 减少因出血导致的二次手术 • 可能降低卒中发生率	• 可能与肾功能不全和一过性肌酐升高相关 • 潜在过敏反应：由于此药来自牛肺提取物，会促进IgG形成 • 不确定是否与死亡率升高相关 • 费用昂贵	• 1 ml试验剂量，观察10 min，评估可能的过敏反应（"高剂量方案"） • 2×106 KIU（280 mg）20 min输注完，而后以每小时5×105 KIU（70 mg）持续输注 • 半量方案是上述方案剂量的一半

注：[a] 弥散性血管内凝血患者和上消化道出血患者由于血栓风险，禁用抗纤溶药。[b] 抑肽酶较氨基己酸药，可导致更高的死亡率和更高的肌酐水平。
引自 Shaw AD, Stafford-Smith M, White WD, et al. The effect of aprotinin outcome after coronary artery bypass grafting. N Engl J Med 2008;21;358(8):784-793.

经导管主动脉瓣植入/置换（transcatheter aortic valve implantation/replacement，TAVI/TAVR）

- 通过导管输送置换狭窄的主动脉瓣
- 优势：无胸骨切开，无体外循环，更少的抗凝需求
- 指征：重度主动脉瓣狭窄
- 禁忌证：预计生存期 < 1 年，不能改善生活质量，合并其他需要手术干预的瓣膜或冠状动脉疾病，活动性心内膜炎，近期血栓，非钙化主动脉瓣
- 方式：逆行——股动脉、锁骨下动脉、腋动脉、升主动脉（小切口正中开胸）；顺行——经心尖小切口侧开胸

麻醉管理

- 可以在全身麻醉或监护麻醉下进行，考虑患者因素
- 维持窦性心律
- 维持冠状动脉灌注压和外周血管阻力
- 在快速心室起搏时需要有创动脉监测血流动力学
- 术后传导阻滞高风险的患者可能需要经静脉放置起搏导线
- 需给予血管活性药和正性肌力药时考虑中心静脉置管
- TEE/TTE 用于确定诊断，评估植入物位置，评估左、右心室功能，监测并发症。如果需要 TEE 应考虑全身麻醉，如果需要 TTE 可考虑监护麻醉
- 肝素抗凝至 ACT > 250 s
- 在瓣膜释放前快速心室起搏以降低心脏射血
- 在起搏阶段 MAP 降低时应使用 α 受体激动剂或血管活性药（去氧肾上腺素、血管升压素、去甲肾上腺素）。避免使用正性肌力药，因加强心肌收缩可能导致瓣膜移位

风险分级			
禁忌	**高危**	**中危**	**低危**
STS – PROM > 50%	STS – PROM 为 8%	STS – PROM 为 4% ~8%	STS – PROM < 4%
疾病影响 ≥3 个重要脏器功能	疾病影响 ≥2 个重要脏器功能	疾病影响 1 个重要脏器功能	不影响重要脏器功能
解剖因素、手术禁忌（胸部放疗、重度主动脉钙化）	明显虚弱	轻度虚弱	无虚弱

注：STS – PROM—美国胸外科医师协会预测 30 d 开户风险［*Society of Thoracic Surgeons Predicted Risk of Mortality（30 d）*］。

TAVR 系统	
Edwards Life Science（Sapien 3™, Sapien XT™, Sapien 3 Ultra™）	**Medtronic（CoreValve™, Evolut™ R, and Evolut™ PRO）**
需要球囊扩张，牛心包膜	自膨胀，可回收瓣膜
瓣膜释放时快速心室起搏 180 次/分	在困难情况下可能需要起搏
传导阻滞发生率 5% ~9%	传导阻滞发生率 16% ~20%

第 19 章 胸外科手术

Kara K. Siegrist、Ryan J. Lefevre、Frederic T. Billings, IV

胸外科手术的术前评估

- 气短、哮喘、咳嗽病史，运动耐量
  - 阻塞性或限制性肺疾病的治疗药物，重点询问服药频率、是否需要使用支气管扩张药及糖皮质激素
  - 吸烟史
  - 运动耐量（上楼梯 <2 层提示预后差）
  - 若为恶性疾病，需行胸部 X 线或 CT/MRI 检查评估占位效应风险和副肿瘤综合征
- 评估呼吸功能（"三要素"）预测术后并发症

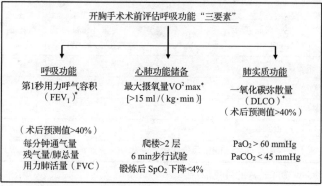

开胸手术术前评估呼吸功能"三要素"

呼吸功能 第1秒用力呼气容积 （FEV_1）[*]	心肺功能储备 最大摄氧量$VO^2 max$[*] [>15 ml /（kg·min）]	肺实质功能 一氧化碳弥散量 （DLCO）[*] （术后预测值>40%）
（术后预测值>40%） 每分钟通气量 残气量/肺总量 用力肺活量（FVC）	爬楼>2 层 6 min步行试验 锻炼后 SpO_2 下降<4%	PaO_2 > 60 mmHg $PaCO_2$ < 45 mmHg

[*] 最可靠指标。

- 肺量计法评估呼吸功能
  - 术后预计 FEV_1（predicted postoperative FEV_1，$ppoFEV_1$）低是胸外科手术术后呼吸系统并发症的最佳预测因子
  - 术后预计 FEV_1 占预计值百分比 = 术前 FEV_1 占预计值百分比 ×（术后剩余肺段/总肺段）
    - >40% = 术后肺部并发症风险低

> ★ <30% = 术后肺部并发症风险高

- 氧气输送法评估心肺功能储备
  - 最大摄氧量（maximal oxygen consumption, VO_2 max）
    - ★ >20 ml/(kg·min) = 低风险
    - ★ <15 ml/(kg·min) = 高风险
- 利用气体交换评估肺实质功能
  - 一氧化碳弥散量（DLCO）
    - ★ ppoFEV$_1$ >40% = 低风险
  - 吸空气状态动脉血气分析
    - ★ PaO_2 <60 mmHg 或 $PaCO_2$ >45 mmHg 预后较差
- 胸部 X 线检查主要评估解剖异常、大血管病变、肺实质和渗出情况

肺功能检查		
项目	阻塞性疾病（慢性阻塞性肺疾病/哮喘）	限制性疾病
肺活量	-/↓	↓
肺总量	-/↑	↓
残气量	↑	↓
FEV$_1$/FVC	↓	-/↑
用力呼气中段流量（FEF$_{25\%\sim75\%}$）	↓	-

- 肺功能异常的常见原因
  - 妊娠：功能残气量（FRC）↓，残气量（RV）↓，补呼气量（ERV）↓
  - 老年人：FRC↑，RV↑，肺顺应性↑，FEV$_1$↓
  - 肥胖：FRC↓，VC↓，ERV↓，补吸气量（IRV）↓
  - 全身麻醉：FRC↓

常见肺部疾病

慢性阻塞性肺疾病（COPD）

- 慢性进展性，伴小气道阻塞和肺气肿，与吸烟显著相关
- 与慢性支气管炎可能相关
- 肺量计法
  - 重度：$FEV_1 < 35\%$ 预测值
- 发病率：美国成人为 7% ~ 8%
- 主要治疗目标是缓解呼气相阻塞
  - 吸入 β_2 受体激动剂：沙丁胺醇/异丙肾上腺素/沙美特罗
  - 吸入抗胆碱药：异丙托溴铵/格隆溴铵/阿托品/噻托溴铵
  - 吸入或全身应用糖皮质激素
    - ★ 若长期全身应用糖皮质激素，围手术期应考虑给予应激剂量的糖皮质激素
  - 抗生素治疗支气管炎/其他感染
- 麻醉管理
  - 术前治疗肺不张、支气管痉挛、感染和肺水肿，加强支气管扩张药吸入治疗
- 维持基础药物治疗
- 患者可能存在红细胞增多症、肺动脉高压、肺心病、右心衰竭
  - $ppoFEV_1 < 40\%$ 的患者须行经胸超声心动图评估右心室功能
- 戒烟（如条件允许，应戒烟数周）
  - 尼古丁可加快心率、增高血压及增加伤口感染的风险
  - 一氧化碳可降低氧气输送能力
- 维持足够的麻醉深度防止支气管痉挛
- 利多卡因可减少插管时的气道反应
- 吸入麻醉药促进支气管扩张
- 对肺大疱患者避免使用 N_2O，否则可能增加肺大疱破裂/气

胸风险

- 限制潮气量（6 ml/kg）以降低吸气峰压，限制 PEEP（有肺大疱破裂/气胸风险）
- 确保足够的呼气时间以避免气体陷闭/内源性 PEEP（降低吸呼比），容量控制通气时气道压升高或压力控制通气时潮气量降低均提示气体陷闭
- 若患者无胃食管反流风险且面罩通气尚可，可考虑深拔管，以避免麻醉 II 期和苏醒阶段出现支气管痉挛
- COPD 患者术后呼吸衰竭风险增加
  - ♦ 氧疗可能抑制呼吸驱动力、增加死腔体积
  - ♦ 术后避免使用麻醉镇痛药，以维持呼吸驱动力；如无禁忌证可考虑以非麻醉镇痛药为基础的多模式镇痛和（或）区域麻醉镇痛

哮喘

- 因支气管痉挛和炎症导致的间歇性发作的下气道阻塞
- 发作间期肺量测定正常（重度、慢性患者可能出现慢性阻塞）
- 诱因：寒冷、花粉、灰尘、运动、阿司匹林/非甾体抗炎药、感染
- 发病率：美国成人约为 5%
- 主要治疗目标为促进支气管扩张
  - ♦ 吸入性短效 β_2 受体激动剂用于急性期治疗：沙丁胺醇/间羟异丙肾上腺素
  - ♦ 吸入性长效 β_2 受体激动剂用于长期治疗：沙美特罗/福莫特罗
  - ♦ 吸入性抗胆碱药：异丙托溴铵
  - ♦ 口服白三烯受体拮抗剂（急性发作期无效）→孟鲁司特/齐留通/扎鲁司特
  - ♦ 茶碱
  - ♦ 吸入用色甘酸（急性发作期无效）

- ◆ 吸入或全身应用糖皮质激素
  - ◆ 氧疗（重度疾病）
- 麻醉管理
  - ◆ 病史
  - ◆ 诱因
  - ◆ 近期急诊就诊或住院治疗
  - ◆ 目前状态与基线水平
- 运动耐量
- 爬楼超过 2 层＝低风险
- 术前继续治疗肺部疾病，尤其是予吸入性支气管扩张药治疗
- 长期接受糖皮质激素治疗的患者围手术期应补充应激剂量糖皮质激素
- 维持足够的麻醉深度以防止支气管痉挛
- 吸入麻醉药和氯胺酮促进支气管扩张

术中哮鸣音的管理
鉴别诊断
• 支气管痉挛、机械梗阻（导管打结）、存在分泌物、气胸、肺水肿
管理
• 保证足够的麻醉深度，吸入短效 β 受体激动剂（沙丁胺醇），考虑静脉应用利多卡因，如出现难治性气道痉挛或呼吸音完全消失，可考虑静脉应用肾上腺素，其他治疗包括应用镁剂、氯胺酮、抗胆碱药（异丙托溴铵、阿托品）
• 若无胃食管反流且面罩通气尚可，考虑深拔管

肺水肿

- 病因
  - ◆ 心源性
    - ★ 心肌功能障碍（最常见）、节律异常、心脏瓣膜功能失代偿
  - ◆ 非心源性（毛细血管渗漏）

★ 脓毒症、吸入性损伤、高血压（重度）、神经源性、负压性（如喉痉挛后）、输血相关性急性肺损伤（TRALI）、输血相关性循环超负荷（TACO）

- 诊断
  - 低氧血症（相对或绝对）；听诊啰音；气道分泌物（"粉红色泡沫痰"）
- 主要治疗目标为缓解静脉淤血，增加肺泡压和心输出量
  - 机械通气（ ±PEEP 通气）
  - 扩张静脉——硝酸甘油（如怀疑缺血）
  - 利尿药——呋塞米
  - 正性肌力药（如心输出量低）——多巴酚丁胺/米力农/肾上腺素
  - 电复律纠正心律失常
  - 考虑主动脉内球囊反搏（针对心肌缺血/梗死）
  - 若有难治性的低氧血症或高碳酸血症，考虑静脉 - 静脉体外膜肺氧合（VV ECMO）
- 麻醉管理
  - 有创监测
    ★ 有创动脉
    ★ 考虑放置中心静脉导管或肺动脉导管，尤其是对于有心源性因素（心力衰竭或二尖瓣反流）者
    ★ 如条件允许，可考虑采用经食管超声心动图
  - 尽可能减少对心肌的抑制
    ★ 考虑应用依托咪酯诱导，阿片类药物维持
  - 避免容量过负荷
  - 考虑正性肌力药支持

急性呼吸窘迫综合征（ARDS）
- 弥漫的、斑片状肺损伤，不伴有心力衰竭
- 病因：脓毒症、误吸、胰腺炎、肺炎、吸入性损伤、溺水
- 导致肺不张、FVC 下降、通气/血流比例失调

- 主要治疗目标为尽量减少肺损伤
  - 病因治疗（如治疗感染）
  - 避免容量过负荷
  - 机械通气避免容积伤和气压伤（*N Engl J Med* 2000；342：1301）
    - ★ 限制吸气峰压 P_{aw} ≤30 cmH_2O
    - ★ 潮气量 ≤6 ml/kg
    - ★ PEEP
    - ★ 允许存在高碳酸血症，pH 为 7.25 ~ 7.3
- 麻醉管理
  - 机械通气策略遵循 ARDSnet 研究
  - 吸入麻醉药促进支气管扩张
  - 阿片类药物：提高机械通气舒适度

限制性肺疾病

- FRC 下降，导致短暂呼吸暂停即会出现低氧
- 通气策略
  - 使用小潮气量，因为大潮气量可使气道压快速升高
  - 增加通气频率以维持每分钟通气量
  - 使用 PEEP 通气
- 麻醉管理
  - 考虑区域阻滞的可行性
  - 全身麻醉
  - 诱导时呼吸暂停可能会导致低氧，因此预氧合非常重要
    - ★ 避免大潮气量
    - ★ 尽可能减少呼吸抑制药物的残留
    - ★ 博来霉素相关肺纤维化：吸入氧浓度 ≤40%，限制液体入量

肺动脉高压管理

- 非药物因素
  - 避免增加肺血管阻力（PVR）的因素：低氧/肺不张/酸中

毒/高碳酸血症/低体温/交感神经兴奋

- 主要治疗目标为降低 PVR 和增加右心室收缩力
  - 前列腺素类药物（依前列醇、伊洛前列素、曲前列环素）
  - 磷酸二酯酶抑制剂（西地那非、他达拉非、米力农）
  - 内皮素拮抗剂（波生坦、安贝生坦）
  - 吸入用一氧化氮（NO）
  - 可溶性鸟苷酸环化酶刺激剂（利奥西呱）使用后可出现血管麻痹而导致体循环低血压
  - 多巴酚丁胺、肾上腺素输注以增强右心室功能
  - 重度肺动脉高压患者可考虑术前体外膜肺氧合（ECMO）或心脏科与麻醉科会诊

肺隔离和单肺通气（one – lung ventilation，OLV）

单肺通气绝对指征	单肺通气相对指征
• 隔离健侧和患侧肺部（感染、出血） • 控制通气分布（支气管胸膜瘘、支气管胸膜 – 皮肤瘘、肺囊肿、肺大疱、外伤/支气管损伤） • 单侧肺灌洗 • 电视胸腔镜外科手术（VATS）	• 术野暴露高级别优先手术（胸主动脉瘤手术、肺切除术、肺上叶切除术） • 术野暴露低级别优先手术（食管手术、肺中/下叶切除术、胸腔镜检查）

双腔支气管导管（double – lumen tube，DLT）

- 右侧双腔支气管导管可能阻塞右肺上叶支气管，因此左侧双腔支气管导管使用更广泛
- 右侧双腔支气管导管侧孔应对位右肺上叶开口（多因解剖变异和导管尺寸不匹配导致对位困难）
- 通常依据患者身高选择导管型号
  - 男性：如身高 <170 cm，选择 39 Fr；如身高 >170 cm，选

择 41 Fr

- **女性**：如身高 < 160 cm，选择 35 Fr；如身高 > 160 cm，选择 37 Fr
- 导管距上门齿深度（成人）：男性 29 ~ 31 cm，女性 27 ~ 29 cm

双腔支气管导管放置技术

- 放置喉镜，充分暴露声门
- 将导管向前弯曲（易于插入），将支气管套囊插过声门下
- 拔出导丝
- 旋转导管至中线同时插入双腔支气管导管（左侧双腔支气管导管向左旋转 90°），直至导管放置到位
- 主支气管套囊充气，连接转换器和呼吸环路，确认导管置入气管内
  - 听诊双肺呼吸音对称
- 支气管套囊充气，注意动作轻柔（充气很少 > 2 ml）
- 腋窝处听诊，再次确认呼吸音
- 选择性夹闭导管，再次确认右/左侧呼吸音
  - 若基础呼吸音低（如 COPD），则听诊呼吸音变化难度可能较大
- 纤维支气管镜确认位置，单纯依靠听诊可能无法发现对位不佳
  - 确认支气管套囊位于合适位置
    - ★ 气管环在前方，纵行肌束在后方
    - ★ 辨认右肺上叶支气管开口
    - ★ 确认支气管套囊充气后未疝入气管隆嵴上方
- 患者取侧卧位后双腔支气管导管可能发生移位
- 患者最终摆放好体位后应再次确认双腔支气管导管位置
  - 左图显示左侧双腔支气管导管位置良好，右图显示左侧双腔支气管导管位置不佳，其支气管套囊位于气管隆嵴上（图 19 - 1）

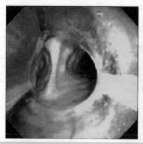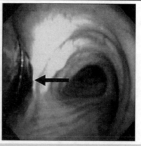

图 19 – 1 双腔支气管导管的位置

（引自 Eisenkraft JB, Cohen E, Neustein SM. Anesthesia for Thoracic Surgery. In: Barash PG, Callan MK, Cullen BF, Stock MC, Stoelting RK, Ortega R, Sharar SR, Holt N, eds. *Clinical Anesthesia*. 8th ed. Philadelphia, PA: Wolters Kluwer; 2018: 1045.）

双腔支气管导管位置不佳的处理

- 若存在漏气，再次确认套囊充气量是否合适
- 若存在低氧/通气不足，考虑改为双肺通气
- 纤维支气管镜再次定位
- 若单肺通气时气道压高或无潮气量，可能发生低通气、低氧、气压伤或气胸
  - ◆ 可能存在下述情况：导管过浅或过深；支气管导管套囊位于气管内，导致气管腔通气受阻；支气管导管放入过深，主管开口被气管壁堵塞
- 若右肺塌陷不佳，纤维支气管镜确认右肺上叶支气管开口对位情况
- 若导管反向放置或方向不确定，须重新确认位置
  - ◆ 经支气管导管腔放入纤维支气管镜
  - ◆ 抽空两个套囊，将支气管导管套囊退出至声门与气管隆嵴之间 [成人约距门齿 21 cm（类似于标准单腔支气管导管深度）]
  - ◆ 将纤维支气管镜置入目标支气管（即左管选择左侧）

续表

双腔支气管导管位置不佳的处理
● 将支气管导管沿纤维支气管镜向前放置
● 从支气管腔移除纤维支气管镜
● 将纤维支气管镜放入主支气管导管腔，确认导管位置

双腔支气管导管问题处理：双套囊充气且单腔夹闭时			
项目	主气管腔通气	支气管腔通气	问题
呼吸音	清晰或无通气	清晰，但气道压高	双腔支气管导管过深
	无通气	双肺通气	双腔支气管导管过浅
	无通气或反向	反向	双腔支气管导管反向

注：引自 Dunn P. *Clinical Anesthesia Procedures of the MGH*. 7th ed. Philadelphia，PA：Lippincott William &. Wilkins.

支气管封堵器（图 19-2）

● 优点：仅需插入单腔支气管导管，尤其对于有困难气道和解剖异常的患者；插管时无套囊破裂风险；术毕无须更换支气管导管；解剖结构易于辨认，因气管隆嵴正对单腔支气管导管尖端

● 缺点：可能更加耗费人力（需要初始定位和术中再次调整位置，因为支气管封堵器更易发生移位）；吸引管腔更小；术中单肺通气转为双肺通气更困难

● 封堵器置入
  ● 因没有吸引口，应保证充足的肺塌陷时间
  ● 经多向转接头插入纤维支气管镜和支气管封堵器
  ● 带有引导圈的封堵器须将纤维支气管镜套在引导圈内，直至封堵器进入目标支气管腔
  ● 封堵器到位后套囊充气
  ● 引导圈可被抽出并提供一个吸引管道，但引导圈一旦被抽

出之后便无法重新置入，因此限制了封堵器的调整
- 某些品牌的封堵器应用一个可调节齿轮而非引导圈作为引导

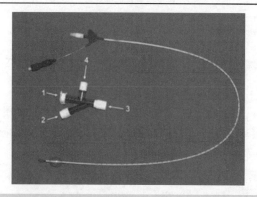

图 19-2 导丝导引支气管封堵器（Arndt 封堵器）和多向转接头

1—纤维支气管镜端口；2—封堵器端口；3—支气管导管连接端口；
4—通气端口。

[引自 Campos JH. An update on bronchial blockers during lung separation techniques in adults. *Anesth Analg* 2003；97（5）：1266-1274.]

单肺通气生理学

- 侧卧位时重力依赖单侧（下）肺通气
  - 重力原因导致下肺血流增加，非通气侧肺血流减少，肺内分流减少
  - 正压通气，但由于非通气侧上肺无正压支持，肺内分流增加
- 侧卧位开胸手术
  - 下肺血流增加
  - 下肺有效顺应性降低
  - 功能残气量降低

- ◆ 非通气侧肺内分流导致低氧血症
- ◆ 下肺通气受限导致高碳酸血症、酸中毒
- 缺氧性肺血管收缩（hypoxic pulmonary vasoconstriction，HPV）
  - ◆ 无通气导致肺泡缺氧，肺动脉血管收缩，血流再分布至氧分压较高的肺泡（如通气侧肺泡）
  - ◆ 血管扩张药（如硝普钠、硝酸甘油）、碱中毒、低碳酸血症和吸入麻醉药均可抑制 HPV

单肺通气麻醉

- 有创监测
  - ◆ 有创动脉压监测指征：肺门周围手术（肺叶切除术、较大的肺楔形切除术）、呼吸系统功能受限（COPD、肺动脉高压）或心脏病史（心肌缺血、心律失常）
  - ◆ 肺动脉导管指征：严重的心脏疾病或重度肺动脉高压
    - ★ 监测肺动脉压、肺毛细血管楔压，反映左心充盈压
    - ★ 肺动脉导管多漂浮入右肺动脉
    - ★ 风险：心律失常、肺动脉破裂
    - ★ 目前尚无证据支持常规使用肺动脉导管可以改善预后
- 小潮气量 $4 \sim 5$ ml/kg；气道平台压 < 25 cmH$_2$O；气道峰压 < 35 cmH$_2$O
  - ◆ 小潮气量增加肺不张风险
  - ◆ 大潮气量增加非通气侧肺内分流，增加通气侧气压伤风险，增加纵隔摆动导致的手术暴露和解剖困难
- 允许性高碳酸血症
- 尽可能降低 FiO$_2$，维持 SaO$_2$ $> 92\%$，但因肺内分流，通常不能耐受 FiO$_2$ $< 100\%$
- 控制单肺通气时间
- 低氧血症发生率升高情况
  - ◆ 右肺塌陷（右肺体积比左肺大 10%，因此肺内分流增加）
  - ◆ 平卧位
- 合理的液体输注

- ◆ 液体输注过多导致下肺水肿，加重肺内分流
- ◆ 心房扩张增加术后房性心律失常风险
- 单肺通气时通气不足的处理
  - ◆ 在减少容积伤和气压伤的条件下，尽可能增加每分钟通气量
  - ◆ 使用压力控制模式，相同压力下可获得更大的潮气量
  - ◆ 降低吸呼比，增加吸气时间，相同压力下可获得更大潮气量，但需要警惕气体陷闭
  - ◆ 增加呼吸频率，需要警惕气体陷闭
  - ◆ 注意：双腔支气管导管小潮气量通气导致无效腔通气增加，使用较大的气管导管增加肺泡无效腔，从而使肺泡 – 呼气末二氧化碳分压差增加（梯度差从 5～10 mmHg 升至 15～30 mmHg）
- 肺泡气体陷闭征象
  - ◆ 肺顺应性降低导致容量控制模式下相同潮气量气道压更高，压力控制模式下相同气道压潮气量更小
  - ◆ 心脏充盈受限导致心输出量降低和低血压
- 肺泡气体陷闭的治疗
  - ◆ 断开呼吸环路，重新设置通气参数，增加呼气时间，酌情考虑是否使用 PEEP 通气

麻醉技术—特定类型手术

电视胸腔镜外科手术（video – assisted thoracic surgery，VATS）

- 术前评估
  - ◆ 评估转为开胸手术的风险和术后机械通气的风险
- 并发症
  - ◆ 出血、肺损伤（漏气）
- 麻醉管理
  - ◆ 多使用全身麻醉
  - ◆ 建立两条粗静脉通路
  - ◆ 有创动脉压监测指征：肺门周围手术（肺叶切除术、较大

的肺楔形切除术）、呼吸系统功能受限（COPD、肺动脉高压）或心脏病史（心肌缺血、心律失常）

- ♦ 双腔支气管导管或其他肺隔离技术
- 考虑适当降低潮气量（如 4 ~ 5 ml/kg）以减少纵隔摆动，改善术野条件
  - ♦ 肌肉松弛（见下面"纵隔镜"部分）
  - ♦ 若转为开胸手术的可能性较高，可考虑行椎管内麻醉（硬膜外技术）或区域麻醉（肋间神经阻滞、椎旁阻滞等）
- 术后行胸部 X 线检查

单侧肺切除术

- 术前评估
  - ♦ 见肺功能试验/肺切除评估相关内容
  - ♦ 下述情况并发症风险升高：右肺切除术、外伤、大咯血、心脏病史、术前体重下降 >10%
  - ♦ 已有心肺疾病者行优化治疗
  - ♦ 鼓励戒烟
- 并发症
  - ♦ 出血、气道（残端）漏气、心律失常（考虑使用 β 受体阻滞剂）、心脏通过心包缺损形成疝、肺水肿、心肌梗死、心内分流（右心压力增加，通过未闭的卵圆孔分流）
- 麻醉管理
  - ♦ 有创动脉压监测
  - ♦ 两条粗外周静脉或中心静脉通路
- 气道
  - ♦ 双腔支气管导管置入非手术侧，或支气管封堵器置入手术侧
    - ★ 行左肺切除时，可以考虑使用左侧双腔支气管导管，并且在切断支气管前将双腔支气管导管退回到气管隆嵴上
  - ♦ 两种肺隔离技术均可能出现术中导管移位
  - ♦ 手术操作存在损伤支气管残端的风险

- 充分松弛肌肉
- 限制术中液体入量

纵隔镜

- 术前评估
  - 气道：肿物对气管、支气管、大血管的压迫效应
  - 病史：心血管系统疾病、脑卒中、上腔静脉综合征、兰伯特－伊顿（Lambert－Eaton）综合征
- 并发症
  - 出血（若大血管损伤可能后果严重）、气胸、乳糜胸、喉返神经损伤、空气栓塞
- 麻醉管理
  - 全身麻醉
  - 前纵隔肿物压迫气道可能导致全身麻醉诱导时发生完全性气道阻塞
  - 保留自主呼吸的吸入或静脉麻醉诱导
  - 若症状较重，可考虑清醒插管
  - 若出现气道塌陷，考虑调整气管导管位置，将气管导管置入占位远端或使用硬质纤维支气管镜
  - 极高危患者可考虑诱导前建立体外循环或 VA ECMO 置管
- 血管通路
  - 两条粗静脉通路
  - 右侧桡动脉有创监测（用于监测纵隔镜检查时头臂干压迫程度——尤其是大脑侧支循环较差的患者）
- 避免使用 N_2O
- 肌肉松弛
  - 体动增加手术损伤风险
  - 咳嗽/牵拉导致胸腔静脉扩张
  - 自主呼吸增加空气栓塞风险
- 术后胸部 X 线检查

纵隔肿物注意事项

- 术前评估
  - 气管、支气管阻塞风险增加情况
    - ★ 端坐呼吸
    - ★ 影像学提示大气道受压
    - ★ 肺功能提示流速 – 容量环呼气相变平
- 评估上腔静脉综合征相关证据
  - 上肢/颜面水肿（可能提示气道水肿）
  - 上肢静脉扩张
  - 头痛、中枢神经系统改变
  - 可考虑围手术期应用糖皮质激素、利尿药和抬高床头
- 与体位或 Valsalva 相关的晕厥提示
  - 心脏/肺动脉压迫导致低血压
  - 严重的气管、支气管阻塞
  - 考虑术前超声心动图评估受压情况
- 考虑术前活检/治疗以缩小肿瘤体积（如严重的气道/心血管系统受压）
- 并发症
  - 术中急性气管、支气管受压
    - ★ 改为正压通气时最为高危
  - 急性心脏/肺动脉受压伴严重低血压
  - 出血（尤其是静脉受压引起的上腔静脉综合征）
  - 因为咳嗽/牵拉可能加重气道塌陷，需要平稳苏醒和拔管

麻醉管理
• 前纵隔占位的麻醉管理
♦ 诱导前建立有创动脉压监测
♦ 外周粗静脉或中心静脉通路
♦ 若占位压迫气道或心血管系统，考虑体外循环或 ECMO（股动/静脉置管）

续表

麻醉管理
◆ 使用硬质纤维支气管镜
◆ 若存在上腔静脉综合征
★ 考虑建立下肢血管通路（药物/液体输注更可靠）
★ 避免建立颈内静脉和锁骨下静脉通路
• 若存在严重的气道受压，考虑保留自主呼吸的纤维支气管镜检查/插管
• 缓慢滴定、可控的诱导
◆ 可控地从自主通气转为正压通气
◆ 短效肌肉松弛药改善插管条件
◆ 一旦发生气道阻塞
★ 尝试侧卧位解除肿物压迫
★ 若有可能，恢复自主通气
★ 尝试将气管导管插入梗阻部位远端（出血风险）
★ 尝试通过硬质纤维支气管镜开放气道
★ 考虑体外循环/ECMO（经股动/静脉入路）

食管切除术

- 术前评估
  - ◆ 吞咽困难（反流、长期误吸风险）
  - ◆ 既往化疗/放疗史
  - ◆ 心律失常风险，尤其是室上性心律失常
  - ◆ 由于严格的禁食状态，术后镇痛考虑放置硬膜外导管
- 并发症
  - ◆ 胃食管反流、食管瘘、呼吸衰竭、低血压、心律失常
- 麻醉管理
  - ◆ 若存在误吸风险，采用快速顺序诱导
    - ★ 诱导时压迫环状软骨
    - ★ 可能降低食管下段括约肌张力
  - ◆ 经裂孔或 IvorLewis 术式须行有创动脉压监测

- ♦ 经胸腔入路须行肺隔离
- ♦ 避免应用 N_2O（肠胀气、单肺通气需要较高的吸入氧浓度）
- ♦ 避免应用缩血管药（增加吻合口坏死、吻合口瘘的风险）
  - ★ 术中应用缩血管药或术中低血压与吻合口瘘风险增加相关
- ♦ 营养不良患者的血浆白蛋白水平下降，可考虑减少药量
- ♦ 密切监测血糖水平（尤其是应用全胃肠外营养患者）
- ♦ 在进行食管相关操作（如放置鼻胃管、食管探条）时注意与术者沟通
- ♦ 术中低血压原因：低血容量、手术压迫心脏或大血管、出血
- ♦ 若术后需要机械通气，手术结束时根据患者插管困难程度或会厌水肿情况选择通过换管器更换标准气管导管或拔管后再次插管
- ♦ 食管切除术后的患者，若行其他手术需注意误吸风险；始终保持床头抬高；快速顺序诱导

气管镜

- 术前评估
  - ♦ 若为恶性病变或存在纵隔肿物压迫，须警惕副肿瘤综合征
- 并发症
  - ♦ 间歇性通气可能导致呼吸性酸中毒并继发心律失常
  - ♦ 支气管内活检可能引起气胸，术后应仔细评估，应放宽术后胸部 X 线检查指征
  - ♦ 若行激光手术切除肿瘤，应尽可能减少吸入氧浓度，避免发生自燃
  - ♦ 机械性损伤包括：牙齿损伤、出血、支气管痉挛、气管/支气管穿孔、水肿
- 麻醉管理
  - ♦ 术前使用抑制唾液分泌的药物（如格隆溴铵、东莨菪碱）

- ♦ 鼻咽/口咽和气道表面麻醉
- ♦ 吸入 10 ml 4% 利多卡因喷雾和（或）2% 利多卡因
- ♦ 通过气管镜在会厌和声门喷洒 1 ml 1% 利多卡因液体
- ♦ 可考虑经气管阻滞舌咽神经和喉上神经
- ♦ 利多卡因最大剂量为 5 mg/kg
- ♦ 若表面麻醉不充分，可能增加喉痉挛风险
- 全身麻醉多与局部麻醉联合使用
  - ♦ 无禁忌证（如胃食管反流），可放置喉罩
  - ♦ 因为气管镜检查过程中可能漏出大量麻醉气体，可考虑全凭静脉麻醉
  - ♦ 无禁忌证（如阻塞性占位等），推荐控制通气
  - ♦ 使用神经肌肉阻滞剂滴定，控制其剂量

胸科手术的 ERAS

- 缩短住院时间和减少术后并发症的多种方法
  - ♦ 患者教育、营养支持、减少静脉输液、多模式镇痛、减少阿片类药物和早期活动等
  - ♦ 其作用已在侵入性胸部手术（开胸手术）中得到证实
  - ♦ 没有证据支持微创胸部手术（如 VATS）可改善预后
- 胸科手术的 ERAS 方案举例
  - ♦ **患者教育：** 从术前访视开始，包括手术预期的合理设立、呼吸功能锻炼器的使用说明、围手术期经口进食的教育
  - ♦ **营养支持：** 术前 2 h 饮用含碳水化合物的清饮料，须重视行食管切除的患者，术后在能耐受的情况下尽早开始经口进食
  - ♦ **减少静脉输液：** 术中目标导向液体治疗，一旦经口进食能满足需求，停止静脉输液
  - ♦ **多模式镇痛：** 目标在于减少阿片类药物及吸入麻醉药的使用
    - ★ 术前：对乙酰氨基酚、加巴喷丁
    - ★ 术中：氯胺酮、酮咯酸

★ 术后：对乙酰氨基酚、加巴喷丁、酮咯酸

♦ **区域麻醉：**目标是进一步减少阿片类药物使用和改善呼吸功能。相较于胸部硬膜外阻滞，使用脂质体布比卡因进行椎旁阻滞和肋间神经阻滞可能利于早期活动和下地行走

♦ **早期活动：**按上述方法进行术后镇痛，尽早拔除各种管路（尿管、胸管等）

第 20 章　普通外科手术

Jesse M. Ehrenfeld、Richard D. Urman

概述

肝脏疾病全身系统表现	
心血管系统	心肌病，心输出量升高，外周阻力降低，肺动脉高压，肺血管阻力升高，全身水负荷增多，有效血容量降低，血浆胶体渗透压降低
呼吸系统	肺内分流导致低氧血症，功能残气量下降，合并 COPD、肺炎、胸腔积液、呼吸性碱中毒
消化系统	门静脉静水压升高→门静脉高压→腹腔积液；食管静脉曲张出血，胃排空减慢
肾脏系统	急性和慢性肾损伤，肝肾综合征
血液系统	贫血，凝血功能障碍，血小板减少
神经系统	脑病，神经病变，急性肝衰竭引起颅内压升高
代谢系统	低血糖、低钾血症、低钠血症、低蛋白血症

肝脏疾病严重程度 Child – Pugh 分级			
参数	评分		
	1	2	3
腹腔积液	无	轻度	中度
胆红素（mg/dL）	<2	2 ~ 3	>3
白蛋白（g/dL）	>3.5	2.8 ~ 3.5	<2.8
凝血酶原延长时间（s）	<4	4 ~ 6	>6
INR	<1.7	1.7 ~ 2.3	>2.3
脑病	无	1 ~ 2 级	3 ~ 4 级

续表

肝脏疾病严重程度 Child – Pugh 分级			
参数	**评分**		
	1	**2**	**3**
A 级：总分 = 5 ~ 6	1 年生存率 100% , 2 年生存率 85%		
B 级：总分 = 7 ~ 9	1 年生存率 80% , 2 年生存率 60%		
C 级：总分 = 10 ~ 15	1 年生存率 80% , 2 年生存率 60%		

腹部手术麻醉

术前评估

- 容量状态：患者多处于低血容量状态
- 液体摄入不足（禁食、厌食）
- 体液丢失（呕吐、肠道准备、消化道出血、发热 = 隐性丢失）
- 液体从血管内渗出（第三间隙）

低血容量体征			
体征	**体液丢失（占体重百分比）**		
	5%	**10%**	**15%**
神志	正常	淡漠	反应迟钝
心率	正常或升高	升高，> 100 次/分	显著升高，> 120 次/分
血压	正常	呼吸变异轻度降低	降低
体位性改变（心率和血压）	无	有	显著
黏膜	干燥	非常干燥	极度干燥
尿量	轻度下降	中度下降	显著下降

麻醉管理

麻醉方式

- 腹部手术多需要良好的肌肉松弛条件
  - ◆ 硬膜外镇痛可能获益（减少麻醉药需求，阻断手术应激反应，缓解术后疼痛，降低术后肺不张风险，促进术后早期活动）

手术类型与硬膜外置管间隙	
手术部位	**置管间隙**
胰腺、脾脏、食管、胃、肝脏、胆囊、回肠祥	$T_7 \sim T_{10}$
肾上腺、小肠、结肠、肾脏、输尿管、子宫、卵巢和睾丸	$T_8 \sim L_1$
前列腺、尿道、直肠	$L_3 \sim L_4$

容量管理

- 基本原则
  - ◆ 基于体重的容量管理公式：粗略地指导补液治疗
  - ◆ 目标导向治疗：目标在于优化每搏量、心输出量和组织灌注，通过机械通气或液体输注产生的脉压、每搏输出量或心输出量变化评估液体治疗的反应性
  - ◆ 血液制品：根据临床失血量（吸引器桶、垫子等）评估和床旁即时检测（Hct、INR、血栓弹力图）结果进行补充

肌肉松弛

- 腹腔内操作和关腹需要肌肉松弛
  - ◆ 肌肉松弛不佳可导致术中肠道水肿和腹胀
- 吸入麻醉药可加强肌肉松弛药作用

N_2O 的使用

- N_2O 弥散入肠腔的速度快于氮气弥散出的速度
  - ◆ 肠胀气程度受 N_2O 浓度、肠道血流和用药时间的影响
- 肠梗阻患者应避免应用 N_2O（相对禁忌证）
  - ◆ 可能导致较多的肠积气和（或）关腹困难

- 导致吸入氧气浓度降低
  - 升高吸入氧气浓度可降低手术伤口感染发生率
- 可以增加肺动脉压力（尤其是已存在肺动脉高压的患者）
- 可能使术后恶心、呕吐风险增加

术中常见问题

- 功能残气量下降、肺不张和低氧血症（PEEP 通气和间断膨肺可能使之改善）的主要原因包括
  - 为充分暴露手术术野术中牵拉腹腔脏器
  - 腹腔镜气腹
  - 头低足高位
- 热量丢失继发低体温：辐射 > 对流 > 传导 > 蒸发
  - 多数热量丢失多发生在麻醉后 1 h 内（体温下降 1~1.5 ℃）（可通过升高手术室温度、使用温毯、液体加温治疗改善热量丢失情况）
- 肠道操作时可能出现低血压、心动过速和颜面潮红
  - 继发于细胞因子释放（前列腺素 F1α）
- 腹压升高、输尿管牵拉、低血压或低血容量均可导致少尿
- 阿片类药物诱发胆道痉挛
  - 可能影响术中胆管造影结果（可用纳洛酮、硝酸甘油和胰高血糖素拮抗）
- 膈肌痉挛可能引发呃逆，可通过加深麻醉深度、加深肌肉松弛度、胃管引流降低胃内压来缓解

酗酒

术前评估

- 酒精性肝硬化特点为：AST/ALT > 2

麻醉注意事项

- 急性中毒：麻醉药量需求降低（继发于乙醇镇静效果）
- 慢性中毒：麻醉药量需求增加（继发于耐受）

- 中毒患者须警惕头部和颈椎损伤的风险

术后注意事项

- 震颤性谵妄者可能存在酗酒史
- 多发生于最后一次饮酒后 72 h（术后第 3 天）
- 症状：自主神经兴奋性增高、震颤、幻觉、癫痫
- 治疗：苯二氮䓬类药物

酗酒相关多系统受累	
心血管系统	扩张型心肌病、高血压
呼吸系统	COPD（20% 酗酒者会出现）
神经系统	小脑退行性改变、多神经病变、营养障碍［韦尼克－科尔萨科夫（Wernicke－Korsakoff）综合征］、震颤性谵妄（酒精戒断）
消化系统	食管炎、胃炎、胰腺炎、肝硬化
血液系统	贫血、血栓性血小板减少症
内分泌系统	糖异生减少（低血糖）、低镁血症

麻醉管理：肝脏手术

常规注意事项

- 肝脏切除术多用于治疗恶性肿瘤肝转移或原发性肝细胞癌
- 高危患者可行腹腔镜肝占位消融术，作为姑息治疗
- 低氧血症→继发于肝肺分流、肺不张和腹腔积液导致的功能残气量下降
- 既往有门体分流术史的患者，手术复杂程度和手术出血风险增加

门静脉高压的治疗

- 药物：β 受体阻滞剂
- 内镜治疗：硬化剂和食管套扎治疗静脉曲张出血
- X 线引导下经颈静脉肝内门体静脉分流术已替代外科手术

分流

- 手术：增加肝性脑病风险，目前尚无证据支持手术可改善预后

监测

- 有创动脉压监测，中心静脉压监测

麻醉方式

- 全身麻醉、气管插管
- 胸段硬膜外麻醉作为术后镇痛方式（若患者无凝血功能异常）
- 警惕误吸（可使用无颗粒的抑酸药、快速顺序诱导预防误吸）
- 避免 N_2O 吸入（肠胀气和肺动脉压升高风险）
- 避免使用释放组胺的肌肉松弛药（阿曲库铵、米库氯铵），以防血压进一步下降
- 终末期肝病、高循环动力状态可能需要缩血管药治疗，以提高后负荷
- 终末期肝病合并肺动脉高压患者须避免低氧血症、高碳酸血症和代谢性酸中毒（可能加重肺动脉高压）
- 放置鼻胃管须警惕出血风险（凝血功能障碍和食管静脉曲张患者）
- 使用等张液体和胶体液（血管内胶体渗透压低）进行容量替代治疗
- "入"肝血流阻断延长（Pringle 手法：阻断门静脉和肝动脉）可能导致凝血功能障碍和代谢性酸中毒

术后管理

- 出血：手术、凝血功能障碍
- 肝脏组织切除较广泛者可能出现小肝综合征（残余肝不能支持全身代谢→乳酸升高，肝酶升高，代谢性酸中毒加重）

麻醉管理：腹腔镜手术

常规注意事项

- 优点：切口小，手术创伤小，术后疼痛轻，呼吸功能障碍风险低，术后肠麻痹发生率低，快速康复，住院时间缩短
- 经腹插入 3 个腔镜口（脐下腔镜口多用于建立 CO_2 气腹，压力为 $12 \sim 15$ mmHg）

腹腔镜手术生理变化	
生理变化	**机制**
呼吸系统	
肺顺应性降低	头低足高位，腹内压升高
通气/血流比值失调加重	功能残气量降低
吸气压力升高	头低足高位，气腹
动脉血 CO_2 分压升高，pH 降低	肺部灌注降低，肺泡通气减少
心血管系统	
全身血管阻力升高，肺血管阻力升高，平均动脉压升高	高碳酸血症，腹内压升高，儿茶酚胺释放增加
静脉回流受限	腔静脉受压
心输出量降低	前负荷降低，后负荷升高
神经系统	
颅内压升高	头低足高位，高碳酸血症导致脑血流增加
肾脏系统	
尿量减少	肾血流减少，抗利尿激素分泌增加，腹内压增加

麻醉方式：腹腔镜手术

- 全身麻醉，气管插管，控制通气

- 充分松弛肌肉以避免胸内压进一步升高
- 饱胃患者采用快速顺序诱导防止反流
- 每分钟通气量足够的情况下，呼气末二氧化碳（$ETCO_2$）仍持续升高须警惕皮下气肿
- 针对建立气腹引起的血流动力学变化的处理策略
  - 心动过缓→格隆溴铵、阿托品
  - 心输出量下降和低血压→容量补充和（或）使用缩血管药
  - 高血压→使用血管扩张药

腹腔镜手术中低血压的原因	
• 头高足低位	• 静脉空气栓塞
• 出血、低容量	• 张力性气胸
• 高气腹压	• 张力性气腹
• 心律失常	• 心脏压塞
• 心肌缺血	

监测

- 术前建立外周粗静脉通路（术中手臂束缚，难以建立静脉通路）
- 腹腔镜穿刺器（Trocar）置入前，经胃管吸引胃内气体
- 气道压力急性升高可能提示
  - 气管导管移位进入支气管（尤其是头低足高位时）
  - 气胸（多伴有血氧饱和度下降）
- 避免气道峰压升高：使用压力控制通气，缩短呼气时间（如吸呼比改为 1∶1.5）
  - 每分钟通气量通常需增加 20%，以维持正常动脉血二氧化碳水平
- CO_2 气腹刺激迷走神经可能引起心动过缓
  - 高碳酸血症和呼吸性酸中毒也可能引发心动过缓
- 避免腹压过高（12～15 mmHg）而影响静脉回流

术后管理

- 肩部疼痛（刺激肩胛上神经）→采用非甾体抗炎药治疗
- 未发现的腹腔内脏/血管损伤→进行性低血压，腹围增加，红细胞比容降低
- 术后恶心、呕吐风险增加
- 广泛的皮下气肿可能需要机械通气

结肠手术

手术指征

- 结肠癌、憩室炎、溃疡性结肠炎、克罗恩病、缺血性结肠炎、结肠造口还纳术

术前评估

- 术前禁食＋肠道准备＝大量体液丢失
- 肠梗阻可能增加诱导时误吸风险
- 胸段（$T_8 \sim T_{12}$）硬膜外镇痛可降低肺不张风险，有助于术后早期活动（低血容量患者可能导致低血压）
- 若硬膜外镇痛存在禁忌证或外科医生/患者拒绝时，可考虑双侧腹横肌平面置管，作为多模式镇痛的一部分，缓解切口疼痛

麻醉管理：结肠手术

- 若患者存在肠梗阻，须警惕误吸
- 若患者术前使用糖皮质激素，应考虑给予应激剂量激素
- 容量治疗必须考虑内脏暴露蒸发的丢失液量
- 肠系膜牵拉综合征：肠道手术过程中，肠道相关因子（血管活性肠肽）释放导致低血压
  - ◆ 低血容量，手术出血，粪便污染腹膜而继发脓毒血症

术后并发症

- 结肠手术术后使用促进胃肠动力药（甲氧氯普胺）可能导致吻合口裂开

- 术后肠梗阻的可能原因包括肠道操作、阿片类药物、制动、缺少肠内营养、容量过负荷导致的肠道水肿（硬膜外镇痛可能降低肠梗阻发生率）
- 鼻胃管长时间放置可导致鼻中隔缺血坏死

小肠手术

手术指征
- 小肠梗阻、肿瘤、肠套叠、小肠出血、类癌切除、克罗恩病

类癌/类癌综合征
- 类癌症状多且不典型
  - 可能表现为腹痛、腹泻、间断性梗阻
- 转移性类癌（肝转移、肺转移）的全身症状
  - 类癌综合征：皮肤潮红、支气管痉挛、低血压、腹泻、右心瓣膜病变
  - 5 – 羟吲哚乙酸增加（24 h 尿液中 >30 mg）
- 硬膜外镇痛可能加重术中低血压（可考虑使用稀释的局部麻醉药/镇痛药 + 补充血容量）

监测
- 对类癌患者需要考虑行经食管超声心动图检查（评估右心病变、指导液体治疗）

麻醉管理
- 肠梗阻患者须警惕误吸，建议行快速顺序诱导
- 类癌
  - 避免使用组胺释放药（硫喷妥钠、琥珀胆碱、阿曲库铵、吗啡）
  - 奥曲肽（合成生长抑素）可以有效缓解低血压（皮下注射 50 ~ 500 μg，半衰期 2.5 h）

术后管理
- 50% 类癌患者死于心脏受累

- 与结肠手术相似

胰腺手术

手术指征

- 胰腺癌切除术（Whipple 手术：胰空肠吻合术、胃空肠吻合术、胆总管空肠吻合术）
- 治疗胰腺炎并发症：胰腺感染坏死、出血性胰腺炎、胰腺假性囊肿引流

监测

- 胰腺手术出血量大、体液丢失多（根据患者合并症情况考虑有创动脉压监测、中心静脉压监测）

麻醉管理

- 考虑胸段（$T_6 \sim T_{10}$）硬膜外镇痛控制术后疼痛
- 术中常需要术者调整营养管尖端的位置
- 因感染行胰腺手术的患者，可合并脓毒血症和急性呼吸窘迫综合征，需要积极进行液体复苏、血管加压药（α 受体激动剂，如去甲肾上腺素）支持和术后机械通气支持

术后管理

- 胰腺组织大部分切除→胰岛素分泌不足，新发糖尿病

脾脏手术

手术指征

- 脾脏损伤（钝挫伤、穿透伤）
- 特发性血小板减少性紫癜，脾切除以减少血小板破坏

术前准备

- 尚无证据支持围手术期血小板输注（除非血小板计数 < 50 000/μl 或存在凝血功能障碍相关的临床证据）

麻醉管理

- 避免使用影响血小板功能的药物（非甾体抗炎药）

术后管理

- 患者应接种肺炎链球菌、流感嗜血杆菌和脑膜炎球菌疫苗

痔疮切除术和肛周脓肿引流术

麻醉管理

- 手术时间短，患者多取膀胱截石位/俯卧位
- 多为全身麻醉（膀胱截石位可考虑使用喉罩）
- 可使用脊椎麻醉（俯卧位使用轻比重药物，膀胱截石位使用重比重药物）
- 充足的麻醉深度可使括约肌松弛

术后管理

- 术后疼痛严重→可考虑局部麻醉药浸润，以及使用麻醉镇痛药和非甾体抗炎药

腹股沟疝修补术

麻醉管理

- 多为门诊手术
- 牵拉精索可能引起迷走神经反射，出现心动过缓
  - ◆ 多采用监护麻醉＋局部麻醉
  - ◆ 椎旁（$T_{10} \sim L_2$）阻滞的应用也日益增加
  - ◆ 也可采用脊椎麻醉或全身麻醉

腹壁疝修补术

术前评估

- 分期行腹壁疝修补术可降低术后呼吸衰竭的发生率（缝合较大的腹壁缺损→呼吸受限）

监测

- 预计手术创伤较大者，须建立粗静脉通路，补充蒸发体液

麻醉管理

- 可考虑硬膜外镇痛（T_{10} ~ T_{12}）或经腹横肌平面阻滞（正中切口采用双侧阻滞，单侧疝行单侧阻滞）
- 多采用全身麻醉气管插管 + 肌肉松弛药
- 平稳苏醒（无咳嗽/呛咳），避免修补处裂开至关重要

阑尾切除术

术前评估

- 术前静脉补液补充液体缺失量（呕吐、摄入减少）

麻醉管理

- 开腹或腹腔镜手术
- 气管插管全身麻醉
- 警惕误吸（快速顺序诱导）

术后管理

- 静脉使用阿片类药物，以满足术后镇痛需求

胆囊切除术

麻醉管理

- 全身麻醉气管插管下行腹腔镜或开腹手术
- 阿片类药物诱发的胆道痉挛
  - 可能影响术中胆管造影结果解读
  - 纳洛酮、硝酸甘油和胰高血糖素可逆转胆道痉挛
- 出血量较少，除非发生腹部血管损伤

术后管理

- 腹腔镜胆囊切除术→术后疼痛轻，住院时间短（患者多于手术当天出院）

整形手术的麻醉

吸脂手术

- 最为常见的整形手术
- 手术方法为经皮插入中空管道并抽吸皮下脂肪
- 局部膨胀抽脂术（于术前皮下注射大量含有利多卡因及肾上腺素的液体）最常见

麻醉方式

- 可通过局部注射利多卡因 + 静脉注射/口服阿片类药物缓解疼痛
- 低容量吸脂手术→镇静或监护麻醉 vs 全身麻醉（依患者/医生意愿）
- 高容量吸脂手术→考虑深度镇静/全身麻醉/区域麻醉
- 若有大量膨胀液注入，注意限制静脉补液量，必要时应用利尿药

并发症

- 利多卡因中毒（由于吸收缓慢，可能于术后发生）
- 容量过负荷/慢性心力衰竭
- 低血容量，出血，肺栓塞，脂肪栓塞，低体温，胸腔、腹腔穿孔损伤

乳房再造术

- 隆乳手术：通常采用全身麻醉（剥离胸肌时需要肌肉松弛）；预防术后恶心、呕吐
- 缩乳手术：通常采用全身麻醉；也可应用椎旁阻滞或硬膜外阻滞麻醉

眼睑整形术（提上睑术）

- 局部麻醉药浸润 + 监护麻醉（以保证患者可在术中睁眼及闭眼）
- 避免麻醉苏醒时呛咳/咳嗽，避免术后恶心、呕吐（可增加血肿形成风险）

- 考虑丙泊酚/瑞芬太尼输注以便随时唤醒患者,采取措施预防术后恶心、呕吐
- 并发症:眼心反射、球后血肿、局部麻醉药中毒

面部除皱术(面部提拉手术)

- 麻醉方式:通常采用全身麻醉或监护麻醉
- 若监护麻醉 + 术中吸氧,应警惕气道起火(电烧与氧源比较近)
- 与提上睑术采取同样的麻醉苏醒及预防术后恶心、呕吐的策略

吸脂手术临床指导意见

麻醉浸润液

• 低容量吸脂手术:局部麻醉膨胀液可提供足够的镇痛效果,不需要额外的麻醉;当然,患者或医护人员也可以选择镇静或者全身麻醉
• 避免在局部麻醉浸润液中加入布比卡因(严重不良反应,清除率低,中毒时无拮抗剂)
• 大剂量使用利多卡因可导致局部麻醉药中毒。预防措施包括
  ♦ 限制利多卡因用量小于 35 mg/kg(这个阈值对于低蛋白血症患者可能并不安全,此类患者利多卡因代谢产物会在体内蓄积)。药物浓度可在用药后 8 ~ 12 h 达峰
  ♦ 依照体重计算最大利多卡因用量,必要时,降低利多卡因浓度
  ♦ 利用超湿化技术替代局部膨胀法
  ♦ 当采用全身麻醉或区域麻醉时避免使用利多卡因
• 对于嗜铬细胞瘤、甲状腺功能亢进、严重高血压、心脏疾病(冠心病或心律失常)及外周血管疾病患者避免使用肾上腺素
• 考虑分次、多点使用局部麻醉药浸润,以减弱过多肾上腺素引起的反应

引自 Iverson RE. Practice advisory on liposuction. *Plast Reconstr Surg* 2004;113(5):1478 – 1490.

第21章 减肥手术

Melissa L. Bellomy、Brian F. S. Allen、Matthew D. McEvoy

麻醉管理：减肥手术

减肥手术类型

- 垂直束带胃成形术——形成小胃囊，多采用腹腔镜手术
- Roux – en – Y 胃旁路术——小胃囊与近端空肠吻合
  - ◆ 行此类手术的患者有铁和维生素 B_{12} 缺乏以及倾倒综合征的风险

麻醉前评估

- 肥胖相关合并症
  - ◆ 高血压、高脂血症、阻塞性睡眠呼吸暂停（OSA）、胃食管反流、2 型糖尿病、非酒精性脂肪肝
  - ◆ 循环血容量增加，心输出量增加→耗氧量增加
  - ◆ 肺顺应性降低，通气/血流比值失调加重，功能残气量减少，肺内分流→低氧血症
  - ◆ 长期低氧血症、高碳酸血症→肺动脉高压、右心衰竭

基于 BMI 的 WHO 肥胖分类

分类	BMI
低体重	<18.5
正常	18.5 ~ 24.9
超重	25 ~ 29.9
肥胖	≥30
I 度肥胖	30 ~ 34.9
II 度肥胖	35 ~ 39.9
III 度肥胖	≥40

- 体重指数（BMI）= 体重（kg）/［身高（m）］^{2}

- 超重者 BMI 为 25 ~ 29.9；肥胖者 BMI ≥ 30；病态肥胖者 BMI ≥ 35

麻醉技术

- 全身麻醉，气管插管
- 腹腔镜手术应用躯干神经阻滞，开腹手术应用硬膜外镇痛
  - 减少 OSA 患者全身阿片类药物用量，避免过度镇静
- 减少阿片类药物用量的麻醉技术：术前应用对乙酰氨基酚、加巴喷丁；术中应用利多卡因、氯胺酮，可考虑使用 COX - 2 抑制剂或其他非甾体抗炎药
- 肺保护性通气策略：潮气量 6 ~ 8 ml/kg（理想体重）+ 适宜的 PEEP 通气 + 间歇肺复张
- 目标导向液体治疗：目标是使用勃脉力（复方电解质注射液）或乳酸林格液维持正常血容量，不使用生理盐水，在反向 Trendelenburg 体位时应用缩血管药维持血压，避免容量过负荷
- 术后恶心、呕吐预防：根据危险因素采用多模式治疗

气道管理

- 特殊注意事项
  - 困难插管预测因素：颈围粗（> 42 cm），Mallampati 分级为 III 和 IV 级
  - 面罩通气困难的危险因素：肥胖、OSA、咽部软组织增生
  - 由于功能残气量下降（氧储备下降），耗氧量增加，气道阻塞发生率升高，诱导后会出现血氧饱和度快速下降
- 治疗策略
  - 若条件允许，避免或减少术前镇静药使用（减少呼吸抑制）
  - 在 25°头高位或反向 Trendelenburg 体位，进行充分预氧合
  - Ramped 体位（外耳道与胸骨切迹位于同一水平线）可改善喉部暴露条件
  - 若气道评估风险较高，考虑行清醒纤维支气管镜插管

◆ 考虑使用低脂溶性麻醉气体（如避免使用异氟醚）

◆ 警惕误吸，可使用抑酸药和快速顺序诱导（胃食管反流患者风险增加）

监护

- 有创动脉压监测指征：静息时低氧血症；左心室射血分数 < 30%；中重度肺动脉高压；严重的主动脉瓣狭窄、主动脉瓣反流或二尖瓣反流；中重度二尖瓣狭窄；无法测量无创血压

肥胖患者药物剂量调整
一般而言，脂溶性药物根据总体重计算负荷剂量，根据理想体重计算维持剂量

根据总体重给药	根据理想体重给药
<ul><li>苯二氮䓬类药物（负荷剂量）</li><li>丙泊酚</li><li>阿片类药物（负荷剂量）</li><li>琥珀胆碱</li></ul>	<ul><li>苯二氮䓬类药物（维持剂量）</li><li>非去极化肌肉松弛药</li><li>阿片类药物（维持剂量）</li></ul>理想体重计算： 男性 = 50 kg + 2.3 kg × ［身高（in.）－60］ 女性 = 45.5 kg + 2.3 kg × ［身高（in.）－60］
肥胖患者通常心输出量增加，分布容积增加	

术后并发症

- 肺不张和低氧血症风险增加（考虑半坐卧体位、CPAP 或 Bi-PAP 通气）
- 术前已存在二氧化碳潴留的患者术后高碳酸血症风险增加
  ◆ 通过减少术中和术后阿片类药物用量来减少此类风险
- 吻合时，意外将鼻胃管与胃壁缝合（与术者密切沟通可避免）
- 通过预防深静脉血栓形成及早期活动，降低血栓栓塞风险

第 22 章 血管外科手术

Meredith A. Kingeter、Amy C. Robertson

开放血管外科手术操作

腹主动脉瘤 (abdominal aortic aneurysm, AAA) 修复术

- 适应证：有症状的动脉瘤、无症状的动脉瘤（如果 > 5 cm 或半年增长 > 0.5 cm）、动脉瘤破裂、夹层、创伤、血管闭塞性疾病
- 发病率：5% 围手术期心肌梗死风险（如果动脉瘤破裂则发生急性肾损伤、缺血性结肠炎、脊髓缺血的风险及死亡率均增高）
- AAA 破裂死亡率：围手术期死亡率50%；如果不进行急诊手术干预则为100% 死亡率
- 手术途径：经腹腔干动脉上方、肾上、肾下途径（根据动脉瘤的部位决定）
- 术前评估
  - ♦ AAA 的解剖结构/位置：腹腔干上 vs 腹腔干下
  - ♦ 合并症：在胸腹主动脉瘤/AAA 患者中冠心病患病率较高
  - ♦ 实验室检查：电解质、尿素氮/肌酐、凝血功能、血常规、血型以及其他筛查
- 通路及监测
  - ♦ 两条大流量的外周静脉通路
  - ♦ 有创动脉压监测：行降主动脉手术的患者用右侧桡动脉（参见下文），若患者病情不平稳考虑诱导前建立有创动脉压监测
  - ♦ 中心静脉通路（推荐 8.5 Fr 鞘管）用于补液及 CVP 监测，推荐目标导向液体治疗
  - ♦ 肾上型动脉瘤或存在严重心脏病病史者考虑放置肺动脉漂浮导管

- ◆ 术后镇痛考虑胸段（$T_8 \sim T_{10}$）硬膜外镇痛
- ◆ **TEE** 可能有助于心肌缺血的早期诊断（尤其是高位动脉瘤阻断时）
- ◆ 使用上、下肢保温毯（下肢保温毯在再灌注和循环稳定前应保持关闭）
- ◆ 导尿管：目标尿量 > 0.5 ml/（kg·h）
- ◆ 手术室备自体血回收装置、PRBC；可能还需要 FFP
- 阻断主动脉时血流动力学改变
  - ◆ 后负荷增加［左心室舒张末压（LVEDP）增高、左心室舒张末容积（LVEDV）增大］及 PCWP 增高
  - ◆ 儿茶酚胺增高
  - ◆ 静脉容量减少→因阻断后容量向阻断近端转移
  - ◆ MAP 增高，CVP 增高→阻断上方高血压
  - ◆ PVR 增高→膜通透性增加
  - ◆ 心输出量（CO）减少 10% ~ 55%（肾下型最低，腹腔干上型减少最多）
  - ◆ 左心室扩张及 LVEDP 增高→心内膜缺血、左心功能衰竭、CHF、心律失常

主动脉夹闭引起的低灌注效应	
器官系统	**潜在效应/并发症**
腹腔脏器	肠缺血
肾脏	急性肾损伤，长期肾功能异常可能 • 肾上阻断且阻断时间 > 30 min 时，风险增加
四肢	远端缺血
脊髓	脊髓缺血及瘫痪 • Adamkiewicz 动脉起自主动脉：15% 起源于 $T_5 \sim T_8$，60% 起源于 $T_9 \sim T_{12}$，25% 起源于 $L_1 \sim L_2$ • 脊髓前动脉综合征：择期肾下 AAA 修复术中发生率为 0.2%；择期胸腹主动脉瘤修复术或腔内修复术中发生率为 8%；胸段夹层或动脉瘤破裂病例中的发生率达 40%

- 开放后的血流动力学改变
  - 后负荷降低及低血压（因 SVR 降低及低血容量）
  - 凉且呈酸性的血液回到血液循环中
  - 来自远端组织中血管扩张因子及缺血性因子
  - 代谢性酸中毒，$ETCO_2$ 升高，SvO_2 降低
  - 静脉血回流导致 CVP 升高
  - 脊髓灌注压（spinal cord perfusion pressure，SCPP）降低，原因如下：①高碳酸血症→脑脊液压力（cerebral spinal fluid pressure，CSFP）升高；②低血压；③代谢性酸中毒→脑血流量增多→ICP 和 CSFP 增高
- 阻断前管理
  - 全身麻醉诱导：因高血压会导致动脉瘤破裂，低血压会导致心肌缺血，故应维持血压于基线水平
  - 控制心率（常用艾司洛尔）
  - 阻断前通常维持相对低血容量，以防止后负荷增加引起高血压，同时减少阻断时心肌梗死风险（不要过度水化，而应使用血管扩张药）
  - 避免阻断引起的高血压：加深麻醉，使用硝普钠（引起小动脉扩张及 MAP 下降）、硝酸甘油（预防心肌缺血及降低前负荷）
- 开放前的准备工作
  - 逐渐增加容量以提高前负荷
  - 逐渐减少使用血管扩张药并且准备好血管活性药
  - 减浅麻醉深度
- 开放后管理
  - 给予容量负荷或血液制品（如果需要的话）
  - 逐渐放开阻断钳可以减少血流动力学变化
  - 若出现严重低血压，与外科医生沟通，重新进行阻断并再次评估
  - 可能需要血管活性药

- ♦ 增加每分钟通气量以保持 $ETCO_2$ 在正常范围内
- ♦ 开放前、后均须行动脉血气分析（管理液体量及电解质平衡）
- ♦ 监测 Hct，同时纠正凝血障碍
- ♦ 应用常规拔管标准（当血容量有大幅度改变时患者通常需要持续带管）

- 预防急性肾损伤
  - ♦ 风险：腹腔干型 > 肾上型 > 肾下型
  - ♦ 维持心脏能够承受的最高 MAP 以保证肾脏血流灌注压
  - ♦ 维持血管内容量
  - ♦ 可用甘露醇（阻断前 0.5 g/kg）、呋塞米、钙通道阻滞剂、多巴胺、非诺多泮（还未被证实明确有效）

- 预防脊髓缺血
  - ♦ $SCPP = MAP_d$（远端平均动脉压）－（CSFP 或 CVP）*
    - ★ *以较高者为准
  - ♦ 瘫痪的危险因素：急诊手术，阻断时间延长，动脉瘤范围广，高龄，严重动脉粥样硬化性疾病，结扎脊髓侧支动脉
  - ♦ 在心肌能耐受的范围内维持较高 MAP（远端主动脉灌注压）
  - ♦ 脊髓体感诱发电位监测——没有用（2/3 的脊髓由脊髓前动脉支配→运动功能）
  - ♦ 在阻断期间可建立转流或分流以维持远端灌注
  - ♦ 可应用糖皮质激素和（或）巴比妥类药物
  - ♦ 可应用硬膜外降温技术
  - ♦ CSF 引流：如果监测远端压力，目标是 SCPP > 30 mmHg；可从腰大池引流 CSF，速度可达 15 ml/15 min（CSF 引流速度过快/过多有脑疝风险→最大量可达 75 ml）
  - ♦ 避免应用过多血管扩张药（低血压→灌注压降低、脑血管扩张→ICP 升高影响到 CSF 压力）
  - ♦ 避免高血糖（当血糖 > 200 mg/dL 时，考虑输注胰岛素）

♦ 可适当降低体温（被动降温到 34 ℃左右）

胸腹主动脉瘤（thoracoabdominal aortic aneurysm，TAAA）修复术

- 管理方法与 AAA 类似（见上文），管理要点如下
    - 近端夹层需要外科处理；远端夹层可用药物控制
        ♦ 药物治疗降低主动脉壁压力；可使用血管扩张药（尼卡地平或硝普钠）和 β 受体阻滞剂（艾司洛尔）

TAAA Crawford 分型（Ⅰ～Ⅳ）

- Ⅰ：胸降主动脉瘤远端到锁骨下动脉
- Ⅱ：动脉瘤起自锁骨下动脉到远端腹主动脉
- Ⅲ：动脉瘤起自中段胸降主动脉到远端腹主动脉
- Ⅳ：腹主动脉瘤（膈肌下方）

TAAA Stanford 分型（A 型和 B 型）

- A 型：自升主动脉到降主动脉的主动脉夹层破口（急性）
- B 型：降主动脉以下的主动脉夹层破口（急性或慢性）

TAAA 相关问题

- 气管或支气管的压迫或移位
- 咯血
- 若压迫左侧喉返神经则出现声音嘶哑及声带麻痹
- 上腔静脉综合征
- 食管移位/受压
- 破裂进入胸膜后可引起血胸和纵隔移位
- 破裂进入心包则引起心脏压塞
- 夹层：若撕裂至主动脉根部，可引起主动脉瓣功能不全、心脏压塞、冠状动脉缺血
- 远端灌注减少

麻醉注意事项

升主动脉手术	主动脉弓手术	胸降主动脉手术
• 正中开胸术及体外循环（CPB） • 通常需要主动脉瓣置换及冠状动脉移植 • 麻醉方法和其他心脏手术类似 • 桡动脉有创动脉压监测位置取决于需阻断锁骨下动脉还是无名动脉 • 尼卡地平或硝普钠控制血压 • 若有血管夹层则用 β 受体阻滞剂（艾司洛尔）；心动过缓会加重主动脉瓣关闭不全(aortic insufficiency, AI) • TEE 可发现内膜破口、冠状动脉开口、AI，可评估栓塞风险	• 正中开胸术及 CPB • 深低温停循环（注意头部降温） • 其他脑保护措施：低温至 15 ℃，输注类固醇、丙泊酚或巴比妥类药物以达到平稳的 EEG（BIS） • 较长时间的复温引起凝血功能障碍和失血	• 非 CPB 下左侧开胸术 • 常采用单肺通气 • "阻断不停跳" 技术 • 应用右心房到股动脉的部分体外循环 • 当阻断左侧锁骨下动脉时监测右侧桡动脉有创动脉压 • 脊髓保护措施 • 阻断→后负荷突然增加可诱发左心衰竭及心肌缺血 • 应用自体血回输 • 肺动脉漂浮导管和（或）TEE 辅助血流动力学管理

TAAA 的血压控制

• 若无体外循环：阻断时收缩压维持在阻断后主动脉最高峰压的 1/2
• 若有体外循环：维持收缩压在基础水平
• 在主动脉阻断过程中应谨慎使用（或者不用）血管扩张药（有降低脊髓和肾脏灌注风险）
• 在主动脉开放之前降低吸入麻醉药浓度，停用血管扩张药
• 在主动脉开放前后应用胶体液、晶体液、血液制品扩充容量

颈动脉内膜切除术

- 适应证：脑卒中病史、短暂性脑缺血发作（transient ischemic attack，TIA）或在血管造影时有明确的动脉栓塞
- 根据 2017 年发表的一项系统性评价，动脉内膜切除术对有症状、50% ~69% 狭窄的患者有一定的益处，而对 70% ~99% 狭窄的患者则非常有益。颈动脉近闭塞患者没有获益（*Cochrane Database Syst Rev* 2017；6：CD001081）
- 发病率 4% ~10%（主要是神经系统疾病）；伴发冠心病的发病率≈50%；不稳定冠心病或左主干病变患者是唯一在行血管手术前行冠状动脉血管重建的受益人群 [*N Engl J Med* 2004；351（27）：2795 – 2804]
- 围手术期死亡率 1% ~4%

麻醉方法

麻醉	优点	缺点
区域阻滞（颈深丛及浅丛阻滞）	便于监测神经系统功能障碍；能够用语言表达神经系统症状 血流动力学波动小 避免插管相关的肺部并发症和手术结束时的咳嗽/呛咳等 可缩短住院时长 与全身麻醉颈动脉内膜切除术相比，降低术后 30 天心肌梗死风险	"好的全身麻醉总是优于坏的区域阻滞"→如果区域阻滞效果不佳，患者会感觉明显不适，出现体动和心动过速，并非计划改为全身麻醉 一些医生会采用"深度镇静"加用区域阻滞→抵消了清醒监测神经系统功能的优点 局部麻醉药全身中毒风险接近 5%（*Lancet* 2008；372：2132 – 2142）

续表

麻醉	优点	缺点
全身麻醉	确保气道安全 缺血预适应使患者受益 吸入麻醉药和静脉麻醉药 有神经保护作用	诱导、苏醒及拔管阶段需谨慎给药，以防止高血压及呛咳 低血压（手术刺激小但还需要保持患者术中无体动） 两种麻醉方式（全身麻醉 vs 区域阻滞）术后脑梗死和死亡率无明显差别 [*Vascular* 2015；23（2）：113 – 119]

- 颈深丛阻滞技术
  - ◆ 在乳突及 C_6 横突的连线上的 C_2、C_3、C_4 水平注射麻醉药；针尖向尾侧及后侧轻度偏转，针尖接触到横突之后，回撤 2 mm 左右并给药；可在超声引导下进行操作
  - ◆ 潜在并发症：动脉内给药（椎动脉），霍纳综合征（交感神经阻滞），声音嘶哑（喉返神经阻滞）
- 颈浅丛阻滞技术
  - ◆ 技术：在胸锁乳突肌后方 C_6 水平及上下 2 ~ 3 cm 位置注射麻醉药（目的是让麻醉药在皮下及胸锁乳突肌后方扩散）
    - ★ 操作容易且风险较小，可单独使用，术中伤口浸润和镇静
- 术中分流
  - ◆ 使血流从颈总动脉向颈内动脉流动（从阻断近端到阻断远端）
  - ◆ 适用于对侧颈动脉有疾病的患者
  - ◆ 残端压力：测量远端到阻断端的压力，需要提供一个血流良好的转流管，残端压力 <50 mmHg 为分流适应证
  - ◆ 有斑块移位、内膜损伤及空气栓塞的风险

- 血流动力学管理
  - 避免心动过速（增加心肌需氧量）及低血压（冠状动脉血流量减少）
  - 维持 MAP 稍高于基线水平以保证良好的对侧血流
  - 输注去氧肾上腺素→在维持 MAP 的同时预防心率加快
  - 应用硝酸甘油以减少在诱导和苏醒期间血压的升高
  - 艾司洛尔/美托洛尔预防心动过速，尤其在诱导时、拮抗肌肉松弛后及拔管期
  - 在已知冠心病患者中，诱导前进行有创动脉压监测
- 术中脑功能监测对预后无改善
  - 清醒：减少心脏并发症及高血压的发生
  - 脑血氧饱和度：动脉血压和脑血氧饱和度之间的相关性作为脑氧合的替代指标尚未得到证实
  - EEG：与神经功能改变有相关性，仅反映皮层功能，不反映更深的结构，无法识别栓子
  - 躯体感觉诱发电位：全身麻醉可改变信号，敏感性和特异性类似于 EEG，无法识别栓子
  - 残端压力：敏感性及特异性均较差
  - 经颅多普勒超声：可以通过分流器确认足够的血流量，识别急性术后血栓形成
  - 近红外光谱（NIRS）：测量额叶皮层的氧合，非脑血流和光线可能会产生干扰，无法识别栓子
- 其他术中注意事项
  - 应谨慎使用氯胺酮，因其增加脑代谢、肾上腺素能刺激作用以及有可能影响神经系统监测结果
  - 避免使用大剂量的阿片类药物，因为这可能导致苏醒延迟并影响神经系统功能评估
  - 使用诱发电位监测时首选全凭静脉麻醉（TIVA）
  - 全身肝素给药通常发生在颈动脉钳夹之前。考虑在手术完成时给予鱼精蛋白以逆转肝素

- 围手术期并发症
  - ♦ 脑低灌注（避免高血糖及低碳酸血症）
  - ♦ 高碳酸血症引起的颅内窃血
  - ♦ 颈动脉体操作可引起心动过缓：治疗方法包括术者行局部利多卡因浸润麻醉或静脉给予阿托品
  - ♦ 术中脑卒中（大多数术中脑卒中是由血栓栓塞而非灌注不足所致，若苏醒延迟/精神状态改变应考虑术中脑卒中的可能）
- 伤口血肿
  - ♦ 诊断：进行性加重的喘鸣及呼吸困难；往往肉眼难见血肿（受敷料/患者体形影响）
  - ♦ 首先第一时间引流血肿，其次建立气道
  - ♦ 治疗：立即返回手术室——如果呼吸困难加重，建立气道之前即打开伤口；可能无法尝试气管插管（可能导致气道水肿/出血，使情况加重）

颈动脉内膜切除术并发症

- 高血压：颈动脉窦损伤（或局部麻醉药作用）；与正常血压（高灌注）的患者相比，神经功能损伤风险升高；更常见于全身麻醉（与区域阻滞相比较）
- 低血压：移除斑块→压力感受器的刺激增大；更常见于区域阻滞
- 心肌梗死：最常见的死亡原因
- 脑卒中：通常为栓塞引起
- 出血：可因为血肿或水肿引起气道阻塞
- 中枢神经系统损伤：10% 患者；最常见的受累神经为舌下神经、迷走神经、喉返神经、副神经
- 颈动脉体损伤：呼吸系统对低氧血症/高碳酸血症的反应能力下降；在双侧手术的患者中特别常见

血管腔内介入手术

AAA 腔内修复术（endovascular AAA repair，EVAR）

- 监护至少要包括有创动脉压监测（及建立外周大流量静脉通路）
- 通常不需要血管活性药/血管扩张药
- 转开放手术率 <5%（需要始终警惕该事件发生的可能性）
  - 在全身麻醉、硬膜外麻醉或局部麻醉下安全进行
- 全身麻醉
  - 与局部麻醉和区域麻醉相比，全身麻醉患者住院时间更长，肺部疾病发病率增加（*J Vasc Surg* 2011；54：1273 – 1282）
  - 复杂病例或患者拒绝区域阻滞/监护麻醉
  - 作为保守转开放手术的备选方案
- 区域阻滞麻醉
  - 脊椎麻醉：该手术的时长决定了通常不采用这种麻醉方法
  - 硬膜外麻醉：为手术切口部位提供理想麻醉（双侧股动、静脉入路）；如果硬膜外穿刺见血、造成损伤或发生了血管内置管应推迟手术
  - 区域阻滞技术可以减少高凝的发生及围手术期血管内血凝块的形成（尤其是下肢手术的患者）
- 麻醉监护（镇静）下的局部麻醉
  - 患者须在不舒适的透视床上平卧静止数小时
  - 优点：自主呼吸保证静脉回流，更少的肺部并发症，改善了术后的镇痛效果
- 须关注造影剂肾病（由大量使用造影所致），高危患者考虑术前和术后生理盐水或 5% 右旋糖酐/碳酸氢钠水化
- 胸腹主动脉瘤腔内修复术（TEVAR）的注意事项
  - 为保证支架的正确位置，需要短暂暂停呼吸和（或）降低血压；可推注丙泊酚、硝酸甘油或艾司洛尔

◆ 很少使用腺苷以诱发短暂的心搏骤停

颈动脉支架

- 通常在监护麻醉和局部麻醉下进行
- 需要患者处于静止状态（保持头颈部最小活动度）及能够耐受透视床
- 可考虑使用阿片类药物/α_2 受体激动剂（避免镇静药相关的意识障碍）

远端血管成形术/血栓切除术

- 需要行下肢血管手术的患者有大于 50% 的可能性合并有冠心病
- 手术时间通常较长（在不舒适的透视床上）；最好避免输注大剂量的长效镇静药及阿片类药物（有认知障碍及定向障碍可能）
- 随时准备转开放手术
- 区域阻滞能够减少凝血功能异常及降低围手术期血管内血栓形成的风险（特别是下肢手术操作）

外周血管手术

- 术前风险：患者通常有其他合并症（伴随冠心病的风险升高）
- 手术：旁路搭桥（股–腘、髂–股等），血栓切除术，假性动脉瘤修复
- 监测：根据每个患者的情况进行有创动脉压监测（血流动力学常不稳定）（在手术的对侧放置有创动脉压监测）
- 麻醉
  ◆ 全身麻醉/区域阻滞/监护麻醉
    ★ 硬膜外麻醉及全身麻醉→心脏相关并发症的发生率类似
  ◆ 连续硬膜外麻醉/脊椎麻醉
    ★ 通常应用连续腰段硬膜外置管

★ 清醒的患者可以主诉心肌梗死症状（胸痛）

- 有助于患者术后镇痛
- 硬膜外置管后在术中使用肝素不增加硬膜外血肿风险
- 与全身麻醉相比较，椎管内麻醉能够降低术后肺部并发症发生率（*Cochrane Database Syst Rev* 2013；7：CD007083）

Joshua H. Atkins

神经生理学的基本原则

脑代谢率（cerebral metabolic rate，CMR）、脑血流量（cerebral blood flow，CBF），以及其自身调节（图23-1）

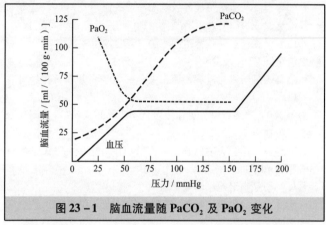

图23-1　脑血流量随 $PaCO_2$ 及 PaO_2 变化

（引自 Dunn P. *Clinical Anesthesia Procedures of the Massachusetts General Hospital*. 7th ed. Philadelphia，PA：Lippincott Williams &. Wilkins：2006.）

- 脑灌注压（cerebral perfusion pressure，CPP） = MAP − ICP（若 CVP > ICP，则为 CVP）
  - 缺乏强有力的证据基础来指导 CPP，可能会因脑损伤、麻醉、自动调节机制等因素而产生相当大的差异
  - 在没有其他数据指导的情况下，CPP 目标 > 60 mmHg
  - 对于脑部病变/ICP 升高的患者，需要更高的 CPP（可能 > 70 mmHg）才能满足组织氧供
  - 动脉置管：将压力传感器放在耳屏水平所测得的 MAP 可以反映 CPP

◆ 神经系统检查、EEG/处理 EEG、NIRS、经颅多普勒超声或其他 CBF 监测器可用于指导 CPP、MAP

- 健康患者的脑血流量有自身调节机制（MAP 50 ~ 150 mmHg）
  ◆ 整体脑血流量：每 100g 脑组织每分钟血流量为 50 ml（约 75% 至灰质）
  ◆ 慢性高血压患者→自身调节曲线右移
  ◆ 中等程度低血压可能导致低灌注或缺血
- 极度高血压→CBF 及 ICP 明显增加
  ◆ 血脑屏障受损导致脑组织水肿、充血及组织损伤
- 血流量随 CMR 改变
  ◆ 脑部的氧输送与需求密切相关（约 50% 的氧在首次经过时摄取）
  ◆ 每 100 g 脑组织每分钟血流量低于 15 ml→EEG 可检测到脑组织缺血
  ◆ 麻醉药、体温、动脉血 PO_2 和 PCO_2、病理生理状态均可影响 CBF 的自身调节
  ◆ 外科切除脑组织影响局部血供
  ◆ 整体大脑的生理与局部/细胞水平（如，线粒体）的生理不同

脑血流量与脑代谢率的关系
- $PaCO_2$（正常 = 20 ~ 80 mmHg）
- 高碳酸血症：CBF↑，CMR↔；低碳酸血症：CBF↓，CMR↔
◆ 强效吸入药抑制 CO_2 应答
◆ 静脉麻醉药保护 CO_2 应答机制
◆ 慢性高碳酸血症患者 CO_2 应答曲线变平
- 严重低氧血症（PaO_2 < 50 mmHg）：CBF↑，CMR↔
- 体温：体温每下降 1 ℃，CMR 下降 5% ~ 7%，CBF↓

续表

脑血流量与脑代谢率的关系

- 强效吸入药：CMR↓，CBF↑（CMR 与 CBF "不匹配"）
  - ◆ $PaCO_2$↓或静脉麻醉药可使效果增强
  - ◆ 药物也会抑制脑血流自动调节作用
- N_2O：CBF↑，CMR↑（局部，并非整个大脑）
  - ◆ 与其他药物合用可能削弱 N_2O 对 CMR 的影响
- 静脉药物（巴比妥类药物/丙泊酚/依托咪酯/苯二氮䓬类药物）
  - ◆ CMR↓，CBF↓（苯二氮䓬类药物和镇痛药的影响小）
  - ◆ 对脑血流自动调节机制及 CO_2 应答影响小
  - ◆ 氯胺酮例外：CBF↑，CMR↔（单独应用时↑）
- 阿片类镇痛药：对 CBF 和 CMR 的影响很小
- 颅脑损伤：反应不一致，CMR↓，CBF↑（过度灌注）
  - ◆ 过度灌注：CBF 超过代谢需求，通常继发于脑梗死
- 基础代谢率：每 100 g 脑组织每分钟耗氧为 3.5 ml
- 大脑均重：1400 g；100 ml 动脉血氧含量 = 20 ml O_2
- 大脑的整体血流量 = 每 100 g 脑组织每分钟血流量为 50 ml；缺血时血流量 = 每 100 g 脑组织每分钟血流量为 15 ml

ICP

- ICP = 颅内（封闭空间）对脑组织、脑脊液、血液等产生的压力
- 大脑组成：脑组织/细胞（80%）；血液（10%）；脑脊液（10%）
- 正常范围：0~10 mmHg；脑脊液：正常为 150 ml，每天总量为 450 ml
- ICP 增高可能导致脑疝及严重的神经疾病
  - ◆ 急性 ICP↑——脑脊液流向椎管；脑室受压
  - ◆ ICP 进一步↑——脑组织受压，占位效应，神经系统功能受损
  - ◆ 重度 ICP↑——库欣三联征（血压↑↑ + 心率↓↓ + 呼吸

紊乱）

* 脑疝——双侧瞳孔不对称，眼肌麻痹，意识障碍，呕吐，去大脑僵直，偏瘫

ICP 增高的处理

* 过度通气
  * 收缩脑血管使脑血流灌注减少
  * 降低颅内氢离子浓度，减轻脑组织水肿
  * 数小时内达到平衡，抵消远期获益
  * 当 $PaCO_2$ <26 mmHg 时，氧输送↓ >脑组织体积↓
  * 对颅脑损伤患者的危害尤为严重
  * 迅速使 $PaCO_2$ 恢复至正常水平→脑水肿，ICP↑
* 头部位置
  * 头高位（15°~30°）促进颈静脉回流
  * 通常最有效的办法是减小脑组织体积
  * 避免颈部过度旋转/静脉充血及回流受阻
* 直接引流：脑室引流，腰大池引流
* 血压控制：避免高血压及严重低血压
* 药物治疗
  * 避免应用强效吸入药，减少颅内压的增高
  * 丙泊酚，硫喷妥钠——CBF 及 CMR↓
  * 利尿药——静脉注射呋塞米（0.1~1.0 mg/kg）
  * 提高渗透压（避免离子重吸收 + 利尿药）
* 渗透治疗
  * 依赖于血脑屏障的功能完整
  * 甘露醇（总量 0.5~2 g/kg）或者高渗盐水（hypertonic saline，HTS）
    * ★ 二者的效果对比尚无统一结论
    * ★ 高渗盐水利于失血性休克的急救复苏
    * ★ 注意：抑制心功能（有效循环容量短暂升高）或不稳定动脉瘤
    * ★ 维持渗透压差（甘露醇）< 20 mOsm/kg 或血浆渗透压 < 320 mOsm/kg
    * ★ 甘露醇能够清除自由基，或 HTS/甘露醇降低血液黏滞度，增加氧气输送

高渗疗法的潜在并发症

- 高渗溶液进入脑组织进一步加重水肿（后期）
- 高钠血症、低钾血症；罕见甘露醇导致高钾血症
- 过快纠正低钠血症→中枢神经脱髓鞘
- 肾衰竭（渗透压负荷导致肾脏受损）
- 肺水肿（由于血管内液体超负荷导致心脏功能受损）
- 血容量不足（甘露醇/呋塞米＋失血）

开颅手术

麻醉管理

诱发电位

诱发电位类型

- EEG——麻醉深度，爆发抑制，等电位 EEG，缺血
  - 动脉瘤夹闭，动静脉畸形切除，颈动脉内膜切除术
- 躯体感觉诱发电位（SSEP）——背侧神经束及躯体感觉皮层
  - 由外周神经刺激产生并进行中枢检测
  - 可信，但无法监测运动功能受损
  - 应用于脊柱和颅内手术
  - 测量方法可以与大多数麻醉药兼容（强效吸入麻醉药的抑制作用强于静脉药物）
- 脑干听觉诱发电位（brainstem auditory evoked potential，BAEP）——麻醉深度及第Ⅷ对脑神经
  - 后颅窝开颅手术，听神经瘤切除术
  - 简单易行，通过监测听力实现
  - 较难抑制
- 视觉诱发电位（visual evoked potential，VEP）——监测视觉皮层或视神经
  - 对于抑制较敏感，很少应用，发光二极管（LED）发生器技术

续表

诱发电位

• 经皮层运动诱发电位（transcortical motor evoked potential，TcMEP）——运动功能（腹侧通路）从皮层到运动终板（肌肉）
  ♦ 在脊柱手术、脑干病变切除术中应用广泛
  ♦ 接近运动皮层或下行神经束（如内囊）的开颅手术
  ♦ 避免应用长效肌肉松弛药
  ♦ 避免应用吸入麻醉药；通常应用丙泊酚静脉注射
  ♦ 依托咪酯 [10～20 μg/(kg·min)] 或者氯胺酮 [0.25 mg/(kg·h)] 静脉注射可能增大振幅——在基础信号弱时效果明显
  ♦ 小剂量右美托咪定 [0.2～0.4 μg/(kg·h)，无负荷剂量] 可减少静脉药物用量，并且加强镇痛效果，减少拔管时血流动力学波动
• 肌电图（EMG）——来自脊髓/神经的运动电位
  ♦ 可以与除肌肉松弛药以外的任何药物联用

对麻醉药的敏感性 • 皮层 > 深部脑组织 > 脊髓 • 视觉 > TcMEP > 深部运动 > 脊髓运动 > SSEP > BAEP
麻醉药的抑制作用 • 吸入麻醉药 > 丙泊酚 > 依托咪酯 > 氯胺酮 > 阿片类药物 • 监测过程中 N_2O 浓度可达 50% • 对于较易被抑制的诱发电位可以考虑应用 TIVA（丙泊酚/依托咪酯＋镇痛药） • 中等剂量苯二氮䓬类药物→对监测效果影响最小 • 低剂量右美托咪定 [<0.4 μg/(kg·h)] 可以与任意监测手段合用，但是大剂量时可能抑制 TcMEP

EEG 频率范围	
δ 波（0～3 Hz）	深睡眠、深度麻醉或病理状态（如脑肿瘤、缺氧、代谢性脑病）

续表

EEG 频率范围	
θ 波（4～7 Hz）	睡眠及成人麻醉状态；清醒儿童和年轻成人过度通气
α 波（8～13 Hz）	休息状态，成人清醒闭眼，主要见于枕叶电极
β 波（>13 Hz）	脑力活动，浅麻醉状态

注：引自 Bendo AA, Hartung J, Kass IS, et al. Neurophysiology and neuroanesthesia. In Barash PG, Cullen BF, Stoeling RK, eds. *Clinical Anesthesia*. 2nd ed. Philadelphia, PA: Lippincott, 1992: 871–918.

概述

- 通常使用 Mayfield 头颅钉和 U 形头枕
  - 头颅钉置入刺激性很强
  - 麻醉医生必须预料到刺激的发生（而不是等发生后再给予处理）
  - 在置入头颅钉之前最好进行有创动脉压监测
  - 可以在头颅钉置入部位进行局部麻醉
  - 预先加深麻醉/控制血压［提前 30～60 s 经静脉给予丙泊酚、尼卡地平或阿片类药物（如瑞芬太尼）］
- 气道/头部通常远离麻醉医生
- 在诱导完成后、手术铺巾前需要在磨牙处立即置入软质牙垫
  - 手术期间可能发生舌咬伤从而导致组织水肿
  - 可以防止由于体位或牙关紧闭导致的气管插管打结
- 保护眼睛
  - 保持眼睑闭合；涂抹眼药膏或用贴膜封闭眼睑以防止角膜损伤（外科医生行导航引导时，提醒其揭开贴膜）
  - 后颅窝开颅手术：注意手臂摆放位置，警惕脑干反射
- 预先计划好静脉通路（手臂外展或者收拢）
  - 提早策划术中输液的需要及输液部位
  - 通过可见的静脉输液（如果可能）降低局部渗液发生的可

能性

- 刺激比较强的时间点：插管/头颅钉置入/切皮/钻孔/硬脑膜切开
- 整个过程避免咳嗽/呛咳/体动
- 任何开颅手术中均可能发生快速失血（尤其是切口周围存在静脉窦）
- 术后及时进行神经系统功能评估至关重要
  - ◆ 无法及时进行神经系统功能检测时→术后立即行 CT 检查
  - ◆ 避免常规应用辅助镇静药（有可能干扰术后评估）
- 阿片类药物：作为平衡麻醉技术的一部分
  - ◆ 过量应用镇痛药可能导致苏醒延迟
  - ◆ 尽早给予阿片类药物（如诱导、钢钉置入、切皮时）
    - ★ 芬太尼——短效，可滴定（总量 5~10 μg/kg）
    - ★ 盐酸氢吗啡酮——长效，用于术后镇痛
    - ★ 吗啡——镇静作用，苏醒延迟；颅内手术患者避免使用（肾功能不全患者吗啡代谢产物可能蓄积）
    - ★ 可以静脉注射瑞芬太尼 [0.1~0.5 μg/(kg·min)] 和舒芬太尼 [1~2 μg/kg 单次给药 +0.1~0.2 μg/(kg·h)]
  - ◆ 考虑口服或静脉注射对乙酰氨基酚进行辅助镇痛
    - ★ 在手术时间短的病例中考虑将头皮阻滞作为减少阿片类药物用量的策略
    - ★ 需与外科医生沟通阻滞（如眶上阻滞）可能导致淤斑
- 绝大多数患者通过有创监测精准管理血压
  - ◆ 在出血/ICP 升高的情况下避免血压显著下降
    - ★ 特殊情况：MoyaMoya 病、具有大量静脉引流的动静脉畸形患者血压下降可能特别有害
- 液体复苏
  - ◆ 生理溶液（如乳酸林格液）优于生理盐水（高氯可能导致酸中毒）
  - ◆ 禁用低张或含糖溶液（可能导致脑水肿/损伤）

- ◆ 根据临床情况判断是否应用胶体液（颅脑损伤的患者限制应用白蛋白）
- 围手术期通常需要给予抗生素
- 抗惊厥治疗
  - ◆ 围手术期抗惊厥药及类固醇激素的应用：根据患者不同情况个体化用药
  - ◆ 可能会增强神经肌肉阻滞剂的阻滞作用（急性）或者拮抗神经肌肉阻滞剂作用（慢性）
  - ◆ 在可能有皮层操作的时候往往需要预先应用抗惊厥药
    - ★ 静脉给予苯妥英钠负荷剂量：18 mg/kg 溶于 250 ml 生理盐水，25 mg/min 静脉滴注
    - ★ 注意：单次快速给予苯妥英钠可能导致明显的心律失常、低血压、循环衰竭
    - ★ 肾衰竭——低白蛋白血症及尿素水平升高
  - ◆ 磷苯妥英（苯妥英钠前体药物，副作用更小）负荷剂量：等效于 15～20 mg/kg 苯妥英钠等效剂量（phenytoin equivalent，PE）溶于 250 ml 生理盐水，50～100 PE mg/min 静脉滴注
  - ◆ 静脉给予左乙拉西坦（开浦兰）负荷剂量：1000 mg/100 ml 生理盐水；15～30 min 内静脉滴注
- 如果伴有水肿，静脉给予地塞米松（10 mg 单次剂量，每 6 h 追加 4 mg）
  - ◆ 可以用于颅内损伤、ICP 增高、水肿患者
  - ◆ 也可常规用于预防术后恶心、呕吐

麻醉诱导
- 麻醉诱导时注意维持血流动力学稳定
- ICP 增高时适当采取过度通气
- 可以联合应用丙泊酚 1～2 mg/kg、芬太尼 2～4 μg/kg 及非去极化肌肉松弛药
- 可以应用快速起效、短效抗高血压药（艾司洛尔、尼卡

地平)

- 琥珀胆碱导致的肌震颤可能引起瞬时 ICP 升高
- 插管期间的咳嗽、呛咳、交感兴奋性增高以及血压增高都可能引发突然、顽固的 ICP 增高（可以使用 1 mg/kg 利多卡因，外加丙泊酚、瑞芬太尼或速效抗高血压药来预防/治疗）
- 颅内动脉瘤患者在浅麻醉的情况下易发生瘤体破裂
  - 考虑在麻醉诱导前进行有创监测
  - 在气道管理期间考虑局部使用利多卡因喷雾

麻醉维持

- 避免大剂量应用吸入麻醉药，以免脑组织体积增大
- 术中按需、尽早给予阿片类药物，避免药物过量
- 如果需要缩小脑体积或者监测诱发电位可以考虑 TIVA
- 可以考虑应用 EEG 监测指导 TIVA 给药剂量
- 常用方法
  - 输注丙泊酚以达到顺行性遗忘及松弛脑组织的目的；在切除完成时停止输注以加快苏醒（特别是年龄 >70 岁、未监测 EEG、长时间输注的患者）
  - 给予麻醉性镇痛药达到镇痛、制动的作用（如因监测需要不能应用肌肉松弛药）
- 达到并维持合适的麻醉深度，高血压患者需要应用拉贝洛尔或者尼卡地平避免拔管时高血压
- 密切监测尿量，补充容量（尤其是使用甘露醇的患者）
- 监测血糖，高于 160 mg/dL 时给予胰岛素
- 高血糖可能加重神经系统损伤
- 若没有监测需要，可单次给予或持续泵注非去极化肌肉松弛药维持 TOF 1/4
- 维持平均动脉压在基线水平上下 20% 之内浮动
- N_2O 的应用需要谨慎
  - 浓度不恒定时可能使干扰 EEG 或其他诱发电位监测
  - 可能增加 CBF，加重脑水肿，导致 ICP 升高

◆ 可能导致颅内积气（尤其是后颅窝手术）或加重气胸（尤其是创伤患者）

◆ 可能对神经元细胞有损害（研究中）

麻醉苏醒

- 血压调控至关重要

  ◆ 拔管或术后突发高血压可能导致出血、水肿

  ◆ 可以应用拉贝洛尔或尼卡地平

  ◆ 右美托咪定背景量输注可减少苏醒时血压波动并减少镇静药的总使用剂量

- 推荐双重给药预防恶心、呕吐（昂丹司琼）

  ◆ 避免使用异丙嗪、氟哌利多、苯海拉明（可能具有镇静作用）

- 在 Mayfield 头颅钉移除后需要立即开始苏醒

- 拔管前需要预留 5 min 时间进行头部包扎

- 拔管：神智恢复至麻醉前状态

- 小剂量丙泊酚（10~40 mg）或瑞芬太尼（0.2~1 μg/kg）

- 转运期间进行生命体征持续监测和神经系统功能检查

- 麻醉团队应该参与拔管后神经系统检查

后颅窝手术的特点

- 通常伴随 ICP 升高（由于后颅窝肿物梗阻所致）

  ◆ 诱导前充分考虑降 ICP 的方法

  ◆ 对于重症患者，可以在局部麻醉下行脑室分流术

  ◆ 在体位摆放或者术前准备过程中头低位可以导致 ICP 升高

- 俯卧且头高位——注意空气栓塞可能

  ◆ 尽可能减少静脉注射

  ◆ 体位摆放后全面评估，手常为较好的静脉通路位置

- 术后可能发生颅腔积气

- 患者颈部屈曲可导致气管导管打结或气管导管进入支气管（必须放置牙垫）

  ◆ 拔管后舌体肿大、舌体缺血/损伤

- 邻近重要神经结构，包括调节中枢
  - 脑干/延髓/脑桥调节中枢
  - 可能发生心动过缓、呼吸暂停、血压波动
  - 可能出现新的术后脑神经或脑干功能损伤（考虑拔管风险）
- 小的术野可能导致脑水肿
  - 颈静脉引流/头位，全凭静脉麻醉

坐位开颅手术：沙滩椅，背部抬高 $60°$，髋关节及膝关节屈曲
优点

- 减轻脑组织肿胀，以利于术中暴露，用于：
    ◆ 后颅窝肿瘤/小脑肿瘤切除
    ◆ 松果体肿瘤切除
- 避免俯卧位并且改善通气

缺点

- 空气栓塞及反常空气栓塞的风险（卵圆孔未闭/间隔缺损）
    ◆ 征象：$ETCO_2$ 下降、低血压、心动过速、呼气末 N_2（ETN_2）升高（很少使用）
    ◆ 监测：心脏多普勒超声或者持续 TEE 监测
    ◆ 通路：中心静脉置管（抽出气体）
        ★ 可以通过肘前静脉置管
        ★ 推荐多腔导管（对于空气抽吸更有效）
- 颈部过度屈曲或灌注不足可能导致四肢瘫痪
- 静脉回流障碍或头高位所致的低血压可能导致脑缺血（可接受的血压范围内）
    ◆ 动脉血压换能器置于中耳水平而非右心房水平
    ◆ MAP 维持在基线值 ±20%，处理后的脑电图可能会检测到灌注不足
    ◆ 应用弹力袜缓解静脉血液淤滞
    ◆ 体位导致的神经（下肢神经、上肢神经、颈丛/臂丛）损伤

清醒开颅手术

- 用于运动或语言中枢肿瘤的切除及癫痫灶切除
- 团队工作的重点是：与患者交流，耐心，感同身受
- 正确设定患者及外科医生的期望值
- 患者处于清醒与不同深度镇静状态交替（"睡眠—清醒—睡眠"）时，可用喉罩或气管插管
  - 不同医疗中心及不同医生经验用药选择亦不相同
  - 避免气道梗阻
  - 刺激较强的时间段只有开颅/钻孔/硬脑膜切开
- 安抚患者
  - 用体位垫或软枕及温毯等让患者尽量舒适
  - 血管活性药（如硝酸甘油）可能导致严重头痛
  - 在清醒患者头侧使用 Mayo 头架悬挂手术单
- 准备工作
  - 阻滞前建立静脉通路，监测生命体征，动脉插管
  - 可以考虑放置利多卡因涂层的双侧鼻咽通气道（28 ~ 34 Fr），与氧气相连以进行气道管理（降低气道梗阻的发生、辅助通气和氧合）
  - 放置之前可以给予局部麻醉药、血管收缩药及镇静药
- 外周神经阻滞
  - CNV_1——眶上神经、滑车上神经
  - CNV_2——耳颞神经、颧颞神经
  - 颈神经分支——耳后神经、枕大神经及枕小神经
  - 阻滞期间静脉注射瑞芬太尼镇痛；手术开始时提前给予术后恶心、呕吐预防性用药
  - 局部麻醉药选择：0.375% 长效罗哌卡因及 1 : 200 000 肾上腺素
  - 大剂量布比卡因可能增加心脏毒性风险
  - 允许外科医生在操作过程中给予局部麻醉药
  - 阻滞前提前给予美托洛尔以防止肾上腺素所致的心动过速

- 术中维持
  - 在钻孔和切骨瓣时适当加深镇静
  - 在硬脑膜切开前尽量减少镇静
  - 监测 CO_2——高碳酸血症会加重脑水肿
  - 小剂量丙泊酚/瑞芬太尼输注并且保持自主呼吸
  - 右美托咪定是有效的辅助用药
    - ★ 呼吸抑制最轻，可能引起低血压和心动过缓
    - ★ 严重的心动过缓可以给予格隆溴铵（0.2 mg）治疗
    - ★ 负荷剂量 1 μg/kg 持续 10 min 后以 0.3 ~ 1 μg/(kg·h) 速度泵注
- 神经监测
  - 皮层功能监测——通常是语言中枢
  - 要求患者持续反馈、交流、视觉观察

颅内血管手术：动脉瘤夹闭及动静脉畸形 （arteriovenous malformation，AVM）切除

术前评估

- 动脉瘤位置在哪儿？患者是否合并有蛛网膜下腔出血 （SAH）？GCS 评分如何？
- 手术入路和切口位置；是否接近静脉窦？难度如何？
- 是否需要 CSF 引流（改善入路/手术视野）？
- 术中是否需要血管造影？
- 是否存在中枢性钠消耗，或继发于 SAH 的抗利尿激素分泌失 调综合征（监测电解质及尿量）？
- 记录基础 ECG：SAH 患者 ECG 通常发生变化
  - 通常与心功能恶化相关——尤其是 Q 波
- 急诊出血患者：根据临床情况给予输注 FFP、凝血酶原复合 物或血小板（如长期应用抗凝血药，比如抗血小板药或凝血 酶抑制剂）

诱导及头颅钉置入

- 避免严重高血压或浅麻醉状态
- 置入喉镜之前可以局部给予利多卡因
- 在头颅钉置入前局部应用利多卡因（不加肾上腺素）
- 有可能发生大出血：确保高流量外周静脉通路
- 腰大池引流术或脑室引流术有助于脑组织减压，为外科手术提供更好的入路（CSF 引流的速度和时间需要与外科医生沟通）

术中维持

- 血压管理很重要
  - 必须在诱导前建立有创动脉压监测，术中维持血压平稳——基础值 ±10%
  - 高血压→吸入药、尼卡地平、艾司洛尔、硝普钠、硝酸甘油
  - 低血压→去氧肾上腺素、麻黄素（小剂量试验给药）
  - 外科医生进行动脉瘤夹闭时根据外科手术需要降低血压
  - 缺血阶段（暂时夹闭时）提高血压至 MAP 基线水平
  - 整个过程中均须避免血压过高或过低
  - 在大量出血时可以允许短暂控制性降压或 12 ~ 24 mg 腺苷暂时停止循环以辅助外科定位出血灶并予以处理
- 许多外科医生联合应用 EEG 和术中脑血管造影；一些医院采用静脉推注吲哚菁绿（红外光谱），在造影时由麻醉医生推注（除非对碘剂过敏）
  - 术前放置股动脉鞘管（清醒或镇静下放置）
  - 对于血管鞘需要在整个过程中进行监测和测压（包括转移）
  - 对于 AVM 患者可以采取供血血管术前栓塞（可以预防发生致命性出血）
- 在伴随血管痉挛的动脉瘤手术中，输血阈值尚存争议
  - 血管痉挛通常发生于首次出血或创伤后 3 ~ 10 d

- 血管痉挛发生时，提高脑组织供血的方法：血液稀释（血液黏滞度下降）、输血（氧输送加强）与动脉内给予血管扩张药（罂粟碱、尼莫地平）
- 在缺血时深麻醉状态有利于神经保护
  - 术前的脑保护措施目前还存在争议
  - 爆发抑制可能对于局部缺血具有一定保护作用
    - ★ 可以根据 EEG 给予大剂量丙泊酚
  - 大剂量应用镇静催眠药以达到爆发抑制可能会导致以下情况
    - ★ 高脂血症及代谢性酸中毒（丙泊酚）
    - ★ 丙二醇中毒（依托咪酯）
    - ★ 苏醒延迟（所有药物）
    - ★ 低血压（所有药物）
- 有关低体温保护尚无定论
  - 患者群体不同，降温及复温手段差异大
  - 预计术中可能发生脑缺血或手术前已出现脑缺血症状，可以采取低体温策略（35~36 ℃）
  - 拔管前复温
  - 避免体温过高（CMR↑/脑损伤）

脑室腹腔分流术/ Ommaya 囊

- 脑室腹腔分流术：在侧脑室放置导管，持续引流 CSF 以降低 ICP
  - 导管近端通过颅骨打孔置入脑室
  - 导管远端（仅分流）置入腹腔内
  - 需要全身麻醉，且通常需要肌肉松弛（皮下导管需要经颈部至腹部）
  - 术后需要镇痛药的剂量很小（可考虑瑞芬太尼）
  - 目标：拔管后迅速苏醒且神志恢复至术前状态

- Ommaya 囊：脑室内导管可以向中枢神经系统注入化疗药物
  - 可在局部麻醉镇静或全身麻醉下完成
  - 拔除导管通常只需要局部麻醉或浅镇静即可

硬膜外出血、硬膜下出血及颅内出血
(intracerebral hemorrhage, ICH)

- 颅内出血病因多样
- 创伤——可能出现不同程度的出血
  - 同时考虑是否并存其他部位创伤
  - 经常伴随 ICP 明显增高，需要立即减压
  - 血脑屏障通常被破坏
  - 自主调节机制受损
- 硬膜下出血——通常发生于老年患者摔伤导致的静脉撕裂
- 硬膜外出血几乎均为外科急症
- ICH 可能是颅内动脉瘤、AVM，或其他病理/创伤的信号
  - 根据 Hunt/Hess 分级来分类
  - I级——无症状/轻度头痛；V级——深度昏迷，去大脑僵直
  - 可以预测预后，决定手术时机
- 及时处理持续出血，决定是否需要液体复苏或输血
- 术前给予容量补充
- 可能发生严重的术前/术后脑水肿
- 颅内出血：血管收缩的强刺激
- ICH 的治疗
  - 目标：血红蛋白含量 9 g/dL（有争议）
  - 维持 MAP 高于基线值 30% ~ 50%
  - 维持 CVP 正常高限
  - 提高输血阈值（除非是心血管事件高危患者）
  - 如果存在不稳定动脉瘤/AVM，须制动

创伤性脑损伤

- 损伤机制明确（弥漫或局部脑损伤）
- 病理机制明确
  - 血脑屏障受损，血管麻痹，应激反应
  - 伴随循环不稳定
  - 伴随肺功能受损（ARDS、肺/心肌顿抑、水肿）
- 常伴随多种威胁生命的损伤
- ICU 的后续治疗对于预后十分关键
- GCS 评分能够对严重程度分级并且预测预后
- 通常需要进行减压或血肿清除术

GCS 评分（3～15）		
睁眼	**语言**	**运动**
自发睁眼 = 4	正常交流 = 5	遵嘱运动 = 6
指示睁眼 = 3	言语错乱 = 4	疼痛刺激定位反应 = 5
疼痛刺激睁眼 = 2	只能说出（不正确）单词 = 3	疼痛刺激回缩反应 = 4
无睁眼 = 1	只能发音 = 2	疼痛刺激肢体屈曲（去皮层状态）= 3
	无发音 = 1	疼痛刺激肢体伸直（去脑状态）= 2
		无反应 = 1
评分≤8 提示昏迷，需要气管插管 年龄相关正常限值：0～6 月龄 = 9；6～12 月龄 = 11；1～2 岁 = 12；2～5 岁 = 13；>5 岁 = 14		

- ICP 升高通常需要予以关注
  - 可能需要紧急行去骨瓣减压术或血肿清除术（硬膜外/硬膜下/颅内出血）

- ♦ 维持 CPP：积极液体复苏及血压管理
- ♦ 尽量避免过度通气，急诊或失代偿状态除外
- ♦ 常表现为难治性 ICP 升高，并需要积极干预
- ♦ 脑氧仪（如 Licox）的临床价值尚有待研究
- ♦ 没有明确定义的目标 CPP，根据临床情况制订个体化治疗方案（通常维持 CPP >60）
- 常伴随中枢性尿崩症
  - ♦ 尿量过多（>300 ml/h）时密切监测，提高血钠
  - ♦ 测定血浆渗透压、尿液渗透压、血钠浓度
  - ♦ 可经验性应用精氨酸加压素治疗
- 可以考虑低体温脑保护
  - ♦ 尽早降低体温可能具有保护意义（文献研究中）

电休克治疗（electroconvulsive therapy，ECT）

目标
- 遗忘，患者制动，血流动力学稳定
- 为治疗性癫痫发作（>30 s）提供条件
- 对于发作持续时间较长（2~3 min）的患者给予药物治疗
- 快速复苏

药物
- 可使用短效镇静药
  - ♦ 通常避免使用苯二氮䓬类药物（提高抽搐阈值）
  - ♦ 丙泊酚（可以缩短发作时间）、美索比妥、硫喷妥钠、依托咪酯、七氟醚、瑞芬太尼均可应用
    - ★ 一线用药：美索比妥（0.75~2 mg/kg）或者依托咪酯（0.15~0.3 mg/kg）
    - ★ 除非有禁忌证，可以应用短效肌肉松弛药琥珀胆碱（1 mg/kg）
    - ★ 多种治疗手段联用提高发作阈值

★ 丙泊酚或者苯二氮䓬类药物是发作持续时间较长患者的理想选择

麻醉管理

- 如果患者在过去发作过程中接受过 ECT 治疗
  - ♦ 考虑应用同样的麻醉方案（必须有文书依据！）
- 术前评估与其他全身麻醉手术相同
  - ♦ 有心脏疾病的患者：癫痫发作之后的交感神经兴奋性增加（高血压/心动过速）必须得到控制
  - ♦ ICP 升高患者：可能需要紧急减压（ECT 可能引起脑血流突然增加）
  - ♦ 给予刺激前可以适当过度通气
  - ♦ 合并脑动脉瘤的患者需要严格控制血压
  - ♦ 对于既往手术过程中出现知晓的患者应充分评估
  - ♦ EEG 监测可能有用
- 过深麻醉可能提高惊厥阈值或缩短惊厥持续时间
- 麻醉过浅可能导致术中知晓
- 术中采用所有常规监测 + 呼气末 CO_2 监测
- 急救药物和气道管理设备一定备齐
- 预氧合/去氮手段与其他全身麻醉相同
- 在给予琥珀胆碱前将一侧下肢止血带充气
  - ♦ 保证诱发癫痫发作时体动的监测
- 给予刺激之前在双侧磨牙放置牙垫
- 给予肌肉松弛药之前确认意识消失
- ECT 术后常见意识障碍、记忆缺失、烦躁
- 电刺激过程中，常出现心动过缓
  - ♦ 合并心动过缓的患者可以（预）给予格隆溴铵
  - ♦ 对于妊娠患者，ECT 可能导致胎儿短暂性心动过缓
    - ★ 通常在妊娠晚期进行胎心监护
    - ★ ECT 可能引发早产，需要用药抑制宫缩
    - ★ 通常不给予气管插管，除非患者产程已经发动、晚期妊

　　娠或有其他误吸高危因素

- ECT 术后常见高血压/心动过速
  - ◆ 可静脉给予拉贝洛尔、艾司洛尔、尼卡地平
  - ◆ 如果既往曾出现严重的血流动力学不稳定，考虑预处理
- 一些患者 ECT 术后唾液分泌亢进
  - ◆ 预先给予格隆溴铵（0.1~0.2 mg）可明显减轻此效应
  - ◆ 阿托品可能加重术后谵妄、记忆缺失

介入造影

- 操作：诊断，脑血管造影，脑梗死患者的动脉内溶栓（tPA）及血栓切除，脊髓/脑血管 AVM 或颅内动脉瘤的栓塞或弹簧圈栓塞治疗，颈动脉支架植入，对于血管痉挛患者动脉内给予血管扩张药
- 可以根据手术和患者情况选择监护麻醉或全身麻醉；对于需要持续神经功能监测或诊断性造影的患者可采取镇静
- 血压控制至关重要（通常采用有创监测）
- 股动脉（仅 MAP，置入鞘管）或桡动脉

控制性升压

- 可能有助于造影管向目标位置移动
- 通常控制血压高于基线值 20%~40%；可以泵注去氧肾上腺素

控制性降压

- 在颈动脉内膜切除术/AVM 切除术中可能需要；术中神经监测（EEG/SSEP）
- 可采取多种方法：加深麻醉，拉贝洛尔，血管扩张药（硝普钠/硝酸甘油/肼屈嗪）

AVM 栓塞

- AVM 供血血管内注射聚乙烯醇（polyvinyl alcohol，PVA）
- 方法：监护麻醉（可以持续监测神经功能）或全身麻醉

- 全身肝素化
- 并发症：抗凝导致的出血（可以用鱼精蛋白逆转），栓塞后出血（将血压升高 20～40 mmHg），ICP 升高（过度通气、头高位、甘露醇、呋塞米）

脑动脉瘤

- 可以应用球囊封堵、弹簧圈栓塞、内膜下注射液态栓塞材料治疗
- 全身麻醉或者浅镇静（根据患者配合情况和外科医生的喜好进行选择），需要进行有创动脉压监测
- 随时做好动脉瘤破裂后行急诊外科手术的准备

动脉内溶栓/血栓切除

- 脑梗死症状出现 8 h 内治疗
- 监护麻醉（需要监测神经功能时，是否有助于改善预后尚有争议）或全身麻醉
- 维持收缩压为 140～180 mmHg
- 避免高血糖（<140 mg/dL）及低血糖

特殊神经系统疾病

重症肌无力（myasthenia gravis，MG）

- 病因：机体产生烟碱样胆碱能受体的自身抗体
- 症状/体征：喉肌无力→吞咽困难、构音障碍；眼肌无力→复视、上睑下垂；骨骼肌无力→运动后加重
- 治疗：抗胆碱酯酶，类固醇激素，血浆置换，胸腺切除术

术后呼吸衰竭危险因素
既往存在肺部疾病；肺活量 <2.9 L
溴吡斯的明剂量 >750 mg/d
患病时间 >6 年
疾病控制不良

- 术前准备
  - 评估肌无力严重程度及症状持续时间；继续抗胆碱酯酶治疗
  - 抗胆碱酯酶过量→胆碱能危象→加重肌无力
  - 治疗：抗胆碱药（如依酚氯铵）
- 麻醉管理
  - 最小量具有镇静/呼吸抑制作用的药物；考虑局部麻醉
  - 可考虑快速顺序诱导（患者误吸风险增加）
  - 尽量避免使用肌肉松弛药，必要时延迟拔管
  - 使用新斯的明时须谨慎（增加胆碱能危象风险）

多发性硬化

- 症状：视力障碍，四肢无力，瘫痪，呼吸衰竭，延髓性麻痹——导致误吸风险增加，气道反应性下降，术后呼吸衰竭高危
- 脊椎麻醉与症状恶化相关，但硬膜外麻醉通常无禁忌；避免体温过高

吉兰－巴雷综合征

- 症状：上行性瘫痪，可能需要呼吸支持，误吸高危，自主神经功能障碍
- 考虑快速顺序诱导，避免使用琥珀胆碱，应用最小量肌肉松弛药和阿片类药物

帕金森病

- 多巴胺能神经元受损→无法对抗乙酰胆碱能神经元活性
- 避免使用多巴胺拮抗剂（氟哌啶醇、异丙嗪、普鲁氯嗪、甲氧氯普胺、氟哌利多）；全身麻醉后可能出现瞬时症状明显加重

注意：对于存在神经系统疾病的患者，给予非去极化肌肉松弛药前检测基础 TOF 值对于苏醒评估有意义

第 24 章　耳鼻喉科及眼科手术

Joshua H. Atkins

耳鼻喉科手术麻醉

功能性内镜鼻窦手术（functional endoscopic sinus surgery, FESS）

- 手术经鼻腔入路
- 手术时间通常较短（一些复杂手术可能耗时较长）

适应证

- 复发性鼻窦炎，无法经鼻正常呼吸（鼻中隔偏曲）
- 鼻出血/AVM（如遗传性出血性毛细血管扩张症）
- 颅底肿瘤切除术
- 脑脊液鼻漏修复
- 垂体腺瘤切除术的解剖入路（神经外科）

特别注意事项

- 实时 CT 引导或术中 CT 扫描
- 体位：头部始终远离麻醉医生，手臂束缚于体侧，注意避免尺神经卡压，注意避免气管导管及呼吸环路牵拉
- 预计失血量：通常很少，颅底肿瘤切除及鼻出血治疗出血可能较多
- 经鼻给予血管活性药可能导致一过性高血压
  - 羟甲唑啉棉签，利多卡因 + 肾上腺素棉签，可卡因局部用药
  - 使用 β 受体阻滞剂时应警惕其与经鼻应用的血管收缩药的相互作用
- 在合适的患者需要控制性降压或控制正常血压
- 外科操作邻近筛板、视神经、颈动脉
- 疼痛：术后阿片类药物需求较少；可以考虑应用对乙酰氨基酚或注射利多卡因

- 垂体手术围手术期可能需要补充使用类固醇

麻醉管理

- 推荐全身麻醉气管插管（标准或经口 RAE 管），控制通气
  - 可以提供良好的气道保护，防止血液或冲洗液进入气道
  - 吸入麻醉或全凭静脉麻醉（TIVA）均可
- 特定的患者也可使用可弯喉罩或监护麻醉
  - 监护麻醉期间体动或使用喉罩维持自主呼吸可能影响 CT 实时引导效果，不利于及时清除出血
- 外科医生需要充分暴露鼻腔（不能用鼻吸氧管、鼻胃管、鼻温探头）
  - 术中冲洗可能导致口腔温度测定不准确
  - 使用眼膏保护角膜（不使用贴膜封眼）
- 避免胶带粘贴时越过下颌骨（使用胶带将导管固定于左侧），或者将 RAE 气管导管固定于中线位置
- 手术时间较长推荐使用保温毯并放置导尿管
- 围手术期可能需要使用抗生素及地塞米松
- 关闭切口所需时间短
- 鼻部包扎可能影响术后呼吸
- 对于肥胖及 OSA 患者，考虑手术放置或缝合鼻咽通气道
- 警惕拔管后血液流入口咽和喉咽
- 拔管前充分吸净残余血液和分泌物
- 除非患者放置鼻咽通气道，否则避免应用无创/正压面罩通气（颅腔积气可能）

TIVA 或其他耳鼻喉科手术麻醉药

TIVA 优点

- 可能减少术野出血量
- 可能减少术中吸净术野血液以获得良好的手术视野所需的时间
- 可能减少拔管时呛咳，避免影响止血/硬膜修补的效果
- 可能减少术后恶心、呕吐，丙泊酚的应用可避免肌肉松弛药的使用

续表

TIVA 或其他耳鼻喉科手术麻醉药

TIVA 缺点

- 麻醉深度监测：药效学及药代动力学个体差异大
- 应用肌肉松弛药可能增加术中知晓风险
- 静脉渗液难以发现→术中知晓及软组织坏死可能
- 静脉麻醉费用较高

推荐方案

- 丙泊酚［$65 \sim 150\ \mu g/(kg \cdot min)$］＋瑞芬太尼［$0.1 \sim 0.3\ \mu g/(kg \cdot min)$］，静脉泵注利多卡因［$1 \sim 3\ mg/(kg \cdot h)$，单次 $1 \sim 2\ mg/kg$］作为 ERAS 的辅助药物
- 如果术中知晓风险较高可以加用小剂量强效麻醉药（如 0.3 MAC 地氟烷）
- 按需给予升压药（如去氧肾上腺素）
- ± 根据患者/外科医生的需要个体化追加肌肉松弛药

脑脊液鼻漏修补术

- 自发性脑脊液鼻漏修补术通常采用 FESS 入路
- 通常需要鞘内注射荧光素（有助于在 FESS 下定位）
- 通常放置腰椎引流管（用于荧光素注射和术后 $48 \sim 72\ h$ 脑脊液引流）
- CSF 开口压力可能具有预后价值
- 对于肥胖患者通常考虑在 X 线引导下放置引流管
- 如果过度引流，有脑疝风险，理想状态是持续监测脑脊液压力
- 切勿加压、冲洗或经引流管注射药物
- 应考虑预防脑膜炎球菌性脑膜炎（如头孢曲松）

显微喉镜/支撑喉镜和经支气管镜耳鼻喉科手术

- 使用专业的手术喉镜（如 Dedo、Jackson）
- 短时间操作刺激性极强

- 患者可能存在困难气道（如放疗后/肿瘤）以及严重合并症

适应证

- 喉部、口腔、咽部肿瘤
  - 活检，激光切除，机器人辅助微创切除（robot - assissted microresection，TORS）
  - TORS：足够的肌肉松弛，加强气管导管，护目镜
  - 可能会引起舌根部或会厌肿胀；考虑延迟拔管（48 ~ 72 h）
- 声带手术（通常为日间手术）
  - 声带息肉；注射胶原蛋白治疗声带麻痹；发音假体
- 气管狭窄——病灶局部扩张或消融
- 乳头瘤激光消融或直接注射化疗药物

特别注意事项

- 术前与外科医生共同决定气道管理方案，麻醉诱导时确保外科医生在场
- 可疑困难气道
  - 前次手术瘢痕或放疗后改变（喉头固定）
  - 声门上/喉部肿物或者气道异常（狭窄/气管蹼）
  - 组织脆性高→出血
  - 外科医生内镜检查 ± 在手术室内清醒状态下使用可视喉镜检查
  - 对于上述评估提示困难气道的患者应考虑清醒气管切开
- 正压面罩通气可能存在困难甚至无法进行
- 气道 = 术野，远离麻醉医生
- 可能存在麻醉气体泄漏（开放系统）
- 喉部操作可能需要间断暂停呼吸
- 气管导管可能导致解剖结构异常，影响手术操作，且属于易燃物质
- 激光烧灼（需要调低吸入氧气浓度）
  - 采用喷射通气、窒息氧合技术和高流量鼻导管吸氧，或者使用激光手术专用气管导管

- ♦ 用亚甲蓝溶液充满激光手术专用气管导管套囊
- 金属激光手术专用气管导管质地硬且无刻度，置入时应注意深度
  - ♦ 使用气道火灾协议
- 手术开始前三方核查时应强调高火灾风险，并与外科医生沟通
- 外科医生可能需要患者保持自主呼吸（评估声带运动）
- 间歇性瞬时强刺激（深麻醉）
  - ♦ 外科医生需要与麻醉医生保持密切、实时的沟通

麻醉管理

- 通常需要全身麻醉（术中刺激较强）
- 一些患者可以在镇静状态下维持自主呼吸（能够合作的患者）
  - ♦ 可能需要给予镇静药及精准局部麻醉
- 通常仅适用于局部小病灶的消融/活检、局部扩张或声带注射
- 麻醉医生通常选择全身麻醉并与外科医生共同探讨气道管理方案
  - ♦ 外科医生在麻醉诱导时需要在场
- 气道管理有多种选择
  - ♦ 喉镜下置入气管导管（如 4.0 ~ 6.0 mm 内径）
  - ♦ 直视下置入喷射通气装置
  - ♦ 面罩通气，术中短暂暂停呼吸
    - ★ 也可考虑高流量鼻导管吸氧
    - ★ 喷射通气时使用经皮 CO_2 监测
  - ♦ 气道设备（如果使用）在外科操作时可能需要短时间移除
- TIVA 优于吸入麻醉
  - ♦ 减少手术室污染
  - ♦ 麻醉深度更稳定，充分抑制气道反射
  - ♦ 常用丙泊酚及短效麻醉药（如瑞芬太尼）

- 肌肉松弛药需要个体化给药
- 对于困难气道患者可以考虑吸入诱导
- 即使手术视野较差，可视喉镜也可能是有帮助的

甲状软骨成形术（声带内移术）

- 用于治疗声带麻痹
- 甲状软骨部分切除及假体植入

特别注意事项

- 患者合作十分重要
- 推荐镇静及局部麻醉
  - 患者在术中能够发声
  - 术中可以通过电子喉镜观察声带运动
  - 切口与甲状腺部分切除术类似
  - 右美托咪定负荷剂量＋持续输注是协同镇静的绝佳选择
  - 气道烧伤风险高：空气和氧气混合吸入＋低吸入氧浓度

内耳及乳突部位手术

适应证

- 反复感染拟行乳突根治术/鼓室成形术
- 神经退行性耳聋患者行耳蜗植入术
- 因感染行鼓膜切开或鼓膜置管
- 传导性耳聋及耳硬化患者行镫骨切除术

特别注意事项

- 针对恶心、呕吐高风险的多模式预防（如东莨菪碱皮贴、地塞米松、昂丹司琼、TIVA、液体负荷、尽量减少长效阿片类药物使用）
- 神经监测（第Ⅵ/Ⅷ对脑神经）
- 鼓膜关闭前停止 N_2O 吸入（如果使用）
  - N_2O 弥散可导致含气空腔的快速扩张
- 术前及术后沟通可能受听力受损的影响

◆ 需要将非手术侧助听器移除，可以用手语并进行术前训练

麻醉管理

- 最好采用全身麻醉气管插管（除外镫骨切除术）
  - ◆ 部分患者可以选择喉罩，尤其是不需要行乳突根治术的患者（钻孔）
- 体位：手术台通常远离麻醉医生；术中气道覆盖、难以观察
- 术中可能进行头部操作
- 局部麻醉药浸润（减少阿片类药物需求）；可考虑口服对乙酰氨基酚、静脉注射 NSAID 以及使用利多卡因进行镇痛治疗
- 为了便于神经监测，通常避免应用肌肉松弛药

镫骨切除术

- 通常采用镇静联合局部麻醉（特殊患者采用全身麻醉）
- 镇静和麻醉能够满足术中听力监测（地塞米松、丙泊酚、瑞芬太尼、苯二氮䓬类药物）
- 过度镇静可能导致去抑制及体动
- 打鼾及气道梗阻可能会产生震动并影响显微镜下手术

鼓膜切开置管术（耳管放置）

- 手术时间很短，通常儿童患者在面罩全身麻醉下进行
- 静脉通路非必需；可以肌内注射镇痛药（酮咯酸及芬太尼）

扁桃体切除术/腺腺切除术/悬雍垂－腭－咽成形术

扁桃体切除术和腺样体切除术

适应证

- 反复感染
- 由于扁桃体或腺样体肥大导致睡眠呼吸暂停
- 由于癌症行根治性扁桃体切除术/咽切除术

特殊注意事项

- 可疑困难面罩通气或插管——尤其是成人
- 通常使用口腔 RAE 管行全身麻醉气管插管，固定在中线

- 反复感染通常需要进行手术切除
- 即使处于急性感染期亦为限期手术
- 由于手术时间较短，需要谨慎使用肌肉松弛药
- 开口器取出时可能导致气管导管脱出——严密监测
- 多模式预防术后恶心、呕吐十分重要
- 术后出血多见
  - 术前充分液体复苏（儿科患者除外）
  - 快速顺序诱导或提前制订困难气道应对措施（气道水肿或血液流入气道内）
  - 睡眠监测提示反复发生低氧血症的患儿及患有 OSA 的成人可能对阿片类药物的敏感性增加
  - 提供有效的术后镇痛，外源性阿片类药物的需求量最多可减半
  - 可以考虑阿片类药物滴定并且延长术后心肺功能监测时间（包括手术结束当晚在病房行持续脉搏血氧饱和度监测或呼出二氧化碳监测），以便及时发现术后呼吸并发症（尤其是 OSA 患者）

腮腺切除术

- 全身麻醉气管插管；腮腺深叶需要切除可考虑经鼻 RAE（咨询外科医生）
  - 经鼻插管需要注意：局部应用羟甲唑啉，柔和扩张，选择合适型号的导管
  - 考虑探条引导的鼻插管，以尽量减少出血/创伤
- 面神经监测；诱导后不再追加肌肉松弛药

悬雍垂 - 腭 - 咽成形术（uvulopalatopharyngoplasty，UPPP）

- 用于治疗睡眠呼吸暂停
- 气道管理：可能存在面罩通气及插管困难
- 查看睡眠监测结果——呼吸暂停/低通气指数的严重程度
- 使用 CPAP/压力支持进行去氮

- 对于肥胖患者可考虑使用 RAMP/HELP 体位
- 考虑住院期间的连续脉搏血氧饱和度/CO_2 监测
- 尽可能使用非阿片类镇痛药

气管切开术

适应证

- 呼吸衰竭依赖机械通气
- 慢性误吸
- 伴有气管受损或气管插管/再插管困难的气管病变

特殊注意事项

- 如果已经插管：呼吸机参数设置，氧气及 PEEP，预先制订的气道管理方案
- 如果没有插管：考虑清醒或镇静下行气管切开术
- 呼吸衰竭/ARDS 患者：可能需要特殊通气设置
  - 手术室常规呼吸机模式有限（考虑 ICU 呼吸机）
  - 电灼期间，患者可能无法耐受通气中断（无 PEEP）或低吸入氧浓度
- 大量出血很少见，但术中或术后仍有可能发生（如异常血管）

麻醉管理

- 清醒气管切开
- 全身麻醉：吸入或 TIVA；肌肉松弛状态可以为外科提供良好手术条件
- 气管切开时可能划破气管导管套囊
  - 气管切开前抽瘪套囊
  - 可以在气管切开前将气管导管送入深部，或在直视下撤退到气管切开部位上方
- 在确保气管切开已经完成、气管切开导管固定良好之前不要完全拔除气管导管
  - 如果气管切开失败，气管导管仍然可以迅速送入气管切开

口远端

- 如果气管切开后需要使用单极，则需要降低吸入氧浓度（低于 30%）
- 如果插管困难或使用非标准气管导管（加长气管切开导管 pXLT、dXLT），考虑通过支气管镜确认气管导管位置

已行气管切开术的患者管理

- 气管切开导管是否有套囊？
- 是否需要正压通气？（受无套囊气管切开术所限）
- 是否需要特殊体位？
- 气管切开术后是否小于 7 d？

成熟气管切开术的管理（术后超过 7 d）

- 吸引现有导管
- 通过气管切开导管吸入纯氧，充分去氮给氧
- 应用强效麻醉药（如七氟醚）吸入诱导或静脉诱导
- 考虑经气管给予利多卡因（2% ~ 4%，3 ~ 5 ml）
- 将气管导管更换为内径相同或比气管切开导管小 1 号的加强管，更换前充分润滑
- 调整置管深度；听诊双侧呼吸音，确认 CO_2 波形
- 术后恢复自主呼吸后，用干净的气管切开导管再次替换气管导管

新行气管切开术患者管理

- 近期新行气管切开术（不超过 7 d）需要多学科共同管理
- 经皮气管切开术具有很大挑战
- 通常不可以在手术室外进行相关操作
- 如果无 CO_2 波形、纤维支气管镜未能确认气管切开导管在气管内或无法经气管切开导管置入吸痰管时，切勿通过气管造口进行通气
- 气管切开导管脱落相当于外科急症
  - 呼叫外科医生，准备气管切开包，同时行纤维支气管镜检查

- ♦ 戴无菌手套并用手指封堵气管切开口
- ♦ 不要尝试盲视下更换气管切开导管
  - ★ 有皮下置管、出血及损伤风险
- ♦ 尝试面罩通气
- ♦ 如果面罩通气困难或失败可以放置喉罩
- 尝试喉镜辅助下经口气管插管
  - ♦ 如果不成功考虑纤维支气管镜引导下插管
  - ♦ 气管导管套囊应超过气管切开口
- 如果插管失败但是通气尚能保证，紧急送入手术室
  - ♦ 病情平稳的患者，由有经验的医生经喉罩纤维支气管镜引导或可视喉镜引导更换气管切开导管
- 如果上述措施均失败，则需要床旁再次切开

清醒气管切开术	
适应证 • 急性喘鸣/上呼吸道梗阻 • 严重气道损伤 • 声门肿物导致梗阻 • 严重气管软化	关键点 • 心理准备/咨询 • 患者能够合作 • 头高位 • 如果需要电凝，则需要警惕烧伤 • 根据需要补充氧气并进行呼气末 CO_2 监测 • 镇静药仅用于抗焦虑 • 维持自主呼吸 • 成功后立即全身麻醉 • 麻醉下置入喉罩，保留自主呼吸也是一种选择
神经阻滞 • 颈浅丛阻滞 • 经气管局部麻醉 • 喉上神经阻滞 • 局部浸润麻醉	
可能使用的镇静药（谨慎使用） • 地塞米松、瑞芬太尼、氟哌利多、氯胺酮、咪达唑仑	

激光手术及气道火灾	
气道烧伤 • 气道内起火或检测到烟雾 停止通气并拔出气管导管 • 面罩给氧 • 检查气道受损情况 • 再插管 • 纤维支气管镜检查 • 如存在明显气道损伤，可以考虑行气管切开 • 检测血 CO_2 水平	注意 • 护目镜——患者也需要佩戴 • 手术室门口贴激光标志 • 使用抗激光管 • 调低氧流量——理想的吸入氧浓度低于 30% • N_2O 可助燃 • 与外科医生沟通 • 激光烧灼处放置湿棉球或敷料 • 监测激光强度和使用时间

激光发射器
• 光→介质（气体/固体基质）→放大→高能量光子输出
• 激光类型（λ↓，W↑）：氩气 > KTP > Nd – YAG > CO_2（混合 CO_2、He/N_2）
• 激光用途：喉乳头状瘤手术，内膜消融，支气管内肿物消融，激光嫩肤，眼科相关手术，凝血，经尿道前列腺电切术
• 风险：直接、散射、反射的激光对患者及操作者造成损害，光辐射和环境污染（如乳头状瘤手术），视网膜损伤（氩气、Nd – YAG），角膜损伤（CO_2）
• 医务人员和患者均需要佩戴有色护目镜［氩气、Nd – YAG、KTP 或眼镜（CO_2）］，防止气道火灾（气道和袖带周围放置湿棉球；使用激光手术专用气管导管，低 FiO_2，避免使用 N_2O）、气化传染性/肿瘤颗粒（高效口罩）
• 优势：集中于小区域（能量密度高）、对邻近组织损伤小（深度仅为数毫米）

喷射通气概述

- 常用于复杂气道手术
- 使用喷射通气导管（如金属、Hunsaker 喷射通气导管）可以不行气管插管
- 声门上和声门下通气（取决于所行手术及解剖结构）
- 安全的喷射通气要求充分开放气道使得进入的空气能够被呼出
- 喷射通气能够提供充足的氧合和通气
  - 短暂小潮气量高频率脉冲式给氧可使充足的空气留在喷射导管内，提供较高潮气量
- 先进的设备（如 Monsoon/Mistral）相对手动高频通气（如 Sanders）更安全
  - 设置 FiO_2、湿度、驱动压（driving pressure，DP）、频率（frequency，f）、吸气时间（inspiratory time，IT）
  - 例如：$FiO_2 = 100\%$，湿度 = 40%，DP = 22，f = 120 次/分，IT = 40%
  - 气道峰压可以测量并且设置报警值
  - 可以放置 ETT 以间断检测 $ETCO_2$ 或使用连续经皮 CO_2 监测器监测
- 高流量鼻导管吸氧正在成为高频喷射通气（HFJV）的潜在替代方案

应用	潜在并发症	设备
支撑喉镜	气压伤	Mistral
气管局部切除	高碳酸血症	Monsoon
局部运动受限（胸廓）	气道干燥	Bird
困难气道	低氧血症	Manual/Sanders
方式		
经喉罩，声门上、声门下或跨声门		

眼科手术麻醉

特殊注意事项

- 患者年龄（儿童——斜视手术；老年患者——白内障手术）
  - 老年患者使用小剂量镇静药可能产生全身麻醉的效果
  - 老年病学——围手术期谵妄/认知障碍风险增加
  - 在老年患者中联合使用镇静药时须警惕
- 许多眼科医生选择局部麻醉
- 术中体动可能导致失明
- 激光手术采取适当保护措施
- 术中气道管理相对受限

眼科手术患者特殊用药

- 乙膦硫胆碱用于青光眼患者
  - 乙酰胆碱酯酶抑制剂→延长琥珀胆碱药效
  - 全身反应包括支气管痉挛、心动过缓、高血压
- 六氟化硫气体用于治疗视网膜脱落的手术
  - 患者玻璃体内积气可能持续至术后 21 d
  - 避免使用 N_2O，以免发生严重的气体膨胀
- 特殊患者避免应用琥珀胆碱
  - 眼球损伤→肌震颤引发眼压升高（并非绝对禁忌）
  - 延长眼肌收缩时间可能影响斜视手术中眼球牵拉试验（forced duction test，FDT）结果
- 毛果芸香碱和卡巴胆碱
  - 通过缩小瞳孔促进房水外流
  - 拟副交感神经药（胆碱能受体激动剂）
  - 全身反应：副交感神经作用（心动过缓）
- 肾上腺素
  - 全身反应：心动过速/心绞痛
- 乙酰唑胺
  - 碳酸酐酶抑制剂

- ♦ 全身反应包括代谢性酸中毒、低钾血症、ICP 下降
- 噻吗洛尔
  - ♦ β 受体阻滞剂
  - ♦ 全身反应包括心动过缓、低血压、支气管痉挛
- 口服甘油副作用：恶心、呕吐、高血糖
- 甘露醇副作用：容量过负荷、肾衰竭

白内障手术：超声乳化手术

- 通常为高龄患者，合并症较多
- 持续监测呼出 CO_2 是镇静期间的标准护理
- 手术时间 < 1 h
- 麻醉管理目标
  - ♦ 术中保持眼球及眼睑不动，充分镇痛，患者合作，避免眼心反射
- 首选镇静联合局部麻醉/区域阻滞
  - ♦ 镇静联合局部麻醉
  - ♦ 区域阻滞联合局部麻醉及镇静
    - ★ 可以由外科医生或麻醉医生完成
    - ★ 短暂加深麻醉利于阻滞操作
    - ★ 可以选择球后阻滞、球周阻滞、眼球筋膜囊下阻滞
    - ★ 阻滞并发症：球后出血、眼球穿孔、视神经损伤、脑干麻醉
- 特殊患者可以全身麻醉（复杂手术、患者不能合作或不能仰卧）

斜视手术

- 适应证：眼肌复位手术
- 儿童患者多见
- 术后恶心、呕吐发生率高
- 术中眼心反射风险高
- 通常在全身麻醉气管插管下完成
- 非去极化肌肉松弛药可能有助于眼球牵拉试验诊断，并为外

科操作提供良好条件

其他手术

- 眼球破裂修补术
  - ◆ 急诊中较常见，可能存在误吸风险（饱胃、颅脑损伤及其他损伤）
  - ◆ 通常需要全身麻醉气管插管
  - ◆ 某些情况下可以考虑使用喉罩（通常为饱胃患者）
- 关注眼压（琥珀胆碱可能升高眼压）
  - ◆ 诱导及插管过程中应注意避免咳嗽/呛咳
- 眼球内手术：摘除术、玻璃体切割术、角膜移植、青光眼手术、视网膜修补术
  - ◆ 控制眼动及眼压至关重要
  - ◆ 推荐全身麻醉
  - ◆ 肾上腺素眼内给药预防视盘水肿
    - ★ 需要监测全身反应
  - ◆ 视网膜修补术需要球内注射空气或六氟化硫气体
    - ★ 注射前避免或停止使用 N_2O
    - ★ 术后 3 周内的手术均需要避免应用 N_2O

眼心反射	
多因素可导致心脏反射（心动过缓、窦性停搏、心律不齐）：①眼压；②眼肌牵拉；③眼部过强刺激（在儿科斜视手术中很常见）	
机制	三叉神经传入
	迷走神经传出
治疗/预防	抗胆碱能（预）处理（阿托品）应用局部麻醉药进行区域阻滞
	降低眼压或停止刺激
	增加麻醉深度

	眼科手术神经阻滞

- 禁忌证：不能合作、合并严重系统性疾病不能耐受手术体位及制动、眼外伤、非手术侧失明、青光眼、接受抗凝治疗（相对禁忌证）
- 区域阻滞相对于全身麻醉的优势
  - ◆ 避免全身麻醉的并发症及副作用（如血流动力学影响）
  - ◆ 可用于日间手术/门诊手术（快速恢复）
  - ◆ 能够提供良好的眼球固定条件并满足镇痛要求
  - ◆ 对眼压影响较小
- 区域阻滞缺点
  - ◆ 不适用于所有患者（儿童、语言沟通障碍、神志障碍）
  - ◆ 效果取决于实施阻滞的眼科医生或麻醉医生的经验及技术
  - ◆ 不适用于所有类型的手术（开放眼球手术）
  - ◆ 并发症
- 不同医生选择不同阻滞方式
- 目前绝大多数阻滞由眼科医生独立完成

阻滞	药物	并发症
表面麻醉	2% 利多卡因	局部麻醉药中毒（大剂量）：癫痫发作/心脏毒性 肾上腺素：心动过速
眼球筋膜囊下阻滞	1% ~ 2% 利多卡因 + 肾上腺素（1:400 000）	蛛网膜下腔注射：呼吸停止
球周阻滞 球后阻滞（风险最高）	0.375% ~ 0.75% 布比卡因 + 肾上腺素（1:400 000）	血管内注射：抽搐 眼球破裂：眼球突出、躁动 神经内注射：视神经损伤/失明 结膜水肿 眼心反射 血管损伤——出血/血肿 眶压升高/突眼 视网膜动脉闭塞 眼外肌损伤

球周阻滞（25 ~ 27 G，25 mm 针）

- 更加安全（针插入眼外肌锥体外），但起效相对慢
- 初始凝视体位→球上及球下 2 次注射
- 向鼻上眶内方向注射约 5 ml 局部麻醉药，在眶下颞下方向注射约 5 ml 局部麻醉药

球后阻滞（25 ~ 27 G，3 cm 针）

- 起效迅速，但是在进针之前需要进行球结膜阻滞
- 进针至侧眼角和下结膜外缘之间
- 垂直进针，直至针尖到达眼球内部，沿眶尖方向继续进针，直至到达球后下直肌和外直肌之间
- 进针深度 25 ~ 35 mm；注入 4 ml 局部麻醉药

眼球筋膜囊下阻滞（25 G 针）

- 直接向眶后 subtenon 间隙注入局部麻醉药
- 进针至眼球和半月皱襞之间（深度小于 1 mm）
- 继续在眼球内侧进针，直至有突破感，深度为 15 ~ 20 mm（巩膜外定位）
- 将眼球复位，回抽无血后注射局部麻醉药
- 出现球结膜水肿则停止操作并压迫眼球

Jesse M. Ehrenfeld、Richard D. Urman

肾功能评估

- 尿液分析
  - 尿比重反映肾脏浓缩尿液的能力
  - 血尿可见于肾脏本身病变、发热、尿路感染（urinary tract infection, UTI）、肾结石、泌尿系统肿瘤、外伤及凝血异常
  - 蛋白尿可见于肾脏本身病变、发热、慢性心力衰竭、运动
- 尿素氮（urea nitrogen, BUN）
  - 正常范围：10 ~ 20 mg/dL
  - 不能可靠反映肾小球滤过率（GFR）（脱水、高蛋白饮食、消化道出血以及代谢率增加时升高）
- 肌酐（creatinine, Cr）
  - 骨骼肌代谢的终产物，由肾脏排泄
  - 与骨骼肌含量成正比
  - 与 GFR 负相关
  - 正常值：男性 0.8 ~ 1.3 mg/dL，女性 0.6 ~ 1.0 mg/dL（妊娠期↓）
  - 评估老年人肾功能的可靠度较低（随年龄增长，GFR 与肌肉含量均降低，可导致 Cr 正常而肾功能不全）
- 肌酐清除率
  - GFR 是肾功能的最佳指标，但不易测定，肌酐清除率（Ccr）是 GFR 最可靠的估测指标
  - Ccr 可通过收集 2 小时或 24 小时尿液来测定
  - 正常值：女性 80 ~ 130 ml/min；男性 100 ~ 140 ml/min
  - 估测 $Ccr = \dfrac{(140 - 年龄) \times [体重 (kg)] \times [0.85 (女性)]}{(血清 Cr) \times 72}$

急性肾损伤（acute kidney injury，AKI）

- 48 小时内 Cr↑ ≥ 0.3 mg/dL，7 d 内↑超过 1.5 倍基础值，或连续 6 小时尿量 < 0.5 ml/(kg·h)（KDIGO 定义）

项目	肾前性	肾性	肾后性
尿 Na^+	<10 mEq/L	>20 mEq/L	>20 mEq/L
尿液渗透压	>500	<350	<350
滤过钠排泄分数（FE_{Na}）	<1%	>2%	>2%
BUN/Cr	>20	<10	<10
尿 Cr /血 Cr	>40	<20	<20

- 肾前性
  - 肾脏低灌注导致 GFR↓
  - 病因
    - 低血容量、心输出量↓、肝衰竭、感染性休克
    - 肾血管收缩（血管紧张素转换酶抑制药/环氧化酶抑制剂）
- 肾性
  - 肾实质损伤
  - 病因
    - 急性肾小管坏死（acute tubular necrosis，ATN）：病因包括缺血和毒素（氨基糖苷类、肌红蛋白、静脉造影剂）
    - 急性间质性肾炎（acute interstitial nephritis，AIN）：通常由药物（非甾体抗炎药、β-内酰胺类抗生素、磺胺类药、利福平）引起
    - 肾小球肾炎
    - 弥散性血管内凝血
    - 血栓性血小板减少性紫癜（thrombotic thrombocytopenic purpura，TTP）

- 肾后性
  - ◆ 肾后梗阻（必须存在双侧梗阻，单侧梗阻仅见于孤立肾、导尿管打结）
  - ◆ 病因：肾结石、良性前列腺增生（benign prostate hyperplasia, BPH）、前列腺癌、神经源性膀胱
- 治疗
  - ◆ 治疗原发病
  - ◆ 避免肾毒性药物
  - ◆ 非诺多泮和低剂量多巴胺（目前有争议）通过扩张肾动脉、增加肾血流量（renal blood flow, RBF）和 GFR，可能有助于预防或治疗急性肾衰竭
  - ◆ 透析指征：酸中毒、电解质紊乱（高钾血症）、中毒（甲醇、乙二醇）、容量过负荷、尿毒症

慢性肾衰竭（chronic renal failure, CRF）

- GFR < 60 ml/(min · 1.73 m^2) 或有肾损伤的证据（尿液分析异常、影像学或组织学证据），病程 ≥ 3 个月
- 病因：高血压、糖尿病、肾小球肾炎、多囊肾、肾血管病

CRF 分期		
分期	损伤程度	GFR/ [ml/ (min · 1.73 m^2)]
1	正常	> 90
2	轻度	60 ~ 89
3	中度	30 ~ 59
4	重度	15 ~ 29
5	肾衰竭	< 15

- 治疗
  - ◆ 血管紧张素转换酶抑制药/血管紧张素受体拮抗剂有可能延缓糖尿病肾病的进展

- ◆ 红细胞生成素纠正贫血
- ◆ 有指征的患者行透析治疗（血液透析/腹膜透析）
- ◆ 高磷血症患者使用磷酸盐结合剂
- ◆ 肾移植

CRF 临床表现	
系统	**表现**
神经系统	周围/自主神经病变、脑病
心血管系统	容量超负荷、高血压、慢性心力衰竭、尿毒症性心包炎、心包积液、动脉粥样硬化加重
呼吸系统	肺水肿
消化系统	胃排空延迟
血液系统	贫血、血小板[*]/白细胞功能异常
代谢系统	高钾血症、高镁血症、高磷酸血症、低钙血症、低白蛋白血症、代谢性酸中毒
内分泌系统	糖耐量受损、高甘油三酯血症
肌肉骨骼系统	骨质疏松、骨软化

注：[*]输注血小板无法改善血小板功能异常，应使用去氨加压素（DDAVP）或冷沉淀（vWF 激活血小板）。

诊断	血清					尿液			
	Na⁺ (mEq/L)	K⁺ (mEq/L)	渗透压 (mOsm/L)	BUN (mg/dL)	Cr	Na⁺ (mEq/L)	K⁺ (mEq/L)	渗透压 (mOsm/L)	尿素 (mg/dL)
原发性醛固酮增多症	140	↓	280	10	正常	80	60~80	300~800	低
继发性醛固酮增多症	130	↓	275	15~25	正常	<20	40~60	300~400	
Na⁺缺乏	120~130	正常或↑	260	>30	正常或↑	10~20	40	600+	800~1000
Na⁺过负荷	150+	正常	290+	正常或↑	正常	100+	60	500+	300
水过负荷	120~130	↓	260	10~15	↓	50~80	60	50~200	300
脱水	150	↓	300	30或正常	正常或↑	40	20~40	800+	800~1000
抗利尿激素分泌不当	125	↓	<260	<10	↓	90	60~150	尿渗透压>血浆渗透压	300
急性肾小管坏死									
少尿	135	↑	正常或↑	↑↑	↑	40+	20~40	300	300
多尿	135	正常或↑	275	↑↑	↑	20	30	300	100~300

注:引自 Link D. Fluids, electrolytes, acid – base disturbances, and diuretics. In Todres ID, Fugate JH, eds. *Critical Care of Infants and Children.* Boston, MA:Little, Brown, 1996;410–435.

肾脏疾病患者的麻醉

麻醉对肾功能的影响

- 即使维持正常的血压、容量状态，区域麻醉及全身麻醉均可导致 RBF、GFR、尿量可逆性↓
- 术后数小时内 RBF 和 GFR 通常恢复正常

麻醉的间接影响

- 麻醉药和交感阻滞（区域麻醉）
- 低血压和心肌抑制→RBF 和 GFR↓
- 麻醉前补充容量可能减轻低血压及 RBF 的改变

麻醉的直接影响

- 氟化物具有直接肾毒性（氟化物可降低肾脏浓缩尿液的功能并引起肾小管坏死）
  - ◆ 氟烷、地氟烷及异氟烷产生的氟化物可忽略不计
  - ◆ 七氟烷和恩氟烷可分解产生氟化物（但没有肾损伤相关的临床证据）
- 七氟烷与二氧化碳吸收剂反应生成复合物 A（在大鼠模型中可导致肾损伤）
  - ◆ 使用七氟烷时应避免新鲜气体流量过低（流量应≥1 L/min）
  - ◆ 对于肾功能不全患者考虑避免使用七氟烷（理论上可降低肾毒性风险）
- 常用静脉麻醉药不会改变 GFR

肾衰竭患者避免或谨慎使用的药物

- 非脂溶性、离子化药物以及肝代谢药物的水溶性产物均经肾脏排泄，肾衰竭时可出现蓄积
- 合并低白蛋白血症的患者中，高蛋白结合率的药物会产生蓄积

药物		说明
阿片类药物	吗啡	活性代谢产物蓄积、作用延长
	哌替啶	活性代谢产物蓄积、作用延长、癫痫
苯二氮䓬类药物	地西泮	活性代谢产物蓄积、镇静
肌肉松弛药	泮库溴铵	作用延长
	罗库溴铵	作用延长（持续时间延长，清除减低）
	维库溴铵	单次剂量通常安全，多次用药/输注可能引起蓄积
	琥珀胆碱	K^+ < 5 mEq/L 可考虑使用；与肾功能正常患者 K^+ 释放量相同（0.5 ~ 1 mEq/L）
	顺阿曲库铵	无显著影响
肌松拮抗剂	新斯的明 依酚氯铵 溴吡斯的明	作用可能延长（然而抗胆碱能作用也可能延长）
	舒更葡糖	轻/中度肾损伤患者无须调整剂量；严重肾损害或透析患者不推荐使用（FDA）
心血管药	地高辛	清除率↓可能导致血药浓度↑，地高辛中毒风险
	硝普钠	硫氰酸盐蓄积（神经毒性）
	α 受体激动剂（去氧肾上腺素）	收缩肾血管
巴比妥类药物	硫喷妥钠 美索比妥钠	低白蛋白血症患者中游离药物浓度↑，可能需要较小的诱导剂量
抗生素	氨基糖苷类 万古霉素	根据肾功能调整剂量避免中毒

泌尿系统手术

膀胱镜检查/输尿管镜检查/经尿道膀胱肿瘤切除术（transurethral resection of bladder tumor，TURBT）

概述

- 手术指征：组织活检、激光碎石、结石取出、输尿管支架置入
- 患者通常高龄且合并多种基础疾病
- 术中常使用灌注液改善视野或冲洗
  - 无菌水：低渗透压，吸收入血后引起溶血和低钠血症；术中可安全使用电灼
  - 无电解质溶液（甘氨酸、山梨醇、甘露醇）：渗透压略低，大量吸收入血后可导致低钠血症；可安全使用电灼
  - 电解质溶液（生理盐水、乳酸林格液）：等渗溶液，吸收后不引起溶血；不能使用电灼

麻醉管理

- 体位：截石位
- 通常采用全身麻醉，亦可采用局部麻醉、监护麻醉、区域麻醉（下尿路器械操作所需麻醉平面为 T_{10} 水平），也可考虑使用喉罩
- 通常不需要肌肉松弛（如外科医生预计操作区域邻近闭孔神经，可考虑肌肉松弛下气管插管）
- 术后无或仅有轻度疼痛；短效阿片类药物（芬太尼）通常足以缓解

并发症

- 截石位可引起腓神经损伤（表现为足下垂）
- 膀胱穿孔：腹膜外穿孔更常见；症状体征包括恶心、大汗，以及腹股沟、耻骨后或下腹部疼痛

经尿道前列腺切除术（transurethral resection of the prostate, TURP）

概述

- 指征：缓解前列腺增生（通常为良性前列腺增生）引起的膀胱梗阻
- 患者通常高龄且伴有多种合并症
- 静脉窦开放可导致大量灌注液吸收入血和 TURP 综合征；液体吸收量的相关因素包括手术时间、静脉窦开放数量（与前列腺大小相关）、外周静脉压、灌注液高度

麻醉管理

- 体位：截石位
- 全身麻醉或区域麻醉（需要达到 T_{10} 水平）
- 根据患者意向和合并症进行选择
- 区域麻醉下可在术中评估 TURP 综合征
- 通常不需要肌肉松弛药维持，但应避免患者发生体动（预防进一步出血/前列腺穿孔）
- 术后无明显疼痛

并发症

- TURP 综合征
  - 大量灌注液经前列腺静脉窦吸收入血
    - ★ 导致低钠血症和容量过负荷
  - 症状/体征：头痛、意识模糊、恶心/呕吐、高血压、心绞痛、抽搐、昏迷、心血管系统衰竭
  - 灌注液吸收可表现为相关毒性反应
  - 甘氨酸：可引起一过性失明、抽搐
  - 氨：可引起苏醒延迟、脑病
  - 高甘氨酸血症：可导致中枢神经系统毒性和循环衰竭
  - 治疗：限制液体和利尿，纠正低钠血症和容量过负荷；若患者抽搐发作/昏迷状态，考虑高张盐水
- 膀胱穿孔

- 凝血异常：过多液体吸收导致稀释性血小板减少和弥散性血管内凝血
- 菌血症：手术操作可导致前列腺定植菌入血
- 预防性使用抗生素可降低菌血症/败血症风险

TURP 替代治疗

- 药物治疗：α 受体阻滞剂
- 电灼/激光/热凝下前列腺汽化术（避免 TURP 综合征）

泌尿系统激光手术

概述

- 指征：尖锐湿疣、输尿管狭窄、良性前列腺增生、输尿管结石，以及阴茎、尿道、膀胱、肾盂浅表肿瘤
- 可涉及不同类型的激光（CO_2/氩气/脉冲染料/Nd – YAG/KTP – 532）
- 安全问题
  - ◆ 手术室人员和患者应佩戴护目镜，以防激光纤维意外断裂
  - ◆ 间断使用激光，预防热损伤
  - ◆ 治疗尖锐湿疣时应佩戴特殊防护口罩，避免吸入活性人乳头状瘤病毒颗粒

麻醉管理

- 体位：截石位
- 监护麻醉复合局部麻醉、全身麻醉或区域麻醉

开腹前列腺切除术

概述

- 指征：良性前列腺增生无法经尿道切除；前列腺癌根治性切除
- 患者通常高龄且伴有多种严重合并症；失血量可能较大
- 腹膜后淋巴结切除用于前列腺癌分期
- 症状明显、进展期肿瘤可行双侧睾丸切除术

监测/外周通路

- 标准监测；大口径静脉通路

麻醉管理

- 开腹前列腺切除术
  - ◆ 体位：仰卧位
  - ◆ 麻醉：区域阻滞、全身麻醉或全身麻醉联合硬膜外麻醉
  - ◆ 硬膜外麻醉可使失血量↓，减轻术后疼痛，促进术后胃肠功能恢复
  - ◆ 有经验的手术医生通常能够在全身麻醉下以最少的出血量/小切口完成手术
  - ◆ 手术医生可能会使用亚甲蓝/靛胭脂评估泌尿道的完整性
    - ★ 靛胭脂：可导致高血压（α 受体激动作用）
    - ★ 亚甲蓝：可导致低血压/影响 SpO_2 读数
- 机器人辅助下腹腔镜前列腺切除术（robotic – assisted laproscopic prostatectomy，RALP）
  - ◆ 优势：减少出血（与开放手术相比），切口更小且术后疼痛较轻
  - ◆ 体位：截石位；头低足高位
  - ◆ 麻醉：气管插管，全身麻醉
  - ◆ RALP 术后并发症包括角膜擦伤和缺血性视神经病变→建议限制头低足高位时间，限制术中液体入量，眼睑覆盖

膀胱切除术

概述

- 指征：对于良性膀胱疾病（出血性/放射性膀胱炎）行单纯全膀胱切除；对于侵袭性膀胱肿瘤行根治性切除术
- 患者通常高龄且伴有多种合并症；由于吸烟与膀胱癌相关，患者存在冠心病和慢性阻塞性肺疾病的风险
- 膀胱切除后需要进行尿路改道
  - ◆ 部分回肠做成膀胱替代物（腹壁外造口）
  - ◆ 多数手术采用膀胱悬吊术（部分肠道构成囊袋，并与尿道相连）
  - ◆ 可伴随大量出血和体液丢失

监测/通路

- **标准监测；可能出现大量出血和液体丢失，考虑建立有创动脉压通路和中心静脉通路；建立大口径外周静脉通路**

麻醉管理

- **体位：仰卧位或截石位**
- **全身麻醉或全身麻醉联合硬膜外麻醉**

肾切除术

概述

- 指征：肾脏肿瘤，肾移植，慢性肾积水/感染，外伤
- 肾细胞癌患者行肾切除术前须进行术前分期，明确肿瘤是否侵及下腔静脉（IVC）或右心房
  - ◆ 肿瘤可部分/完全阻塞 IVC（减少静脉回流，可引起低血压）；切除过程中可能需要夹闭 IVC
  - ◆ 肿瘤可引起肺血管栓塞（体征：$SpO_2\downarrow$，低血压，室上性心律失常）
- 可行开放手术或腹腔镜手术

监测/通路

- 标准监测；考虑有创动脉压监测
- 大口径静脉通路（可能会大出血）

麻醉管理

- 体位：腹膜后入路采用侧卧位，经腹壁入路采用仰卧位
- 全身麻醉或全身麻醉联合硬膜外麻醉（$T_{7\sim9}$ 水平）
- 补液以保证肾血流

第 26 章 骨科手术

Alexander Nguyen、Robert Hsiung

全身麻醉 vs 区域阻滞麻醉

- 根据手术部位、手术时间以及手术医生和患者的意向进行选择
- 区域阻滞麻醉：可加强镇痛，提高患者满意度，减少阿片类药物用量及副作用（肠梗阻、镇静），减少住院时间；相较全身麻醉，不能降低死亡率或下肢深静脉血栓的发生率
- 全身麻醉在实施速度和麻醉效果可靠性方面有优势，更易导致遗忘
- 不论何种麻醉方式，均可采用多模式镇痛：环氧化酶（COX）抑制剂（酮咯酸、西乐葆）、对乙酰氨基酚、抗惊厥药（加巴喷丁、普瑞巴林）、关节内糖皮质激素/局部麻醉药注射

体位

- 注意预防组织和神经损伤，尤其是合并关节炎和脊柱疾病的患者
- 常见的外周神经损伤按发生概率依次为：尺神经 > 臂丛 > 腰骶神经根 > 脊髓
- 仰卧位：大多数手术，包括膝关节、髋关节、骨盆、手臂、足部的手术
- 俯卧位
  - 检查受压点（面部/眼、乳房/生殖器、臂丛、腹部）：压力过大可使静脉压迫↑、气道压力↑及功能残气量↓
  - 可能出现气管导管脱位和打结
  - 保证平车随时可用，以防紧急翻身
  - 围手术期视力丧失风险↑

★ 机制：未知，可能包括前部和后部缺血性视神经病变（anterior & posterior ischemia optic neuropathy, A/PION）、中央视网膜动脉阻塞（central retinal artery occlusion, CRAO）以及中央视网膜静脉阻塞（central retinal vein occlusion, CRVO）

★ 危险因素：脊柱手术，手术时间长（> 6 h），术中失血［>40% 估计血容量（EBV）］，俯卧位，术前贫血，肥胖，吸烟，2 型糖尿病

★ 考虑同时应用胶体液和晶体液以补充血管内容量。保持头部等同或高于心脏水平面。避免直接压迫眼眶，可降低 CRAO 和静脉充血风险

- 侧卧位
  - 须保护受压点，维持颈部生理曲度
  - 使用"腋窝卷"（放置于腋窝下方，非腋窝内）避免腋窝受压：保护承重侧臂丛和血管
- 坐位/沙滩椅位——肩部、锁骨手术
  - 为肩部手术提供手术空间，空气栓塞风险增加（5% ~25%）
  - 调整血压目标以保证充分的脑灌注（20 cmH$_2$O ≈ 15 mmHg）
- 四肢手术
  - 可采用区域阻滞麻醉，尤其是连续置管技术
  - 全身麻醉联合区域阻滞麻醉可使诱导速度、术中遗忘和镇痛效果最大化

四肢手术麻醉方案			
手术	**麻醉方式**	**体位**	**注意事项**
上肢手术			
肩部手术	• 全身麻醉 • 肌间沟阻滞	沙滩椅位，侧卧位	患者可能盖在手术单下数小时，因此通常需要全身麻醉或深度镇静
肘部手术	• 全身麻醉 • 锁骨上神经阻滞 • 锁骨下神经阻滞 • 腋神经阻滞	仰卧位、侧卧位或俯卧位	考虑锁骨下置管，应追加肋间臂神经阻滞，以保证上臂近段内侧神经支配被阻滞
腕部及手部手术	• 全身麻醉 • 腋神经阻滞 • 锁骨上神经阻滞 • 锁骨下神经阻滞 • Bier 阻滞 • 指神经阻滞 • 局部麻醉 + 监护麻醉	仰卧位	典型手术包括腕管松解术、远端桡骨切开复位内固定术（open reduction with internal fixation，ORIF）、扳机指修复术、腱鞘囊肿切除术
下肢手术			
膝关节镜手术	• 全身麻醉 ± 隐神经阻滞 • 脊椎麻醉 • 硬膜外麻醉 • 关节腔内局部麻醉 + 监护麻醉	仰卧位	通常选择全身麻醉，除非患者长期应用阿片类药物或患者希望看到手术过程

续表

四肢手术麻醉方案			
手术	**麻醉方式**	**体位**	**注意事项**
全膝关节置换术	• 全身麻醉±股神经阻滞（单次或置管）±坐骨神经阻滞（补救措施）阻滞 • 脊椎麻醉±股神经置管 • 硬膜外麻醉 • 腰丛＋坐骨神经阻滞	仰卧位	可多种神经阻滞相结合；收肌管阻滞（隐神经）置管已取代股神经置管，用于减轻术后疼痛，因其对运动功能影响较小；术中常使用止血带→放气后估计失血量可超过 500 ml
髋关节骨折手术	• 全身麻醉±股神经阻滞（术后镇痛） • 脊椎麻醉 • 硬膜外麻醉	仰卧位	股神经阻滞通过减少阿片类药物用量，可降低髋关节骨折后谵妄发生率
髋关节置换术	• 全身麻醉±腰丛阻滞（术后镇痛）或±股神经阻滞 • 脊椎麻醉 • 硬膜外麻醉	侧卧位	骨水泥过程可诱发栓塞相关的低血压/低氧/心搏骤停：处理＝支持性复苏
踝关节手术	• 全身麻醉 • 脊椎麻醉 • 硬膜外麻醉 • 腘窝±隐神经阻滞	仰卧位、侧卧位或俯卧位	硬膜外麻醉可能需要 30 min 以上，使平面稳定在骶区
足部、足趾、踇外翻手术	• 全身麻醉 • 踝关节阻滞 • 腘窝±隐神经阻滞	仰卧位	足部内侧由隐神经（股神经）支配，足部其他部位的感觉由坐骨神经支配

脊柱手术

颈椎手术

- 指征：颈椎不稳定（外伤、肿瘤），关节炎/骨质增生，椎管狭窄
- 气管插管注意事项
  - ♦ 考虑使用纤维支气管镜或其他设备（插管型喉罩、可视喉镜）插管，尽管几乎所有气道设备均会在一定程度上引起颈椎活动。对于极不稳定的脊柱，甚至可考虑"清醒"气管插管或气管切开

胸/腰椎手术

- 椎板切除术/椎板切开术：切除椎板，减轻神经压迫
- 融合术：利用器械稳定脊柱，直至达到骨性融合（术后 6 ～ 12 个月）
- 指征：脊椎滑脱，脊柱侧凸，椎间盘突出复发，脊椎不稳定
- 通常为大手术，出血量和围手术期并发症多（考虑建立有创动脉压监测、良好的静脉通路、血细胞回收）

神经监测

- 指征：术中监测神经通路异常有助于指导术中决策
- 定义：诱发电位是对刺激神经通路所诱发的神经传导的测定
- 方法：波形评估包括波幅、潜伏期和形态；麻醉状态稳定后行基线评估（避免单次给药/麻醉深度快速变化→持续输注利于监测）
- 临床结局：根据美国神经外科医师协会，无证据显示神经监测可改善脊柱退行性改变患者行腰椎管减压或腰椎融合术后的临床结局

监测类型

躯体感觉诱发电位（SSEP）

- 监测由脊髓后动脉供血的脊髓后角（感觉束）损伤/缺血

- 刺激周围神经（胫后神经、正中神经、尺神经）并在头皮（感觉皮层）记录电信号
- 假阴性少，但假阳性常见
- 不能直接监测运动通路
  - ♦ 运动功能损伤时 SSEP 可正常
  - ♦ Adamkiewicz 动脉通过脊髓前动脉给脊髓下 2/3 供血
- 监测结果可能延迟（20 min）

皮层脊髓运动诱发电位（MEP）

- 用于监测脊髓运动通路的完整性（由脊髓前动脉供血）
- 用于主动脉瘤和髓内脊髓肿瘤、脊柱畸形、后颅窝肿瘤、颅内动脉瘤
- 于头皮或硬膜外放置电极，刺激上、下肢肌肉
- 避免使用肌肉松弛药
- 安全问题：烧伤、运动相关损伤、抽搐、咬伤（0.2%），起搏器禁忌

肌电图（EMG）

- 测定肌肉电活动
- 连续测量自发电活动可发现神经操作过度以及神经钝性损伤
- 诱发电位可用于辨识神经及发现植入物（如椎弓根螺钉）位置不当
- 用于脊髓栓系松解、肿瘤切除、听神经瘤切除、面神经手术
- 避免使用肌肉松弛药

影响监测的因素

- 基线测定可能不准确，考虑预先放置测量电极
- MEP 比 SSEP 对麻醉药更为敏感
  - ♦ 肌肉松弛药在 MEP 中相对禁忌，但可通过减少 EMG 伪差而增强 SSEP 信号
- 潜伏期↑或波幅↓可能提示神经损伤
  - ♦ 双侧同等改变可能继发于温度、低血压或麻醉效应
  - ♦ 单侧改变可能继发于缺血/技术因素

- 温度（SSEP）
  - ◆ 低温：波幅↔，潜伏期↑
  - ◆ 高温：波幅↓，潜伏期↔
- 低氧（SSEP）：波幅↓，潜伏期↑
- CO_2（SSEP）：$PaCO_2$ 25～50，仅有细微改变；$PaCO_2 > 100$，波幅↓，潜伏期↑
- 贫血：波幅↓
- 低血压（SSEP）：血压快速↓可使波幅↓，潜伏期↔
- 体位：脊柱不稳或颈椎位移可改变信号
- 麻醉药影响（SSEP）：静脉麻醉药影响 < 吸入麻醉药影响
- 对麻醉药的敏感性：视觉诱发电位 > 经皮层运动诱发电位（TcMEP）> 深 MEP > 脊髓 MEP > SSEP > 脑干听觉诱发电位（BAEP）

麻醉药对 SSEP 的影响		
波幅↓	影响最小	波幅↑
巴比妥类药物（潜伏期↑） 吸入麻醉药（潜伏期↑） 镁离子	丙泊酚 阿片类药物 咪达唑仑 多潘立酮 可乐定 右美托咪定	氯胺酮 依托咪酯

- 电生理监测手术（SSEP/MEP）麻醉方式选择
  - ◆ 挥发性麻醉药 vs 全凭静脉麻醉（TIVA）
    - ★ 在稳定状态下，丙泊酚/镇痛药（如瑞芬太尼）输注对神经肌肉监测无影响或仅有轻微影响
    - ★ 持续输注可降低吸入麻醉药用量（0.5 MAC 以下）
  - ◆ 控制性降压
    - ★ 平均动脉压（MAP）低于基线水平20%～30%，从而减

　　　少出血、改善手术视野暴露

　　　　★ 风险：降低重要脏器灌注和氧供（心脏、脑、脊髓）

　　　　★ 由于增加脑卒中风险，已不推荐

- 术后疼痛管理难度与手术涉及椎体数量相关

  ♦ 术中静脉注射美沙酮被证实可减少术后阿片类药物用量及降低疼痛评分

  ♦ 大剂量酮咯酸被证实与椎体融合不愈合相关。其他非甾体抗炎药的影响有待进一步研究

  ♦ 包含加巴喷丁和对乙酰氨基酚的多模式方案可有效镇痛

  ♦ 术中和术后静脉注射氯胺酮、利多卡因及右美托咪定对于减少阿片类药物应用及避免长期阿片类药物使用的效果仍在研究中

- 唤醒试验

  ♦ 评估脊髓完整性最可靠的方法

  ♦ 持续镇痛下，外科操作后与手术医生配合，轻柔、缓慢地唤醒患者

  ♦ 苏醒后要求患者遵从指令，完成神经系统评估后再次进入全身麻醉

  ♦ 术前应对患者说明手术计划（解释术中唤醒的可能）

  ♦ 常用的快速苏醒技术包括 TIVA［丙泊酚、瑞芬太尼和（或）右美托咪定］、N_2O - 镇痛药、短效吸入麻醉药

骨科手术并发症

- 甲基丙烯酸甲酯骨水泥

  ♦ 使用时进入骨松质内，可导致髓内压↑→髓内脂肪移位→**脂肪栓塞**

  ♦ 骨水泥单体进入体循环可导致外周血管阻力（SVR）严重下降/血压↓，同时心输出量↓、低氧（分流）、肺动脉高压以及心律失常

- ◆ 治疗：提高 FiO_2，补充容量，血流动力学支持
- 脂肪栓塞综合征（fat embolus syndrome，FES）
  - ◆ 常见于长骨骨折和髓内钻孔
  - ◆ 若骨折固定不当，损伤后 24 h 栓塞风险增加
  - ◆ 临床表现：皮肤瘀斑，皮疹，尿脂肪颗粒，低血压，心动过速，低氧/呼吸困难，神志状态改变，胸部 X 线检查提示肺部浸润。注意，可能在体格检查中无异常发现
  - ◆ 治疗：支持治疗，纠正低氧和血流动力学不稳定；反复低氧患者行气管插管、PEEP 通气、机械通气；类固醇激素有争议
- 骨科手术出血的管理
  - ◆ 术中血液回收/细胞回收
  - ◆ 氨甲环酸可减少失血量及输血需求。栓塞事件高风险患者（冠状动脉支架置入，心房颤动，不明原因肺栓塞病史）存在禁忌
  - ◆ 下肢手术使用止血带
  - ◆ 急性等容血液稀释——手术开始时收集患者血液，同时静脉补液以补充血容量；手术结束时血液回输
  - ◆ 择期手术前数周行自体血收集
  - ◆ 术前使用促红细胞生成素
- 深静脉血栓/肺栓塞
  - ◆ 骨科手术围手术期并发症/死亡的主要原因（有症状的肺栓塞发生率 0.3% ~2%）
  - ◆ 危险因素：手术时间长，髋/膝关节置换术，使用止血带，术后制动，年龄 >60 岁
  - ◆ 预防措施
    - ★ 鼓励早期活动/物理治疗
    - ★ 围手术期使用间歇下肢加压装置
    - ★ 考虑术前开始低剂量抗凝（华法林/低分子肝素）
    - ★ 高危患者可考虑预防性放置下腔静脉滤网

术中使用止血带的并发症	
缺血损伤	充气时间 > 2 h 可引起神经/组织缺血，并可能导致永久损伤 若手术时间延长，应间断放气，恢复灌注，10 ~ 15 min 后再次充气
止血带疼痛	即使区域麻醉（脊椎麻醉、硬膜外麻醉、周围神经阻滞）阻滞充分，止血带充气后 30 ~ 60 min 仍会出现进行性高血压 目前机制不明，可能由对局部麻醉抵抗的无髓鞘 C 纤维介导 处理：静脉镇痛药通常无效；血管扩张药可用于降低血压；止血带重新充放气
止血带放气后的再灌注损伤	缺血肢体产生的酸性代谢产物和血栓进入系统循环，从而引起低血压、低氧血症、高碳酸血症、肺高压、肺栓塞和（或）代谢性酸中毒 通常为一过性→治疗包括补充容量、使用血管收缩药；钙剂和碳酸氢盐分别用于纠正高钾血症和严重酸中毒
相对禁忌证	镰状红细胞，严重周围血管病，严重挤压伤，糖尿病周围神经病变

第 27 章　内分泌系统手术

Jesse M. Ehrenfeld、Richard D. Urman

甲状腺

甲状腺功能亢进

甲状腺功能亢进患者的麻醉

- 术前评估
  - 概述：最好纠正甲状腺功能至正常（甲状腺危象风险），监测甲状腺功能（thyroid function test，TFT），持续使用抗甲状腺药和 β 受体阻滞剂至手术当日
  - 气道：检查是否存在压迫、气管移位、胸骨后甲状腺肿，对于气道高风险患者考虑行清醒纤维支气管镜气管插管
- 可使用苯二氮䓬类术前镇静
- 术中管理
  - 概述：避免/谨慎使用交感神经兴奋药物（肾上腺素、氯胺酮、麻黄素、去氧肾上腺素），以免引起严重高血压/心动过速
  - 注意眼睛保护（患者可能合并突眼）
  - 大剂量硫喷妥钠有抗甲状腺活性
  - 注意甲状腺危象表现（高热、心动过速、血压↑）
  - 自身免疫性甲状腺毒症可能与肌病相关
- 术后管理
  - 并发症：激素紊乱和气道管理问题
  - 甲状腺危象：大量 T_3、T_4 释放，危及生命，可于术后 6 ~ 24 h 出现
  - 症状：心动过速、发热、意识模糊、呕吐、脱水、充血性心力衰竭、焦躁［与重症肌无力（MG）不同，不伴有磷酸肌酸激酶（creatine phosphate kinase，CPK）↑、肌肉僵直或酸中毒］

◆ 甲状旁腺破坏/切除→术后 24～72 h 内出现低钙血症

◆ 喉返神经损伤→单侧损伤导致声音嘶哑，双侧损伤导致喘鸣，可通过纤维喉镜检查诊断

◆ 颈部血肿→部分/完全上气道梗阻

　★ 治疗 = 立即开放颈部伤口、引流

甲状腺功能减退

甲状腺功能减退患者的麻醉

- 术前准备
  - ◆ 手术期间应持续使用甲状腺激素
  - ◆ 甲状腺功能减退未治疗（血流动力学不稳定和黏液性水肿昏迷风险）的患者应行择期手术
  - ◆ 亚临床甲状腺功能减退不增加手术风险
  - ◆ 急诊手术：考虑静脉注射甲状腺素和激素进行预处理
  - ◆ 患者通常肥胖，可能合并舌体增大、颈短、胃排空延迟
- 术中管理
  - ◆ 甲状腺功能减退患者对镇静药、镇痛药敏感
  - ◆ 诱导：维持血流动力学稳定（可使用氯胺酮或依托咪酯）
  - ◆ 压力感受器功能异常、心输出量↓、容量不足可导致低血压
  - ◆ 低体温出现快速且难以纠正
  - ◆ 代谢紊乱常见：Na^+↓、血糖↓
  - ◆ 低通气常见（对低氧反应不敏感）
  - ◆ 可出现黏液性水肿昏迷（甲状腺功能减退失代偿的严重表现）
- 术后管理
  - ◆ 低体温、药物代谢减慢，以及呼吸抑制可导致拔管延迟
  - ◆ 清醒、体温正常患者可拔除气管导管
  - ◆ 使用区域阻滞和酮咯酸控制疼痛（谨慎使用阿片类药物）

甲状旁腺

甲状旁腺功能亢进

甲状旁腺功能亢进患者的麻醉

- 心电图：PR 和 QT 间期缩短，心肌传导功能异常（Ca^{2+} 水平↑）
- 维持水化和正常尿量
- 虚弱/嗜睡患者可减少非去极化肌肉松弛药用量

甲状旁腺功能减退

甲状旁腺功能减退患者的麻醉

- 术前——血清钙、离子钙应在正常范围，特别是合并心脏疾病症状的患者
- 术中——低钙血症可增强神经肌肉阻滞
  - 血液制品含柠檬酸盐（以及 5% 白蛋白）可降低血清钙水平
- 术后——低钙血症可引起神经肌肉阻滞恢复延迟

嗜铬细胞瘤

- 可能与常染色体显性遗传的多发性内分泌肿瘤相关
- 分泌肾上腺素、去甲肾上腺素，偶尔分泌多巴胺
  - 可为间断性或持续性分泌
  - 肿瘤血供变化、直接压迫、药物均可引起儿茶酚胺释放

嗜铬细胞瘤患者的麻醉

- 术前准备：目标为控制血压、恢复血管内血容量
  - 术前 10 ~ 14 d 开始使用 α 受体阻滞剂，并在 β 受体阻滞治疗前使用
    - ★ 如果意外在使用 α 受体阻滞剂前使用 β 受体阻滞治疗→不受抑制的 α 受体过度激动导致严重高血压
  - 酚苄明 = 首选的 α 受体阻滞剂（也可选择哌唑嗪）
    - ★ 起始剂量 = 10 mg 每日 1 次或 2 次，根据血压每 2 ~ 3 d 分次增加 10 ~ 20 mg（目标最终剂量 = 20 ~ 100 mg 每日 1 次）

- ◆ 普萘洛尔 10 mg 每日 4 次（应在术前 3～4 d 开始）
- ◆ 如果血压控制不佳，钙通道阻滞剂尼卡地平 30 mg 每日 2 次可作为 α 及 β 受体阻滞剂的补充
- ◆ 所有嗜铬细胞瘤患者均需补液——合并慢性心力衰竭的患者应谨慎
- ◆ 硝普钠输注（以及酚妥拉明静脉注射）用于治疗急性高血压危象
- ◆ 有时术前使用儿茶酚胺合成抑制剂——甲酪氨酸
- 术中麻醉
  - ◆ 全身麻醉 vs 区域阻滞——不影响患者的临床结局
  - ◆ 避免使用地氟烷、交感神经刺激性药物（氯胺酮、麻黄素）、低通气（可引起非神经源性儿茶酚胺释放）、阿曲库铵和吗啡（组胺释放）
  - ◆ 预先准备硝普钠和去氧肾上腺素
  - ◆ 诱导前建立有创动脉压监测 ± 中心静脉压监测（评估血管内容量）±肺动脉压监测
  - ◆ 保证诱导过程平稳——插管可引起大量儿茶酚胺释放
  - ◆ 肿瘤附近的手术操作可引起大量儿茶酚胺释放→高血压危象
  - ◆ 肾上静脉结扎→血儿茶酚胺水平迅速降低→低血压（处理：补液及使用直接拟交感神经药）
  - ◆ 儿茶酚胺抵抗的血管麻痹：可使用血管升压素缓解
  - ◆ 难以控制的心动过速：可用艾司洛尔控制 [25～300 μg/(kg·min)]
- 术后管理
  - ◆ 维持血压正常；50% 患者血压仍高于正常水平
  - ◆ 双侧肾上腺切除→术后可能需要激素支持

糖尿病管理

- 术前准备
  - 明确糖尿病类型、病程及严重程度——病情重、血糖控制不佳、病程长者，长期并发症风险高
  - 明确目前治疗方式和剂量（饮食控制、口服降糖药或胰岛素）
  - 清晨空腹血糖和糖化血红蛋白（HbA1c）水平可辅助评估糖尿病控制情况。肌酐和电解质可反映肾脏病变程度
  - 明确是否合并冠状动脉疾病、高血压、脑血管病和周围血管病，完善心电图检查，评估是否合并心律失常和陈旧性心肌梗死
  - 合并胃食管反流和胃轻瘫的患者可使用枸橼酸钠和甲氧氯普胺
  - 区域麻醉可能不适用于严重周围神经病变患者
  - 术前停用长效胰岛素，并用鱼精蛋白胰岛素和含锌胰岛素替代
  - 停用长效磺脲类药物（如氯磺丙脲），由短效药物替代。二甲双胍增加术中代谢性酸中毒风险，可停用。2型糖尿病合并严重高血糖的患者，术前应将口服降糖药改为胰岛素
- 急诊手术
  - 尽量维持代谢和容量稳定（条件允许推迟手术）
  - 稳定血糖、电解质、酸碱平衡——胰岛素和葡萄糖输注
  - 容量不足可补充生理盐水（根据肾功能和心功能状态）
  - 肾功能正常且 K^+ 正常或低于正常水平，可静脉补充 K^+
  - 仅在患者合并严重酸中毒时补充碳酸氢钠
- 术中管理
  - 所有胰岛素依赖和血糖控制不佳的患者均应监测血糖
  - 使用中性鱼精蛋白锌胰岛素（neutral protamine Hagedorn，NPH）或鱼精蛋白锌胰岛素（protamine zinc insulin，PZI）

  ★ 鱼精蛋白过敏反应风险↑（继发于先前的敏化作用）
  ★ 糖尿病患者术中胰岛素的需求量差异大，需要个体化
- 术后管理
  ◆ 使用甲氧氯普胺治疗胃轻瘫患者的恶心、呕吐
  ◆ 胃轻瘫患者术后发生感染、心肌梗死、高血糖/低血糖、脑血管病和肾功能异常的风险增加
- 糖尿病急症
  ◆ 糖尿病酮症酸中毒：常见于 1 型糖尿病，由外伤或感染引起
    ★ 恶心、呕吐、脱水、多尿、多饮、嗜睡→昏迷
    ★ 高血糖、阴离子间隙升高的代谢性酸中毒、血酮体和尿酮体阳性、低钾血症
    ★ 治疗：有创动脉压监测，重度中枢神经系统抑制患者行气管插管
      · 胰岛素输注（10 U 静脉注射，之后 5～10 U/h 维持）
      · 生理盐水 5～10 ml/（kg·h）（液体缺失常可达 3～8 L），血糖 <250 mg/dL 时，加用 5% 葡萄糖溶液
      · 补钾 [0.3～0.5 mEq/（kg·h）]
      · 通常不需要碳酸氢钠
- 高渗，高血糖，非酮症昏迷（常见于 2 型糖尿病）
  ◆ 严重脱水合并急性高血糖（ >600 mg/dL）
  ◆ 治疗：纠正低血容量和高血糖
    ★ 0.45% 盐水液体复苏
    ★ 立即静脉给予 10 U 普通胰岛素→胰岛素输注（见上）
- 低血糖——应激、饥饿、运动、饮酒导致
  ◆ 在意识丧失的患者中低血糖比高血糖更危险（血糖偏高较偏低安全）
  ◆ 症状：大汗、心动过速、认知功能减退、意识模糊、昏迷、抽搐
  ◆ 治疗：50% 葡萄糖溶液静脉注射，起始剂量 25 ml

术前一日根据进食量调整胰岛素方案

术前一日胰岛素方案	甘精胰岛素或地特胰岛素		NPH 或 70/30 胰岛素		赖脯胰岛素、谷赖胰岛素、门冬胰岛素、普通胰岛素		非胰岛素类注射降糖药	
	上午剂量	下午剂量	上午剂量	下午剂量	上午剂量	下午剂量	上午剂量	下午剂量
至午夜正常饮食（包括至术前 2 h 可饮清饮料）	常规剂量	常规剂量的 80%	常规剂量	常规剂量的 80%	常规剂量	常规剂量	常规剂量	常规剂量
肠道准备和（或）术前 12~24 h 仅饮清饮料	常规剂量的 80%		常规剂量的 80%	常规剂量的 80%	常规剂量	常规剂量	患者开始喝清饮料，进行肠道准备的时候停止使用胰岛素	患者开始喝清饮料，进行肠道准备的时候停止使用胰岛素

注：引自 Duggan, DW, Carlson, K, Umpierrez, GE Perioperative hyperglycemia management: An update. *Anesthesiology* 2017;126:547–560.

手术日胰岛素方案				
分类	甘精胰岛素或地特胰岛素	NPH 或 70/30 胰岛素	赖脯胰岛素、门冬胰岛素、谷赖胰岛素、普通胰岛素	非胰岛素类注射降糖药
手术日胰岛素方案	如患者常规仅晨起用药或每日 2 次用药，则用80% 常规剂量	血糖高于 120 mg/dL* 应用 50% 常规剂量 血糖低于 120 mg/dL 则停用	停用	停用

注：*6.6 mmol/L。

引自 Duggan，DW，Carlson，K，Umpierrez，GE Perioperative hyperglycemia management：An update. *Anesthesiology* 2017；126：547－560.

胰岛素输注速度调整			
血糖/（mg/dL）（mmol/L）	如血糖较前次测量升高	血糖较前次测量下降少于 30 mg/dL	血糖较前次测量下降大于 30 mg/dL
>241（13.4）	速度增加 3 U/h	速度增加 3 U/h	速度不变
211～240（11.7～13.4）	速度增加 2 U/h	速度增加 2 U/h	速度不变
181～210（10～11.7）	速度增加 1 U/h	速度增加 1 U/h	速度不变
141～180（7.8～10）	速度不变	速度不变	速度不变
110～140（6.1～7.8）	速度不变	速度减半	暂停输注

续表

胰岛素输注速度调整			
血糖/(mg/dL)(mmol/L)	如血糖较前次测量升高	血糖较前次测量下降少于30 mg/dL	血糖较前次测量下降大于30 mg/dL
100 ~ 109（5.5 ~ 6.1）	1. 暂停输注 2. 每小时复查血糖 3. 血糖 >180 mg/dL（10 mmol/L）时重新开始以前次 1/2 速度输注		
71 ~ 99（3.9 ~ 5.5）	1. 暂停输注 2. 每半小时复查血糖直到血糖 >100 mg/dL（5.5 mmol/L） 3. 恢复每小时复查血糖 4. 血糖 >180 mg/dL（10 mmol/L）时重新开始以前次 1/2 速度输注		
70（3.9）或更低	如血糖 = 50 ~ 70 mg/dL（2.8 ~ 3.9 mmol/L）：予 50% 葡萄糖溶液 25 ml；每半小时复查血糖直到血糖 >100 mg/dL（5.5 mmol/L） 如血糖 <50 mg/dL（2.8 mmol/L）：①予 50% 葡萄糖溶液 50 ml；②每 15 分钟复查血糖直到血糖 >70 mg/dL（3.9 mmol/L）；③如血糖 >70 mg/dL，每半小时复查血糖直到血糖 >100 mg/dL（5.5 mmol/L），如血糖仍低于 50 mg/dL，重复予 50% 葡萄糖溶液 50 ml 并持续输注 10% 葡萄糖溶液；④血糖 >100 mg/dL（5.5 mmol/L），则恢复每小时复查血糖 如血糖 >180 mg/dL（10 mmol/L）重新开始以前次 1/2 速度输注胰岛素		

注：围手术期血糖目标 140 ~ 180 mg/dL（7.8 ~ 10 mmol/L）。

1. 如血糖 >180 mg/dL（10 mmol/L），开始输注胰岛素。

2. 单次推注剂量（血糖＝140/40）。

3. 开始输注速度（血糖/100＝U/h）。

4. 每小时复查血糖并调整用量。

引自 Duggan，DW，Carlson，K，Umpierrez，GE Perioperative hyperglycemia management：An update. *Anesthesiology* 2017；126：547 – 560.

肾上腺功能不全

肾上腺功能不全

- 术前准备——补充应激剂量的糖皮质激素（通常为 50 ~ 100 mg 氢化可的松静脉注射），特别是每日泼尼松用量 ≥ 5 mg 的患者
- 术中管理
  - 液体负荷耐受性差、低血糖、高钾血症、心律失常等的风险增加
  - 无法解释的低血压（对液体复苏和血管加压药无反应）→ 补充糖皮质激素
  - 避免使用依托咪酯（抑制肾上腺功能）
- 术后管理
  - 补充充足的糖皮质激素

糖皮质激素过多（库欣综合征）

- 病因
  - 原发性——肾上腺腺瘤/增生
  - 继发性——分泌促肾上腺皮质激素（ACTH）的垂体微腺瘤（库欣病），分泌 ACTH 的肿瘤，外源性糖皮质激素
- 临床表现：满月脸、水牛背、向心性肥胖、多毛、皮肤菲薄、骨质疏松、易出现淤青、糖尿病、近端肌病、无菌性股骨头坏死、精神状态异常、胰腺炎、多尿/多饮

库欣综合征患者的麻醉

- 术前准备：存在低钾和糖耐量异常风险（术前应明确）

- 类库欣综合征患者可能有高血压、慢性心力衰竭、皮肤菲薄、骨质疏松
  - 医源性库欣综合征患者应术前使用应激剂量的激素
- 术中管理
  - 肥胖（困难气道/静脉通路难以建立），常出现高血压
  - 体位摆放需要谨慎（易出现皮肤破损）
  - 大剂量阿片类药物可引起呼吸抑制和拔管困难
- 术后管理
  - 通气功能减低（功能残气量↓），术后活动差，压疮，感染风险↑

醛固酮增多症

- 病因
  - 原发性（Conn 综合征）：肾上腺腺瘤（60%），双侧肾上腺增生（30%），肿瘤（少见）
  - 继发性：血浆肾素和醛固酮高水平（慢性心力衰竭/肝纤维化导致）
- 临床表现
  - 恶性高血压（中枢调节/醛固酮介导）
  - 常伴有严重的低钾血症，可能与利尿药使用相关 → 无力、手足抽搐
  - 高血压患者常合并容量不足（低容量和 K^+↓ 提示严重的总 K^+ 缺乏）
  - H^+ 丢失导致代谢性碱中毒

Conn 综合征患者的麻醉

- 术前准备：纠正高血压、代谢性碱中毒和低钾
  - 螺内酯（可用到 400 mg 每日 1 次）可控制高血压、中度容量不足、低钾
- 术中管理：如果存在慢性心力衰竭、未控制的高血压、容量不足，则建立有创动脉压监测
  - 肾上腺周围的手术操作可导致儿茶酚胺释放→循环系统不

稳定

- ◆ 双侧肾上腺切除患者应补充糖皮质激素和盐皮质激素
- 术后管理：目标＝维持血压正常、电解质平衡
  - ◆ 双侧肾上腺切除患者继续使用糖皮质激素和盐皮质激素

垂体后叶

- 垂体后叶释放催产素和抗利尿激素（ADH，又称血管升压素）
- ADH 促进肾脏对水的重吸收
  - ◆ 低 ADH→尿崩症
  - ◆ 高 ADH→抗利尿激素分泌失调综合征（syndrome of inappropriate antidiuretic hormone，SIADH）

尿崩症（diabetes insipidus，DI）

- 病因：中枢性 DI——垂体分泌 ADH 不足（头颅外伤、基因异常、感染、血管疾病、肿瘤）
- 肾源性 DI——肾脏对 ADH 反应差（药物、慢性肾病导致）
- 临床表现：口渴、多尿（可达 20 L/d）、低血压、脱水
- 诊断：尿比重≤1.005，尿液渗透压＜200 mOsm/kg，血浆渗透压＞287 mOsm/kg
- 治疗：皮下注射/经鼻/口服补充 ADH 类似物（去氨加压素）、氯磺丙脲、卡马西平、噻嗪类利尿药
- 麻醉管理
  - ◆ 术前——恢复血管内容量，经鼻去氨加压素 10 μg 每日 2 次或 3 次
  - ◆ 术中
    - ★ ADH 总量不足：术前单次输注 100 mU ADH 后持续输注（100～200 mU/h，根据尿量调整）
    - ★ 部分 ADH 不足：不需要补充 ADH（除外血浆渗透压＞290 mOsm/kg）

◆ 术后——持续补充去氨加压素，维持电解质平衡

抗利尿激素分泌失调综合征

- 临床表现：包括原发病和低钠血症的表现
  - ◆ 稀释效应导致 $Na^+\downarrow$，无 Na^+ 缺乏（可能无临床症状）
  - ◆ 症状：可能包括恶心、乏力、厌食；$Na^+ < 110$ mmol/L→ 昏迷
- 诊断：需与其他原因（如稀释性低钠血症）导致的低钠鉴别 （稀释性 $Na^+\downarrow$：葡萄糖溶液/盐水输注过量，使用利尿药）
  - ◆ 确诊标准为血清 $Na^+ < 130$ mmol/L，血浆渗透压 < 270 mOsm/L，尿 $Na^+ > 20$ mEq/L 及尿液渗透压增加
- 治疗：强调原发病治疗
  - ◆ 药物治疗不能抑制下丘脑或肿瘤的 ADH 释放
  - ◆ 对症治疗：液体摄入限制为 $500 \sim 1000$ ml/24 h（规律监测 血浆渗透压、尿液渗透压）
  - ◆ 蛛网膜下腔出血患者不应限制液体摄入——可导致血管 痉挛
  - ◆ 地美环素：很难限制液体输注量时使用
- 麻醉管理
  - ◆ 纠正低钠血症，通过中心静脉压或肺动脉压监测容量
  - ◆ 监测电解质（尿液渗透压、血浆渗透压、血清 Na^+）（包 括术后即刻）

第28章 妇产科麻醉

Jeanette R. Bauchat

概述

产科相关并发症发生率和死亡率
• 在美国，妊娠相关死亡事件正在逐步增长，目前发达国家中发生率可高达 17.2/10 万活胎
• 60% 的妊娠相关死亡是可预防的，通过全美孕产妇安全协作网（National Partnership for Maternal Safety，NPMS）实施孕产妇安全系列措施可以降低孕产妇的发病率/死亡率
• 麻醉相关死亡非常罕见并逐步下降，为减少全身麻醉的应用，目前椎管内麻醉越来越普及，而椎管内麻醉后心搏骤停导致的死亡事件则有所增加

注：引自 https：//www. cdc. gov/reproductivehealth/maternalinfanthealth/pregnancy – mortality – surveillance – system. htm；https：//www. cdc. gov/vitalsigns/maternal – deaths/index. html；https：//safehealthcareforeverywoman. org/safety – action – series/overview – of – the – national – partnership – for – maternal – safety/；*Obstet Gynecol* 2011；117：69 – 74.

	妊娠期生理变化	麻醉顾虑
代谢与呼吸系统	• 氧耗增加 • 潮气量和呼吸频率增加（孕酮作用） • 功能残气量、残气量和补呼气量降低 • 补呼气量和残气量降低，但肺总量维持不变 • PCO_2 降至 28 ~ 32 mmHg，不全代偿性呼吸性碱中毒 • 氧含量减少（生理性贫血）	• 呼吸暂停时氧饱和度快速下降 • 给氧去氮时间延长 • 每分钟通气量需求增加 • 仰卧位时肺内分流增加

续表

妊娠期生理变化		麻醉顾虑
气道变化	• 上呼吸道充血水肿 • 随着妊娠期进展，Mallampati 分级增加	• 插管失败风险增加 • 上呼吸道损伤风险增加 • 使用小号气管导管
循环系统	• 心输出量和血容量增加 • 子宫血流量增至 700～900 ml/min（心输出量的 20%） • 血压下降，外周血管阻力降低，心率增加 • 腹主动脉和下腔静脉受压迫（仰卧位时妊娠子宫压迫腹主动脉和下腔静脉） • 产后血流动力学：心输出量增加 75%，产后 48 h 恢复至分娩前水平，12～24 周恢复至孕前水平 • 分布容积增加	• 心输出量增加可使有潜在心脏病的产妇的心脏病发病率增加 • 腹主动脉和下腔静脉受压迫可使心输出量减少，子宫血流灌注减少
血液系统和凝血功能	• 血容量增加 50%，血浆容量增加大于红细胞增加而表现为相对贫血 • 血浆胆碱酯酶浓度减少 25% • 妊娠期高凝状态：血小板和凝血因子生成增强，纤维蛋白溶解增强 • 2,3-二磷酸甘油酸增加，氧解离曲线右移，氧气输送增加	• 出血或需要手术干预时，孕产妇贫血风险增加 • 下肢深静脉血栓和肺栓塞风险增加
消化系统	• 子宫增大、分娩和阿片类药物均可减缓胃排空 • 食管下括约肌张力下降，胃内压力升高	• 反流、误吸风险增加

续表

妊娠期生理变化		麻醉顾虑
中枢神经系统	• 最低肺泡有效浓度（MAC）下降 20%～40% • 对血管收缩反应下降 • 对椎管内麻醉药物需求量减少	• 血管加压药需求增加 • 麻醉和镇痛的局部麻醉药用量减少

产程		
阶段	事件	神经支配
第一产程	从规律伴疼痛的宫缩出现至宫口开全达 10 cm	$T_{10}\sim L_1$
第二产程	从宫口开全至胎儿娩出	$S_{2\sim4}$
第三产程	从胎儿娩出至胎盘娩出	$S_{2\sim4}$

分娩镇痛和剖宫产麻醉

- 非药物镇痛：催眠疗法、水疗、经皮神经电刺激（transcutaneous electrical nerve stimulation，TENS）
- 药物镇痛：N_2O、静脉阿片类药物（芬太尼、瑞芬太尼）、阴部神经阻滞、宫颈旁阻滞、椎管内阻滞
- 椎管内阻滞是最为有效的分娩镇痛方式

椎管内阻滞禁忌证	
绝对禁忌证	患者拒绝 严重凝血功能障碍 败血症或穿刺部位感染 严重低血容量 颅内压升高

续表

椎管内阻滞禁忌证	
相对禁忌证	凝血功能障碍
	心脏瓣膜疾病（严重的主动脉瓣狭窄或二尖瓣狭窄）
	血小板减少症
	神经系统疾病
	既往背部手术史

注：引自 *Cochrane Database Syst Rev* 2011；（12）：CD000331.

椎管内阻滞并发症	
轻	恶心/呕吐
	低血压
	瘙痒
	寒战
中	镇痛失败或镇痛不全
	意外穿破硬脊膜
重	穿刺针损伤神经
	感染（脓肿、脑膜炎）
	血肿
	脊髓缺血/马尾综合征
	周围神经损伤
	阻滞平面过高
	循环衰竭/死亡

注：引自 https：//www. nysora. com/techniques/neuraxial – and – perineuraxial – techniques/spinal – anesthesia/

分娩镇痛

- 产妇有需求即可开始分娩镇痛，无须考虑宫口情况
- 定期进行产前检查且既往没有凝血功能障碍的健康妇女，操作前无须常规进行血小板计数检测［*Anesthesiology* 2016；124（2）：270 – 300.］

启动椎管内阻滞分娩镇痛的方式		
方法	**优点**	**缺点**
腰 – 硬联合麻醉（combined spinal – epidural，CSE）	• 与硬膜外阻滞相比起效迅速，适用于产程活跃的经产妇 • 与硬膜外阻滞相比，提升产妇总体满意度 • 硬膜外置管失败率更低	• 直至脊椎麻醉效果退去后才能判断硬膜外置管是否有效 • 与硬膜外阻滞相比瘙痒发生率增加 • 胎心减速发生率更高
穿破硬脊膜的硬膜外阻滞（dural puncture epidural，DPE）	• 与硬膜外阻滞相比，DPE起效更快 • 与硬膜外阻滞相比，骶部镇痛效果更好 • 与标准的硬膜外阻滞相比，不对称阻滞更少 • 与 CSE 相比，低血压和瘙痒更少	• 穿破硬脊膜但不给药
硬膜外阻滞	• 可缓慢滴定阻滞平面 • 操作后可快速判断是否置管成功（对困难气道和病态肥胖的产妇很重要）	• 镇痛起效慢于 CSE 和 DPE • 高浓度局部麻醉药可能导致运动阻滞
连续蛛网膜下腔阻滞	• 可滴定阻滞平面 • 快速起效	• 意外穿破硬脊膜时，可采用此类技术 • 与 CSE、DPE 和硬膜外阻滞相比，发生用药错误和硬脊膜穿破后头痛的概率增加

注：引自 F1000Res. 2017；6：1211；*Anesthesiology* 2001；95：913 – 920.

椎管内阻滞分娩镇痛常用药物和剂量	
情景	常用方案
常用试验剂量	• 1.5% 利多卡因 + 1:200 000 肾上腺素（2 ~ 3 ml） • 芬太尼 100 μg • 空气（1 ml），同时监测心前区超声 • 3% 2 - 氯普鲁卡因（2 ~ 3 ml）
腰 - 硬联合麻醉分娩镇痛首剂量	• 25 μg 芬太尼或 10 μg 舒芬太尼 • 2.5 mg 布比卡因复合 15 μg 芬太尼
DPE 和硬膜外阻滞分娩镇痛首剂量	常用的硬膜外首剂量给药方案包括局部麻醉药复合 50 ~ 100 μg 芬太尼或 1 ~ 2 μg 舒芬太尼： • 0.125% 的布比卡因（10 ml） • 0.1% ~ 0.2% 的罗哌卡因（10 ml） • 1% 的利多卡因（6 ~ 10 ml）
硬膜外分娩镇痛的维持	• 硬膜外持续或程控间歇脉冲输注（5 ~ 12 ml/h）± 患者自控硬膜外镇痛（单次剂量 5 ml，锁定时间 10 min） • 0.04% ~ 0.125% 布比卡因复合芬太尼 1 ~ 2 μg/ml，输注速度 8 ~ 15 ml/h ± 肾上腺素 • 0.125% 布比卡因，输注速度 8 ~ 15 ml/h
补救镇痛	• 给予 0.125% ~ 0.25% 布比卡因 5 ~ 10 ml • 考虑添加适当剂量的佐剂：芬太尼 50 ~ 100 μg；可乐定 50 ~ 100 μg
连续蛛网膜下腔阻滞分娩镇痛的维持	• 给予 0.0625% 布比卡因 2 ~ 3 ml/h，如果出现暴发性疼痛可滴定给药

椎管内阻滞分娩镇痛的管理	
流程	**注意事项**
1. 产妇提出镇痛需求	目前尚无证据支持必须等待宫口扩张后才能置入硬膜外导管
2. 镇痛前评估，包括查体、签署知情同意书	遵照 ASA 产科麻醉实践指南：重点问诊和查体可减少产妇、胎儿和新生儿并发症
3. 监测血压和脉搏血氧饱和度，每 2~3 min 测量一次血压	考虑适当补液
4. 镇痛实施	注意无菌 镇痛实施前进行核查
5. 镇痛维持	维持方案包括持续的硬膜外程控间歇脉冲输注 ± 患者自控硬膜外镇痛
6. 分娩镇痛启动后监测血压 15~20 min	去氧肾上腺素和麻黄碱均可用于分娩过程中提升血压
7. 每 2~4 h 监测产妇生命体征、运动阻滞和感觉阻滞平面	如果镇痛不足，需要检查硬膜外导管功能，并给予补救镇痛措施

注：引自 *N Eng J Med* 2005；352：655 – 665；*Anesthesiology* 2016；124（2）：270 – 300.

分娩中的麻醉注意事项

多胎分娩的麻醉	
母体并发症增加	• 早产、胎膜早破风险增加 • 先兆子痫风险增加 • 会阴损伤增加 • 宫缩乏力、产前出血和产后出血（postpartum hemorrhage，PPH）风险增加

续表

多胎分娩的麻醉	
胎儿并发症增加	• 早产风险增加 • 后娩出的胎儿脐带脱垂、胎位不固定和臀位分娩的风险增加
阴道分娩的麻醉管理	• 考虑到多胎分娩中，后娩出胎儿存在紧急剖宫产和臀位分娩的风险，建议行椎管内阻滞分娩镇痛 • 如果发生脐带脱垂，必须马上实施麻醉（椎管内麻醉或全身麻醉） • 后娩出胎儿的臀位分娩需要：感觉阻滞平面达到 T_{10}；子宫/子宫颈松弛，避免臀位时胎儿头部卡顿；静脉注射硝酸甘油或吸入高浓度的挥发性麻醉药有助于松弛子宫
剖宫产的麻醉管理	• 首选椎管内麻醉

剖宫产后阴道试产（trial of labor after cesarean delivery, TOLAC）的注意事项
• 1%的子宫破裂风险——症状包括胎儿窘迫、腹痛、子宫压痛、宫缩停止、腹部触及胎儿 • 持续胎心监测，考虑子宫内压力监测 • 开放额外的静脉通路，血库备血 • 硬膜外镇痛不是禁忌证；与子宫收缩无关的暴发性腹痛或肩痛可能提示子宫破裂

宫颈环扎术和产后输卵管结扎术的麻醉	
宫颈环扎术	麻醉平面需要达到 T_{10}，常见的蛛网膜下腔给药方案包括 • 0.5%～0.75%的布比卡因 10～15 mg ± 芬太尼 15～20 μg • 5%的利多卡因 50～75 mg + 芬太尼 15～20 μg

续表

宫颈环扎术和产后输卵管结扎术的麻醉	
产后输卵管结扎术	产后即刻行输卵管结扎术的优势 • 输卵管容易暴露（子宫和卵巢在骨盆外） • 肠管和血管损伤的风险降低 • 花费降低（与门诊手术相比） 麻醉注意事项 • 应遵循术前禁食原则 • 产妇生命体征平稳，无产后出血倾向 • 首选椎管内麻醉（脊椎麻醉或利用原有的硬膜外导管行硬膜外麻醉） 需要给予局部麻醉药；产后 12 ~ 36 h 后恢复到孕前水平 如果从分娩到手术间隔大于 8 h，原有硬膜外导管麻醉失败的风险增加

胎心减速		
减速类型	与宫缩的时间关系	病因
早期	与宫缩同时发生	胎头受压的迷走反射
晚期	开始：收缩开始后的 10 ~ 30 s 结束：收缩结束后的 10 ~ 30 s，缓慢恢复到基线水平	子宫胎盘功能不良、低氧、胎儿循环失代偿
变异	深度、形态、持续时间不一致	胎头或脐带受压
长时间减速的处理	• 启动应急团队 • 停止缩宫素输注，补液 • 改变母体体位 • 测量血压，必要时给予血管加压药（麻黄碱） • 对于强直宫缩，给予硝酸甘油（250 μg 静脉注射，800 μg 舌下含服）或特布他林肌内注射	

剖官产的麻醉

- 考虑实施剖官产术后加速康复方案，改善围手术期结局
- 与产科医生进行良好沟通并确定合适的剖官产时机，对优化母婴结局至关重要
- 在进行所有的麻醉和产科手术操作之前应进行患者安全核查
- 非紧急剖官产首选椎管内麻醉

剖官产的麻醉		
情景	麻醉选择	优势
择期剖官产	<ul><li>脊椎麻醉</li><li>腰 – 硬联合麻醉/硬膜外麻醉（长时间手术）</li><li>只有存在椎管内麻醉禁忌证时才选择全身麻醉</li></ul>	<ul><li>产妇能感知到胎儿出生的过程</li><li>方便椎管内给予阿片类药物以进行术后镇痛</li><li>避免麻醉药经胎盘进入新生儿体内</li><li>避免潜在的困难气道或误吸事件</li></ul>
急诊剖官产	<ul><li>脊椎麻醉</li><li>腰 – 硬联合麻醉/硬膜外麻醉（长时间手术）</li><li>当硬膜外留置的导管无效且情况急迫没有时间重新穿刺置换硬膜外导管时，实施全身麻醉</li></ul>	<ul><li>产妇若已实施分娩镇痛，有留置的硬膜外导管或蛛网膜下腔导管，可经导管给药后实施手术</li><li>若时间允许可实施脊椎麻醉，如果产妇存在椎管内麻醉禁忌证，则应实施全身麻醉</li></ul>

续表

剖宫产的麻醉		
情景	麻醉选择	优势
紧急剖宫产	• 可以考虑脊椎麻醉/腰 - 硬联合麻醉,但是真正紧急的剖宫产可能没有时间进行椎管内操作且等待阻滞平面达到 T_4 • 可在产房经硬膜外导管给予快速起效的局部麻醉药,到达手术室立即评估阻滞平面 • 全身麻醉起效最快(有可能需要) • 外科医生实施局部麻醉(如果上述方法不能实施)	• 关于麻醉方式的选择,需要和产科医生沟通当时母婴的状况 • 紧急情况下需要权衡椎管内麻醉和全身麻醉的优缺点

剖宫产椎管内麻醉常用药物和剂量	
情景	常用方案
脊椎麻醉	局部麻醉药:重比重布比卡因 10 ~ 15 mg 或利多卡因 70 mg,复合芬太尼 15 μg 复合肾上腺素 100 ~ 200 μg 可延长局部麻醉药的作用时间 有阿片类药物使用史的患者可考虑复合可乐定 20 ~ 50 μg
硬膜外麻醉	3% 2 - 氯普鲁卡因或 2% 利多卡因加碳酸氢盐和 1:200 000 肾上腺素(共 15 ~ 20 ml)

续表

剖宫产椎管内麻醉常用药物和剂量	
情景	**常用方案**
椎管内阿片类药物用于术后镇痛（最有效的镇痛方式）	脊椎麻醉：无防腐剂的吗啡 100 ~ 150 μg 或氢吗啡酮 50 ~ 75 μg 硬膜外：无防腐剂的吗啡 2 ~ 3 mg 或氢吗啡酮 0.6 mg
多模式镇痛	每 6 ~ 8 h 静脉注射或口服 1 g 对乙酰氨基酚 使用 NSAID：24 h 内给予酮咯酸 30 mg 静脉注射，然后按计划口服 NSAID 如果没有给予椎管内吗啡或合并吗啡禁忌证时，实施腹横肌平面（TAP）阻滞：0.5% 罗哌卡因 3 mg/kg，总量稀释至 40 ml（每侧 20 ml）

注：引自 *Best Pract Res Clin Anaesthesiol* 2017；31（1）：69 – 79.

剖宫产椎管内麻醉的管理	
流程	**注意事项**
1. 进行麻醉前评估，包括查体、签署知情同意书；评估是否需要进一步进行实验室检查和备血	遵照 ASA 产科麻醉事件指南：重点问诊和查体可减少产妇、胎儿和新生儿并发症 在手术开始前，与产科医生、护士或其他团队成员简短沟通交流
2. 预防性给予抑酸药	患者可服用 H_2 受体拮抗剂、质子泵抑制剂、甲氧氯普胺和（或）非颗粒抑酸药
3. 实施椎管内麻醉	ASA 标准监护 注意无菌 操作实施前进行核查 患者体位是成功的关键 如果患者有留置的硬膜外导管，可实施硬膜外麻醉

续表

剖宫产椎管内麻醉的管理	
流程	注意事项
4. 共负荷补液，合理使用血管加压药	在实施椎管内麻醉的同时给予 10 ~ 15 ml/kg 的晶体液 考虑去氧肾上腺素或去甲肾上腺素的持续输注，同时将去氧肾上腺素 100 ~ 200 μg 或麻黄碱 5 ~ 10 mg 单次推注作为快速提升血压的挽救措施
5. 给予抗生素	根据各医院诊疗常规给予抗生素
6. 使患者取子宫左倾位（LUD）	使用体位垫或毛巾，或倾斜手术床
7. 测量感觉阻滞平面并记录	在切皮前感觉阻滞平面应达到 $T_{4~6}$
8. 脐带夹闭后再使用缩宫素	缩宫素输注的 90% 有效剂量（ED_{90}）为 0.29 IU/min

注: 引自 *Anesthesiology* 2010；112：530 – 534；*Anesth Analg* 2010；110：154 – 158；*Anesthesiology* 2016；124（2）：270 – 300.

急诊剖宫产的麻醉管理	
流程	注意事项
1. 与产科医生沟通剖宫产的紧急情况	根据紧急情况，决定是否有时间进行椎管内麻醉。如有，见"剖宫产椎管内麻醉的管理"
2. 转运途中最大限度保证胎盘灌注和氧合	确保在转运过程和手术室内产妇处于子宫左倾位 到达手术室后立即给予纯氧
3. 重点问诊和查体，包括气道评估	给予非颗粒抑酸药

续表

急诊剖宫产的麻醉管理	
流程	注意事项
4. 如果时间允许,实施椎管内麻醉	见"剖宫产椎管内麻醉的管理"
4a. 如果实施全身麻醉:确认手术团队准备就绪后,快速顺序诱导	丙泊酚、依托咪酯和氯胺酮都可用于诱导。肌肉松弛药选择琥珀胆碱,如果有琥珀胆碱禁忌证,可使用大剂量的非去极化肌肉松弛药
5. 胎儿娩出前可使用 1 MAC 吸入麻醉药;胎儿娩出后使用 0.5 MAC 吸入麻醉药	抗生素配置好即可输注 胎儿娩出后,吸入浓度为 50% 以上的 N_2O 或丙泊酚输注 阿片类和苯二氮䓬类药物可在胎儿娩出后使用
6. 拔管,并遵循剖宫产术后的常规流程	紧急剖宫产可使用多模式镇痛或 TAP 阻滞

Apgar 评分

新生儿评估:Apgar 评分			
分数	0	1	2
皮肤颜色	苍白或青紫	身体皮肤颜色正常,手足青紫	红润
心率	无	<100 次/分	>100 次/分
对刺激的反应	无反应	皱眉	咳嗽、打喷嚏
肌张力	无力	略活动	动作活跃
呼吸	无	哭声弱、呼吸不规则	哭声响亮、呼吸规则

续表

新生儿评估：Apgar 评分
Apgar 评分：需要复苏（0~3 分）；轻度窒息（4~6 分）；正常（7~10 分）

硬脊膜穿破后头痛
（postdural puncture headache，PDPH）

- 鉴别诊断：非特异性紧张性头痛、咖啡因戒断症状、偏头痛、哺乳期头痛、皮层静脉血栓、脑膜炎、硬膜下血肿、蛛网膜下腔出血
- 诊断：问诊、查体 ± 必需的神经系统影像学检查

硬脊膜穿破后头痛		
症状	发病和持续时间	治疗
体位性头痛：额叶区域、枕部疼痛或全头痛 相关症状包括复视、耳鸣、畏光、恶心、呕吐、颈部疼痛	通常在硬脊膜穿破后 24~48 h 出现头痛；持续时间通常为 7~14 d	保守治疗包括 - 维持正常血容量 - 咖啡因摄入 - 口服镇痛药，如对乙酰氨基酚、NSAID、阿片类药物 金标准 - 硬膜外血补丁：将 20 ml 无菌血液注射到硬膜外隙；通常即刻缓解，也可能在 24 h 内缓解

产前出血

- 产妇出血是产科急症之一
- 许多引起产前/产后出血的因素可导致严重的弥散性血管内

凝血（DIC）。纤维蛋白原≤250 mg/dL 提示妊娠期 DIC，应补充冷沉淀或纤维蛋白原浓缩物

- 麻醉方式的选择（全身麻醉 vs 椎管内麻醉）不仅取决于剖宫产的紧迫性，还取决于凝血功能状态和大量输血的可能性

产前出血	
前置胎盘（胎盘覆盖于子宫颈内口）	• 危险因素：多次分娩、年龄、既往剖宫产史、既往前置胎盘病史 • 表现：妊娠中期或晚期无痛性阴道出血 • 诊断：超声（US）或 MRI
胎盘植入（胎盘异常附着）	• 危险因素：既往剖宫产史、前置胎盘 • 3 种亚型 　♦ 胎盘粘连：附着于子宫肌层，并未侵犯肌层 　♦ 胎盘植入：胎盘侵入子宫肌层 　♦ 穿透性胎盘植入：胎盘侵入子宫浆膜层或其他盆腔结构 • 诊断：产前诊断可使用 US 或 MRI，分娩中可依据胎盘剥离困难或剖宫产术中表现进行诊断
前置血管（胎儿血管横过胎膜于胎先露前方位于子宫颈内口处）	• 危险因素：前置胎盘、多胎妊娠、胎盘异常、体外受精妊娠 • 诊断：US 或 MRI • 产科管理：如果有活动性出血（胎儿出血），应立即行剖宫产
胎盘早剥	危险因素：高血压/先兆子痫、腹部创伤、使用可卡因 诊断：阴道出血、腹痛、子宫频繁收缩、胎儿窘迫 ± 超声
子宫破裂	• 危险因素：既往子宫手术史、子宫创伤 • 表现：阴道出血、低血压、胎儿窘迫、疼痛、胎位改变 • 治疗：紧急剖宫产

产后出血 (PPH)

- 产房应具备针对产后出血的管理体系, 包括
  - ♦ 所有产妇在入院时、分娩期间和产后都应接受风险分层
  - ♦ 产后出血的管理预案
  - ♦ 治疗产后出血的多学科应急反应团队

产后出血	
病因	**处理措施**
宫缩乏力 (产后出血最常见的原因)	• 考虑子宫按摩 • 考虑子宫收缩药
胎盘残留	• 人工剥离胎盘 • 硬膜外麻醉感觉阻滞平面须达 T_{10}, 若无硬膜外导管可实施全身麻醉
产道损伤 (阴道、外阴及子宫颈裂伤)	• 硬膜外麻醉感觉阻滞平面须覆盖骶部至 T_{10}, 若无硬膜外导管可实施全身麻醉
子宫内翻	• 硬膜外麻醉感觉阻滞平面须达 T_{10}, 为复位内翻的子宫可能需要使子宫松弛 (考虑静脉给予硝酸甘油或吸入挥发性麻醉药)

产房常用药物

常用产科药物			
药物	**作用**	**机制**	**副作用**
缩宫素	促进子宫收缩	激活子宫肌层缩宫素受体, 增加 Na^+ 通透性	低血压、心动过速、面部潮红、抗利尿效果
前列腺素 (15 - 甲基 $PGF_{2\alpha}$)	促子宫颈成熟, 促进子宫收缩	促进子宫平滑肌收缩	支气管收缩、血管收缩、高血压、恶心、呕吐、腹泻

续表

常用产科药物			
药物	**作用**	**机制**	**副作用**
麦角生物碱（甲麦角新碱）	促进子宫收缩	直接激活子宫平滑肌	动脉和静脉血管收缩、高血压、冠状动脉收缩、心动过缓
米索前列醇（前列腺素 E_1 类似物）	促子宫颈成熟，促进子宫收缩	与子宫肌层细胞结合，导致收缩的频率和强度增加	恶心、腹泻、发热
特布他林	抑制子宫收缩	β_2 受体激动剂	高血压、心律失常、心肌缺血、肺水肿

妊娠高血压

妊娠高血压的鉴别诊断			
诊断	**诊断时间**	**终止妊娠后缓解**	**备注**
妊娠高血压（gestational hypertension，gHTN）	妊娠 > 20 周	是	25% 的 gHTN 可发展为先兆子痫
慢性高血压	妊娠 < 20 周	否	慢性高血压患者可合并先兆子痫

续表

妊娠高血压的鉴别诊断			
诊断	诊断时间	终止妊娠后缓解	备注
先兆子痫	妊娠 >20 周	是	• 抽搐提示病情进展为子痫 • 溶血肝功能异常血小板减少综合征（HELLP 综合征）

注：引自 *Obstet Gynecol* 2013；122（5）：1122 – 1131. https：//safehealth-careforeverywoman. org/patient – safety – bundles/severe – hypertension – in – pregnancy/

先兆子痫

• 病理生理：确切机制未知，可能涉及促血管生成因子（VEGF、PIGF）和抗血管生成因子（sFLT – 1、sEng）之间的失衡，导致广泛的内皮功能障碍

• 治疗：静脉注射硫酸镁预防抽搐。对先兆子痫唯一确定的治疗方法是终止妊娠

• 低剂量阿司匹林可用于既往有先兆子痫病史的妊娠期女性，以预防先兆子痫的发生和减轻先兆子痫的严重程度，并防止胎儿宫内生长受限

先兆子痫分级		
分级	血压标准	备注
轻度先兆子痫	收缩压 > 140 mmHg 或超出正常值 30 mmHg 舒张压 >90 mmHg 或超出正常值 15 mmHg 伴随蛋白尿≥300 mg/24 h 或尿蛋白/肌酐比值≥0. 3	轻度先兆子痫可发展为重度先兆子痫；如果存在终末器官功能障碍的症状，可在无蛋白尿的情况下诊断为先兆子痫

续表

先兆子痫分级		
分级	血压标准	备注
重度先兆子痫	收缩压 > 160 mmHg 或舒张压 > 110 mmHg	终末器官功能障碍的症状可能包括头痛、视力改变、右上腹疼痛、肺水肿、实验室检查异常（肝酶升高、血小板减少）或少尿
	HELLP（溶血、肝酶升高、血小板降低）	终止妊娠是治疗 HELLP 的唯一方法。溶血/血小板减少的恢复可能需要 24～72 h

注：引自 *Obstet Gynecol* 2013；122（5）：1122 – 1131；*Cardiol Clin* 2019；37：345 – 354.

先兆子痫的麻醉管理		
临床表现	并发症	治疗
高血压	脑卒中风险：血流动力学目标包括在 1 h 内血压得到控制（收缩压 < 160 mmHg 和舒张压 < 110 mmHg），同时保持足够的胎盘灌注	遵循医院诊疗常规：口服拉贝洛尔、肼屈嗪、尼卡地平。如高血压急症不能经静脉注射或口服药物解决，考虑入住 ICU 和静脉输注尼卡地平、硝普钠或硝酸甘油
凝血功能异常	血小板聚集和消耗可导致血小板减少，并可能发生 DIC	检查血小板计数，如果肝酶升高或血小板 ≤ 100×10^9/L 则检查凝血功能
肺水肿	呼吸窘迫	考虑连续监测 SpO_2，考虑使用呋塞米，必要时气管插管
肾损害	镁中毒，肾衰竭	考虑减少镁剂输注。避免肾毒性药物

围产期常用抗高血压药			
药物	**给药途径和剂量**	**起效与持续时间**	**特性**
拉贝洛尔（β 和 α 受体阻滞剂）	20 ~ 80 mg 静脉注射	<ul><li>起效时间：1 ~ 2 min</li><li>持续时间：2 ~ 3 h</li></ul>	<ul><li>方便使用</li><li>快速起效</li><li>副作用少</li><li>改善胎盘血流</li><li>个体反应差异大</li><li>潜在心肺疾病患者谨慎使用</li></ul>
肼屈嗪（扩张小动脉）	5 ~ 10 mg 静脉注射	<ul><li>起效时间：20 ~ 30 min</li><li>持续时间：2 h</li></ul>	<ul><li>方便使用</li><li>维持心输出量</li><li>起效慢，起效时间不一</li><li>反射性心动过速</li><li>新生儿血小板减少症</li></ul>
尼卡地平（钙通道阻滞剂）	20 ~ 40 mg 口服（立即释放）	口服<ul><li>起效时间：30 ~ 120 min</li><li>持续时间：8 h</li></ul>	<ul><li>口服立即释放：尼卡地平仅适用于无静脉通路或对拉贝洛尔或肼屈嗪无反应/有禁忌证的患者</li><li>尼卡地平静脉输注仅适用于对拉贝洛尔或肼屈嗪无反应/有禁忌证的患者和正在分娩的患者</li></ul>
	静脉输注：5 ~ 15 mg/h（每 15 min 增加 2.5 mg/h）	静脉输注<ul><li>起效时间：5 min</li><li>持续时间：约 2 h</li></ul>	

续表

围产期常用抗高血压药			
药物	给药途径和剂量	起效与持续时间	特性
硝酸甘油（扩张静脉）或硝普钠（扩张动脉）	硝酸甘油持续输注：5~50 µg/min 硝普钠持续输注：0.15~10 µg/（kg·min）	立即起效，根据需要持续输注	• 如果正在分娩的产妇需要输注这些药物来控制血压，应该迅速分娩，留置动脉导管监测有创动脉压，然后将产妇转入 ICU

妊娠期非产科手术

• 妊娠期非产科手术的目标
  ♦ 保持胎盘灌注：避免母体低血压、低碳酸血症、低氧血症、主动脉和腔静脉受压
  ♦ 监测胎心：术前和术后进行胎儿监测，与产科医生讨论术中胎心监测的可能性
  ♦ 如果可行，首选椎管内麻醉或区域阻滞麻醉
  ♦ 如果实施全身麻醉，给予抑酸药和使用快速顺序诱导插管

妊娠期非产科手术的常用药物			
	药物	胎盘转移	特性
术前用药	苯二氮䓬类药物	是	• 没有证据表明一次性接触咪达唑仑对胎儿有副作用 • 既往资料显示苯二氮䓬类药物与先天性异常相关；与患者讨论利弊
	抑酸药	是	• H_2 受体阻滞剂、质子泵抑制剂和非颗粒抑酸药可安全用于妊娠期女性

续表

妊娠期非产科手术的常用药物		
药物	胎盘转移	特性
麻醉药	静脉麻醉药	是	• 无致畸报道，但多次暴露于麻醉药应警惕胎儿神经认知功能障碍
	吸入麻醉药	是	• 理论上 N_2O 有致畸风险，应避免妊娠期使用 • 多次暴露于麻醉药应警惕胎儿神经认知功能障碍
肌肉松弛药	非去极化肌肉松弛药	否	• 妊娠期可安全使用，肌肉松弛剂拮抗剂布瑞亭可能安全，关于其致畸性的研究尚少
	去极化肌肉松弛药（琥珀胆碱）	极少	• 妊娠期血浆胆碱酯酶浓度降低可延长其作用时间
镇痛药	局部麻醉药	利多卡因：是布比卡因、罗哌卡因、甲哌卡因、氯普鲁卡因：否	• 布比卡因、罗哌卡因和甲哌卡因具有较高的血浆蛋白结合率，可使胎盘转移最小化 • 氯普鲁卡因在母体血浆中快速代谢，可使胎盘转移最小化
	阿片类药物	是	• 可能导致出生缺陷和新生儿阿片类药物戒断症状，与长期使用、给药时机和使用剂量有关
	对乙酰氨基酚	是	• 通常认为是安全的，但有数据表明对乙酰氨基酚和儿童哮喘之间有相关性

续表

妊娠期非产科手术的常用药物			
药物		**胎盘转移**	**特性**
镇痛药	NSAID	是	• 避免在妊娠早期（流产风险增加）和妊娠晚期（动脉导管过早闭合）用药

注：引自 www.pdr.net

妇科手术麻醉

- 考虑使用术后加速康复方案来优化妇科患者的预后
- 妇科患者是术后恶心、呕吐的高危群体，推荐术后恶心、呕吐风险分层和适当使用镇吐药进行预防

妇科手术的麻醉注意事项				
手术	**适应证**	**体位**	**麻醉方式**	**注意事项**
宫腔镜手术	• 异常子宫出血 • 不育	截石位	监护麻醉、全身麻醉（喉罩或气管导管）或椎管内麻醉	• 手术时间短 • 潜在液体过负荷（子宫腔被液体撑开）
清宫术	• 子宫出血 • 不全流产或稽留流产	截石位	宫颈旁阻滞、监护麻醉、脊椎麻醉或全身麻醉（喉罩或气管导管）	• 罕见的子宫穿孔和出血
引产术	• 妊娠中期引产（胎儿或母体原因）	截石位	宫颈旁阻滞、监护麻醉、脊椎麻醉或全身麻醉（喉罩或气管导管）	• 罕见的子宫穿孔和出血

续表

妇科手术的麻醉注意事项				
手术	**适应证**	**体位**	**麻醉方式**	**注意事项**
宫颈锥切术（LEEP）	• 诊断和治疗子宫颈不典型增生	截石位	监护麻醉、全身麻醉（喉罩或气管导管）、脊椎麻醉	• 手术时间短；不需要麻醉
子宫切除术：阴式、腹腔镜、机器人辅助或经腹子宫全切术（TAH）± 双侧附件切除术（BSO）	• 子宫内膜癌或宫颈癌 • 子宫肌瘤 • 子宫内膜异位症	仰卧位，截石位，或两者均有	全身麻醉（气管导管）± 区域阻滞或椎管内阻滞用于术后镇痛	• 如果有化疗史，注意心肺情况 • 潜在的失血：考虑建立静脉通路、有创动脉压监测、血型检查及抗体筛查或交叉配血
腹腔镜手术	可用于许多手术（如异位妊娠手术、子宫切除术、产后输卵管结扎术）	头低足高的仰卧位，截石位，或两者均有	全身麻醉（气管导管）	• 腹腔镜妇科手术可能是术后恶心、呕吐的独立危险因素 • 如果使用 CO_2 气腹需要增加每分钟通气量

续表

妇科手术的麻醉注意事项				
手术	**适应证**	**体位**	**麻醉方式**	**注意事项**
外阴切除术或其他肿瘤手术	外阴癌或其他恶性肿瘤	仰卧位或截石位	全身麻醉（气管导管）± 区域阻滞或椎管内阻滞用于术后镇痛	• 如果有化疗史,注意心肺情况 • 潜在的失血:考虑建立静脉通路、有创动脉压监测、血型检查及抗体筛查或交叉配血

第 29 章　儿科麻醉

Thomas M. Romanelli、Jonathan A. Niconchuk

解剖学

上气道

- 婴幼儿
  - 相对于较小的口腔空间，婴幼儿的舌体所占据的口腔空间更大，而且下颌骨显得相对更短
  - 会厌既长又窄，与气管轴线成角（而不是像成人一样平行），直喉镜片可能有助于抬起婴幼儿会厌、改善声门显露
- 婴儿声门向头侧和前侧形成较大锐角，喉镜显露声门相对比较困难
  - 声带的前附着点较低
  - 气管导管进入声门时，容易被声带前联合处阻碍
- 婴儿气道最狭窄处在顺应性较差的环状软骨位置（成人在声门处）
  - 气管导管虽然可安全通过声门，但仍可能会损伤声门下组织（因为婴儿上气道最窄处在看不见的声门下方）
  - 过去曾建议婴儿最好使用无套囊气管导管，但现在已经不再推荐
  - 建议婴儿气管导管密闭压不要超过 20~25 cmH$_2$O，在确保适当的气道封闭的同时，防止过高的气囊压力损伤婴儿气道组织，导致气道水肿
- 带套囊的气管导管可以用于所有年龄段的婴幼儿和各种类型的手术麻醉气道管理
  - 选择适当的正压通气压力，尽可能减少气体泄漏
  - 套囊使外径增加约 0.5 mm（可采用薄壁套囊气管导管）
  - 若气道压力达到 30 cmH$_2$O 时无漏气，更可能出现喘鸣

- 新生儿气管长度只有 4 cm 左右，必须予以注意，避免气管导管插入过深，进入一侧支气管
- 婴幼儿气管直径为 4 ~ 5 mm
  - 一旦婴幼儿气管黏膜水肿，就会使通气由层流变为湍流，增加气道阻力
- 婴儿主要经鼻呼吸：婴儿由于口咽感觉与运动输入的协调性发育不全，因此主要用鼻呼吸
  - 由于喉头位置较高（更靠后），安静呼吸时，舌体会靠在软腭和硬腭上
  - 婴儿在 4 ~ 5 月龄后，对呼吸的控制能力会逐步随生长发育而改善

血管通路

- 对患儿实施开放血管通路之前，通常需要进行吸入麻醉诱导
  - 这样可以减少患儿的手术焦虑和逃避反射，也可以使患儿血管舒张，有利于穿刺成功
  - 对于存在较高误吸风险的饱胃患儿，应在其清醒状态下行静脉穿刺和注射，这通常需要助手协助完成
- 小儿常用的静脉穿刺置管部位包括：手背静脉、肘前部静脉、婴儿头部比较明显的头皮静脉、内踝旁的隐静脉；存在严重脱水/创伤（如烧伤）时，可考虑骨髓腔内注射
- 新生儿需要建立快速血管通路时，可以使用脐动/静脉置管（导管位置需 X 线辅助确认）
- 应仔细检查所有静脉注射管线，确保管腔内没有气泡（空气会形成空气栓塞，并可能穿过患儿尚未闭合的卵圆孔进入体循环）

生理学

从胎儿循环状态到新生儿循环状态的过渡

- 胎儿通过脐静脉接受来自母体的氧合血液

- 一系列心内（卵圆孔）和心外（动脉导管和静脉导管）分流形成了平行的胎儿循环系统（图 29 – 1）
  - ◆ 血液可以绕过高阻力的肺血管
  - ◆ 去氧合血液经脐动脉返回胎盘

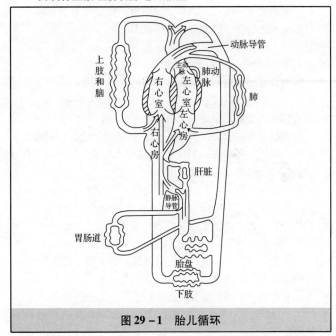

图 29 – 1　胎儿循环

（经 Rudolph AM 许可后转载。引自 Changes inthe circulation after birth. In：Rudolph AM, ed. *Congenital Diseases of the Heart*. Chicago, IL：Year BookMedical；1974.）

- 当脐带被夹住（外周阻力增加）以及自主呼吸出现时，从胎儿循环状态过渡到新生儿循环状态
  - ◆ 肺血管阻力下降，使血流从并联变为串联
    - ★ 左心压力增加使卵圆孔关闭

　　★ 高度氧合血液和胎盘前列腺素水平降低，刺激动脉导管的收缩和闭合
- 胎儿出生后的各种异常分流，是由胎儿期循环的解剖分流，在某些条件影响下，在出生后没有立即闭合而导致
  ♦ 这些影响条件包括：缺氧、酸中毒、败血症等，会导致患儿出生后仍持续保持胎儿循环状态

呼吸
- 妊娠第 16 周时，胎儿主气道形成
  ♦ 肺泡及其远端结构持续发育直到出生
  ♦ 出生后肺泡发育成熟，8 岁之前肺泡数量会持续增加
- 婴儿胸壁主要是软骨结构，很容易变形
  ♦ 附属肌肉提供的支撑力不足（肋骨解剖结构发育不全）
  ♦ 婴儿膈肌含有 20% ~25% 的抗疲劳 I 型肌纤维 → 当用力吸气时会出现反常胸壁运动
  ♦ 呼吸做功增加 → 可能持续恶化甚至导致呼吸衰竭，特别是早产儿更容易出现
- 婴儿和成人每千克体重的功能残气量相似
  ♦ 由于弹性回缩有限，婴儿的闭合气量可能接近/超过功能残气量：呼气末小气道关闭会导致空气滞留；这也是 PaO_2 随年龄变化的原因
- 婴儿气道顺应性高，通气过程中可能出现动态气管塌陷
- PaO_2、$PaCO_2$ 和 pH 的变化通过作用于化学感受器而进行通气调节
  ♦ 机体反应程度直接与胎龄和产后年龄相关
  ♦ 低氧刺激新生儿能使呼吸系统兴奋；高浓度氧可抑制新生儿呼吸
  ♦ 非特异性因素（如血糖、红细胞比容、体温）也会影响婴儿呼吸

心血管
♦ 新生儿/婴儿心肌可收缩组织少于成人

- ♦ 新生儿心室舒张期顺应性较低，产生的张力较小
- ♦ 代谢需求增加时，婴儿心室不能及时增加每搏量
- ♦ 心输出量与心率的变化成正比
- ♦ 心动过缓→ 心输出量下降，应及时纠正导致心动过缓的因素（缺氧、高碳酸血症、手术操作压迫等）
- ♦ 可以预防性地使用抗胆碱药（阿托品）来抵消喉镜检查时可能引起的心动过缓

肾

- 胎儿肾脏代谢非常活跃，会在子宫内产生大量尿液（有助于维持羊水容量）
- 新生儿出生时的肾小球滤过率（GFR）是成人水平的 15% ~ 20%；出生后 2 周时达到 50% 成人水平，1 岁时达到 100% 成人水平（肾小球滤过率低，使婴儿无法排出过量的液体，也不能很好地经肾脏排泄和清除药物）
- 新生儿排泄有机酸的能力发育不全（可导致新生儿"生理性酸血症"）
- 新生儿尿液浓缩能力发育未成熟，只能将尿液浓缩到 600 ~ 800 mOsm/kg

肝

- 糖异生和蛋白质合成始于妊娠 12 周（肝脏结构发育接近成人，但功能发育未成熟）
- 早产儿和胎龄较小的新生儿和婴儿糖原储备不足
  - ♦ 出生后易出现低血糖
  - ♦ 及时治疗低血糖［给予 10% 葡萄糖，按 4 ml/（kg·h）静脉滴注］
- 早产儿白蛋白水平通常较低，影响药物结合和利用率
- **生理性黄疸**：原因是红细胞破裂及胆红素的肠肝循环增加
  - ♦ 与病理性黄疸（如胆红素脑病）相反

胃肠

- 多数新生儿食管括约肌张力低，大约出生后 6 周时才能达到

成人水平，因此新生儿喂奶后喷射性呕吐是幽门狭窄的典型症状

- 胎粪（水、胰腺分泌物、肠上皮细胞）通常在分娩后几小时排出
  - ◆ 早产儿经常会出现胎粪排泄延迟
    - ★ 也提示可能存在胃肠疾病（胎粪性肠梗阻/肠闭锁）

造血系统

- 新生儿血容量：足月时为 85 ~ 90 ml/kg，随年龄增长逐渐降低
- 胎儿血红蛋白（HbF）：胎儿出生后血液中经常存在 HbF，其与氧的亲和力高于成人血红蛋白（HbA）
  - ◆ HbF 会导致"婴儿期生理性贫血"（HbF 在出生后 3 个月将被 HbA 取代）
  - ◆ 2 岁时，血红蛋白水平可上升至 12 ~ 13 g/dL；成年后，女性血红蛋白可达到 14 g/dL，男性血红蛋白可达到 15.5 g/dL
- 维生素 K 依赖性凝血因子约为成人水平的 40%（与肝脏合成功能不成熟有关）
  - ◆ 早产儿和足月新生儿凝血酶原时间（PT）延长均为常见现象

神经系统

- 大脑生长发育阶段：神经细胞分裂（妊娠 15 ~ 20 周），神经胶质细胞分裂（25 周 ~ 2 岁），髓鞘形成（持续到 3 岁）
- 营养不良、血脑屏障破坏和创伤可能影响神经系统的发育
- 发育阶段标志：代表神经系统发育的平均成熟度
- 轻微偏离标准并不一定代表存在重大问题
- 早产儿发育迟缓可视为正常的现象（取决于早产的程度）

体温调控

- 婴儿体表面积与体重的比值较大，且缺乏脂肪/皮下组织，导致婴儿热量容易快速丢失
- 婴儿依赖于非寒战产热

- 儿茶酚胺可介导棕色脂肪组织代谢活动增加
  - ★ 儿茶酚胺可导致肺和外周血管收缩，使氧耗增加，从而导致低氧血症、酸血症
- 限制热量丢失的有效方法包括：升高环境温度，使用婴儿隔热罩，使用加热灯

药理学

体液成分

- 新生儿体液约占总体重的 85%，之后逐渐下降，到 1 岁时约占 60%；细胞外液（ECW）减少相比细胞内液减少更快
- 脂肪、肌肉、器官的重量随年龄的变化而变化，并且影响药物的药效动力学和药代动力学
- 婴儿的细胞外液占比高于成人 → 药物的分布容积相对高于成人
  - 组织摄取少的药物，按单位体重给药时，可能需要较高的药物剂量

器官系统成熟度

- 参与生物转化的酶系统相对不成熟
  - 药物的消除半衰期可能延长

蛋白结合率

- 通常只有未与蛋白结合的游离药物才具有临床活性（大多数药物会与蛋白结合）
  - 白蛋白是酸性药物（如苯二氮草类药物和巴比妥类药物）的主要结合蛋白
  - 定性和定量测定均显示新生儿白蛋白水平不足→药物的蛋白结合率下降

受体

- 年龄相关的药物反应差异，可能与受体敏感性变化有关

术前评估

心理评估

- 使用清晰、简单的语言来解释潜在的麻醉风险
- 术前访视的心理评估目标
  - 确定导致患儿焦虑的具体原因，评估是否需要进行术前镇静
  - 解释手术相关的潜在风险
  - 描述术后可能出现的不适症状和副作用等
  - 安抚患儿，安慰家长
- 儿童医疗辅导师（child – life specialist）可进行术前教育，缓解患儿的焦虑。研究表明，在手术前几天，对患儿进行有目的的医疗辅导，有助于患儿的心理保护
  - 允许使患儿感到舒适的物品被带入手术室
  - 也可允许家长陪同患儿，但要取决于家长的焦虑程度

不同年龄患儿的术前沟通指南	
新生儿和 <9 个月的婴儿	通常不害怕陌生人，与家人分开并不困难；通常无须术前镇静，否则可能会出现全身麻醉后苏醒延迟
1～4 岁的患儿	知道自己所处的环境，但是推理能力和现实判断能力有限；最好应用术前镇静，且全身麻醉诱导时家长应在场
学龄期儿童	通常容易情绪失控且不好处理；害怕术中知晓；沟通比较困难
青少年	通常关注手术副作用以及手术对容貌和身体形象的影响，术前可以通过冥想或听音乐来缓解焦虑

推荐的术前镇静药及剂量			
药物	给药途径	剂量/(mg/kg)	起效时间/min
咪达唑仑	静脉注射	0.01~0.03	<5
	口服	0.5~0.75	15~30
	经鼻给药	0.1~0.2	15~30
	肌内注射	0.05	5~10
	灌肠	1~3	10
芬太尼	静脉注射	0.001~0.005	<5
	口服（口腔黏膜吸收剂型）	0.010~0.020	15~20
氯胺酮	静脉注射	1~2	1~2
	口服	5	20~45
	肌内注射	2~3	5~10
美索比妥	灌肠	20~30	5~10
水合氯醛	口服、灌肠	30~100	30~60

用于儿童的非阿片类镇痛药			
药物	剂量	间隔	给药途径
布洛芬	4~10 mg/kg	q6~8 h	口服
萘普生	5~7 mg/kg	q6~8 h	口服
酮咯酸	首次剂量：1 mg/kg 重复剂量：0.5 mg/kg	q6 h	静脉注射或肌内注射
对乙酰氨基酚	10~15 mg/kg	q4 h	口服或静脉注射
	15~20 mg/kg	q4 h	灌肠

注：引自 Kahan M. Pain management in thecritically ill child. In：Hamill RJ, Rowlingson JC, eds. *Handbook of Critical Care Pain Management*. New York：McGraw-Hill；1994：507-521.

麻醉药的神经毒性

- 有一些关于患儿麻醉药暴露和神经发育不良转归之间的潜在关系的担忧
- 尚无研究能明确证明目前的儿科麻醉临床用药需要改变，尤其是对于时间小于 2 h 的单次麻醉暴露
- 国际麻醉研究协会和 FDA 共同声明，"在医生的指导下进行必要的手术对患儿的健康至关重要"。

以系统为核心的儿科患者术前评估	
系统病史	**重要问题和相关调查**
产前护理和分娩	胎龄；住院时间；气管插管和通气支持治疗的时间；先天性疾病（支气管肺发育不良，发绀型心脏病）；住院次数；生长曲线；呼吸暂停/心动过缓病史
气道	体态畸形（例如，Pierre Robin 综合征提示存在困难气道）；小颌畸形，牙齿松动，严重龋齿
呼吸系统	急性/近期上呼吸道感染症状；发热；传染病接触史；二手烟暴露；存在喘息、喘鸣、鼻塞、发绀；睡眠呼吸暂停病史
心脏	卵圆孔未闭，动脉导管未闭，先天性心脏病相关杂音；发绀发作的频率/持续时间；呼吸急促；喂养不耐受；生长发育缓慢
胃肠道	反复呕吐，胎粪排出延迟，腹部膨隆
血液系统	淤青，苍白，镰状细胞/地中海贫血家族史
神经系统	癫痫发作频率，发育迟缓，运动无力，肌张力低，颅内压升高

儿科术前评估的生命体征参考值				
年龄段	呼吸频率/ （次/分）	心率/ （次/分）	收缩压/ mmHg	舒张压/ mmHg
早产儿	55 ~ 60	120 ~ 180	45 ~ 60	20 ~ 45
新生儿	40 ~ 55	100 ~ 160	55 ~ 75	20 ~ 60
小于 6 个月 的婴儿	30 ~ 50	80 ~ 140	85 ~ 105	55 ~ 65
1 岁	30 ~ 35	80 ~ 120	90 ~ 105	55 ~ 65
6 岁	20 ~ 30	75 ~ 110	95 ~ 105	50 ~ 70
10 岁	20 ~ 30	80 ~ 100	95 ~ 110	55 ~ 70
16 岁	15 ~ 20	60 ~ 80	110 ~ 125	65 ~ 80

通气设备和参数设置

- 经口气管插管：气管导管内径 ≈（年龄 ÷4）+4；气管插管深度 ≈（气管导管内径 ×3）

建议的气管导管尺寸和恰当的插入深度			
年龄/体重	内径/mm	经口深度/cm	经鼻深度/cm
<1.5 kg	2.5	9.0 ~ 10.0	12.0 ~ 13.0
1.5 ~ 3.5 kg	3.0	9.5 ~ 11.0	13.0 ~ 14.0
足月新生儿	3.5	10.0 ~ 11.5	13.5 ~ 14.5
3 ~ 12 个月	4.0	11.0 ~ 12.0	14.5 ~ 15.0
12 ~ 24 个月	4.5	12.0 ~ 13.5	14.5 ~ 16.0

推荐喉镜片和喉罩型号			
年龄	喉镜片型号	体重/kg	喉罩型号
早产儿	Miller 0	<5	1
新生儿	Miller 0	5 ~ 10	1.5

麻醉口袋书

推荐喉镜片和喉罩型号			
年龄	喉镜片型号	体重/kg	喉罩型号
1～4 岁	Miller 1	10～20	2
4～10 岁	Miller 2、Mac 2	20～30	2.5
青少年	Miller 2、Mac 3	>30	3
正常成人/体形较大成人	Miller 2、Mac 3～4	60～90	3～5
体形较大成人	Miller 2～3，Mac 3～4	>90	5

静脉注射液

- 补液：需要补充术前禁食水导致的容量不足，手术操作可导致患儿体液向第三间隙转移
- 通常可使用乳酸林格液进行补液
- 建议患有肾功能不全、线粒体肌病或行神经外科手术的患者使用生理盐水
- 葡萄糖溶液适用于低血糖新生儿（糖原储备有限）和接受降血糖治疗时出现低血糖的病例
- 对于 <6 个月的患儿，应使用"滴量管"或其他装置进行精确输液计量
  - 液体管理需要精细化调控
  - 对于年龄较大的儿童，可以通过每毫升 60 滴的重力输液器进行静脉输液
  - 注意清除静脉通路和注射接口中的气泡，避免导致空气栓塞（卵圆孔未闭患儿发生空气栓塞的风险更大）

急救药物

- 应配有长 1.5 英寸（约 3.8 cm）的 22 G 针头，用于抢救药物紧急肌内注射

常用抢救药物的推荐剂量		
药物	静脉注射	肌内/皮下注射
阿托品	0. 01 ~ 0. 02 mg/kg	0. 02 mg/kg
琥珀胆碱	1 ~ 2 mg/kg	3 ~ 4 mg/kg
麻黄碱	0. 1 ~ 0. 2 mg/kg	–
肾上腺素	10 μg/kg	10 μg/kg

麻醉技术

全身麻醉诱导

儿童全身麻醉诱导方法和常用药物比较		
诱导方法	优点	缺点
面罩吸入诱导（七氟醚）	起效快（2 ~ 3 min） 避免了清醒时进行静脉穿刺置管 可保持自主呼吸 父母可在场陪同 血管舒张利于静脉穿刺成功	容易出现屏气/喉痉挛 不适合饱胃/恶性高热风险人群 不抑制气道反射 吸入干冷气体 需要面罩与患儿面部贴合、密封良好
静脉诱导（丙泊酚）	快速起效（<30 s） 最大限度地减少气道无保护的时间	令患儿产生"注射焦虑" 注射痛 不起作用 药液外渗
肌内注射（氯胺酮）	起效时间短（2 ~ 4 min） 可以在多个位点注射 可用于不配合的患儿	注射部位疼痛 肥胖儿童注射有困难 分泌物增多 不抑制气道反射
直肠（美索比妥）	快速起效（1 ~ 2 min） 快速清除	仅适用于年龄较小患儿 无预包装的给药装置 不抑制气道反射

全身麻醉维持

- 可以使用吸入全身麻醉或 TIVA 技术
  - 根据患儿所患疾病和手术进程的要求来选择药物
- "4 – 2 – 1 法则" 可用于指导补液
  - 给新生儿和婴儿输液需要特别小心，避免液体超负荷（输液需要计量设备），并适当补充葡萄糖
  - 当手术的预计失血量较高时，应参照患儿血容量估计值，通过计算指导患儿术中补液
  - 虽然儿童可耐受较低红细胞比容，但小儿代谢率和氧耗高，应警惕负责载氧的红细胞数量不足

儿童液体维持生理需要量计算（"4 – 2 – 1 法则"）	
体重/kg	输液速度
< 10	4 ml/（kg · h）
10 ~ 20	40 ml/h + 2 ml/（kg · h）（kg = 实际体重千克 – 10）
> 20	60 ml/h + 1 ml/（kg · h）（kg = 实际体重千克 – 20）

各年龄段红细胞比容和血容量估计值		
年龄段	红细胞比容/%	血容量/（ml/kg）
早产儿	45 ~ 60	90 ~ 100
新生儿	45 ~ 60	80 ~ 90
3 ~ 6 个月	30 ~ 33	70 ~ 80
6 个月 ~ 1 岁	32 ~ 35	70 ~ 80
1 ~ 12 岁	35 ~ 40	70 ~ 75
成人	38 ~ 45	60 ~ 70

临床情况

呼吸

早产儿呼吸暂停

- <34 孕周的新生儿围手术期呼吸系统的并发症风险升高
  - 对缺氧和高二氧化碳的反应不成熟 → 中枢性呼吸暂停
- 全身麻醉和局部麻醉术后都有可能发生；其他引起早产儿呼吸暂停的诱因包括：低血糖、低体温、贫血
- 治疗：使患儿取保持呼吸道通畅的体位（避免机械性气道阻塞），高危患儿可使用呼吸兴奋药（甲基黄嘌呤/咖啡因，10 mg/kg），应当密切监测
- 通常从受孕到现在 <60 周的早产儿术后需要 24 小时持续心肺监测（禁忌门诊手术）

早产儿围手术期风险问题
• 低体温风险↑
• 无法自主调控血糖
• 术后呼吸暂停风险↑（尤其是从受孕到现在 <50 周的早产儿）
• 早产儿视网膜病（尤其是从受孕到现在 <44 周的早产儿）
• 肺功能发育不全

胎粪吸入

- 分娩过程中新生儿误吸浓稠的胎粪或被胎粪污染的羊水，都可能会导致严重的呼吸窘迫和低氧血症
- 分娩后立即吸引新生儿的鼻腔和口腔
  - 应将误吸胎粪的新生儿转移到辐射加温器中，并进行状态评估
  - 视患儿病情而定，不再提倡常规气管插管，但气管插管仍是抢救的有效措施之一
- 抢救初期尽可能不要使用正压通气 → 防止胎粪被正压吹向新生儿气道远端，甚至扩散至支气管
  - 如果出现心动过缓/发绀 → 用纯氧进行轻度正压通气

支气管肺发育不良（bronchopulmonary dysplasia, BPD）

- 新生儿肺部疾病难以准确定义，因为症状表现个体差异较大
- 最初定义为过度机械通气和高吸入氧浓度（FiO_2）导致的肺损伤
  - 可见支气管平滑肌肥大、气道炎症、肺动脉高压
  - 给予外源性肺表面活性物质、类固醇激素以及更温和、轻柔的通气模式可提高生存率（但不能降低总体发病率）
- 胎龄 <30 周的早产儿→肺实质不成熟，肺泡功能障碍
- 肺功能障碍的程度不同，会直接影响后期治疗
  - 常存在气道高反应性和呼吸道感染
  - 手术室内的支持治疗→ 温和、轻柔的通气模式，限制气压伤，使用 β_2 受体激动剂
  - 考虑术后送回 ICU 继续治疗

先天性膈疝（congenital diaphragmatic hernia, CDH）

- 膈肌缺损→ 出生时出现发绀、呼吸窘迫、舟状腹
  - 腹部内容物疝入胸腔→ 肺和肺血管发育不全
  - 不是单纯的肺部压迫和肺不张
- 为了改善心肺功能状态，常常需要推迟外科手术
  - 严重的缺陷需要更多支持：如 ECMO 或吸入一氧化氮
- 麻醉管理
  - 气管插管：清醒气管插管、吸入麻醉或快速诱导气管插管，应尽量减少面罩通气时过多气体进入胃内而引起腹胀和腹内压增高
  - 麻醉维持通常使用静脉–吸入复合麻醉：避免使用 N_2O→有气胸的风险
  - 动脉穿刺置管和中心静脉穿刺置管：便于血液采样/输液治疗
  - 术中维持体温非常重要
  - 保持较低的肺血管阻力（PVR）→避免低氧血症和高碳酸血症

- 突然发生的心血管功能衰竭和肺顺应性下降 → 考虑对侧气胸
- 术后带气管导管转入新生儿重症监护室（NICU）

哮喘

- 气道炎症、可逆性气流受阻、气道高反应性
- 症状和体征：喘息、呼吸困难、胸闷、咳嗽
- 术前访视：发作频率、当前用药、住院病史、类固醇激素使用情况
- 严重的支气管痉挛会严重限制气流，以致哮鸣音消失
- 麻醉管理：氧疗、支气管扩张药、抗胆碱药
- 治疗严重支气管痉挛发作可能需要使用肾上腺素
- 尽量避免在非侵入手术中使用气管导管（可能导致支气管痉挛）

会厌炎和喉炎的区别		
项目	会厌炎	喉炎
病因学	细菌感染	病毒感染
年龄	1~8 岁	6 个月~6 岁
起病时间	快速发病	渐进发病
X 线检查结果	会厌肿胀（"拇指征"）	声门下水肿、狭窄（"尖塔征"）
症状和体征	高热、喘鸣、流口水	轻度发热、"犬吠样"咳嗽、发绀
麻醉管理	紧急外科气道准备，通常保持自主呼吸，可行坐位吸入麻醉诱导；避免清醒气管插管（喉痉挛风险高）	雾化吸入（可添加激素）；为保证患儿安全，气管插管操作应在手术室内实施，建议行面罩吸入麻醉诱导
患儿存在气道水肿，建议应用外径较细的气管导管		

气道异物
• 即使是轻微的气道操作，也可能会使部分阻塞的气道转化为完全阻塞
• 声门上异物：小心、轻柔地进行吸入麻醉诱导，使用上呼吸道内镜检查以取出异物
• 声门下异物：快速顺序诱导（RSI）或吸入诱导后，使用硬性支气管镜或软性纤维支气管镜检查并取出异物
• 实施取气道异物操作的医生与麻醉医生之间的良好沟通至关重要

法洛四联症	
定义	肺动脉狭窄、室间隔缺损、主动脉骑跨、右心室肥大
发绀型先天性心脏病管理	心室流出道梗阻和 PVR 增高→导致血流通过室间隔缺损右向左分流→发绀；过度换气可使 PVR 下降，去甲肾上腺素可使外周血管阻力（SVR）上升（当 > PVR 时）→可引起左向右分流；可以适当补液，并给予普萘洛尔
麻醉管理	目标：减少右向左分流（避免 PVR 增加，降低 SVR，提高心脏收缩力）
	方法：持续应用 β 受体阻滞剂，避免哭闹
	诱导：氯胺酮（维持 SVR）vs 吸入麻醉诱导（可由于低氧和二氧化碳蓄积导致 PVR 风险增加）
SVR/PVR 管理	降低 SVR 的因素：吸入麻醉药、组胺释放药、α 受体阻滞剂
	升高 PVR 的因素：酸中毒、高碳酸血症、低氧、应用正压通气或呼气末正压通气、吸入 N_2O

上呼吸道感染（upper respiratory tract infection, URI）

• 儿童每年会出现 6~8 次 URI，大多数由鼻病毒引起
  ◆ 哮喘、流行性感冒、链球菌性咽炎和过敏性鼻炎均可出现与 URI 相似的症状

- URI 症状出现后 4~6 周，患儿会出现气道反应性增加
    - 全身麻醉的潜在并发症：喉痉挛、支气管痉挛和血氧饱和度降低
- 呼吸系统事件的危险因素：早产儿、共存的气道高反应性疾病、二手烟暴露、气管插管、鼻塞/分泌物、气道手术操作
- 取消所有近期患有 URI 的患儿的手术是不切实际的，但如果存在以下情况应选择择期手术
    - 脓性鼻涕、发作性咳嗽、体温 > 37.8 ℃、气道功能状态改变
- 使用喉罩可以避免不必要的气道操作；如果可行，可考虑静脉诱导，以减少气道不良事件的发生
    - 考虑深麻醉状态下（七氟烷麻醉，≥2 MAC 自主呼吸时）拔管以减少苏醒期的气道刺激

二手烟暴露

- 二手烟暴露可导致全身麻醉患儿呼吸系统不良事件发生风险升高，例如，喉/气管痉挛、屏气、气道阻塞、口腔分泌物增加

心脏

卵圆孔未闭（patent foramen ovale，PFO）

- 心内分流使胎儿在子宫内进行血液循环（心房之间的血液交流）
    - 通常在分娩后，新生儿第一次呼吸不久后，卵圆孔关闭
    - PVR 下降，左心房压超过右心房压→ 卵圆孔关闭
- 低氧血症、高二氧化碳血症可使右心房压升高，导致卵圆孔重新打开，造成卵圆孔未闭
- 反常空气栓塞：如果不采取预防措施，PFO 患儿可能会出现反常空气栓塞（静脉系统 – 右心空气栓子进入左心 – 动脉系统）

房间隔缺损和室间隔缺损

- 房间隔缺损和室间隔缺损→左向右分流，除非缺损较大和容

量过度超负荷，否则不会出现全身性低氧血症
- 小缺损通常无症状且血流动力学稳定
  - 随着时间的推移，分流可能导致右心容量超负荷和慢性心力衰竭
  - 根据疾病的严重程度来决定矫正手术的时间
- 麻醉管理
  - 避免低氧血症和高二氧化碳血症（增加 PVR）
  - 当右心压力高于左心压力时，可能导致分流逆转和严重的低氧血症

代谢
线粒体病（mitochondrial disease，MD）
- 对能量代谢有不利影响的多种酶复合物缺陷
  - 发病率 1/5000，不同年龄患儿的发病和表现不同
- ATP 生成障碍影响大脑、心脏和肌肉，会导致
  - 癫痫发作、痉挛、发育迟缓、肌张力低下、心肌病、心律失常、慢性胃肠运动障碍、生长迟缓
- 没有证据表明 MD 与恶性高热有关
  - 患者可能对丙泊酚敏感，但尚无丙泊酚在 MD 患儿中使用的指南
  - 注意 MD 患儿易出现代谢性酸中毒
- 通常推荐将生理盐水作为维持液体使用
  - 乳酸盐溶液可能会导致症状恶化
  - 输液量需求可能会增加
  - 有时患儿可能还需要补充葡萄糖，但需要接受持续的血糖监测

胃肠
幽门狭窄
- 幽门狭窄通常发生在 5 周龄→持续性无胆汁喷射性呕吐
- 应在急诊内科纠正电解质紊乱
  - 婴儿可能严重脱水并伴有电解质紊乱

- ◆ 呕吐物中富含 H^+→低钾、低氯、代谢性碱中毒
- 反流、误吸风险增加
  - ◆ 诱导前需要进行胃减压
  - ◆ 通常使用琥珀胆碱作为肌肉松弛药，行静脉快速顺序诱导
- 通常手术时间较短，无须使用长效肌肉松弛药；可使用对乙酰氨基酚镇痛，避免使用阿片类药物

气管食管瘘（tracheoesophageal fistula，TEF）

- 最常见的（85%）为 C 型（近端食管闭锁伴远端瘘管）
- 症状：咳嗽、唾液过多和发绀
  - ◆ 诊断：软头吸引导管不能进入胃内
  - ◆ X 线证实存在食管闭锁
- 术前评估：重点关注呼吸支持、误吸预防和其他先天性异常的识别（心脏超声排除心内膜垫缺损）
- 麻醉管理：通常应进行动脉穿刺置管
  - ◆ 为了避免胃液流入气管，可将患儿放在床头抬高 30° 的手术床上
  - ◆ 诱导目标是将误吸风险降至最低（可选清醒气管插管或快速顺序诱导气管插管）
  - ◆ 气管插管前避免正压通气
  - ◆ 可能导致明显的胃扩张、膈肌抬高和低氧血症
  - ◆ 如果循环失代偿，可以进行胃造口术以减轻胃胀气，缓解膈肌上抬，降低胸腔内压力
- 右侧支气管插管→限制空气穿过瘘管进入肺
  - ◆ 使气管导管尖端超过瘘口远端，然后往回撤，直到听到双侧肺出现呼吸音
- 通过手术操作压迫上侧肺，可能间接实现肺隔离
  - ◆ 患儿的血氧饱和度可能难以维持（通气/血流比失调）；可考虑间歇性使肺再充气
  - ◆ 可能出现低血压→纵隔受压、扭曲和静脉回流减少
- 术后待患儿情况稳定再行气管拔管（疼痛控制良好），避免

损伤手术吻合口

♦ 如果患儿仍然带管，吸痰时，吸痰管尖端不要超过气管导管远端（应预先测量长度）

腹裂和脐膨出

- 包括前腹壁缺损伴内脏疝出

腹裂和脐膨出的比较		
项目	腹裂	脐膨出
病因学	脐肠系膜动脉闭塞	肠道没有从卵黄囊迁移至腹腔
发生率	1∶15 000	1∶6000
表现	脐旁	中线
疝囊	无	有
肠道功能	异常	正常
并发异常/畸形	早产	贝-维（Beckwith - Wiedemann）综合征，先天性心脏病，膀胱外翻

- 遮盖内脏，防止内脏暴露，避免热量蒸发，并防止感染
  ♦ 存在大量体液丢失：应该给予较大剂量补液
  ♦ 持续监测电解质和血糖（考虑动脉穿刺置管/中心静脉穿刺置管）
- 麻醉技术
  ♦ 清醒插管或快速顺序诱导气管插管；避免使用 N_2O
- 手术修复缺损后，可能增加腹内压，并可能导致气道峰压升高、静脉回流减少、低血压、下肢缺血
- 术后通常需要机械通气支持

坏死性小肠结肠炎

- 多因素病因：患者通常表现为肠胀气和便血
  ♦ 早产儿出生 2 周内风险最高
- 肠道低灌注和缺血→肠壁功能减弱

- 麻醉管理：放置动脉穿刺导管和中心静脉导管
    - 输注晶体液和血液制品
    - 监测尿量，避免使用 N_2O
    - 可能出现 DIC、血小板减少
- 患儿通常需要再次手术

儿童先天性综合征

儿童先天性综合征及相应麻醉管理要点		
名称	**描述**	**麻醉管理要点**
肾上腺性征异常综合征	无法合成氢化可的松，女性男性化	常规输注氢化可的松，检测电解质
阿佩尔综合征	颅面畸形、并指、发育迟缓	可能发生脑积水和颅内压升高，潜在困难气道
毛细血管扩张性共济失调综合征	小脑共济失调，皮肤和结膜毛细血管扩张，血清 IgA 减少，网状内皮恶性肿瘤	免疫缺陷，复发性胸部和鼻窦感染，支气管扩张
贝 - 维综合征	出生时体重 > 4 kg，巨舌症，脐膨出	持续而严重的新生儿低血糖，气道问题
巨颌症	上颌骨和下颌骨肿瘤性病变伴口腔内肿块，可能导致呼吸窘迫	插管可能极其困难，可能需要气管切开
先天性碘缺乏综合征（克汀病）	甲状腺组织缺失或甲状腺素合成缺陷，甲状腺肿	气道问题；舌体大，甲状腺肿；呼吸中枢对抑制非常敏感；常见高碳酸血症；低血糖、低钠血症、低血压；心输出量低；输血耐受性差

续表

儿童先天性综合征及相应麻醉管理要点		
名称	描述	麻醉管理要点
猫叫综合征	染色体 5P 异常，异常哭闹，小头畸形，小颌畸形，先天性心脏病	气道问题，喘鸣，喉软化，可能插管困难
21－三体综合征（唐氏综合征）	60%合并先天性心脏病，部分十二指肠闭锁，颈椎异常	困难气道；舌头大、口裂小；拔管时，存在喉痉挛风险；心动过缓；心脏异常的后遗症
迪谢内肌营养不良	经常累及心肌的肌营养不良；通常在生命中的第二个十年期间死亡；骨骼肌受累情况与心肌受累程度无关	先天性肌强直伴心脏受累；减少药物剂量；避免呼吸抑制剂、肌肉松弛药；术后可能需要通气支持
18 三体综合征（爱德华综合征）	96%患儿存在先天性心脏病；小颌畸形占 80%；肾脏畸形占 50% ~80%；通常在婴儿期死亡	可能插管困难，注意经肾排出的药物
先天性结缔组织发育不良综合征	高弹性和脆性组织的胶原异常；主动脉夹层动脉瘤；其他血管的脆弱性；易渗血体质	中心静脉导管——血管自发破裂；血管造影 1%死亡率；ECG 提示心脏传导异常；静脉注射难以维持；血肿；发育不良的结缔组织和凝血缺陷会导致出血，尤其是胃肠道出血；自发性气胸
家族性周期性麻痹	肌肉疾病，低钾血症，四肢麻痹、瘫痪	监测血钾，限制葡萄糖的使用，监测心电图，避免使用肌肉松弛药

续表

儿童先天性综合征及相应麻醉管理要点		
名称	**描述**	**麻醉管理要点**
范科尼（Fanconi）综合征（肾小管酸中毒）	通常继发于其他疾病；近端肾小管缺陷；酸中毒、钾离子缺失；脱水	肾功能受损；治疗电解质和酸碱异常；寻找原发疾病（半乳糖血症、胱氨酸病等）
同型胱氨酸尿症	先天性新陈代谢障碍，内膜增厚引起的血栓栓塞，晶状体异位，骨质疏松，脊柱侧弯	右旋糖酐用于降低黏度和血小板黏附性，增加外周灌注；血管造影术可能导致栓塞形成，尤其是脑血管栓塞
原发性纤毛运动不良症（Kartagener 综合征）	右位心，鼻窦炎，支气管扩张，免疫异常	慢性呼吸道感染，结构性心脏病
克利佩尔 – 费尔综合征	两个或多个颈椎先天融合，导致颈部僵硬	困难气道和气管插管困难
额鼻发育不良	不同程度的颊横裂，额部脂肪瘤，皮样囊肿	鼻裂、唇裂和腭裂可能导致插管困难
马方综合征（蜘蛛指综合征）	结缔组织疾病；扩张的主动脉导致心肌缺血；主动脉瘤、胸或腹主动脉瘤；肺动脉、二尖瓣受累；脊柱侧弯、漏斗胸、肺囊肿；关节不稳定和脱位	注意心肌抑制药；小心可能存在的主动脉夹层；肺功能差；可能有气胸；关节容易脱位
先天性肌无力	类似成人重症肌无力	避免使用呼吸抑制剂、肌肉松弛药；可能需要术后呼吸支持；手术前后可应用抗胆碱酯酶治疗；咳嗽不良引起的肺部并发症

续表

儿童先天性综合征及相应麻醉管理要点		
名称	描述	麻醉管理要点
麦卡德尔病（糖原贮积症Ⅴ型）	糖原贮积症Ⅴ型	影响包括心肌在内的肌肉组织；小心使用心肌抑制药
皮埃尔·罗班综合征	腭裂、小颌畸形、舌下垂；可能出现相关的先天性心脏病	困难气道；小颌畸形和舌下垂可能导致呼吸窘迫，需要扩张或舌缝合来缓解口咽后梗阻
卟啉症	间歇性卟啉病是最常见的常染色体显性遗传病。青春期前通常为潜伏期。腹痛、神经功能障碍、电解质失衡和精神障碍是急性发作的特征	避免巴比妥类药物（硫喷妥钠、美索比妥）；可以使用氯胺酮、依托咪酯和丙泊酚等；建议使用吸入麻醉药和非去极化肌肉松弛药维持麻醉；在存在神经损伤的情况下，避免应用区域阻滞麻醉
普拉德-威利综合征	新生儿——肌张力减退、喂养不良、无反射；第二阶段——多动、无法控制的多食、发育迟缓	极度肥胖导致心肺衰竭
硬皮病	弥漫性皮肤硬化；皮肤挛缩需要整形手术	口腔和面部瘢痕结痂，困难气道和气管插管困难；胸部顺应性差；弥漫性肺纤维化、缺氧；静脉通常看不见、摸不到；心脏纤维化和肺心病；类固醇激素治疗病史

续表

儿童先天性综合征及相应麻醉管理要点		
名称	**描述**	**麻醉管理要点**
史-约综合征	多形红斑；荨麻疹性病变和口腔、眼睛、生殖器的糜烂；可能对外源性制剂/药物过敏	口腔病变，避免插管和食管内超声探头；由于皮肤损伤，监测很困难，但确实非常必要；ECG——出现纤颤、心肌炎、心包炎；温度控制——发热；静脉注射——必不可少，避免因感染而减少注射；可考虑使用氯胺酮；可能出现肺大疱和气胸
泰-萨克斯病	神经节苷脂沉积病；失明和进行性痴呆以及中枢神经系统退行性改变	尚未报道麻醉风险；进行性神经损伤会导致呼吸系统并发症；需要支持性治疗
特雷彻·柯林斯综合征（下颌骨颜面发育不全）	小颌畸形和发育不全的颧弓；小口畸形，后鼻孔闭锁；可能存在先天性心脏病	可能存在困难气道和气管插管困难；虽没有皮埃尔·罗班综合征严重，但是气道状况会随着时间的推移进行性恶化
希佩尔-林道病	视网膜或中枢神经系统成血管细胞瘤（后颅窝或脊髓）；伴嗜铬细胞瘤和肾囊肿、胰腺囊肿或肝囊肿	并发嗜铬细胞瘤以及肾脏和肝脏相关病理改变

续表

儿童先天性综合征及相应麻醉管理要点		
名称	**描述**	**麻醉管理要点**
神经纤维瘤病 I 型（Von Recklinghausen 病）	咖啡牛奶色斑；中枢神经系统所有部位均可出现肿瘤；与神经干相关的外周神经系统也可出现肿瘤；嗜铬细胞瘤发病率增加；蜂窝状囊性肺改变；肾动脉发育不良与高血压	依据尿香草扁桃酸（VMA）筛查嗜铬细胞瘤；肺功能检测；肿瘤可能发生在喉和右心室流出道；如果涉及肾脏，则注意经肾脏排泄的药物的使用
威尔逊病（肝豆状核变性）	铜蓝蛋白减少导致异常铜沉积，尤其是在肝脏和中枢神经系统运动核中；肾小管酸中毒	肝衰竭继发于肝纤维化；可以使用静脉麻醉诱导（丙泊酚、氯胺酮、依托咪酯）；尽管丁酰胆碱酯酶缺乏，但琥珀胆碱引起的呼吸暂停并不常见；减少经肾脏排泄的药物的剂量
预激综合征	ECG 异常——PR 间期缩短、QRS 延长 40%；与许多心脏缺陷有关；心房与心室之间有异常传导途径；心电图上可能出现 δ 波	东莨菪碱抑制分泌物作用比阿托品更强；阿托品可能引起心动过速，可能使心电图呈现 ST 段压低和心肌梗死样的波形改变；据报道，在麻醉诱导或心脏手术期间可能发生阵发性室上性心动过速；必要时应使用洋地黄、普萘洛尔、起搏器进行治疗；新斯的明可能会加重预激综合征

注：引自 Pajewski TN. *Anesthesiology Pocket Guide*. Philadelphia，PA：Lippincott–Raven；1997.

新生儿及小儿复苏

新生儿复苏法则

- 注意：下面的知识点不能代替由认证教师指导的新生儿复苏培训课程
- 新生儿被分娩到子宫外的过程中，10% 的新生儿需要医疗辅助才能达到心肺功能稳定。只有 < 1% 的新生儿需要急救复苏
- 足月新生儿应具有足够的呼吸能力（啼哭声调响亮），同时还应具有合适的体温；出现不良情况时，应该对新生儿进行快速评估，并及时干预
- 擦干、保暖，注意新生儿体位，进行气道检查，刺激新生儿呼吸
- 使用急救呼吸囊进行通气，监测血氧，必要时进行插管
- 胸部按压
- 应用抢救药物和补充血容量
- 2010 年以后开始建议
  - 新生儿初步评估后，应评估循环和呼吸，尽早监测血氧饱和度
  - 对足月新生儿，应使用空气而非 100% FiO_2 进行复苏
  - 补充的氧气应与空气混合，并监测氧浓度
  - 目前的证据既不支持也不反对，在羊水被胎粪污染的情况下，是否需要常规对新生儿进行气管内吸引
  - 新生儿胸部按压 – 通气比例应保持在 3∶1，如果新生儿心脏停搏，则应采取更高的比例
  - 对于患有缺氧缺血性脑病的足月/接近足月婴儿，可以考虑保持治疗性低体温
  - 如果 10 min 仍无法检测到心率，可以考虑停止复苏
  - 对于不需要复苏的婴儿，延迟脐带夹紧至少 1 min

儿科加强生命支持（PALS）

- 注意：以下总结不能代替由认证教师教授的儿科高级生命支

持课程

- 目前的儿科加强生命支持（图 29 - 2）基于对最终导致小儿心搏骤停的情况的识别，进行适当治疗。这些情况包括：呼吸窘迫、呼吸衰竭、休克和心律失常
- 任何急救复苏程序的实施都基于医疗团队的"评估 – 分型 – 决定 – 实施"模式，这个过程是反复的
- 评估应从患儿病情的总体情况，逐步深入到患儿病情的关键问题：重点化验检查和病理生理状态
- 总体情况：外观、呼吸功能、循环 →确定是否存在威胁生命的情况
- 初期心肺复苏：针对气道、呼吸、循环、器官功能障碍等抢救措施
  - 手动评估包括：生命体征测量和血氧饱和度测定
  - 初始治疗可能包括：采取措施维持气道通畅、辅助呼吸/机械通气、建立静脉通路和开始液体复苏
- 进一步复苏抢救：采集病历信息（症状和体征、过敏史、治疗药物、既往病史、最后一餐和其他事件）为重点问诊和体格检查提供基础，辅以实验室检查（红细胞比容、动脉血气分析、胸部 X 线片、二氧化碳监测）以指导下一步的复苏管理工作
- 自 2010 年开始，儿科加强生命支持要求所有的治疗环节都应具备实施儿科高质量心肺复苏（CPR）的能力
- 除颤—可以接受的初始能量为 2 ~ 4 J/kg 。对于难治性的心室颤动，可能要增加至 4 J/kg。随后的能量水平应该至少为 4 J/kg，最多不超过 10 J/kg
- 宽波群心动过速现在可以由 QRS 波宽度 > 0.09 s 来判断，由计算机识别，无须如先前的那样根据年龄调整 QRS 波的正常值
- 除非有低钙血症、钙通道阻滞剂过量、高镁血症或高钾血症的证据，否则不建议常规使用钙剂

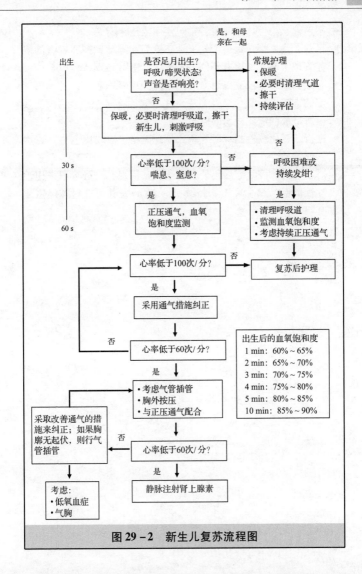

图 29 - 2　新生儿复苏流程图

- 不建议感染性休克的患者常规使用依托咪酯
- 目前，具体指南提出了先天性心脏病和肺动脉高压患者的复苏管理策略：如果有条件，考虑尽早使用 ECMO
- 有效心输出量恢复以后，应持续监测血氧饱和度，考虑用滴定的方法进行氧疗，以维持 $SpO_2 \geqslant 94\%$（降低缺血再灌注效应所造成的氧化损伤的风险）
- 进行二氧化碳检测（呼气末二氧化碳描记法或比色法）以确认气管导管在气管内
- 对于心搏骤停复苏后仍处于昏迷状态的患儿，可考虑采用治疗性低温（$32 \sim 34\,℃$，持续 $12 \sim 24\,h$），其可能对神经恢复有益

第 30 章　术后恶心、呕吐

Richard D. Urman、Jesse M. Ehrenfeld

- 发生率：全身麻醉手术患者为 20% ~ 30%，高风险患者为 70% ~ 80%
- 影响：占意外入院患者的 0.1% ~ 0.2%
  - 延长患者在 PACU 的停留时间，增加医疗费用，降低患者满意度

术后恶心、呕吐的主要危险因素（图 30 - 1）		
患者因素	**麻醉药因素**	**手术因素**
女性	吸入麻醉药	手术类型（胆囊切除术、
有术后恶心、呕吐或	麻醉时长	妇科手术、腹腔镜手术）
晕动病病史	术后使用阿片类药物	手术时长
非吸烟者	使用 N_2O	
年轻人群（<50 岁）	全身麻醉 vs 局部麻醉	

注：引自 Gan TJ, Diemunsch P, Habib A, et al. Society for ambulatory anesthesia. Consensus guidelines for the management of postoperative nausea and vomiting. *Anesth Analg* 2014；118（1）：85 – 113；also 2020 updated guidelines（in press）.

降低术后恶心、呕吐基线风险的策略（见图 30 - 1）
局部麻醉时避免应用全身麻醉
使用丙泊酚进行麻醉诱导和维持
避免使用 N_2O
避免吸入麻醉药
将术中及术后阿片类药物使用剂量最小化
充分补液
使用舒更葡糖钠替代新斯的明进行肌肉松弛拮抗

注：引自 Gan TJ, Diemunsch P, Habib A, et al. Society for ambulatory anesthesia. Consensus guidelines for the management of postoperative nausea and vomiting. *Anesth Analg* 2014；118（1）：85 – 113；also 2020 updated guidelines（in press）.

简化版术后恶心、呕吐风险评分	
危险因素	**分值**
女性	1
有术后恶心、呕吐或晕动病病史	1
非吸烟者	1
术后使用阿片类药物	1

术后恶心、呕吐的预测和预防		
分值等级	**术后恶心、呕吐的风险/%**	**预防***
0	10%（低风险）	2 种镇吐药
1	21%（低风险）	
2	39%（中风险）	2 种镇吐药
3	61%（高风险）	多模式治疗/3~4 种镇吐药
4	79%（高风险）	

注：* 根据 2020 年更新的术后恶心、呕吐预防指南。

引自 Apfel CC，Läärä E，Koivuranta M，et al. A simplified risk score forpredicting PONV：conclusions from cross – validations between two centers. *Anesthesiology* 1999；91：693 – 700.

- 预防术后恶心、呕吐的联合用药
  - ◆ 阿瑞匹坦 + 地塞米松
  - ◆ 5 – 羟色胺受体拮抗剂 + 地塞米松
  - ◆ 5 – 羟色胺受体拮抗剂 + 氟哌啶醇
  - ◆ 5 – 羟色胺受体拮抗剂 + 地塞米松 + 氟哌啶醇
  - ◆ 5 – 羟色胺受体拮抗剂 + 阿瑞匹坦
  - ◆ 东莨菪碱贴剂和抗组胺药也可与以上药物合用

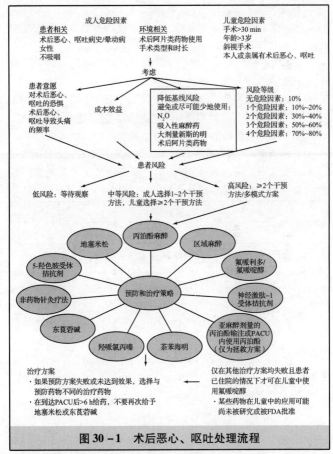

图 30-1 术后恶心、呕吐处理流程

- 治疗术后恶心、呕吐的策略
  - 如果首次用药无效→使用其他种类药物
  - 每隔 6 h 重复使用氟哌啶醇及 5 - 羟色胺受体拮抗剂（无论是预防还是治疗恶心、呕吐，在 6 h 内反复使用镇吐药

是无效的）

- ♦ 不推荐重复使用地塞米松、东莨菪碱透皮贴剂、阿瑞匹坦和帕洛诺司琼
- PACU 出室标准
  - ♦ 基于通用评分体系或护士/医生的评估
  - ♦ 经口摄入：出室之前无此要求
  - ♦ 排空：只有当患者接受椎管内麻醉，或者进行妇科、疝、肛门直肠或生殖器手术时才评估此项
  - ♦ 脊椎麻醉/硬膜外麻醉：必须达到感觉恢复和无运动阻滞
  - ♦ 神经阻滞：可以在运动/感觉功能充分恢复之前离室，但应指导患者注意麻木肢体的保护以避免损伤

镇吐药				
类型	药物	剂量	用药时机	副作用
5 - 羟色胺受体拮抗剂	昂丹司琼 格拉司琼 多拉司琼 托烷司琼 雷莫司琼 帕洛诺司琼	4 mg iv 0.35~3 mg iv 12.5 mg iv 2 mg iv 0.3 mg iv 0.075 mg iv	术毕 诱导时	头痛 肝功能指标升高 便秘 QT 间期延长
NK - 1 受体拮抗剂	阿瑞匹坦 卡索匹坦 罗拉吡坦	40 mg po 150 mg po 70~200 mg po	诱导时	细胞色素 p450 抑制剂 便秘 低血压 头痛
类固醇	地塞米松 甲泼尼龙	4~5 mg iv 40 mg iv	诱导时	高血糖 术后感染风险

镇吐药				
类型	药物	剂量	用药时机	副作用
丁酰苯类	氟哌利多 氟哌啶醇 氨磺必利	0.625 ~ 1.25 mg iv 0.5 ~ 2 mg iv/im/po 5 或 10 mg iv	术毕	QT 间期延长 嗜睡 锥体外系反应 氨磺必利：无 QT 间期延长
酚噻嗪类	异丙嗪 丙氯拉嗪 甲氧氯普胺	6.25 ~ 12.5 mg iv 5 ~ 10 mg iv >20 mg iv	术毕	
抗组胺药	苯海拉明 氯苯甲嗪	1 mg/kg iv 50 mg po		嗜睡 躁动 锥体外系反应

续表

镇吐药				
类型	药物	剂量	用药时机	副作用
其他	丙泊酚	20 mg iv	PACU 内	呼吸抑制
	东莨菪碱	透皮贴剂	手术前夜或术前 2 h	镇静 意识模糊 眩晕 口干
	麻黄碱	0.5 mg/kg im	术毕	
	咪达唑仑	2 mg iv	术毕前30 min	
	加巴喷丁	600~800 mg po	诱导前1~2 h	
	奋乃静	5 mg iv/im	诱导时	
	米氮平	30 mg po		
非药物方式	刺激内关穴 刺激正中神经 补液 芳香疗法		诱导前或诱导后	

注：iv—静脉注射；po—口服；im—肌内注射。

引自 Gan TJ, Diemunsch P, Habib A, et al. Society for ambulatory anesthesia. Consensus guidelines for themanagement of postoperative nausea and vomiting. *Anesth Analg* 2014；118（1）：85－113.

第 31 章 手术室外麻醉

Melissa L. Bellomy

总体建议与安全性

- 必须对每位患者都进行全面的术前评估
- 所有患者在接受麻醉时需要进行 ASA 推荐的标准监护
- 需要备有转运设备（球囊面罩以及氧气瓶）
- 紧急用药备药，开放静脉通路
- 术后监护，标准与手术室内麻醉相同
- 警惕造影剂过敏

手术室外麻醉 ASA 指南

- 可靠的氧源，包括备用氧源
- 充足的、可靠的吸引器
- 如使用麻醉气体，需要充足、可靠的净化系统
- 可提供 90% FiO_2 + 正压通气的自充气式复苏袋
- 按计划准备充足的药物、用品和设备
- 有充足的监护设备，符合 ASA 监护标准
- 有充足的插座，连接到紧急电源
- 给设备和人员提供充足的空间
- 随时可用的抢救车、除颤仪和急救药物
- 可靠的双向通讯 + 可随时获取高年资麻醉医生协助
- 明确可见的建筑内部结构图、紧急安全情况编码和医用设施标准

注：引自 *ASA Standards for Basic Intraoperative Monitoring*.

CT 和 MRI

CT：总体建议

- 在 CT 扫描过程中，患者须始终佩戴可以屏蔽甲状腺的铅衣
监测
- 如果进行麻醉，需进行 ASA 标准监护

- 无须去除金属，但可以使其远离场地以减少伪差

麻醉注意事项

- 麻醉方式选择：轻度镇静至全身麻醉均可
- 需要考虑的患者因素：患者的配合程度、幽闭恐惧症、合并症、年龄、精神状态、扫描时间以及气道情况（在 CT 扫描时接近气道的机会非常有限）
- 确保足够长的静脉输液管路、麻醉回路和监护导线

CT 室的特殊手术

脑立体定向活检

- 放置金属头架（通常采用局部麻醉＋阿片类/苯二氮䓬类药物）
- 麻醉方式：监护麻醉，调节镇静深度以减少气道问题；如需全身麻醉，清醒纤维支气管镜插管也许是最安全的方式

经皮椎体成形术

- 适应证：逆转骨质疏松患者的椎体压缩
- 麻醉方式：监护麻醉，如果患者无法耐受疼痛可选择全身麻醉
- 患者俯卧位→为防止腹部压迫以及通气不足，可以考虑支撑骨盆/胸部

MRI：总体建议

- 麻醉监护的适应证：儿童、智力迟钝、幽闭恐惧症、呼吸困难、血流动力学不稳定
- MRI 麻醉特点
  - ◆ 强磁场
    - ★ 将磁性物品移走，如：听诊器、信用卡、U 盘、笔、钥匙、身份证、传呼机、手机、手表、输液泵
    - ★ 仔细检查患者有无起搏器、动脉瘤夹、血管内导丝、金属植入物
    - ★ 安全的金属：铍、镍、不锈钢、钽和钛
  - ◆ 管理气道存在困难
    - ★ 仔细调节镇静深度，监护仪始终面向医生

监测

- 需要无磁性的监护设备、非磁性喉镜
- 在紧急情况下立即将患者移出 MRI 机器并启动抢救治疗
- 确保足够长的静脉输液管、麻醉回路、监护导线
- 保证心电图线不缠绕——否则可造成 T 波和 ST 段波形伪像、患者灼伤

介入神经放射学

总体建议

- 标准 ASA 监护：如果需要动脉监测，可以选择桡动脉或股动脉置管
- 股动脉鞘内置管→只有 MAP 有意义，可能没有波形
- 麻醉方式：如需制动，选择全身麻醉；如只进行简短的神经系统检查或对于大多数诊断性扫描，可以选择局部麻醉或镇静

动静脉畸形栓塞术

- 将液性或颗粒状栓塞剂注入滋养血管
- 麻醉方式：监护麻醉（可持续监测神经系统状态）或全身麻醉（如病变范围过广）
- 可能需要全身肝素化
- 并发症：出血（输血、逆转抗凝血药的作用、控制性降压）；ICP↑（过度通气、头高位、甘露醇、呋塞米、3% 氯化钠）

颅内动脉瘤

- 使用血管内支架、弹簧圈或液体聚合物治疗动脉瘤
- 通常采用全身麻醉，需要动脉监测
- 当遇到动脉瘤破裂或紧急情况时，需要进入手术室行外科手术治疗

颅内动脉溶栓

- 治疗症状出现时间 <6 h 或 DWI 显像出现半暗带时间 <6 h 的

脑卒中
- 通常在监护麻醉下进行手术（可以对神经系统进行评估）

消化内镜和内镜逆行胰胆管造影（ERCP）

总体建议
- 多数胃肠镜检查不需要麻醉医生即可进行
- 肠镜检查需侧卧位；胃镜检查需侧卧位或仰卧位
- 全程确保气道通畅很重要

麻醉方式
- 麻醉方式可以选择轻度镇静或全身麻醉
  - 通常使用咪达唑仑/芬太尼/异丙酚组合；减少氯胺酮的使用
- 需考虑的患者因素：能否合作、合并症、年龄、精神状态、手术时长
- 胃镜：在内镜插入前行咽部局部麻醉（利多卡因、苯佐卡因）
  - 术后疼痛：相对程度较低，通常是由于胃内充气导致
- ERCP：通常采取仰卧位、侧卧位或俯卧位；在胆管扩张时患者会感觉到明显疼痛

并发症
- 气道阻塞、喉痉挛、支气管痉挛、脱管、误吸、胃肠道穿孔

第32章　慢性疼痛管理

David A. Edwards、Jenna Walters

概述

疼痛持续时间		
急性疼痛	0~1个月	新出现或加重的疼痛，伤口正常愈合期
亚急性疼痛	1~3个月	持续时间延长，转化（从急性变为慢性）
慢性疼痛	>3个月	持续性、病理性疼痛，或刺激持续存在导致

疼痛分类		
伤害性	适应性（保护性）疼痛；由疼痛感受器（伤害性）通过感知温度、机械或化学刺激产生疼痛 ● 躯体痛——肌肉骨骼疼痛（骨折、伤口未愈合、手术伤口） ● 内脏疼痛——起源于脏器（膀胱、肠道、卵巢）的疼痛	浅表躯体痛：刺痛、易定位（烧伤） 深部躯体痛：搏动性、隐痛、随运动加重、难定位（骨折） 内脏痛：压痛、深部痛、钝痛、弥散、难定位、牵涉痛
炎性	适应性（保护性）疼痛；源自局部炎症（关节炎、感染、组织损伤）	搏动性疼痛、隐痛
病理性	适应不良的疼痛；神经系统损伤/功能障碍（糖尿病、手术横断、神经损伤） ● 神经病理性疼痛——糖尿病神经病变 ● 功能障碍性疼痛——中枢敏化、纤维肌痛、肠易激、紧张性头痛	电击感、烧灼痛、刺痛、切割痛、针扎痛、击打痛

疼痛术语	
疼痛	"一种与组织损伤或潜在的组织损伤相关的不愉快的主观感觉和情感经历"（IASP）
感觉障碍	令人不愉快的异常感觉（自发或诱发）
感觉异常	异常感觉（自发或诱发）
感觉过敏	对任何刺激的敏感性增加
痛觉异常	对刺激（尤其重复刺激）的异常疼痛反应综合征
痛觉过敏	疼痛刺激比预期的更痛（尤其是针刺痛） • 初级痛觉过敏——病变处神经所支配的区域 • 次级痛觉过敏——因为疼痛敏化导致疼痛区域扩大 • 阿片类药物相关的痛觉过敏——急性阿片类药物的应用反而加重疼痛，急性阿片类药物戒断引起疼痛敏感性增加，或长期应用阿片类药物导致疼痛敏感性增加
痛觉超敏	对非疼痛刺激的疼痛反应（如轻触皮肤引起疼痛）
感觉迟钝	对非疼痛刺激的敏感性降低
痛觉减退	对正常疼痛刺激的疼痛反应降低
感觉缺失	对疼痛或非疼痛刺激的感觉缺失
痛性感觉缺失	麻醉区域的疼痛感觉缺失
感觉异常性骨痛	股外侧皮神经受压引起的麻木/疼痛
多模式镇痛	总体原则是，通过联合使用各种镇痛方式（药物、方法、技术）促进疼痛缓解，同时降低风险/副作用（与复方制剂不同，复方制剂使用了更高剂量的药物，会因此增加风险/副作用）
阿片类药物耐受	要达到相同效果须使用更高剂量的阿片类药物（NIH 对阿片类药物耐受的定义是患者 1 周内口服吗啡超过 60 mg）

续表

疼痛术语	
依赖	服用药物时机体功能状态正常，但只要不使用药物就出现戒断综合征
成瘾	会对生活造成不良影响，但仍被迫用药

美国慢性疼痛现状

- 人们就医的主要原因
- 人们失业的主要原因
- 影响了 2.1 亿成人
- 直接花费 3000 亿美元，生产力丧失 3300 亿美元
- 比癌症、糖尿病和心脏疾病的总影响要大 [*J Pain* 2012；13 (8)：715 – 724]

美国阿片类药物滥用和贩卖的流行病学特点

- 美国阿片类药物错误使用和滥用情况非常普遍，且尚无明确证据支持慢性疼痛患者连用 6 个月以上阿片类药物能获益，在进行阿片类药物处方的风险/效益评估时应考虑这些
- 女性相较男性更易患慢性疼痛，从而更常服用镇痛药，且服用剂量更大、时间更长
  - ◆ 过去 10 年，新生儿戒断综合征的发病例数增加了 300%
- 12 岁以上的美国人群中，每 20 人就有 1 人因非医学目的服用过阿片类药物
  - ◆ 这些人中 50% 从亲友处可随意获得这些药物，而 81% 药物都来自医疗保健机构
- 美国平均每天有 46 人（每年 15 000 人）死于阿片类药物过量
  - ◆ 死亡的流行病学危险因素包括男性、白色/印第安人种、农村地区、中年人（35 ~ 55 岁）
  - ◆ 和苯二氮䓬类药物一起服用会增加死亡率
- 阿片类药物的贩卖非常普遍；大街上的阿片类药物每毫克售

价为 1 美元

- 阿片类药物滥用和贩卖的危险信号
  - ◆ 拒绝使用非阿片类药物
  - ◆ 试图通过提供名字信息获取阿片类药物
  - ◆ 多次提前补药/急诊就诊
  - ◆ 存在愤怒、残疾、诉讼可能及灾难化想法
- 针对慢性非恶性疼痛的阿片类药物开具指南能帮助开药者识别并减轻风险；指南内容根据各州情况不同。开具各种管制药物处方前，常规的筛选内容包括
  - ◆ 药物滥用史、心理状况
  - ◆ 标准的阿片类药物风险评估工具
  - ◆ 查询各州管制药物监控数据库
  - ◆ 药物尿检筛查
  - ◆ 阿片类药物使用风险的知情同意，包括提高育龄期女性对新生儿戒断综合征的认识
  - ◆ 根据患者当前风险水平及功能状态，多次长期反复评估其对阿片类药物的需求
- 因阿片类处方药物使用减少，海洛因过量致死的发生率从 2010 年至今翻了 4 倍
- 在这种大背景下，针对任何慢性非恶性疼痛，在使用阿片类药物之前，应优先考虑使用非阿片类药物或非药物治疗

腰痛 (low back pain, LBP)

- 美国的年发生率：终生患病率为 80% ~ 85%，慢性发生率为 23%，11% ~ 12% 腰痛患者因此致残 (*Lancet* 2012, 379：9814, 482 –491)
- 腰痛是世界范围内致残的首要原因，且绝大多数病因不明 [*Ann Rheum* Dis 2014; 73 (6)：968 –974]
- 预后：90% 患者在 4 ~6 周内自动恢复；6 个月后可正常工作

的患者不足 50%；1 年后只有 10% 患者可正常工作

- 危险因素：抽烟、肥胖、老龄、女性、静态生活方式、受教育程度低、社会经济地位低、工伤理赔、心理因素（如焦虑、抑郁、躯体化障碍）
- 机械性因素：如举重和弯腰并不是疼痛慢性化的明确危险因素
- 64% 无症状人群存在腰椎 MRI 检查异常表现，如椎间盘膨出、突出和变性［*N Engl J Med* 1994；331（2）：69 - 73］
- 病史采集和体格检查见下文，初步评估流程见图 32 - 1

腰痛的鉴别诊断
机械性（80% ~ 90%）
椎间盘（如退行性疾病、突出）
关节突关节（如关节面关节病）、骶髂关节（SIJ）
椎管狭窄、椎间孔狭窄
韧带拉伤、肌肉扭伤（肌筋膜）
椎骨骨折
排列紊乱（脊柱侧凸、脊柱后凸、脊椎滑脱）
非机械性（1% ~ 2%）
肿瘤、感染、血肿
牵涉痛病因（1% ~ 2%）
心血管（如主动脉夹层/动脉瘤）
血液（如镰状细胞危象）
胃肠道（如胰腺炎、胆囊炎）
肾脏（如肾结石、肾盂肾炎）
盆腔疾病（如前列腺炎、子宫内膜异位症、腹膜后包块）
神经病理性（2% ~ 4%）
外周或中枢敏化综合征可能涉及多个躯体部位和情感障碍（焦虑、抑郁、灾难化）

腰痛病史采集和体格检查

紧急情况除外（如感染、血肿、急性神经系统功能恶化、肿瘤进展）

病史

1. 起病——发作，诱因

2. 部位——最疼痛的部位（如左/右/中间）

3. 进展——持续时间（如天、周、年），频率（如每日、偶尔、夜间），轨迹（改善、恶化）

4. 程度——有多痛（如 NRS 评分为 8 分）

5. 性质——刺痛、钝痛、隐痛、压痛、电击痛

6. 放射——是否有放射痛（如向侧面延展、向下延展至腿部、向后延展至头枕部）

7. 加重/缓解——有何加重/缓解因素（如休息、身体前倾、药物、正念疗法、瑜伽、针灸、非介入或介入疗法）

8. 并存疾病——是否存在加重疼痛的其他并存疾病或心理情况（如焦虑、抑郁、创伤后应激障碍、睡眠缺乏、药物滥用）

9. 鉴别其他——除外紧急情况（如感染、血肿、急性神经系统功能恶化、体重下降、肿瘤进展、大小便失禁、外周血管严重狭窄）

10. 考虑其他可能——社会状况（如接受法律判决期间、残疾、提前退休）

体格检查

1. 视诊——脊柱侧凸、畸形、局部皮肤变化（如感染征象、血管疾病或复杂性区域疼痛综合征）

2. 触诊——棘突、椎旁肌肉、肌肉附着点、关节位置（关节面、骶髂关节、皮区）是否有压痛

3. 运动——评估脊柱伸/屈/侧旋运动范围（屈痛反应提示椎间盘病变；伸痛反应提示关节面病变或椎管狭窄；侧旋痛反应提示椎间盘病变/突出或椎关节强硬；随站立/走路加重的疼痛反应提示狭窄，评估步态）——直腿抬高等下肢运动试验反应提示神经根病变

4. 感觉——评估温觉、触觉、压觉，综合考虑因神经损伤所导致的感觉缺失

续表

腰痛病史采集和体格检查
5. 激发——试验（如直腿抬高、4 字试验及 Gaenslen 试验），反射（阵挛、反射亢进、Babinski/Hoffman 征等试验可评估脊髓病变）
社会心理评估［如主观客观测评计划（SOAP）、阿片类药物滥用状况量表（COMM）、药物滥用筛查测试（DAST）、童年逆境（ACEs）、阿片类药物风险工具（ORT）的评分］ 诊断方法——影像学（如 X 线、CT、MRI、SPECT、骨扫描、脊髓造影）；神经电生理［如 EMG/神经传导研究（NCS）］；实验室检查（通常没必要，除非考虑感染、肿瘤或风湿病）

强度试验

强度试验		
试验	**肌肉**	**神经分布**
髋关节屈曲	髂腰肌	$L_1 \sim L_3$，腰丛
髋关节外展/内收	外展：臀中/小肌 内收：长收肌/短收肌/大收肌，股薄肌	外展：$L_4 \sim S_1$，臀神经 内收：$L_2 \sim L_4$，闭孔神经
膝关节屈曲/伸展	屈曲：股二头肌 伸展：股四头肌	屈曲：$L_5 \sim S_2$，坐骨神经 伸展：$L_2 \sim L_4$，股神经
背伸/跖屈	背伸：胫骨前肌 跖屈：腓肠肌，比目鱼肌	背伸：$L_4 \sim L_5$，腓深神经 跖屈：$S_1 \sim S_2$，胫神经

注：0/5，无收缩；1/5，轻微收缩，无运动；2/5，水平面运动，减重状态下可全范围运动；3/5，可对抗重力运动；4/5，可对抗轻微阻力运动；5/5，力量不受限，可对抗完全阻力运动。

引自 Urman RD，Vadivelu N. *Pocket Pain Medicine*. 1st ed. Philadelphia, PA：Lippincott, Williams & Wilkins；2011：28 – 32.

感觉试验

感觉试验	
神经	皮肤感觉区
L_1	腹股沟褶皱
L_2	大腿前上部
L_3	大腿前侧到膝关节内侧
L_4	大腿前外侧到膝关节前侧及踇趾
L_5	大腿外侧到膝关节外侧，胫骨前侧，足底和足背
S_1	大腿后外侧到足跟、足外侧、小趾
S_2	大腿后内侧到足跟
$S_3 \sim S_5$	生殖/肛门区

注：引自 Urman RD, Vadivelu N. *Pocket Pain Medicine*. 1st ed. Philadelphia, PA: Lippincott Williams & Wilkins; 2011: 28 – 33.

颈腰椎间盘突出症					
椎间盘	神经根	痛觉异常	感觉缺失	运动缺失	反射缺失
$C_4 \sim C_5$	C_5	颈部、肩部、上臂	肩部	三角肌、肱二头肌、冈上肌	肱二头肌
$C_5 \sim C_6$	C_6	颈部、肩部、臂外侧、前臂桡侧、拇指、示指	臂外侧、前臂桡侧、拇指、示指	肱二头肌、肱桡肌	肱二头肌、肱桡肌、旋后肌
$C_6 \sim C_7$	C_7	颈部、臂外侧、环指、示指	前臂桡侧、示指、环指	肱三头肌、尺侧腕伸肌	肱三头肌、旋后肌

续表

颈腰椎间盘突出症					
椎间盘	神经根	痛觉异常	感觉缺失	运动缺失	反射缺失
$C_7 \sim T_1$	C_8	前臂尺侧及手	环指尺侧、小指	手内在肌、腕伸肌、指深屈肌	示指屈曲
$L_3 \sim L_4$	L_4	大腿前侧、胫骨内侧	大腿前内侧和小腿、足内侧	股四头肌	髌骨
$L_4 \sim L_5$	L_5	大腿和腓肠肌外侧、足背、姆趾	腓肠肌外侧和姆趾	姆长伸肌 ± 足背反射，内翻和外翻	无
$L_5 \sim S_1$	S_1	大腿后侧、腓肠肌后外侧、足外侧	腓肠肌后外侧、足底、小趾	腓肠肌 ± 足外翻	跟腱

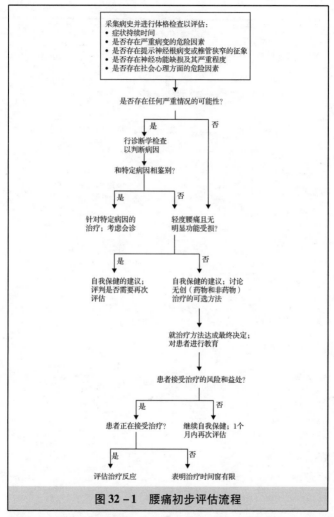

图 32-1 腰痛初步评估流程

（引自 Crews JC. Multimodal pain management strategies for office - based &

ambulatory procedures. *JAMA* 2002；288：629 – 632.）

腰痛的治疗
非药物治疗
机械疗法
• 制动、支撑、夹板固定（万一不稳定时）
• 冷冻疗法（冰）
• 热疗
• 物理治疗（肌肉骨骼拉伸/强化训练）
• 职业治疗
• 水疗（在水疗池里进行的运动治疗）
• 运动治疗——瑜伽、太极、气功
• 淋巴水肿治疗
• 保健按摩
• 经皮神经电刺激（TENS）、离子导入疗法
• 超声波治疗
• 手法治疗（推拿、按摩）
• 脱敏治疗
心理疗法
• 认知行为疗法（cognitive behavioral therapy，CBT）
• 生物反馈
• 正念、放松、注意力分散
• 并存疾病（抑郁、焦虑、灾难化、依赖）的治疗
• 生活方式改变（戒烟）、避免诱因
介入疗法
• 针灸、干针疗法、痛点注射
• 硬膜外/骶尾部类固醇注射（epidural/caudal steroid injection，ESI/CSI）
• 椎旁阻滞
• 选择性神经根阻滞（selective nerve root block，SNRB）

续表

腰痛的治疗

- 关节突关节注射（facet joint injection，FJI）、内侧支阻滞（medial branch block，MBB）、内侧支神经射频消融术（radiofrequency lesioning，RFL）
- 脊髓刺激（spinal cord stimulator，SCS）
- 椎体成形术/椎体后凸成形术
- 鞘内注射给药（鞘内镇痛泵）

药物治疗法 *

非阿片类药物

炎性疼痛

- NSAID（布洛芬、萘普生、酮咯酸、双氯芬酸、依托度酸、美洛昔康、水杨酸甲酯/薄荷醇）
- 类固醇（口服、关节内、神经周围、硬膜外、肌内注射、静脉注射）

神经病理性/中枢性疼痛

- 抗惊厥药（加巴喷丁、普瑞巴林）
- 选择性去甲肾上腺素再摄取抑制剂（SNRI）（度洛西汀、米那普仑）
- 三环类抗抑郁药（TCA）（阿米替林、去甲替林、地昔帕明）
- 钠离子通道阻滞剂（利多卡因乳膏/贴剂/肌内注射/静脉注射，美西律，托吡酯）
- NMDA受体拮抗剂（氯胺酮、美金刚胺、右美沙芬、Mg^{2+}）

伤害性疼痛

- 解痉药（肌肉痉挛相关的疼痛，如环苯扎林、替扎尼定、巴氯芬、地西泮/劳拉西泮）
- 对乙酰氨基酚和NSAID同样有效，尤其是存在炎性疼痛时

非特异性疼痛

- 对乙酰氨基酚
- α受体激动剂（可乐定、右美托咪定、胍法辛）

阿片类药物

注：* 尽管上述许多药常被用来治疗疼痛，人们也对它们非常熟悉，但这些药物用来治疗疼痛的支持和反对证据都很多，并且存在很多使用限制。本列表对此没有一一列出。

疼痛的介入治疗

阻滞

- 能明显缓解疼痛但作用短暂，需要反复治疗
- 有些治疗方法可同时作为诊断性试验（关节突关节注射，内侧支阻滞，选择性神经根阻滞）

神经调节（脊髓刺激）

- 相比于轴性痛，对根性痛更有效
- 机制不明；最初认为与"门控理论"（脊髓后角抑制性神经元和中间神经元激活以抵消兴奋性信号的传入）有关；目前的证据显示，脊髓广动力范围神经元出现神经化学改变及兴奋性降低
- 硬膜外放置电极片；在永久性植入之前完成外部电极扩展试验
- 结局根据患者情况各异

手术治疗

- 如椎间盘切除术、椎板切除术、脊柱融合术（开放或微创）：适用于急性血肿清除术，急性马尾综合征，进行性/严重神经运动损害且病因明确并经 6～8 周治疗后，感染，创伤/骨折，肿瘤，严重解剖畸形
- 如果患者正在服用抗凝血药、有凝血障碍或注射部位存在感染，禁用非手术的介入治疗。风险包括意外注入神经内、硬膜外、鞘内、硬膜下及血管内，以及局部麻醉药毒性。接受抗凝治疗患者的 ASRA 介入操作指南见于：http：//journals. lww. com/rapm/Fulltext/2015/05000/Interventional_ Spine_ and_ Pain_ Procedures_ in. 2. aspx [*Reg Anesth Pain Med* 2015：40（3）：182－212]

腰痛的处理流程（图 32-2）

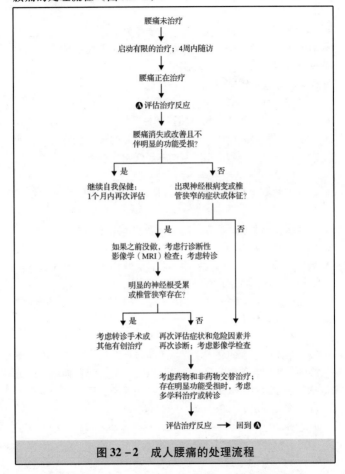

图 32-2 成人腰痛的处理流程

需要紧急治疗的危急情况
新发骨折
严重创伤
发生在老龄骨质疏松患者的轻微创伤/重物搬抬
年龄 < 20 岁或 > 50 岁（无创伤）
癌症史或全身症状（如发热、体重减轻、疲劳）
感染的危险因素（如使用免疫抑制剂、静脉药物滥用、近期接受有创操作）
严重、顽固的夜间痛
马尾综合征：鞍区感觉缺失，肠道/膀胱功能障碍，快速发展的神经损害

急性腰痛治疗

- 起病后 4 ~ 6 周
- 90% 腰痛患者在 6 周内缓解
- 通常起因在肌筋膜
- 首先排除危急情况（详见上文）
- 除非危急情况存在，否则不建议行诊断性影像学检查（根据症状的严重和紧急程度考虑 X 线、CT 或 MRI）
- 治疗目标是使患者尽快回归正常生活
- 无创治疗通常有效
- 设定预期值，对患者进行教育，指导患者自我保健
- 对当前活动量进行调整，采用适度的物理治疗
- 开展家庭锻炼计划
- 热敷或冷敷
- 药物治疗（应用 NSAID、对乙酰氨基酚、肌肉松弛药等，通常不需要服用阿片类药物）

亚急性腰痛治疗

- 起病后 4 周到 6 个月

- 治疗目标是减缓和（或）避免发展为慢性痛，并使患者回归正常生活
- 诊断性影像学检查（根据症状严重和紧急程度行 X 线、CT或 MRI 检查）
- 物理治疗，同时开展家庭锻炼计划
- 考虑转诊至脊柱/疼痛专家，进行社会心理评估
- 非紧急性神经根病变：考虑手术评估及微创介入治疗（如硬膜外类固醇注射）
- 使用 NSAID、对乙酰氨基酚、肌肉松弛药、抗抑郁药，可辅助使用阿片类药物

慢性腰痛治疗

- 起病时间超过 6 个月
- 详细的病史采集和体格检查
- 治疗目标是减轻症状、改善功能
- 诊断性影像学检查（X 线、CT、MRI，必要时重复检查，如出现新症状或症状改变时）
- 康复治疗，包括物理及职业治疗
- 转诊至脊柱/疼痛专家（以行介入治疗）
- 进行社会心理评估，询问是否存在身体其他部位的疼痛，询问药物使用情况（尤其当患者长期服用过阿片类药物时）
- 考虑辅助治疗，如瑜伽、针灸、认知行为疗法
- 长期治疗：无创或有创治疗（详见上文）

腰椎椎管狭窄症

病理生理

- 因椎间盘、关节和（或）脊椎变性影响脊柱稳定，造成骨刺形成、过度增生及后纵韧带钙化，最终导致椎管狭窄［中央型和（或）侧隐窝］
- 可能造成中央管和（或）椎间孔狭窄

- 狭窄可能会稳定存在，也可能进展

评估

- 病史采集和体格检查
- 体格检查可能相对正常；影像学检查结果对诊断很重要
- 持续或间断腰痛，放射至一侧/双侧下肢
- 通常患者出现步态前倾（又称"购物车姿势"）
- 腰椎前凸消失
- 疼痛主要在走路时，尤其是下坡和（或）站立时出现
- 神经性跛行（双侧小腿后侧疼痛，行动时加重，坐位和前倾位缓解）；注意与血管性跛行相鉴别
- 中央管狭窄：轴性痛和根性痛，根性痛（如下肢行走痛）常发生在非皮区；下肢神经检查结果往往正常
- 椎间孔狭窄（可导致根性痛）：可能出现沿皮区分布的感觉、运动或反射改变；加重因素包括：走路（尤其下楼）、站立、伸展运动（黄韧带屈曲及椎间盘突出）；缓解因素包括：休息、坐位/卧位、屈曲
- 诊断性影像学检查：对诊断很重要
- CT：可用于观察骨和韧带改变
- MRI：可用于观察脊髓和神经根是否受累

治疗

- 非介入治疗
- 介入治疗
  - 中央管狭窄：经椎板间/椎间孔硬膜外（单节段狭窄时）/骶尾部（多节段狭窄时）类固醇注射
  - 椎间孔狭窄：硬膜外类固醇注射、SNRB、经椎间孔路径使用非微粒类固醇及数字减影血管造影以降低脊髓因血管损伤/栓塞发生损伤的风险
  - 棘突间设备（如 X - stop 系统可以限制腰椎伸展，减轻伴有轻度腰椎管狭窄的椎间盘压迫症状）
  - 微创椎板间减压（MILD）术（经皮腰椎减压）

- ◆ 脊髓电刺激（存在根性症状时）
- ◆ 鞘内给药（尤其存在与恶性肿瘤相关的骨折或狭窄时）
- ◆ 手术

腰椎手术失败综合征
（failed back surgery syndrome, FBSS）

病理生理

- 腰椎手术失败综合征本身并非特异性诊断，不建议用其代替更特异性的诊断或作为组合诊断的一部分
- 病因：椎管内瘢痕组织形成、粘连发展、手术期间发生的神经损伤、反复发生的腰椎间盘突出、融合部位上下发生的小关节病、器械刺激神经/骨、复杂性区域疼痛综合征
- 疼痛持续、反复发生或发展为新的疼痛

评估

- 病史采集和体格检查
- 腰椎手术史（术前及术后的症状、术中发现、内固定方式对评估新发现很重要）
- 诊断性影像学检查
  - ◆ X 线：评估骨/器械位置等变化
  - ◆ CT：存在与 MRI 不相容的植入物时，可用 CT 评估骨和管腔
  - ◆ MRI：植入物与 MRI 相容时或手术未放置植入物时，可用来评估软组织

治疗

- 治疗困难
- 治疗本身通常只可缓解症状
- 常并存情绪和睡眠障碍，中枢敏化可能会进一步发展
- 非介入治疗
- 介入治疗

◆ 重复手术对慢性症状通常无效

　◆ 硬膜外注射类固醇对慢性症状的效果不持久

　◆ 脊髓刺激尤其适用于根性痛

- 从长远来看，门诊患者执行功能康复计划，联合认知行为强化疗法和康复活动，可能对功能改善和应对技能有益

骨关节炎和风湿性关节炎

骨关节炎和风湿性关节炎		
	骨关节炎	**风湿性关节炎**
起病年龄	常超过 40 岁	任何年龄
起病速度	缓慢（以年计算）	迅速（以周或月计算）
受累关节	常局限于一组关节（单关节）：非对称；远指间关节（distal interphalangeal joint，DIP）和大的承重关节（膝/髋关节）	小关节（手、足、颈椎的关节），偶尔大关节（肘、膝关节）；多关节；常对称
晨僵	<1 h，白天可能复发	>1 h
关节病理	非炎性，"磨损"	滑膜炎
关节症状	关节疼痛但无肿胀，捻发音；逐渐起病，常为单侧	关节疼痛、肿胀、热、僵硬；起病迅速，常对称
伴随症状	无	全身不适，累及其他器官系统
全身症状	无	疲劳，全身不适

注：引自 Urman RD，Vadivelu N. *Pocket Pain Medicine*. 1st ed. Philadelphia，PA：Lippincott Williams & Wilkins；2011：31 – 36.

周围神经病理性疼痛

- 病因包括糖尿病、癌症、带状疱疹、感染、创伤、自身免疫

病、手术、压迫（如腕管综合征、梨状肌综合征、胸廓出口综合征）

神经病理性疼痛的处理流程

神经病理性疼痛的处理流程	
第一步	疼痛评估，病史采集和体格检查，复习之前的诊断资料及治疗记录，获得症状缓解的信息
第二步	考虑非药物治疗（物理治疗；心理干预，如认知行为疗法；或早期转诊行靶向介入治疗以帮助诊断并优化治疗）
第三步	启动一线药物的单一疗法（加巴喷丁、普瑞巴林、TCA 或 SNRI）

反应	无效或不耐受	治疗部分有效
第四步	一线药物交替疗法（TCA、SNRI、加巴喷丁或普瑞巴林）	考虑增加一种一线药物（TCA、SNRI、加巴喷丁或普瑞巴林）

反应	无效或不耐受	治疗部分有效
第五步	使用曲马多或阿片类镇痛药的单一疗法；考虑使用阿片类药物风险筛查工具、药物管理协议及知情同意	考虑增加曲马多或阿片类镇痛药；考虑使用阿片类药物风险筛查工具、药物管理协议及知情同意

反应	无效或不耐受	
第六步	推荐患者去疼痛专科门诊，考虑使用三线药物，行介入治疗、神经调节及疼痛康复计划	

注：引自 Urman RD，Vadivelu N. *Pocket Pain Medicine*. 1st ed. Philadelphia, PA：Lippincott Williams & Wilkins；2011：26 – 29.

周围神经病变

病理生理

- 最常由糖尿病导致的微血管损伤引起，因后者涉及供应神经的小血管；也可由毒性、代谢性、感染性（HIV）病因引起

- 伴随感觉、运动和自主神经症状
- 80% 以上的周围神经病变为特发性

症状

- 感觉：灼痛、刺痛、针扎感、枪击样痛、触电感
- 运动：肢体末端协调能力受损和近端无力（爬楼困难）
- 自主神经症状：血管舒缩及汗液分泌变化

评估

- 观察足外观变化、有无溃疡、踝反射是否正常
- 当振动试验（128 Hz 音叉）正常时，周围神经病变不太可能由糖尿病造成
- 神经传导试验可能显示周围神经传导速度下降，但不作为常规检查

治疗

- 主要是预防性和对症治疗
- 如果是糖尿病引起的，则优化血糖控制
- 药物治疗：局部治疗（利多卡因贴片、辣椒素），TCA（阿米替林、去甲替林、地昔帕明），SNRI（度洛西汀、文拉法辛）
- 抗惊厥药（普瑞巴林）
- 物理治疗，包括步态训练
- 经皮神经电刺激及干扰电疗法
- 其他（硫辛酸、甲钴胺、C 肽、光疗法）

疱疹后神经痛（postherpetic neuralgia，PHN）

- 年发生率为 131/100 000；好发于老年及免疫功能不全者，20% 患者在带状疱疹后 3 个月出现疼痛，15% 在 2 年后依然疼痛；年龄超过 50 岁后，发生率逐年增加
- 急性期抗病毒及激素治疗可以减轻症状但不能降低 PHN 发生率
- 注射水痘带状疱疹减毒活疫苗可以降低 PHN 发生率，推荐用

于 50 岁以上人群及免疫功能不全者
- 神经节内水痘病毒被重新激活→神经节炎和节段性周围神经炎

症状
- 大多数（50%）疱疹神经痛和 PHN 发生于胸部皮区（尤其是 $T_4 \sim T_6$）
- 头颈部最常见部位：三叉神经眼支（10% ~ 20%）和颈部皮区（10% ~ 20%）

评估
- 带状疱疹史；尽管少发，但 PHN 可以没有皮疹
- 体格检查发现疱疹皮区存在痛觉超敏、感觉过敏或感觉迟钝

治疗
- 局部使用利多卡因或辣椒素
- 辅助性镇痛药：加巴喷丁、普瑞巴林、TCA
- 曲马多和吗啡/其他阿片类药物
- 替代疗法（如生物反馈、针灸）以缓解症状
- 介入治疗
  - 星状神经节阻滞：能改善症状（常复合使用局部麻醉药及皮质类固醇）并预防 PHN
  - 肋间神经阻滞或神经松解
  - 脊髓或周围神经刺激
  - 以上主要参考：*N Engl J Med* 2014；371：1526 – 1533

三叉神经痛

发生率
- 年发生率为 4/100 000
- 35 岁以前很少起病，常发生在 50 岁之后
- 女性：男性为 1.7：1
- 好发于右侧

- 痛性抽搐指疼痛发作时的痛苦表情

病因

- 常为特发性
- 三叉神经的微神经瘤或血管受压/搏动（常见于小脑上动脉）
- 其他病因包括动脉瘤、多发性硬化、肿瘤（三叉神经的神经鞘瘤，邻近组织肿瘤造成的神经外压迫）、创伤、慢性基底部脑膜炎、糖尿病、先天畸形（注意：动脉瘤、多发性硬化、肿瘤、创伤、糖尿病、先天畸形可能伴随其他症状和体征）

症状

- 在三叉神经的 1 支或以上的神经分布区（最常为三叉神经上颌支），发生的严重阵发性尖锐刺痛，常发生于一侧
- 单侧，间歇性
- 尽管每次发作只持续几秒，但会连续发作，总时间可能长达 15 ~ 20 min，每天发生一次或每周/月数次；常因轻触触发点引起发作
- 两次发作之间常无症状
- 随着发作加重，患者可能因此避免接触饮料和食物从而导致脱水，甚至产生自杀倾向，需要密切监护

评估

- 病史
- 体格检查常正常，如果存在感觉障碍，应考虑可能存在外周三叉神经病理性疼痛（如牙科操作引起的神经损伤）
- 三叉神经分布区的面痛并不是三叉神经痛的典型症状，而是一种非典型性面痛，还可能是中枢敏化综合征的一部分
- 角膜反射缺失、感觉改变、疼痛跨越中线、双侧疼痛→排除其他病因
- 诊断性影像学检查：头部 CT 或 MRI/MRA

治疗

- 药物治疗
    - 卡马西平对 80% 的患者有效（须密切监测骨髓抑制）；症

状有可能在几小时内得到改善；高达 20% 的患者，尤其是老年人容易发生共济失调、困倦和意识混乱等副作用；骨髓抑制也有报道；奥卡西平疗效相似，但副作用更少

- ♦ 氯硝西泮、加巴喷丁、巴氯芬、TCA
- ♦ 需立即缓解症状时，静脉使用利多卡因或苯妥英钠，直到患者可口服药物
- ♦ 二线药物：阿片类药物
- ♦ 替代疗法（如生物反馈、放松疗法、针灸）
- 介入治疗
  - ♦ 三叉神经或半月神经节阻滞（常复合使用不含防腐剂的局部麻醉药及皮质类固醇）
  - ♦ 神经松解术，经皮神经根切断术，伽马刀治疗
  - ♦ 经皮射频热凝术
  - ♦ 丘脑或运动皮层立体定向刺激
  - ♦ 显微血管减压术（如 Janetta 术）
- 不符合典型三叉神经痛诊断标准、无明确压迫病灶、在三叉神经分布区的非典型性面痛若行手术治疗，常效果不佳，此时应按照其他病因导致的神经病理性疼痛来治疗

复杂性区域疼痛综合征
（complex regional pain syndrome，CRPS）

- Ⅰ型（90%）：无明确的神经损伤
- Ⅱ型（10%）：可识别的刺激性神经损伤，即灼痛
- 既往认为是继发于交感神经调节异常，现在更多证据支持 CRPS 可能是一种中枢神经系统应对广泛感觉异常及异常皮质重构的炎症反应

CRPS 的症状和体征

- 诊断
  - ♦ 临床性诊断，使用 Budapest 标准

- ◆ CRPS 的 Budapest 临床诊断标准
  - ★ 持续疼痛，与任何刺激不成比例
  - ★ 必须具备下列 4 项临床表现中的 3 项才能建立临床诊断：①感觉——痛觉过敏和（或）痛觉超敏；②血管舒缩功能——温度不对称、皮肤颜色变化和（或）皮肤颜色不对称；③出汗/水肿——水肿、出汗变化和（或）出汗不对称；④运动/营养——活动度减少、运动功能障碍（无力、震颤、肌张力障碍）、营养变化（毛发、指甲和皮肤变化等）
  - ★ 必须具备以下至少 2 项体征才能建立临床诊断：①感觉——痛觉过敏（针刺）和（或）痛觉超敏（轻触觉、温度觉、深部组织压觉、关节运动）；②血管舒缩功能——温度不对称（＞1 ℃）、皮肤颜色变化和（或）不对称；③出汗/水肿——水肿、出汗变化和（或）出汗不对称；④运动/营养——活动度减少、运动功能障碍（无力、震颤、肌张力障碍）、营养变化（如毛发、指甲和皮肤变化等）
  - ★ 没有其他诊断可以更好地解释患者的症状和体征
    - · 实验室和 X 线检查结果对诊断及治疗效果影响甚微

治疗

- ● 首要治疗目标及最有效的治疗方法是通过物理治疗预防功能丧失
- ● 药物治疗
  - ◆ 根据经验、药物治疗效果，采取因人而异的治疗
  - ◆ 最强有力的证据支持使用静脉双膦酸盐、静脉利多卡因和氯胺酮，效果因人而异
  - ◆ 抗精神病药（加巴喷丁、TCA、美西律）可试验性用于其他情况下的神经病理性疼痛
  - ◆ 阿片类药物也可试用，但鲜少证据支持其长期使用
- ● 认知行为疗法/应对技能训练/心理支持疗法

- 经颅磁刺激和分级运动想象训练法（镜像疗法）也有效
- 介入治疗
  - 星状神经节或腰交感神经阻滞可以缓解症状，但尚无有力证据支持其有长远效果
    - 星状神经节位于 C_7
    - 阻滞时局部麻醉药达到一定容量可能导致 Horner 综合征，因阻滞颈上神经节造成；成功阻滞的体征是同侧手的温度上升
    - 可能阻滞喉返神经造成声音嘶哑；也可能发生暂时性的膈神经麻痹，但常无症状；肺储备有限及对侧膈神经麻痹者应尤其小心
    - 严重的并发症包括气胸、血管损伤/血肿，以及药物扩散至硬膜外/鞘内造成的心肺萎陷
  - 腰交感神经节位于 $L_2 \sim L_4$
    - 局部麻醉药成功阻滞后可以引起同侧足温升高
    - 风险包括腹膜后血肿，腰丛阻滞引起的同侧腿无力，药物扩散至硬膜外引起的双侧腿无力
  - 脊髓刺激需要严格掌握适应证

枕神经痛

病因

- 疼痛可能是神经病理性、肌筋膜性或牵涉痛，也可能继发于颈椎骨关节炎

症状

- 疼痛位于枕大神经、枕小神经分布区
- 单侧隐隐作痛，阵发性的剧烈刺痛
- 枕神经压痛，肌筋膜痛，颈部肌肉组织处有触发点

评估

- 病史采集和体格检查

- 触痛/枕神经上方 Tinel 征

治疗

- 药物治疗
    - ◆ 一线药：NSAID、抗惊厥药、TCA
    - ◆ 二线药：阿片类药物
- 替代疗法：生物反馈、放松疗法、瑜伽、针灸、经皮神经电刺激
- 介入治疗
    - ◆ 用不含防腐剂的局部麻醉药，可辅助皮质类固醇行枕神经阻滞
    - ◆ 用不含防腐剂的局部麻醉药，可辅助皮质类固醇行上颈椎内侧支神经阻滞
    - ◆ 用不含防腐剂的局部麻醉药，可辅助皮质类固醇行上颈椎关节突关节注射
    - ◆ $C_2 \sim C_4$ 内侧分支或枕神经处行诊断性阻滞后再行射频消融术
    - ◆ 含肌筋膜痛成分时在颈部肌肉处注射肉毒毒素
    - ◆ 通过注射酒精、苯酚行神经松解
    - ◆ 枕神经刺激
    - ◆ 枕神经减压、枕神经切除或 C_2 神经节切除

头痛

原发性慢性头痛综合征

- 紧张性头痛：最常见的形式；被描述为紧束感，常双侧发生；可能从颈部、背部、眼或其他肌肉群放射而来
- 偏头痛：见下述
- 药物过度使用性头痛

续表

临床评估

- 病史：性质、严重程度、部位、持续时间、起病时间、加重/缓解因素；排除任何继发性头痛或有潜在病理改变的头痛（"有史以来最剧烈的头痛"，易惊醒、呕吐的头痛，有局灶性神经征象、全身性症状或体征的头痛）
- 用药史、药物滥用史
- 任何类型的慢性头痛常作为中枢敏化综合征的一部分存在，并伴随情绪和睡眠障碍；参照纤维肌痛的评估

慢性偏头痛

流行病学

- 偏头痛占总人口的 12%，2% ~ 5% 存在慢性偏头痛；女性 > 男性；峰值年龄为 20 ~ 40 岁
- 危险因素包括肥胖、心境障碍、咖啡因和药物滥用史（ > 10 天/月）

诊断

- 慢性偏头痛的定义是头痛天数 > 15 天/月，持续 3 个月以上，且至少 8 d 以上的头痛符合偏头痛诊断标准，伴或不伴发作预兆
- 单侧、眶后、跳动性或搏动性头痛；持续 4 ~ 72 h
- 常伴随恶心、呕吐、畏光或存在预兆
- 在搏动性、持续 4 ~ 72 h、单侧及恶心和呕吐这些标准中，符合 3 条标准，致残似然比（likelihood ratio，LR）为 3.5；符合 4 条标准，LR 为 24

治疗

- 避免触发，消除危险因素
- 预防：TCA、β 受体阻滞剂、钙通道阻滞剂、丙戊酸用于预防阵发性偏头痛；托吡酯和肉毒毒素 A 用于预防慢性偏头痛
- 认知行为疗法，锻炼，参考治疗中枢敏化综合征的其他非药物疗法

注：引自 Lipton RB. Headache. 2011；51（suppl 2）：77 – 83；Diener HC, Solbach K, Holle K, et al. *Clin Med*. 2015；15（4）：344 – 350.

幻肢痛

发生率

- 截肢术后有 60% ~ 80% 的患者存在幻肢痛；其中 10% ~ 15% 为重度疼痛
- 幻肢痛与残端痛不同。残端痛指截肢部位发生的疼痛，常与周围神经瘤或组织修复的结构改变有关
- 之前存在的疼痛（如因血管问题截肢的患者）是幻肢痛慢性化的危险因素；心理因素在疼痛的强度和慢性化方面也起重要作用，尤其是对于外伤性截肢者

病因

- 包括外周、脊髓和脊髓上机制
- 外周因素如残端神经瘤或残端自主兴奋性过高会加重幻肢痛
- 脊髓神经元产生超兴奋
- 截肢后发生皮质重组，重组的数量直接影响疼痛强度和慢性化

治疗

- 药物
  - ◆ 将幻肢痛当成神经病理性疼痛治疗；治疗结果喜忧参半
- 介入治疗
  - ◆ 通过使用硬膜外麻醉、区域麻醉及在围手术期应用加巴喷丁等来减轻术后即刻发生的残端痛，但关于该做法对预防幻肢痛的效果说法不一
  - ◆ 一旦发展为幻肢痛，外周神经阻滞、腰交感神经阻滞或脊髓刺激或可降低兴奋性信号从外周向高度兴奋的脊髓的传递，并减轻大脑皮质异常重组程度，但尚无有力证据支持其长期改善作用
- 非药物/非介入疗法
  - ◆ 心理支持/认知行为疗法
  - ◆ 物理治疗/尽早使用义肢

♦ 分级运动想象训练法/镜像疗法可用于预防并调节皮质重组

内脏痛

发生率

- 主要是慢性盆腔痛和腹痛
- 每种疾病影响约 1000 万美国成人，女性更常见
- 内脏传入神经对损伤、炎症和压力更加敏感
  - ♦ 青春期前受到身体或性虐待/其他心理创伤与儿童功能性腹痛的发生明显相关，且儿童和成人一样常伴有多种躯体症状，如肠易激综合征、慢性盆腔痛和纤维肌痛

症状

- 定位不清，因躯体神经和内脏神经支配复杂及彼此间形成内脏躯体会聚
- 钝痛、酸痛、绞痛
- 空腔脏器的收缩和膨胀会加重疼痛
- 常并存内脏自主神经功能障碍（性功能、泌尿功能、胃肠功能的自动调节能力障碍）
- 压力状态下加重

评估

- 排除可逆性因素
  - ♦ 病史
    - ★ 过去存在心理创伤史及当前存在心理困扰
    - ★ 存在肠道、膀胱或性功能障碍，包括间质性膀胱炎和肠易激综合征
    - ★ 考虑阿片类药物导致的肠道功能障碍的可能（继发于便秘的肠道扩张产生的疼痛；括约肌功能障碍）
- 体格检查
  - ♦ 评估疼痛是否由腹壁或盆底造成

★ 腹直肌鞘、腹斜肌、盆底痉挛或触发点

★ 观察感觉缺失、感觉过敏/痛觉超敏是否和之前因手术
   介入造成的创伤性神经瘤或肋间/髂腹股沟/生殖股神经
   痛相吻合

♦ 腹胀、疼痛定位不明确，腹壁无阳性发现者，更符合内
   脏痛

● 治疗

♦ 腹壁/盆底的躯体/神经病理性因素

★ 如果是躯体因素，则服用 NSAID、肌肉松弛药，行物理
   治疗、经皮神经电刺激、利多卡因局部注射、痛点注射

★ 对于起自腹壁/盆底的神经病理性因素，可使用治疗神
   经系统的药物，行外周神经阻滞，如髂腹股沟、生殖
   股、阴部、腹横肌平面阻滞

♦ 内脏因素

★ 减少阿片类药物的使用以降低阿片类药物相关的肠道功
   能障碍

★ 加巴喷丁/普瑞巴林，TCA/SNRI，其他治疗神经系统的
   药物也可用于内脏感觉过敏

★ 心理干预包括认知行为疗法、减压法

★ 腹腔神经丛阻滞（胰腺炎、肾脏疾病、上腹部手术或感
   觉过敏）

   · 腹腔神经丛负责胃食管交界区到结肠左曲的神经支
     配，且含有从 T_{5-12} 内脏神经过来的交感成分

   · 膈脚之内，T_{12} 水平的腹腔动脉之前

   · 局部麻醉药阻滞可因副交感神经兴奋导致低血压和
     腹泻

   · 并发症包括气胸、腹膜后出血、肾/肠损伤，药物可
     扩散至硬膜外

   · 上腹下神经丛阻滞（子宫内膜异位症、间质性膀胱
     炎、盆腔手术或感觉过敏）

→ 支配盆腔脏器，包括膀胱和生殖器官

→ 位于 L_5/S_1 椎间盘之前

→ 并发症包括 L_5 感觉异常/损伤、腹膜后血肿、肠/膀胱损伤

★ 奇神经节阻滞

· 位于骶骨和尾骨结合处之前的单个不成对的终末交感神经节

· 适用于直肠远端、阴道、尿道和肛门疼痛

★ 内脏神经丛阻滞和神经调节性脊髓刺激已开始应用于慢性非恶性疼痛，成功率不一

纤维肌痛

发生率

- 占总人口的 2%～8%
- 第二大常见的风湿性疾病（骨关节炎第一）
- 女性和男性比例为 2:1；患者家庭成员发生纤维肌痛的概率增加 8 倍

病因

- 不明原因的肌肉骨骼疼痛（已知遗传、感染、环境、激素等为易感因素）；睡眠和心境异常
- 常先出现多处躯体不适，如儿童期功能性腹痛、头痛。儿童期受到虐待、创伤和（或）心理压力使纤维肌痛发生风险增加 2 倍
- 机制：中枢敏化导致疼痛敏感性增强（NMDA 受体阻滞剂可能会减轻疼痛）
- 其他相关发现：非快速眼动（nonrapid eye movement，NREM）睡眠异常，下丘脑 - 垂体轴减弱，生长激素缺乏，中枢性低多巴胺，5 - 羟色胺代谢异常，肌肉废用/去适应
- 5 - 羟色胺、多巴胺和儿茶酚胺系统的基因多态性；功能性

MRI 可显示疼痛信号处理异常

症状

- 常见的疼痛症状合并三要素：情绪、睡眠和压力
- 经典的症状：广泛/弥漫的慢性疼痛，包括痛觉超敏或感觉迟钝，常对称分布；疲劳、虚弱、慢性睡眠障碍、功能性肠道异常、骨盆痛、头痛、颞下颌关节紊乱、焦虑、抑郁和创伤后应激障碍
- 纤维肌痛被认为是一种中枢敏化综合征或中枢性疼痛障碍，反映了中枢神经系统潜在的感觉处理异常

评估

- **美国风湿病学会（ACR）初步诊断标准** [*Arthritis Care & Res* 2010；62（5）：600 – 610]
- 压痛点的存在与诊断无关
- 实验室或其他诊断性检查只用于排除其他风湿性/感染性原因造成的广泛性疼痛
- 患者满足以下 3 项临床表现就可诊断为纤维肌痛
  - ◆ 广泛疼痛指数（widespread pain index，WPI）≥7 分，症状严重程度（symptom severity，SS）量表评分 ≥5 分；或 WPI 3～6 分，SS 量表评分≥9 分
  - ◆ 相似程度的症状存在时间超过 3 个月
  - ◆ 患者的疼痛用其他原因无法解释
    - ★ WPI 计算的是患者在过去一周的疼痛面积（总分 0～19 分）
    - ★ SS 量表评估 3 种症状（疲劳、易倦、认知症状）的严重程度总和加上躯体化症状的严重程度（总分 0～12 分）
- 图 32 – 3 为符合这些诊断标准的案例

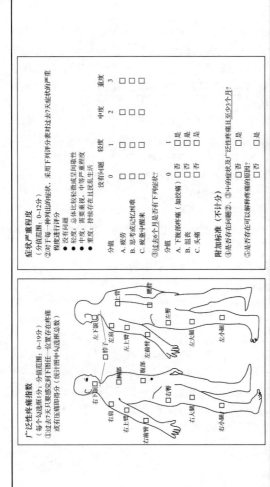

图 32-3 根据 2011 年改良版纤维肌痛 ACR 初步诊断标准评估纤维肌痛的报告（举例）。 改编自 Clauw D. *JAMA* 2014; 311 (15): 1547-1555.

注：评分情况用红色标示。分数范围为 0~31 分；≥13 分符合纤维肌痛诊断。

治疗

- 替代疗法
  - ♦ 教育（纤维肌痛知识、营养、身体和心理健康），有氧运动，认知行为疗法：所有这些方法都有强有力的证据支持其长效性和功能改善作用
  - ♦ 触发点疗法、瑜伽、针灸、筋膜放松疗法、太极：均有证据支持其有效性，但缺乏临床试验
- 药物治疗
  - ♦ 一线药物（强有力证据）：抗惊厥药（如加巴喷丁、普瑞巴林），TCA（如阿米替林），SNRI（如米那普仑、度洛西汀、文拉法辛）
  - ♦ 阿片类药物无效会过度激活患者的内源性阿片类系统，导致痛觉过敏；曲马多因其抑制 5 - 羟色胺和去甲肾上腺素的再摄取可能有效
  - ♦ NSAID 和类固醇对纤维肌痛无效

癌性疼痛

- 躯体的、神经病理性的、癌症相关的骨痛和内脏痛或二者兼有
- 多种病因：如神经丛损害、癌症转移、操作相关的疼痛（乳腺切除术后/开胸术后疼痛综合征，幻肢痛，放射导致的神经炎，化疗导致的多发性神经病）

治疗

- 对症治疗和联合抗癌治疗（如靶向放疗）
- **药物治疗**
  - ♦ 根据 WHO 的镇痛 3 阶梯疗法（加上第 4 阶梯——介入治疗）
- **介入治疗**
  - ♦ **鞘内给药系统**：向鞘内注射药物（常用，常加入阿片类药

物，如吗啡、局部麻醉药、可乐定、巴氯芬和齐考诺肽）

- ♦ **椎管内置管临时给药**（提供轴索镇痛）（鞘内/硬膜外）常用于患者预期寿命 < 1 个月的癌性疼痛治疗
- ♦ **神经松解术**是通过向外周神经或被肿瘤侵犯的神经丛注射酒精/苯酚或行射频毁损的一种方法；内脏神经松解术针对的是腹腔神经丛（胰腺或上腹部）、上下腹神经丛（盆腔）和奇神经节（直肠）
- **替代疗法**
  - ♦ 心理支持很重要
  - ♦ 针灸、瑜伽或其他温和的运动疗法能明显缓解症状

第 33 章　器官移植

Christina Jelly、Robert E. Freundlich

无生命捐献者

尸体器官移植

- 捐献者通常脑死亡，没有证据表明其存在无法治疗的感染或颅外恶性肿瘤
- 脑死亡标准
  - 标准可因不同医院而异
  - 不可逆转的脑功能丧失
  - 脑电图呈直线/经颅多普勒无血流
  - 昏迷，没有自发运动或对疼痛刺激无反应
    - 排除可逆的脑功能障碍
  - 缺乏脑干活动
    - 评估脑干反射消失：包括瞳孔对光反射、角膜反射、头眼反射、前庭 – 眼反射（冷激发试验）、呕吐与咳嗽反射、面部运动反应
    - 呼吸暂停试验：①患者以 100% O_2 预氧合 10 min，确认 $PaCO_2$ 正常；②关闭呼吸机，通过 T 型管给氧；③7 ~ 10 min后，$PaCO_2$ >60 mmHg（或 $PaCO_2$ 较基线水平升高 20 mmHg）且无呼吸动作表明缺乏脑干控制（即呼吸暂停试验阳性）
    - 其他脑干活动检查：脑血管造影（金标准）、经颅多普勒超声、脑电图（EEG）、脑干听觉诱发电位

无心跳器官捐献者（NHBD）= 心脏死亡后捐献（DCD）

- 只有在心跳停止后才能摘除器官（热缺血时间更长）
- 在法律和伦理问题上让人们普遍可接受
- 肝移植预后不佳（移植物功能障碍更多，早期移植物坏死，存活率下降）

器官保存技术

- 建议的再灌注前冷藏最长时间限制
  - 肾脏：1～2 d；心脏：6 h；肺：8 h；肝脏：18 h
- 体外灌注可能会延长保存时间窗

器官获取手术的术中管理

- 脑死亡的病理生理变化
  - 低血压，心输出量↑，心肌功能丧失，外周血管阻力（SVR）↓（在这一时期不要给予血管活性药物提升血压）；随后是自主神经风暴期
  - 神经性肺水肿导致氧合↓，尿崩症
  - 电解质紊乱：Na^+↑, K^+↓
  - 高血糖，凝血功能障碍，低体温
  - 激素波动，需要治疗（三碘甲状腺素，甲泼尼龙，去氨加压素、胰岛素）
- 总体麻醉目标
  - 保持等容
  - 收缩压（SBP）>100 mmHg［平均动脉压（MAP）70～110 mmHg］
  - PO_2 >100 mmHg
  - $PaCO_2$ 30～35 mmHg
  - 尿量 1～1.5 ml/(kg·h)
  - 血红蛋白 >10.0 g/dL
  - CVP 6～12 mmHg
  - 取肺时，FiO_2 <40%（可耐受的情况下）
  - 保持血 Na^+ <155 mmol/L
- 麻醉
  - 术前给予抗生素
  - 一般情况下肺正压通气
  - 长效非去极化肌肉松弛药
  - 使用吸入性麻醉药和镇痛药来控制血流动力学

- ★ 手术刺激可以通过脊髓通路引起血流动力学反应（如血压↑）
  - ★ 脑死亡患者没有疼痛感觉（即不需要镇痛）
- ◆ 升压药选择 = 多巴胺、血管升压素（对潜在的尿崩症有益）
- ◆ 提前留取 50~200 ml 血液行移植前测试
- 特殊要求取决于获取的器官
  - ◆ 获取胰腺：需用碘伏溶液冲洗口/鼻胃管保持无菌
  - ◆ 获取肺、心脏：如需阻断，将中心静脉导管、肺动脉导管及时回退；可能需要外科医生行纤维支气管镜检查和使用前列腺素 E_1
  - ◆ 获取肝脏：在阻断前或阻断期间，常给予酚妥拉明和前列地尔（SVR↓，且可以让保护液均匀分布）
  - ◆ 根据外科医生要求给予肝素（350~400 mg/kg）

活体肾捐赠

供体标准和评估

- 供体肾功能必须正常，且无肾结石或尿蛋白病史
- 必须没有严重的心肺、神经、精神疾病；也没有糖尿病或未控制的高血压；BMI 须小于 35

麻醉注意事项

- 术前给予抗生素
- 全身麻醉下气管插管，1~2 条粗外周静脉通路
- 可以采取硬膜外或腰 – 硬联合麻醉
- 体位：左侧或右侧卧位（手术床弯曲使肾脏抬高）
- 开放性补液（需留置导尿管）；目标尿量 10~20 ml/(kg·h)，可使用甘露醇或呋塞米维持尿量
- 阻断肾血管前常静脉给予 3000~5000 U 肝素
- 当肾脏游离、血供中断后可给予鱼精蛋白

外科手术

- 腹腔镜越来越多地用于供体肾切除，而非开放肾切除术
- 潜在并发症：气胸、皮下气肿及体位并发症（患者通常采取侧卧屈曲位）

活体肝捐赠

供体标准

- 通过影像学（CT/MRI）和实验室检查（肝功能/凝血功能）评估肝脏解剖和功能
- 目前没有关于捐赠者标准的共识：移植效果较差的相关因素包括供体年龄↑、移植肝脂肪变性、移植肝缺血时间↑、ICU 住院天数↑、强心药需求↑

儿童受体

- 通常只需要肝左外叶或肝左叶

成人活体捐赠者

- 通常只需要肝左外叶、肝左叶或肝右叶（将原肝脏重量的1/3保留给捐赠者）

并发症和死亡率

- 并发症的发生率为 0 ~ 67%，粗发病率 = 37%
- 2011 年，美国发生 7 例活体肝捐赠者死亡

外科手术

- 右侧肋下切口/人字形切口
  - ◆ 游离肝脏，将血管结构解剖清楚
  - ◆ 切除肝脏
  - ◆ 缝合胆管、血管结构，止血，关闭切口

麻醉注意事项

- 术前给予抗生素
- 全身麻醉下气管插管，开放 2 条粗外周静脉通路或留置 1 个9 Fr 鞘管；有创动脉压监测，可考虑中心静脉置管

- 尽管出血量通常 <1 L，仍需要术前准备红细胞
- 低中心静脉压可以减少出血风险
- 可考虑术前行胸段硬膜外麻醉（有些情况不置管——担心肝右叶切除后发生自身抗凝）
- 经口/鼻插入胃管以行胃部减压（改善暴露）
- 肝脏操作时可能因静脉回流减少而出现低血压

活体肺捐赠

- 受体通常从 2 个不同的活体捐赠者分别获得 1 个肺叶（1 个左肺下叶、1 个右肺下叶）

并发症和死亡率

- 有报道的并发症发生率很低，但随访的质量不佳
  - 并发症：再次探查、胸腔积液、出血、膈神经损伤、心包炎、肺炎、肠梗阻

麻醉注意事项

- 术前给予抗生素
- 全身麻醉下气管插管，建立粗外周静脉通路，有创动脉压监测
- 体位：侧卧位
- 可考虑胸段硬膜外置管
- 在肺叶动脉结扎前给予肝素

外科手术

- 开胸切口
- 通常取左肺下叶（LLL）或右肺下叶（RLL）

实体器官移植的禁忌证	
绝对禁忌	**相对禁忌**
• 未控制的感染 • 严重的心肺或其他医学方面问题（患者不适合手术） • 无法耐受免疫抑制状态（如艾滋病患者） • 持续滥用药物/酒精/烟草 • 脑死亡 • 肝外恶性肿瘤 • 无法遵从治疗方案 • 缺乏心理社会支持	• 依从性差 • 药物滥用史 • 高龄 • 心理状态不稳定 • HIV 感染

肾移植的麻醉

适应证

- 多囊肾
- 糖尿病相关肾衰竭
- 高血压肾病
- 肾小球疾病
- 肾小管间质性疾病
- 其他家族性或先天性疾病

术前评估

- 手术当日早晨检查电解质（若血钾↑、容量过负荷则考虑血液透析）
- 应于术前 24 h 内行透析治疗
- 典型并发症
  - ♦ 冠心病 = 终末期肾病患者术前及术后死亡的主要原因
  - ♦ 电解质紊乱、高血压、糖尿病、胃排空延迟、酸中毒、贫血、充血性心力衰竭（由于容量过负荷及代偿性向心性心肌病）、凝血功能异常（尿毒症患者血小板质量缺陷）、心

包炎

术中管理

- 免疫抑制：霉酚酸酯（口服或静脉注射）、甲泼尼龙（500 mg 静脉注射，诱导后给予）、巴利昔单抗（20 mg 静脉注射，诱导后给予，给药时间大于 30 min）或抗胸腺细胞球蛋白（1.5 mg/kg 静脉注射，给药时间 2～3 h）（预先给予对乙酰氨基酚和苯海拉明）
- 其他选择包括环孢素、他克莫司、硫唑嘌呤、阿仑珠单抗和抗胸腺细胞球蛋白，可以根据机构自行选择
- 术前给予抗生素
- 可给予抗纤溶药（6 - 氨基己酸、氨甲环酸）
- 可考虑去氨加压素治疗尿毒症血小板功能障碍
- 标准监护（避免在有动静脉瘘的手臂用袖带法测量血压、留置有创动脉导管和静脉留置针）
- 可行有创动脉压监测（在存在并发症、有指征时）
- 可行中心静脉置管——CVP 监测，可给予抗胸腺细胞球蛋白；中心静脉置管可能由于已存在透析管路而放置困难

诱导和维持

- 通常选择全身麻醉（如果怀疑胃轻瘫，如长期患有糖尿病，选择快速顺序诱导）
- 通常不选择脊椎麻醉或硬膜外麻醉（尿毒症患者血小板功能异常）
- 肌肉松弛药
  - 如果血钾 > 5.5 mEq/L，避免使用琥珀胆碱（在诱导时可导致 K^+ 升高 0.5 mEq）
  - 维库溴铵、泮库溴铵作用时间可能延长
  - 阿曲库铵、顺式阿曲库铵不受终末期肾病的影响（霍夫曼降解反应及非酶性酯水解）
- 镇痛药
  - 吗啡、哌替啶、羟考酮等代谢物可蓄积，作用时间延长

♦ 芬太尼、舒芬太尼、阿芬太尼和瑞芬太尼可能是更安全的选择

外科手术

- 从耻骨联合到髂前上棘的 10 ~ 15 cm 弧形切口
- 将肾脏移植至盆腔
- 移植肾通常与髂外动脉、髂外静脉进行吻合，需要阻断髂外动脉、髂外静脉
- 移植肾热缺血时间一般在 15 ~ 30 min
- 用导尿管充盈膀胱（便于输尿管和膀胱吻合）
- 极少移除原肾（除非当患者存在顽固性高血压或慢性感染时）

术中特殊注意事项

- 在行开放髂血管阻断、移植肾再灌注时，可能发生低血压
    ♦ 避免使用能导致移植肾血管收缩的 α – 肾上腺素能血管活性药（去氧肾上腺素），小剂量多巴胺 [3 ~ 5 μg/(kg·min)] 可能是更好的选择
- 开放阻断后目标收缩压 > 120 mmHg，并在整个再灌注期间维持。如果需要可允许血压升至 160 mmHg
- 血流动力学不稳定，高度怀疑高钾血症时，应立即/经验性给予钙剂
- 在阻断髂血管前需要给予肝素
- 在开放阻断/再灌注前，可以通过给予生理盐水（可能需要 3 ~ 5 L）或胶体以提高前负荷（CVP 12 ~ 15 mmHg，MAP > 60 mmHg）
- 甘露醇可以作为自由基清除剂，并帮助再灌注后的肾排尿（也可用呋塞米）；目标尿量 > 0.5 ml/(kg·h)
- 目标血糖 < 180 mg/dL
- 血管吻合前使用钙离子拮抗剂可预防再灌注损伤
- 严重代谢性酸中毒（pH < 7.2）时考虑输注碳酸氢盐

术后管理

- 患者通常可以拔除气管插管

- 持续水化，目标尿量 > 0.5 ml/(kg·h)

胰腺移植的麻醉

适应证

- 主要是 1 型糖尿病伴糖尿病视网膜病变、糖尿病肾病、糖尿病神经病变和糖尿病血管病变。大多数（约 75%）联合肾移植

术前评估

- 脂肪酶、淀粉酶的基线水平
- 术前心功能评估、心电图、超声心动图、负荷试验

术中管理

- 免疫抑制：霉酚酸酯 1 g 静脉注射 1 次，甲泼尼龙 100 mg q12 h［注意：可以在术前给予霉酚酸酯 1 mg 口服 1 次以替代术中给予，术后管理包括抗胸腺细胞球蛋白 1.5 mg/kg 静脉注射（提前给予对乙酰氨基酚和苯海拉明）和给予他克莫司］
  - 给予预防性抗生素
  - 标准监护、有创动脉压监测、CVP 监测、肺动脉压监测（可以考虑）、TEE 检查
  - 静脉通路
    - 粗外周静脉通路（快速输液通路或 8.5 Fr 外周静脉通路）
    - 8.5 或 9 Fr 中心静脉置管，可考虑使用单腔输液导管（SLIC）

诱导和维持

- 维持肾血流量，维持血糖 < 180 mg/dL。
- 通常是全身麻醉（如果怀疑胃轻瘫，如长期患有糖尿病，选择快速顺序诱导）
- 通常不选择脊椎麻醉或硬膜外麻醉（尿毒症患者血小板功能异常）

术中特殊注意事项

- 尽量避免使用含糖的静脉液体
- 血糖管理：停止使用胰岛素，每隔 30 min 监测血糖，目标值 >150 mg/dL
- 充分补液，准备红细胞
- 多巴胺 3~5 μg/(kg·min) 维持血流动力学稳定（但使用血管活性药与不良预后相关）
- 出量目标 >30 mg/h
- 阻断血管前使用肝素
- 可使用碳酸氢钠管理 pH

术后管理

- 患者通常可以拔除气管插管
- 可于 ICU 进行液体管理
- 卧床休息，避免移植物扭曲
- 不使用含糖液体
- 严格控制血糖
- 奥曲肽治疗胰腺炎

注意：对患有 1 型糖尿病和终末期肾病的患者进行胰腺–肾脏联合移植时，先进行肾移植

肝移植的麻醉

概述

- 移植后 1 年生存率为 80%~90%，5 年生存率为 60%~80%
- 器官分配原则：基于终末期肝病模型（MELD）或小儿终末期肝病（PELD）评分
- 尽管仍然只占少数，但移植器官来自无心跳供体的情况在增加。超指征的供体器官（年龄 >70 岁、糖尿病、高血压、冠心病）数量也有所增加，这些器官需要更快地完成再灌注

术前评估

- 受体患者的潜在疾病诊断

- ◆ 丙型肝炎（28%），酒精性肝硬化（18%），隐源性肝硬化（11%），原发性胆汁性肝硬化（9%），原发性硬化性胆管炎（8%），暴发性肝衰竭（6%），自身免疫性肝炎（6%），乙型肝炎（4%），酒精性肝硬化＋丙型肝炎（4%），肝细胞癌（2%），代谢性疾病（4%），其他（4%）
- 肝脏疾病的肝外表现：可纠正的问题包括凝血功能异常（补充血小板和新鲜冷冻血浆）、胸腔积液（胸腔穿刺术）、腹水（腹腔穿刺术）
- 超声提示肺动脉压升高是移植的禁忌证

肝脏疾病的肝外表现	
肺	门脉高压性肺动脉高压、肝肺综合征、胸腔积液
心血管系统	高动力循环（心输出量↑，外周血管阻力↓），肝硬化性心肌病
消化系统	门脉高压、食管静脉曲张、腹水
中枢神经系统	肝性脑病、颅内压升高（暴发性肝衰竭）
血液系统	血小板减少（促血小板生成素↓、脾功能亢进），凝血因子↓（合成功能下降、DIC、纤溶亢进）
肾脏	少尿、肾功能不全、肝肾综合征

术中管理

- 免疫抑制：在无肝期给予甲泼尼龙 0.5 g~1 g 静脉注射
  - ◆ 标准监护；有创动脉压监测；CVP 监测；肺动脉压监测、TEE 检查
  - ◆ 静脉通路
    - ★ 粗外周静脉通路（快速输液通路或 8.5 Fr 外周静脉通路）
    - ★ 8.5 或 9 Fr 中心静脉置管
- 如果肺动脉导管位于 8.5 或 9 Fr 中心鞘管内，可能需要额外的通路设备

- ♦ 附近或手术室内有可用的快速检测实验室
- ♦ 准备好快速输注系统（如 Level 1 或 Belmont）
- ♦ 准备好血制品（通常备 10 U 新鲜冰冻血浆，10 U 红细胞，血小板以及活化的凝血因子Ⅶ）
- ♦ 可用的静脉 – 静脉转流设备及灌注师
- ♦ 自体血回输

诱导和维持

- 通常采取快速顺序诱导（按"饱胃"处理）或清醒插管
- 患者通常有凝血功能障碍（行输液、气管插管和放置胃管等操作时须谨慎）
- 如果没有临床出血，中度的凝血功能异常是可接受的
  - ♦ 过度使用血制品可能会导致预后不良
  - ♦ 对特定的患者选择保守性液体管理
- 保持正常体温

术后管理

- 体位原因可能导致外周神经损伤
- 关闭切口后，患者通常带气管插管进入 ICU 进一步接受治疗

肝移植手术的各个阶段
无肝前期（肝分离期）
• 主要目的：解剖肝门和游离肝脏
• 低血压：手术出血、腹水/积液引流、阻断/压迫腹腔静脉
• 出血风险：门脉高压、凝血功能障碍、既往腹部手术史
• 代谢变化：K^+↑、代谢性酸中毒、Ca^{2+}↓（柠檬酸毒性）
• 凝血功能障碍：潜在的凝血因子功能障碍、血小板减少、稀释性凝血障碍
• 低体温（必须预防或纠正，否则会加重凝血功能障碍）
• 确保足够的尿量，维持血容量
无肝期
• 开始：阻断肝动脉和门静脉；结束：供体肝再灌注
• 静脉回流减少 50% 会出现低血压

续表

肝移植手术的各个阶段

- 灌注肝脏的血管被阻断，受体肝脏被移除
- 热缺血时间：供体肝脏从冰中取出开始，再灌注时结束。热缺血时间应限制在 30 ~ 60 min
- 在该阶段门静脉、下腔静脉（IVC）、肝动脉通常是阻断的
- 对于无法耐受血管阻断的患者，有时需要行静脉 – 静脉转流
  - ♦ 一般通过腋静脉将血液从门静脉和下腔静脉转流入上腔静脉
  - ♦ 优点：避免肾脏/腹腔脏器淤血，保证前负荷，提高肾灌注，可能减少失血，降低输血需求
  - ♦ 缺点：增加空气栓塞/深静脉血栓形成、血肿、神经损伤、外伤性淋巴管瘤的风险
  - ♦ 背驼式（piggyback）技术可以避免 IVC 阻断
    - ★ 受体肝静脉袖状成形（准备用于与供肝上、下腔静脉吻合）；行下腔静脉 – 袖口吻合，受体 IVC 不需要阻断
- 准备好再灌注：由于无肝，普遍出现 K^+ ↑和酸中毒
- 积极对症处理：呋塞米、沙丁胺醇、增加通气量、胰岛素/50% 葡萄糖和（或）碳酸氢钠

新肝期
- 开始：移植物再灌注；结束：完成胆管吻合
- 将移植物中空气、组织碎片和残余保存液排出
- 供体肝解除阻断→栓子碎片，K^+ ↑，代谢性酸中毒，Ca^{2+} ↓，低体温，低血压，低血容量，细胞因子释放及其他不稳定因素。腔静脉再灌注耐受性良好，但门静脉再灌注常引起低血压
- 再灌注后综合征（PRS）→再灌注 5 min 内，MAP 相比基线下降 30%，持续时间≥1 min
  - ♦ 可见心律失常、外周血管阻力↓、心输出量↓、血管舒张、左心室充盈压↑、右心室功能障碍
  - ♦ 相关因素：K^+ ↑、Ca^{2+} ↓、代谢性酸中毒、失血
  - ♦ 可通过超声检查或肺动脉漂浮导管推断是否有空气栓塞和血栓栓子

续表

肝移植手术的各个阶段

- ◆ 治疗：纠正 K^+ ↑、Ca^{2+} ↓、代谢性酸中毒，通常在 30 min 内缓解
- 再灌注后凝血异常→同样可出现在移植肝再灌注之后
  - ◆ 由于肝素释放或组织型纤溶酶原激活物（tPA）→原发性纤溶亢进
  - ◆ 肝素化可以用肝素酶在血栓弹力图（TEG）指导下逆转
  - ◆ 冷沉淀、新鲜冰冻血浆、抗纤溶药（6 – 氨基己酸、氨甲环酸）可治疗原发性纤溶亢进
  - ◆ 鱼精蛋白可以纠正肝素化
  - ◆ 顽固性凝血功能障碍可能提示移植物衰竭
- 良好的移植物功能指标：凝血功能障碍和代谢性酸中毒缓解、血糖恢复正常、胆汁生成恢复

肺移植的麻醉

适应证

- 慢性阻塞性肺疾病（COPD），特发性肺纤维化，囊性纤维化，α_1 抗胰蛋白酶缺乏症、原发性肺动脉高压
- 终末期肺病患者
- 相对少见：结节病、再移植、艾森门格综合征

心肺移植（HLT）的适应证

- 具有肺移植适应证和严重的左心室疾病
- 最常见的是：原发性肺动脉高压、囊性纤维化和艾森门格综合征

序贯式双肺移植（BSLT）

- 双肺感染需要双侧切除。通常见于囊性纤维化和支气管扩张患者，防止感染从受体扩散到移植肺
- BSLT = 先行一侧肺移植（从本身功能较差的肺开始），然后对侧行同样的手术

活体供者肺移植（LDLT）

- 受体病情逐渐恶化，不能等待尸体供者
- 囊性纤维化

术前评估

- 实验室检查：ABO 血型配型、血常规、生化、凝血功能
- 胸部 X 线、超声心动图（右心室功能衰竭）、心电图
- 功能性检查（包括肺功能）、左心导管检查（除外冠心病和心内分流）
- 患者可能平卧困难（肺功能差）

术中注意事项

- 免疫抑制：术前给予 IL－2R 拮抗剂（巴利昔单抗）或抗胸腺细胞球蛋白，新肺再灌注前给予甲泼尼龙
- 术前针对性给予抗生素，尤其对于假单胞菌定殖患者（囊性纤维化）
- 标准监护，2 条粗大外周静脉通路，有创动脉压监测，中心静脉压监测，肺动脉压监测，可以考虑 TEE 检查（评估右心室功能）
- 可以考虑术前或术后胸段硬膜外置管（用于镇痛）
- 肺隔离技术（需要纤维支气管镜）
- 准备好紧急启动心肺转流/ECMO

诱导和维持

- 肺隔离：双腔管、Univent 管或气管导管＋支气管封堵器
- 避免使用 N_2O（当患者存在肺大疱、肺气肿、肺动脉高压、术中低氧时）
- 通常采用保守的液体管理（有助于术后管理）
- 允许性高碳酸血症
- 警惕心脏事件或非手术侧气胸

单肺移植的外科手术

- 后外侧开胸体位（当紧急体外循环需要快速插管时可能影响体位）

- 切口：通常为正中开胸联合部分胸骨切开
- 手术顺序：①解剖游离肺结构；②完成肺切除术；③先吻合支气管，随后吻合肺动脉，最后吻合动/静脉；④肺循环冲洗，开始通气；⑤在双侧序贯肺移植过程中，对另一侧肺进行同样的处理

术中特殊注意事项

- 受体在单肺通气时容易出现肺高压及右心室功能障碍
  - 限制液体，小潮气量通气（6 ml/kg），PEEP，应用最低可耐受的 FiO_2
- 单肺通气过程中常见低氧血症，考虑采取
  - 纯氧通气
  - 如果通气侧肺能够耐受，给予 PEEP 10 cmH_2O
  - 非手术侧肺给予 CPAP
- **一氧化氮（NO）**
  - 优点
    - ★ 降低肺血管阻力，改善氧合
    - ★ NO 优先达到通气部位，增加血流，改善通气/血流比例失调，改善氧合
    - ★ 手术或创伤的炎症反应↓
    - ★ 减少微生物繁殖
    - ★ 激活血小板中的鸟苷酸环化酶，以减弱血小板聚集和黏附
  - 缺点
    - ★ 高铁血红蛋白血症，NO 代谢相关肺损伤
    - ★ 肺血管内 NO 的快速中断可阻碍体循环收缩，导致体循环低血压
- 体外循环（CPB）适应证
  - 改善通气、药物干预以及外科医生阻断肺动脉的情况下仍无法维持氧合
  - 无法通气

- ♦ 严重的进展性右心室功能障碍
- ♦ 心输出指数（CI）＜2 L/（min/m²），SvO₂＜60%，MAP＜50 mmHg，SaO₂＜85%，pH＜7
- ♦ 体外膜肺氧合（ECMO）可能替代 CPB
- 移植物吻合后，由于血流重新分布可见低血压
- 手术结束时，评估患者是否更换单腔气管插管，但应排除需要高 PEEP 或口咽水肿的情况

术后管理

- 保持最佳的通气、血流动力学以及疼痛控制状态
- 使用尽可能低的 FiO₂，使用 PEEP
- 尽量减小气道峰压
- 严格完善感染控制措施：输液接口护理、使用抗生素和中心管路无菌操作

心脏移植的麻醉

概述

- 1 年生存率＝87%，2 年生存率＝80%（1982～2015 年）
- 由于供体器官的缺乏导致低生存率；左心室辅助装置（LVAD）等设备为心脏移植提供了桥接

常见适应证

- 在接受最优化的治疗后仍然为 NYHA Ⅲ/Ⅳ级的心力衰竭
- 心力衰竭生存评分为高危
- 无氧阈值后 VO₂ 峰值＜10 ml/（kg·min）
- 经过内科、植入型心律转复除颤器（ICD）、外科治疗后难以纠正的有症状的室性心律失常
- 介入或外科血管重建后效果不佳的严重缺血性心脏病

心脏移植可能的禁忌证	
不可逆转的肺动脉高压（>6 伍德单位）（原位手术）	年龄>65 岁
依从性差，继续使用毒品/烟草	未控制的恶性肿瘤
严重的不可逆转的肾脏、肝脏、血管、肺功能障碍	肥胖
合并全身性疾病，预后不佳	既往恶性肿瘤史
糖尿病合并终末器官损害	严重的凝血功能异常
感染活动期（如乙型肝炎、丙型肝炎）	活动性消化性溃疡
淀粉样变（心脏病可能复发）	过去6~8 周内发生肺梗死

注：引自 Miller RD. *Miller's Anesthesia*. 6th ed. Philadelphia, PA：Elsevier；2004.

术前评估

- 若缺血时间>6 h，供体心功能会恶化
- 患者通常没有禁食（由于从知晓可获得移植供体到做移植手术之间的时间很短）
- 患者可能正在接受高级别的心血管支持
  - 药物：华法林、抗利尿激素、ACEI、多巴胺、米力农
  - 设备：LVAD、植入式起搏设备（起搏器/ICD）、IABP

术中管理

- 免疫抑制：术前给予霉酚酸酯（1.5 g 静脉注射），可给予巴利昔单抗，予甲泼尼龙 1g 静脉注射（心肺转流时）
- 术前给予抗生素
- 充分备血
- 抗纤溶药（6 – 氨基己酸、氨甲环酸）
- 粗外周静脉通路，标准监护，诱导前有创动脉压监测，CVP监测，肺动脉导管监测，TEE 检查
- 诱导和维持

- ◆ 通常使用依托咪酯（0.2 mg/kg）、芬太尼（1 μg/kg）、琥珀胆碱
- ◆ 神经肌肉阻滞：非去极化肌肉松弛药
- ◆ 诱导期间可能需要强心药
- ◆ 心肺转流前用全量肝素抗凝
- 撤离心肺转流
  - ◆ 移植的心脏去神经化（无心动过速/心动过缓反应）
  - ◆ 只有直接作用于交感神经的变力/变时效应的药物才有效
    - ★ 异丙肾上腺素、肾上腺素、米力农、多巴酚丁胺
  - ◆ 左心室功能通常是足够的，常见右心室功能异常
  - ◆ 降低肺血管阻力的策略
    - ★ 保持充足氧供，避免高碳酸血症/低体温
    - ★ 优化气道压力和潮气量
    - ★ 使用硝普钠/硝酸甘油、前列腺素 E_1、前列环素、吸入性 NO
    - ★ 用 CVP/TEE 指导液体管理
    - ★ 考虑使用 ECMO、IABP 或心室辅助轴流泵

外科手术

- 胸骨正中切口
- 高位主动脉插管位置，接近主动脉弓
- 受体心脏切除（除了肺静脉和部分左心房）
- 双房法：切除双侧心房（将上、下腔静脉吻合）
- 经典方法：在房室沟处横切心房

术中特殊注意事项

- 应留意既往心脏手术史（再次胸骨切开术）
  - ◆ 若胸腔内结构与胸骨粘连，进入胸腔时其可发生破裂
  - ◆ 存在心室辅助装置（手术时间长，出血多）
- 许多带有心脏植入式起搏设备的患者需要术前调试程序（抗心动过速功能需要关闭）
- 血流动力学不稳定的患者可能在诱导前就需要 ECMO 的支持

- 移植后的麻醉管理没有固定的麻醉策略
  - ◆ 可能对儿茶酚胺类药物反应延迟
  - ◆ 无神经支配的心脏没有迷走反射
- 免疫抑制剂
  - ◆ 预防移植物排异反应和移植失败
  - ◆ 经典的实体器官移植的三联疗法：钙调神经蛋白抑制剂（环孢素）、类固醇（强的松）和抗代谢药（霉酚酸酯）
  - ◆ 下表是经典治疗的剂量，可能需要根据药物的清除率和联合用药调整剂量。在给药前与所在的医疗机构进行核对

种类	药物名称	剂量和用法	注释
钙调神经蛋白抑制剂	环孢素	术后：3 ~ 6 mg/kg 口服每日 1 次（静脉注射也可）	肾、肝、心脏移植
	他克莫司（FK506）	术后：0.05 ~ 0.1 mg/kg 口服 q12 h（静脉注射也可）	肾、肝、心脏移植
抗代谢药	硫唑嘌呤	2.5 mg/kg 口服每日 1 次（静脉注射也可）	肾移植
	霉酚酸酯	术前：1 g 口服（也可在术中给予）术中：1 ~ 1.5 g 静脉注射术后：1 ~ 1.5 g 口服或静脉注射 q12 h	心脏、肾移植
雷帕霉素抑制剂	西罗莫司	术后：负荷剂量 6 mg 口服，然后 2 mg 口服每日 1 次	肾移植（不推荐用于肝、肺移植患者）
类固醇	甲强龙	术中：500 mg ~ 1 g 静脉注射术后：4 ~ 48 mg 口服每日 1 次（静脉注射也可）	肝、肾、肺、心脏移植
	泼尼松	术后：5 mg 口服每日 1 次（剂量可调整）	肝、肾、肺、心脏移植

种类	药物名称	剂量和用法	注释
T 淋巴细胞拮抗剂	抗胸腺细胞球蛋白	术中：6 h 以上给予 1.5 mg/kg 静脉注射（预先给予对乙酰氨基酚和苯海拉明） 术后：4 h 以上给予 1.5 mg/kg 静脉注射	肾移植
	巴利昔单抗	术前：术前 2 h 20 mg 静脉注射 术后：移植后 4 d 20 mg 静脉注射	肾移植

第34章 老年患者的麻醉

Michael C. Lubrano

一般考虑和注意事项

- 衰老带来的问题包括合并症增加、围手术期发病率和病死率升高
  - 重大心血管不良事件（心律失常、心肌梗死、脑卒中）
  - 气道和肺部问题（低氧血症、误吸、肺炎、肺不张）
  - 中枢神经系统功能障碍［谵妄、术后认知功能障碍（postoperative cognitive dysfunction，POCD）、脑血管意外（cerebrovascular accident，CVA）］
  - 医院获得性感染

衰老的生理学变化

心血管系统

- 心血管疾病（cardiovascular disease，CVD）：75 岁以上的患者中，75% 的人群发生心律失常、慢性心力衰竭、主动脉瓣狭窄、糖尿病（小血管粥样硬化伴无症状缺血）的风险增加
- 左心室肥大（left ventricular hypertrophy，LVH）和（或）冠心病（coronary artery disease，CAD）→增加冠状动脉灌注压和灌注时间以避免缺血
  - 保持较高的舒张压且心率≤70 次/分
- 动脉弹性降低→后负荷增加，收缩期高血压→左心室肥大
  - 增加交感神经张力和副交感神经活动
  - 压力反射功能降低＋硬化→直立性低血压，血压不稳定
- 舒张功能障碍（左心室快速充盈期从 90% 以上下降到 20% 以下）
  - 被动充盈时间增加高达 50%——保持舒张时间（心率≤70 次/分）

◆ 心房收缩期增加高达 50%——维持窦性心律

呼吸系统

- 低氧血症，少量残余肌肉松弛或镇静
  - ◆ A - a 梯度增加：PaO_2 下降，SpO_2 下降，$DLCO_2$ 下降→可能更需要增加 FiO_2
  - ◆ 颈动脉体功能下降，对低氧血症和高碳酸血症的通气反应下降
- 中央呼吸道、解剖生理死腔增加
  - ◆ 残气量（RV）增加，功能残气量（FRC）增加，肺总量（TLC）无变化；用力肺活量（FVC）下降，第 1 秒用力呼气容积（FEV_1）下降
  - ◆ 顺应性下降，胸壁硬度增加
- 误吸风险增加→呼吸道反射减弱，肌力下降，咳嗽反射减弱
  - ◆ 慢性阻塞性肺疾病、支气管痉挛性疾病、"无症状"肺炎、肺不张增加

肾脏系统

- 肾小球滤过率（GFR）下降，肌肉质量下降→肌酐正常，但药物消除半衰期延长
  - ◆ GFR：年轻人 $126\ ml/min$→80 岁时 $60\ ml/min$
- 有关造影剂肾病的研究增加→造影剂引起的肾功能不全
- 围手术期急性肾衰竭发生率增加

神经系统

- 颈动脉疾病增加→需要维持脑灌注压和灌注时间
- 神经元密度下降→阿片受体、GABA 受体下调
  - ◆ MAC 下降，半数苏醒肺泡气浓度（MAC awake）下降→苏醒时间延长

衰弱和低生理储备的评估

- 衰弱与年龄相关，具有多重维度→预测手术后不良结局
- 衰弱问卷（Frailty Questionnaire）是一种评估工具，其中 ≥3 分表示衰弱阳性

"FRAIL" 问卷	
疲劳感（Fatigue）	您是否感到疲劳？（是 = 1 分）
抵抗力（Resistance）	您能否上一级台阶？（否 = 1 分）
有氧运动（Aerobic）	您能否步行超过 1 个街区？（否 = 1 分）
疾病情况（Illness）	您的疾病超过 5 种以上吗？（是 = 1 分）
体重下降（Loss of weight）	6 个月内体重下降超过 5%？（是 = 1 分）

老年人的药理学

药物使用的影响因素

- 大血管：动脉弹性下降，所以诱导时血压下降、苏醒时血压升高
- 用药：慢性疾病患者用药的数量增加；多种药物（> 10 种）→死亡率增加
- 受体：β 受体敏感性差；依赖血管张力和液体负荷
  - 阿片类、苯二氮䓬类受体下调
- 药代动力学：体内总含水量下降→分布容积下降，血药浓度升高
  - 体内总脂肪增加导致储存药物增多，GFR 下降→药物消除半衰期延长
  - 诱导药物和阿片类药物——基于瘦体重（Lean Body Weight, LBW）计算剂量
  - 神经肌肉阻滞剂——剂量基于 LBW + 1/3（TBW − LBW）
- 药效学：MAC 和半数苏醒肺泡气浓度下降
  - 年龄≥65 岁，意识丧失时的脑电双频指数更高，约为 70（58～90）

麻醉药物的选择和使用

需避免或谨慎使用的药物	需减少剂量的药物
• 抗胆碱药（东莨菪碱→谵妄） • 抗组胺药（异丙嗪→谵妄） • β 受体阻滞剂（支气管痉挛、心动过缓） • 洋地黄（心律失常） • 利尿药（低钾血症、血容量过低） • 酮咯酸（急性肾衰竭） • 甲氧氯普胺，氟哌利多（锥体外系副作用） • 吗啡（分布容积降低，可蓄积） • 口服降糖药（低血糖） • 泮库溴铵（作用时间延长，经肾脏排出）	• 苯二氮䓬类药物：减半或完全避免 • 依托咪酯：减半（由于去抑制作用） • 加巴喷丁：避免大剂量应用，经肾脏排泄 • 哌替啶*：10～20 mg 静脉注射，仅用于治疗颤抖 • 阿片类药物：超过 40 岁后，每 10 岁减量 10% • 丙泊酚：诱导剂量 0.8～1.2 mg/kg

注：* 哌替啶的效应 = 毒性代谢产物（癫痫发作）、抗胆碱药（兴奋、心动过速），哌替啶与单胺氧化酶抑制剂合用可引起 5 - 羟色胺综合征

- 药物使用：从低剂量开始缓慢滴定（大多数起效较慢）
- MAC：随着年龄增长，吸入麻醉药的浓度降低
  - ◆ 年龄超过 40 岁，MAC 每 10 岁减少 6%；70～85 岁，MAC 为 60%～85%
- 神经肌肉阻滞剂
  - ◆ 作用时间延长的因素：年龄较大（如果属于类固醇、合并轻度低体温、使用吸入麻醉药）
  - ◆ 使用短效或中效神经肌肉阻滞剂，如果肌酐升高，考虑顺式阿曲库铵
  - ◆ 不要同时使用罗库溴铵和顺式阿曲库铵（有显著增强作用）
  - ◆ 始终使用新斯的明或舒更葡糖（sugammadex）充分拮抗以避免呼吸衰竭

其他围手术期注意事项

椎管内麻醉/区域阻滞

- 镇痛效果增强，静脉血栓形成减少，预计失血量（estimated blood loss，EBL）下降（特别是骨科手术）
  - ◆ 硬膜外和脊椎麻醉阻滞平面更高，需要减少用药剂量
- 低血压更加明显，使用麻黄碱/去氧肾上腺素治疗；胶体预处理效果下降

老年患者认知评估

- 65 岁以上未患痴呆的患者中，25% ~33% 可能伴有术前认知功能障碍
- 术前简易认知评估（Mini - Cog）分数≤2→术后谵妄，住院时间延长，非家庭式出院

简易认知评估（Mini - Cog）	简易认知功能评分
<ul><li>重复 3 个词</li><li>画时钟</li><li>回忆前面说的 3 个词</li></ul>	<ul><li>每回忆起 1 个词计 1 分</li><li>成功画时钟计 2 分，拒绝或无法画时钟计 0 分</li><li>最高分数 =5 分</li></ul>

术后谵妄（postop delirium，POD）和围手术期神经认知功能障碍（postop neurocognitive disorder，PND）

- 由于较低的证据质量，目前尚不清楚基于丙泊酚的静脉麻醉或吸入麻醉是否影响 POD、死亡率、住院时间（Miller D. Cochrane Review 2018, Issue 8. Art. No.：CD012317）
- 中等质量证据表明，脑电监测可以降低 60 岁以上老年患者 POD 的风险
- 区域麻醉时，复合轻度镇静（脑电双频指数 >80）可能优于深度镇静
- POD：15% 的老年人，30% ~70% 的急诊手术或重大手术，可在术后数小时、数天乃至数周内发生

- ◆ 治疗可逆性原因：电解质紊乱、贫血、尿毒症、败血症、疼痛、酒精戒断、定向力问题、未能早期活动、营养问题、视力/听力损伤
- ◆ 若以上治疗无改善，标准疗法是使用低剂量氟哌啶醇
- 神经认知功能障碍恢复延迟：发生时间短至术后 1 周以内，长至术后 36 个月
- PND：60 岁以上患者的发生率为 10% ~40%
  - ◆ 须满足：①患者、家属或医生怀疑 PND 可能；②功能下降的客观证据（包括测试）；③日常生活活动能力下降
  - ◆ 基线风险因素：年龄 >60 岁，基线认知功能障碍，睡眠不足，酒精/药物戒断，糖尿病，无力/功能受限，重大手术，视觉/听觉障碍，神经退行性疾病
  - ◆ 与死亡率升高、住院时间延长、非家庭式出院、再入院有关
  - ◆ 围手术期因素：麻醉持续时间、麻醉深度、手术类型、再次手术、术后感染、呼吸系统并发症/低氧、血糖异常、疼痛、血管活性药的使用、苯二氮䓬类药物的使用

第 35 章　心电图解读

Jesse M. Ehrenfeld、Richard D. Urman

心电图导联位置与作用

- 12 导联
  - 肢体导联：Ⅰ、Ⅱ、Ⅲ、aVR、aVL、aVF
    - ★ Ⅱ、Ⅲ、aVF——下壁
    - ★ Ⅰ、aVL——侧壁
  - 心前区胸导联：V_1、V_2、V_3、V_4、V_5、V_6
    - ★ V_1、V_2——间隔
    - ★ V_3、V_4——前壁
    - ★ V_5、V_6——侧壁
- 冠状动脉
  - 左前降支（LAD）：V_1、V_2、V_3、V_4，前壁和间隔
  - 回旋支：Ⅰ、aVL、V_5、V_6，侧壁和后壁（下侧壁）
  - 右冠状动脉（RCA）：Ⅱ、Ⅲ、aVF，下壁和后壁（下侧壁）
- 术中监护
  - Ⅱ = 监测心律失常最佳
  - V = 监测心肌缺血最佳

心电图读图步骤

- 心律
  - 检查每个 QRS 波前是否有 P 波
  - 检查 PR 间期以评估房室传导阻滞
  - 检查 QRS 间期以评估束支传导阻滞
- 心率
  - 计算心电图上相邻 R 波之间大格的数目（每一大格 = 0.2 s）
  - 1 大格 = 300 次/分
  - 2 大格 = 150 次/分

- ◆ 3 大格 = 100 次/分
- ◆ 4 大格 = 75 次/分
- ◆ 5 大格 = 60 次/分
- ◆ 6 大格 = 50 次/分
- 检查电轴、ST 段、T 波、Q 波、U 波、QRS 波宽度和进展
  - ◆ **电轴** = 心脏除极总体向量的方向

垂直平面电轴的解读		
I 导联	aVF 导联	电轴
正	正	正常
正	负	电轴左偏
负	正	电轴右偏
负	负	电轴极度右偏

房室传导系统

- **一度房室传导阻滞** （AV block）：PR 间期延长，大于 0.2 s
- **二度房室传导阻滞**
  - ◆ 莫氏（Mobitz）I 型：房室延迟（PR 间期）逐渐增加，直到某一 P 波后无 QRS 波出现
    - ★ 治疗（仅在有症状时）：阿托品、异丙肾上腺素、永久起搏器
  - ◆ 莫氏（Mobitz）II 型：突然、难以预测的 QRS 波丢失，不伴随 PR 间期进行性延长
    - ★ 注意：可能进展为三度房室传导阻滞
    - ★ 治疗：永久起搏器
- **三度房室传导阻滞** （完全性心脏阻滞）
  - ◆ P 波与 QRS 波相互独立——"房室分离"
  - ◆ 治疗：永久起搏器
- **束支传导阻滞**
  - ◆ 右束支传导阻滞 （RBBB）

- ★ 检查 V_1 和 V_2 导联的 QRS 波
- ★ 右心室除极延迟
- ★ 使得心电图上判断心肌梗死更为困难
  - ◆ 左束支传导阻滞（LBBB）
    - ★ 检查 V_5 或 V_6 导联的 QRS 波
    - ★ 左心室除极延迟
    - ★ 使得心电图上判断心肌梗死更为困难

- **心房扑动**
  - ◆ 规律的心房激活节律 180～350 次/分，心室率 150 次/分（2:1 房室传导阻滞）
  - ◆ 心电图："F 波"，"锯齿样"波动，心房扑动波
  - ◆ 治疗
    - ★ 不稳定→紧急电复律
    - ★ 短阵快速起搏（暂时或永久性起搏器）
    - ★ 药物治疗（β 受体阻滞剂、钙通道阻滞剂）
    - ★ 射频消融术

- **心房颤动**
  - ◆ 不规则的心房激活节律 350～600 次/分，心室率 160 次/分
  - ◆ 心电图：波状基线，P 波消失
  - ◆ 治疗
    - ★ 不稳定→紧急电复律
    - ★ 化学复律（Ⅰ A、Ⅳ、Ⅲ类抗心律失常药）
    - ★ 抗心律失常药
    - ★ 抗凝
    - ★ 控制心室率：β 受体阻滞剂、钙通道阻滞剂、地高辛
    - ★ 迷宫手术

- **阵发性室上性心动过速（PSVT）**
  - ◆ 心室率 140～250 次/分
  - ◆ 心电图：窄 QRS 波，P 波隐藏在 QRS 波中（QRS 波也可能轻度增宽，但不超过 0.14 s）

◆ 治疗：刺激迷走神经，使用 β 受体阻滞剂或钙通道阻滞剂，行射频消融术

- **预激综合征**
  - ◆ PR 间期缩短，δ 波，宽 QRS 波
  - ◆ 治疗：β 受体阻滞剂或钙通道阻滞剂，射频消融术

室性心律失常

- **室性期前收缩**
  - ◆ 宽 QRS 波
  - ◆ 成对室性期前收缩——每次出现 2 个；二联律——每次正常搏动后出现一次室性期前收缩
- **室性心动过速**（ventricular tachycardia，VT）：3 个或以上室性期前收缩，100 ~ 200 次/分
  - ◆ 非持续性 VT（nonsustained ventricular tachycardia，NSVT）：持续时间 < 30 s
  - ◆ 持续性 VT：持续时间 ≥ 30 s
  - ◆ 治疗
    - ★ 有症状：电复律后予抗心律失常药，遵循加强心脏生命支持（ACLS）流程
    - ★ 无症状 NSVT：β 受体阻滞剂，高危患者使用植入型心律转复除颤器（ICD）
    - ★ 不稳定：若发生心室颤动，立即除颤
- **尖端扭转型室性心动过速**
  - ◆ 多形性室性心动过速伴 QRS 波幅变化，围绕基线扭转
  - ◆ 治疗：镁 1 ~ 2 g 静脉注射后持续输注
- **心室颤动**
  - ◆ 波形混乱，QRS 波消失
  - ◆ 治疗：见 ACLS 流程；如果心律失常的原因不是急性心肌梗死，可行 ICD

束支传导阻滞		
正常	V_1 V_6	初始除极方向从左到右跨间隔（V_1 上的 R 波和 V_6 上的 Q 波；LBBB 中消失），之后为 LV 和 RV 游离壁，LV 主导（注意：RV 稍晚除极，在 RBBB 中可见）
右束支传导阻滞		• QRS 波≥120 ms（100～119 ms 为不完全 RBBB） • 心前区导联（V_1、V_2）呈 RSR′型，ST 段压低和 T 波倒置 • V_5、V_6、Ⅰ、aVL 呈相应改变 • V_5、V_6、Ⅰ、aVL 出现宽大 S 波
左束支传导阻滞		• QRS 波≥120 ms（100～119 ms 为不完全 LBBB） • V_5、V_6、Ⅰ、aVL 导联 R 波增宽或切迹，上行时程延长，伴 ST 段压低和 T 波倒置 • V_1、V_2 呈相应改变 • 可伴电轴左偏

注：双分支传导阻滞：RBBB + 左前分支阻滞（left anterior hemiblock, LAHB）/左后分支阻滞（left posterior hemiblock, LPHB）；三分支传导阻滞：一度房室传导阻滞 + RBBB + LAHB/LPHB。

其他心电图异常

心肌肥厚
- **右心房肥大**
  - 高大、双相 P 波伴随增高
- **左心房肥大**
  - 高大、双相 P 波伴随增宽

续表

其他心电图异常

- **心室肥大**
  - ◆ 右心室肥大
    - ★ V_1 导联 R 波 > S 波（$V_1 \sim V_6$ 导联 R 波进行性下降）
    - ★ V_5、V_6 导联 S 波加深
    - ★ 电轴右偏，QRS 波轻度增宽
    - ★ 在水平面电轴向右旋转
  - ◆ 左心室肥大
    - ★ V_1 导联可见 S 波 + V_5 导联可见 R 波（> 35 mm）
    - ★ 电轴左偏，QRS 波轻度增宽
    - ★ 在水平面电轴向左旋转
    - ★ T 波倒置，逐渐向下但快速向上

电解质失衡

- 低钾血症：T 波低平，可见 U 波
- 高钾血症：T 波高尖，宽或平的 P 波，宽大 QRS 波
- 高钙血症：QT 间期缩短
- 低钙血症：QT 间期延长

药物影响

- 洋地黄中毒：T 波倒置或低平，QT 间期缩短

肺栓塞

- 电轴右偏
- 急性 RBBB
- 由于右心室超负荷，$V_1 \sim V_4$ 导联 T 波倒置
- Ⅰ 导联 S 波宽大、Q 波增大，Ⅲ 导联 T 波倒置

心包炎

- 广泛的 ST 段抬高（类似急性心肌梗死，通常更具普遍性）
- 后续可见 T 波倒置（类似急性心肌梗死）

续表

其他心电图异常
低体温 • J 波或 Osborn 波——J 点抬高，T 波倒置，特别是在慢传导过程中更常见
双心室起搏器 • 心脏再同步治疗——使右心室和左心室同步收缩，以增加心力衰竭患者的心输出量
心脏移植 • 2 组 P 波 • 窦房结不应期延长 • 心房收缩时间延长 • 常见一度房室传导阻滞

第 36 章 伦理问题和病情告知

Jesse M. Ehrenfeld、Richard D. Urman

获取知情同意

- 知情同意是一个完整的过程，并非单纯地签署文件
- 知情同意书应当在患者麻醉前让患者阅读并签字，应该包含手术操作的描述及具体的风险与获益情况
- 尊重患者的自主权（患者可选择接受或拒绝治疗）
- 无行为能力的患者（药物作用、意识状态改变、无法行动、残疾），应由直系亲属/医疗保健代理人/法庭指定的监护人代其签署
- 可以使用电话进行知情同意谈话，最好由证人一起签署
- 急诊情况下，知情同意可以舍弃
- 抢救过程一般不需要知情同意，因为这类急诊操作被默认具有知情同意的效力
- 对于非英语人士，尽可能让接受过专业培训的口译人员进行翻译（非家属）

- **共同进行医疗决策**：协作过程使患者和医疗人员可以一起进行决策，同时考虑到临床证据与患者价值观
- **提前告知**：提前告知患者，当他/她失去决策能力时，我们将会采取哪些措施来保护他/她的健康
- **生前预嘱**：说明当患者无法签署知情同意时，急救人员将会进行哪些治疗操作（可以拒绝进行特定的操作，如气管插管、CPR）
- **医疗委托代理人**：授权一位人员（代理人）在患者本人失去决策能力时帮助患者进行医疗决策
- **精神行为能力**（mental competency）：法律名词；指患者进行理智判断的能力
  - 正常成人均被假定为具有完全精神行为能力
  - **只有法庭**能宣布某人不具有完全精神行为能力

◆ 医生对精神行为能力的判断只能发表意见

- 脑死亡
  ◆ 定义：永久失去大脑和脑干功能
  ◆ 必须排除混淆因素［药物/毒物，低体温（＜32 ℃），代谢紊乱，吉兰－巴雷综合征，闭锁综合征］

脑死亡标准——成人与儿童	
昏迷	呕吐反射消失
运动反射消失	吸痰时的咳嗽反射消失
瞳孔对光反射消失	吸吮和觅食反射消失
角膜反射消失	呼吸消失（$PaCO_2$ 60 mmHg 或比患者正常水平高 20 mmHg 时）
前庭－眼反射消失	

临终事宜

- 手术期间，**不会**自动暂停放弃抢救/放弃插管（DNR/DNI）
- 在 DNR/DNI 时，必须详细记录实际情况，并与医护人员沟通，避免不希望的治疗
- 不希望进行的特殊操作必须由医生详细记录在病案中（例如，气管插管、胸外按压、电除颤、有创监测、使用升压药）
- 治疗无效时，医生有责任为医疗决策者（直系亲属、法定监护人）提供咨询，并解释 DNR/DNI 的可能性以及撤销生命维持措施的可能性
- 医疗决策者在为此类患者做出临终前的医疗决策前，应当了解患者的预后

儿童或未成年（＜18 岁）患者

- 在儿童患者接受任何医疗干预之前，医生必须获得其父母或

代理人的知情同意
- 根据法律决定终止妊娠的流程
- 适当时，应将儿科患者的意愿纳入决策过程

病情告知与致歉——未预料事件的沟通

何时告知
发生潜在错误时（如核对时发现手术部位错误）
发生错误但无伤害时（如药物剂量错误）
发生不良/意外事件时（如插管失败）

- 美国国家患者安全基金会（National Patient Safety Foundation）指导原则："当发生了医疗上的损害时，患者……有权了解该损害发生的原因，以及其短期和长期的影响。当这种损害的发生归咎于某种错误时，患者……应当得到真实、诚恳的解释，并被告知下一步可能的补救措施。他们应当被告知，……情况将会受到调查，医疗人员将采取措施以降低类似错误再次发生的可能性。"（11/14/00）
- 美国联合委员会（The Joint Commission）认证标准：应该披露预警事件和其他意料之外的医疗结果

告知坏消息的快速指南
• 安静、私密、不被干扰的环境
• 简要回顾事件/意外结果；不要推测，仅陈述事实
• 坦率，但在交代坏消息时要保持善意
• 告知后暂停一会儿；沉默是可接受的；给患者时间反应
• 随时准备提供更多信息
• 欢迎患者提问
• 确保后期会有医生进行随访

- 致歉
  - **避免**此类无效用语："不好意思，但是……"或"很遗憾

……", 这类用法并不能表示你的歉意, 反而表达了对患者或家属的惋惜、漠不关心

- ◆ **避免**责备患者
- ◆ **做**积极的倾听者, 并表示赞同, "好, 不错"或"我知道了"
- ◆ **练习**使用"3R"〔重申 (Restate)、尊重 (Respect)、回应 (Respond)〕, 如"我来重复一下, 您的情况是……"

注意: 如果发生不良事件, 但不是错误或疏忽导致的结果, 则无须道歉; 回顾事实, 解释情况, 告诉患者可以选择不认同

第 37 章　急救流程

Tracy Dovich

加强心脏生命支持（ACLS）

C－A－B（胸外按压、开放气道、呼吸）：成人最新加强心脏生命支持

- 胸外按压（C）：做 30 次胸外按压以启动 CPR，对于婴儿或幼儿有两个施救者时进行 15 次胸外按压
- 开放气道（A）：胸外按压后，开放气道（仰头举颏或双手抬颌）
- 呼吸（B）：如果被救者存在自主呼吸或已经恢复有效自主呼吸，仅需将其摆成安全体位。若被救者已无自主呼吸，应给予两次人工呼吸并确保胸廓起伏，两次呼吸间保证气体呼出，两次呼吸后立即再次开始胸外按压

特殊细节（图 37－1）

推荐脉搏检查部位	
成人	颈动脉
儿童	颈动脉/股动脉
婴儿	肱动脉

呼吸复苏	呼吸频率/(次/分)
成人	10 ~ 12
儿童	12 ~ 20
婴儿	12 ~ 20

- **胸外按压及循环**
  - ◆ 检查脉搏
    - ★ 如果脉搏存在，继续呼吸复苏
    - ★ 每 2 min 检查一次脉搏
    - ★ 如果 10 s 未触及脉搏或者患者存在低灌注情况，立即开始胸外按压
  - ◆ 胸外按压（应早于开放气道和呼吸）
    - ★ 立即启动
    - ★ 尽可能缩短中断时间

- ◆ 成人、儿童和婴儿
  - ★ 持续通气，8~10 次/分
  - ★ 持续胸外按压，100~120 次/分
  - ★ 除颤后立即开始重复 CPR
  - ★ 每次按压后确保胸部回弹
  - ★ 如果有 2 个施救者，每 2 min 换人，以防止施救者疲劳
  - ★ 持续 CPR 循环直到准备好除颤器或获得其他帮助
- ◆ 检查心律的时间不得超过 10 s
  - ★ 每 5 个 CPR 循环后检查一次（2 min）
- ◆ 当有自主节律的心律恢复时再检查脉搏
- ◆ 药物治疗和高级气道设备放置应尽可能短地中断胸外按压

成人及儿童胸外按压技术			
胸外按压	成人	1 岁至青春期	婴儿（<1 岁）
位置	胸骨中段	胸骨下段 1/2	胸骨下段 1/2
深度	5 cm	1/3~1/2 胸廓深度	1/3 胸廓深度
技术	双手掌心根部	双手掌心根部	如果只有一位施救者，仅用 2 根手指；若有两位施救者，可用拇指和手掌环绕胸廓
频率（次/分）	100~120	100~120	100~120
按压与通气的比例	30:2（1~2 个施救者）	30:2（1 个施救者）15:2（2 个施救者）	30:2（1 个施救者）15:2（2 个施救者）

- **气道/呼吸**
  - ◆ 保证气道通畅，给予氧气支持
  - ◆ 建立高级气道
    - ★ 建立气道时尽量缩短打断胸外按压的间歇时间
    - ★ 持续监测二氧化碳波形以确认气管导管的位置
    - ★ 建立气道后，2 个施救者应继续胸外按压
- **建立血管通路**
  - ◆ 静脉通路：外周或中心静脉通路（应在初始就快速建立，但可能会打断 CPR）
  - ◆ 骨髓通路：如果静脉通路不好建立，骨髓通路是安全的
  - ◆ 气管通路：不是最佳选择，是静脉或骨髓通路不好建立时的最后选择
    - ★ 剂量：2 ~ 2.5 倍标准静脉剂量用 5 ~ 10 ml 生理盐水稀释
    - ★ 气管内给药：利多卡因、阿托品、肾上腺素、垂体后叶素、纳洛酮
- **除颤**
  - ◆ 判断患者是可除颤心律后立即除颤
    - ★ 双相波初始能量为 120 ~ 200 J；单向波为 360 J；儿童（1 ~ 8 岁）为 2 J/kg
- **鉴别诊断**：在复苏的同时建立诊断和治疗

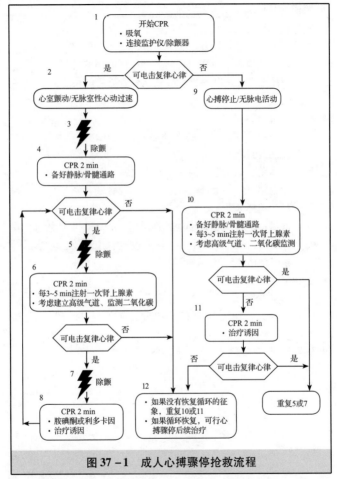

图 37 - 1 成人心搏骤停抢救流程

（引自 *Circulation* 2018；138：e740 - 9/ⓒ 2018 American Heart Association, Inc.）

成人用药剂量			
药物	**适应证**	**静脉剂量**	**气管内剂量**
腺苷	室上性心动过速	6 mg, 追加 12 mg	
胺碘酮	室上性心动过速, 室性心动过速/心室颤动, 心房颤动/心房扑动	10 min 内 150 mg, 之后 1 mg/min	
	无脉性室性心动过速/心室颤动	300 mg, 追加 150 mg	
阿托品	心动过缓	0.5 mg q3~5 min, 最大剂量 3 mg	< 0.5 mg 反而会导致心动过缓
钙剂	低钙血症, 高钾血症, 高镁血症	氯化钙: 5~10 mg/kg 葡萄糖酸钙: 12~30 mg/kg	
地尔硫䓬	心房颤动伴心室重复反应, 折返性心动过速	0.25 mg/kg 静脉推注, 追加 0.35 mg/kg; 5~15 mg/h 输注	
多巴酚丁胺	收缩性心力衰竭	2~20 μg/(kg·min)	
多巴胺	少尿	1~5 μg/(kg·min)	
	低血压、慢性心力衰竭, 心动过缓	2~10 μg/(kg·min)	

续表

成人用药剂量			
药物	适应证	静脉剂量	气管内剂量
肾上腺素	无脉性室性心动过速/心室颤动,心搏停止	1 mg q3~5 min	2~2.5 mg
	低血压、心动过缓	0.1~1 μg/(kg·min)	
	支气管痉挛、过敏	0.1~0.25 mg	
葡萄糖/右旋糖酐	低血糖	25~50 g	
利多卡因	难治性室性心动过速、PVC	1~1.5 mg/kg 静脉注射,追加 0.5~0.75 mg/kg q5~10 min,最大剂量 3 mg/kg;15~50 μg/(kg·min) 静脉输注	(2~2.5)×静脉给药量
镁剂	低镁血症,尖端扭转型室性心动过速	1~2 g	
纳洛酮	麻醉药物过量	0.4~2 mg,每2~3 min按需追加 0.2 mg	尽量不选取该方式,支持数据较少
普鲁卡因胺	房性或室性心律失常	负荷剂量:20 mg/min直至中毒剂量或17 mg/kg 维持剂量:1~4 mg/min	

续表

成人用药剂量			
药物	适应证	静脉剂量	气管内剂量
碳酸氢钠	心搏骤停	1 mEq/kg（建立通气后）（根据动脉血气结果）	
	代谢性酸中毒	基础缺失 × 体重（kg）× 0.2	
垂体后叶素	无脉性室性心动过速/心室颤动	40 U × 单次剂量	(2~2.5) × 静脉剂量
维拉帕米	室上性心动过速、心房颤动/心房扑动、预激综合征	2 min 内 2.5~5 mg，追加 5~10 mg，总最大剂量 20 mg	
异丙肾上腺素	心动过缓	2~10 μg/min	

ACLS 处理流程 （图 37 - 2、37 - 3）

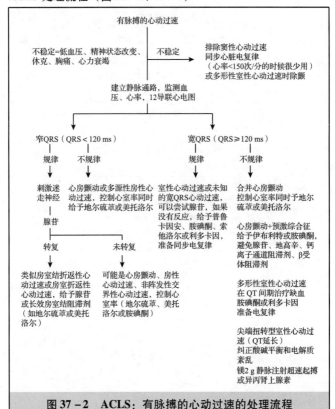

图 37 - 2 ACLS：有脉搏的心动过速的处理流程

（引自 Sabatine MS. *Pocket Medicine*. 7th ed. Philadelphia, PA: Wolters Kluwer; 2020.）

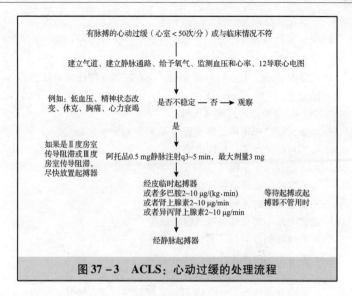

图 37-3　ACLS：心动过缓的处理流程

儿童加强生命支持（PALS）

- 儿童复苏实施的对象为 1 岁至青春期前的儿童

识别是否需要 CPR

- 突发心搏骤停
  - 在儿童群体中并不常见
- 大多数危急情况的诱因是窒息，而不是心血管事件；因此仍须遵循 ABC 流程
  - 通常出现心搏骤停和心动过缓
  - 心室颤动和无脉电活动并不常见
    - 心律失常可能突然表现为有人目击的昏倒
- 如无人目击心搏骤停，可立即开始基础生命支持，然后拿来

自动体外除颤器（首先进行 CPR）

- 如有人目击心搏骤停，尽快开始除颤，然后进行 CPR（首先进行除颤）
- 对婴儿（小于 1 岁）群体来说，没有证据支持或反对除颤器的使用

心室颤动/室性心动过速（无脉）

- **儿童无脉心搏骤停处理流程**（图 37-4）
  - ◆ 尽可能减少胸外按压的间歇
  - ◆ 除颤后每 5 个循环（2 min）判断心律
    - ★ 气道建立后迅速开始 CPR
  - ◆ 在复苏同时进行病因诊断和治疗
- **儿童无脉心搏骤停处理流程的顺序**
  - ◆ 获取除颤器后启动基础生命支持
  - ◆ 如果出现可除颤心律，开始除颤
    - ★ 首次使用 2 J/kg，后续可使用 4 J/kg 能量尝试
    - ★ 除颤电极片：>10 kg 的幼儿可以使用成人型号，<10 kg 的幼儿使用婴儿型号
    - ★ 将最大的除颤电极片贴于胸前，推荐两电极片距离为 3 cm
  - ◆ 完成 1 次除颤后，立即恢复胸外按压
    - ★ 除颤前的 CPR 可提升除颤的成功率
  - ◆ 5 个 CPR 循环后（2 min），检查心律
  - ◆ 如果可除颤心律出现，立即除颤（4 J/kg）并立即恢复胸外按压
  - ◆ 5 个循环后检查心律并在按压的同时给予肾上腺素，同时给除颤器充电
    - ★ 持续的胸外按压比给药更重要
    - ★ 每 3~5 min 给予一次标准剂量肾上腺素（0.01 mg/kg）
  - ◆ 除颤后，再次开始 5 个 CPR 循环

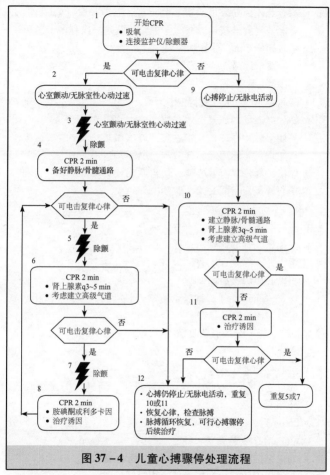

图 37 - 4　儿童心搏骤停处理流程

（引自 Caen Ar, Berg MD, Chameides L. Part 12: Pediatric Advanced Life Support 2015. American heart Association Guidelines Update for cardiopulmonary resuscitation and Emergency cardiovascular care. *Circulation*. 2015; 132 [suppl 2]: S526 - S542.)

- ◆ 检查心律，如果可除颤心律出现，立即除颤（4 J/kg）并立即恢复胸外按压，同时考虑给予胺碘酮或利多卡因
  - ★ 胺碘酮 5 mg/kg 静脉注射
  - ★ 利多卡因 1 mg/kg 静脉注射
- ◆ 用镁治疗尖端扭转型室性心动过速
- ◆ 镁 25 ~ 50 mg/kg 静脉注射
- ◆ 如果患者已经恢复有效心律，检查脉搏
  - ★ 如果脉搏存在，开始后续支持治疗
  - ★ 如果没有脉搏或脉搏微弱，继续 CPR
- ◆ 如果已经恢复有效心律，但再次出现可除颤心律，除颤前予心外按压，同时给予胺碘酮

心搏骤停和无脉电活动

- 相同的诱因及治疗
- 可与儿童无脉心搏骤停处理流程合并
- 儿童心搏骤停处理流程
  - ◆ 明确心律后，启动 CPR
  - ◆ 每 3 ~ 5 min 给予一次肾上腺素，尽可能缩短胸外按压间歇
  - ◆ 根据诱因诊断和治疗

伴有心肺功能不全的心动过缓

- 给予支持治疗：给予氧气，充分通气
- 评估心率和灌注
  - ◆ 如果心率低于 60 次/分，灌注低下，通气后仍无法改善，开始 CPR
  - ◆ 2 min 后如果症状仍然存在，考虑药物（肾上腺素、阿托品）治疗或经胸壁、经静脉起搏
  - ◆ 如果情况稳定，可予后续支持治疗并观察
  - ◆ 如果仍无脉搏，根据无脉流程继续抢救

伴有心肺功能不全的心动过速

- 给予支持治疗并供氧
- 评估心律及 QRS 情况

- ◆ 窄 QRS 波心动过速（0.09 s）
  - ★ 窦房结
    - · 诊断并治疗病因
- ◆ 室上性心动过速（SVT）
  - ★ 刺激迷走神经
  - ★ 腺苷
  - ★ 同步心脏电复律（0.5~1 J/kg，重复 2 J/kg）
  - ★ 胺碘酮或普鲁卡因胺（如果对上述治疗没有反应）
  - ★ 考虑心脏科会诊
- ◆ 宽 QRS 波心动过速（>0.6 s）
  - ★ 室性心动过速（VT）
    - · 腺苷（一定要区分窄 QRS 波与宽 QRS 波）→仅能用于稳定的单源、规律 QRS 波
    - · 同步心脏电复律（同上）
    - · 胺碘酮或普鲁卡因胺
    - · 考虑心脏科会诊

急性冠脉综合征（图 37 - 5）

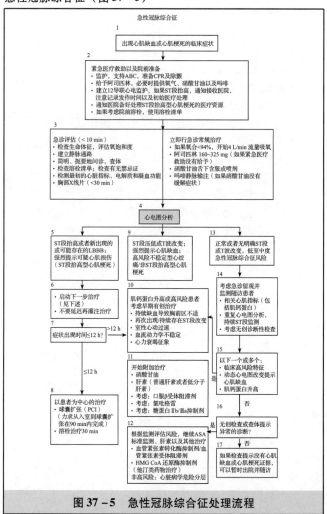

图 37 - 5 急性冠脉综合征处理流程

（引自 Neumar RW, Otto CW, Link MS, et al. 2010. American heart Association guidelines for cardiopulmonary resuscitation and emergency cardiovascular science. Part 8. Adult advanced cardiovascular life support. *Circulation*. 2010；122：S729 - S767.）

血管通路建立/给药途径

- 静脉通路
  - ◆ 首选
- 骨髓通路
  - ◆ 在静脉通路无法建立时是安全有效的
  - ◆ 起效时间与静脉通路类似
  - ◆ 心搏骤停时，如静脉通路无法建立，建议通过该途径给药
- 气管内通路
  - ◆ 如果无法建立其他给药通路，可以使用
  - ◆ 可以通过气管插管给予的药物
    - ★ 利多卡因
    - ★ 阿托品
    - ★ 肾上腺素
    - ★ 纳洛酮（只有少量案例证据支持）
- 推荐剂量：2.5 标准剂量，混合 5 ml 生理盐水随着 5 次通气给药
  - ◆ 最佳剂量未知
    - ★ 气管导管型号：1~8 岁 =（年龄 +4）/ 4

儿童用药剂量			
药物	适应证	静脉剂量	气管内剂量
环磷腺苷	SVT	0.1 mg/kg，追加 0.2 mg/kg（最大剂量 12 mg）	

续表

儿童用药剂量			
药物	适应证	静脉剂量	气管内剂量
胺碘酮	无脉 VF/VT	5 mg/kg；追加至 15 mg/kg 或 300 mg	
阿托品	心动过缓	0.02 mg/kg q5 min，幼儿最大剂量 1 mg，青少年最大剂量 2 mg（注意：< 0.1 mg 可能导致矛盾性心动过缓）	0.04 ~ 0.06 mg/kg
氯化钙	低钙血症 高钾血症 高镁血症	20 mg/kg 最大单次剂量：2 g	
多巴酚丁胺	收缩性心力衰竭	2.5 ~ 15 μg/(kg·min)	
多巴胺	低血压	1 ~ 20 μg/(kg·min)	
肾上腺素	心搏停止	0.01 mg/kg（0.1 ml/kg 1:10 000）q3 ~ 5 min，最大剂量 1 mg	0.1 mg/kg（0.1 ml/kg 1:1000）1 ~ 2 ml，最大剂量 10 mg
	低血压	0.1 ~ 1 μg/(kg·min)	
	过敏	0.01 mg/kg q20 min	
葡萄糖/右旋糖酐	低血糖	0.5 ~ 1 g/kg	
利多卡因	难治性 VT	1 mg/kg，最大剂量 100 mg	2 ~ 3 mg/kg
	室性期前收缩	20 ~ 50 μg/(kg·min) 静脉输注	

续表

儿童用药剂量			
药物	适应证	静脉剂量	气管内剂量
镁	低镁血症，尖端扭转型室性心动过速	25 ~ 50 mg/kg（10 ~ 20 min内），最大剂量 2 g	
纳洛酮	麻醉药物过量	完全逆转：<5 岁或者 <20 kg，0.1 mg/kg；≥5 岁或 >20 kg，2 mg	尽量不选取该方式，支持数据较少
普鲁卡因胺	房性或室性心律失常	15 mg/kg	
碳酸氢钠	心搏骤停	1 mEq/kg（建立通气后）	
	代谢性酸中毒	基础缺失 × 体重（kg）×0.3	
维拉帕米	SVT	<1 岁：0.1 ~ 0.2 mg/kg（在 2 min 内）q30 min 1 ~ 15 岁：0.1 ~ 0.3 mg/kg，最大剂量 5 mg，隔 15 min 追加，最大剂量 10 mg	

第38章　常用语

Manuel Cavazos、Jesse M. Ehrenfeld

概述

术前评估
你叫什么名字?
你今天要做什么手术?
哪里不舒服?
你多大年纪了?
你体重是多少?
你怀孕了吗?
你对什么东西过敏吗?
你有什么长期吃的药物吗?
是否住过院?
你以前是否做过手术?
你有心脏相关的问题吗?
你有过胸痛病史吗?
你有过心脏事件吗?
你能快速爬两层楼梯吗?
你有肺相关的疾病吗?
你有哮喘病史吗?
你走路时是否感觉气短?
你有反酸、烧心的症状吗?
你有恶心的症状吗?
你呕吐过吗? 上次呕吐是什么时候?

续表

术前评估
你有糖尿病吗?
你有肾脏相关的疾病吗?
有人跟你说过你很难进行气管插管吗?
你曾在麻醉中遇到过什么问题吗?
你的家人曾在麻醉中遇到过什么问题吗?
你上一次吃饭、喝水是什么时候?
关于今天的麻醉你还有什么想要咨询的吗?

体格检查
请张开嘴
你可以自由活动你的颈椎吗?
请活动一下脚趾
请握一下我的手
大口深呼吸

诱导
你能自己移到手术床上来吗?
如果需要,我们可以帮助你
别担心
深呼吸
你可以通过这个面罩正常呼吸,提供给你的仅仅是氧气
你可能觉得输液的手有点刺痛,别紧张
你现在可能觉得有点困了

续表

诱导
你可能会觉得有东西压在你的脖子上
一切都很好
我们会照顾好你的

苏醒
睁开眼睛
深呼吸
抓住我的左手/右手
你觉得痛吗？哪里痛？
手术已经结束了
你还在手术室内
我们正准备把你送到恢复室

心脏循环系统

心输出量（CO）

氧耗（L/min）= CO（L/min）× 动静脉（arteriovenous，AV）氧浓度差

CO = 氧耗/AV 氧浓度差

- 氧耗是必须计算的［可以通过体重/125 ml/（min·m²）估算，但并不精确］

AV 氧浓度差 = Hb（g/dL）×10（dL/L）×1.36（ml O_2/g Hb）×（SaO_2 – SvO_2）

- SaO_2 可以通过动脉血样本来测量（一般 93% ~ 98%）
- SvO_2（混合静脉氧）可以通过右心房（RA）、右心室（RV）或肺动脉（PA，假设没有分流）来测量（正常约为 75%）

$$CO（L/min）= \frac{氧耗}{Hb（g/dL）×13.6×（SaO_2 × SvO_2）}$$

分流

$$Q_p = \frac{氧耗}{肺静脉氧饱和度 – 肺动脉氧饱和度}$$

（如果没有右向左分流，肺静脉氧饱和度 ≈ SaO_2）

$$Q_s = \frac{氧耗}{SaO_2 – 混合静脉氧饱和度}$$

（MVO_2 无限接近左侧 ≈ 右侧分流）

$$\frac{Q_p}{Q_s} = \frac{SaO_2 – MVO_2 \ sat}{PVO_2 \ sat – PA \ O_2 \ sat} ≈ \frac{SaO_2 – MVO_2 \ sat}{SaO_2 – PA \ O_2 \ sat}$$

（如果只有左向右而没有右向左分流）

瓣膜面积

- Gorlin 公式

$$瓣膜面积 = \frac{CO/(DEP \text{ 或 } SEP) \times HR}{44.3 \times 常数 \times \sqrt{\Delta p}}$$

（常数 = 主动脉瓣为 1，二尖瓣为 0.85）

- Hakki 公式

$$瓣膜面积 = \frac{CO}{\sqrt{\Delta P}}$$

冠状动脉解剖（图 A-1）

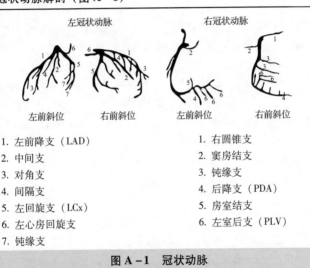

左冠状动脉　　　　　　　右冠状动脉

左前斜位　　右前斜位　　左前斜位　　右前斜位

1. 左前降支（LAD）
2. 中间支
3. 对角支
4. 间隔支
5. 左回旋支（LCx）
6. 左心房回旋支
7. 钝缘支

1. 右圆锥支
2. 窦房结支
3. 钝缘支
4. 后降支（PDA）
5. 房室结支
6. 左室后支（PLV）

图 A-1　冠状动脉

（引自 Grossman WG. *Cardiac Catheterization and Angiography*. 4th ed. Philadelphia, PA：Lea&Febiger, 1991.）

呼吸系统

- **死腔** = 通气但无灌注的肺单位
- **肺内分流** = 有灌注但无通气的肺单位

- **肺泡气体公式：**

$$P_A O_2 = \left[F_1 O_2 \times (760 - 47) \right] - \frac{P_a CO_2}{R} \quad (R \approx 0.8)$$

$$P_A O_2 = 150 \frac{P_a CO_2}{0.8} \quad (吸入空气氧浓度)$$

- **肺泡动脉（A – a）血氧梯度** = $P_A O_2 - P_a O_2$ [正常肺泡动脉血氧梯度 ≈ 4 + （年龄/4）]
- **每分钟通气量（VE）** = 潮气量（V_T）× 呼吸频率（RR）（正常 4 ~ 6 L/min）
- **潮气量（V_T）** = 肺泡腔（V_A）+ 死腔（V_D）
- 潮气量的一部分是死腔通气

$$\left\{ \frac{V_D}{V_T} \right\} = \frac{P_a CO_2 - P_{呼气} CO_2}{P_a CO_2}$$

$$P_a CO_2 = k \times \frac{CO_2 \text{ 产生总量}}{\text{肺泡通气}} = k \times \frac{\dot{V}_{CO_2}}{RR \times V_T \times \left(1 - \frac{V_D}{V_T} \right)}$$

泌尿系统

- **阴离子间隙（anion gap, AG）** = Na – (Cl + HCO₃)（正常 = [alb] × 2.5；一般为 12 ± 2 mEq）
- **ΔΔ** = [ΔAG（例如，计算的 AG – 预期 AG）/ΔHCO₃（例如，24 – 测量的 HCO₃）]
- **尿阴离子间隙（urine anion gap, UAG）** = (U_{Na} + U_K) – U_{Cl}

  计算渗透压 = $(2 \times Na) + \left(\frac{glc}{18} \right) + \left(\frac{BUN}{2.8} \right) + \left(\frac{EtOH}{4.6} \right)$

- **渗透压间隙（osmolal gap, OG）** = 测量的渗透压 – 计算的渗透压（一般小于 10）

  估算的肌酐清除率 = $\dfrac{[140 - 年龄（岁）] \times 体重（kg）}{血清肌酐（mg/dL）\times 72} \times$

0.85（女性）

$$Na\ 的泌过分数\ (FE_{Na},\%) = \left[\frac{\dfrac{U_{Na}\ (mEq/L)}{P_{Na}\ (Eq/L)} \times 100\%}{\dfrac{U_{Cr}\ (mg/ml)}{P_{Cr}\ (mg/dL)} \times 100\% (ml/dL)}\right]$$

$$= \frac{U_{Na}}{P_{Na}} \bigg/ \frac{U_{Cr}}{P_{Cr}}$$

- **高血糖时的血 Na 纠正**

  所有患者均可以估算：纠正 Na = 测量的 Na +

  $$\left[2.4 \times \frac{(计算的\ glc - 100)}{100}\right]$$

  ◆ 但是，Na 离子的改变仍取决于血糖（*Am J Med* 1999；106：399）

  ◆ 血糖范围在 100 ~ 440 mg/dL 时，每升高 100 mg/dL，ΔNa 为 1.6 mEq

  ◆ 血糖范围超过 440 mg/dL 时，每升高 100 mg/dl，ΔNa 为 4 mEq

- **体液总量**（TBW）= 0.60 × IBW［× 0.85（如果是女性）× 0.85（如果是老年人）］

  $$游离水缺失 = TBW \times \left(\frac{[Na]_{血清} - 140}{140}\right)$$

  $$\approx \left(\frac{[Na]_{血清} - 140}{3}\right)（体重为 70\ kg 的患者）$$

  跨小管血钾梯度差（transtubular postassium gradient，TTKG）

  $$= \frac{U_K}{P_K} \bigg/ \frac{U_{Osm}}{P_{Osm}}$$

血液系统

肝素治疗血栓栓塞	
80 U/kg 推注 18 U/(kg·h)	
PTT	**调整**
<40	推注 5000 U，上升速度 300 U/h
40~49	推注 3000 U，上升速度 200 U/h
50~59	上升速度 100 U/h
60~85	无改变
86~95	下降速度 100 U/h
96~120	维持 30 min，下降速度 150 U/h
>120	维持 60 min，下降速度 200 U/h

注：引自 *Circulation*，2001；103：2994.

肝素治疗急性冠脉综合征	
ST 段抬高型心肌梗死纤溶治疗 60 U/kg 推注（最大剂量 4000 U） 12 U/(kg·h)（最大剂量 1000 U/h）	
不稳定型心绞痛/非 ST 段抬高型心肌梗死 60~75 U/kg 推注（最大剂量 5000 U） 12~15 U/kg/h（最大剂量 1000U/h）	
PTT	**调整**
<40	推注 3000 U，上升速度 100 U/h
40~49	上升速度 50 U/h
50~70	无改变
71~85	下降速度 50 U/h
86~100	维持 30 min，下降速度 100 U/h
101~150	维持 60 min，下降速度 150 U/h
>150	维持 60 min，下降速度 300 U/h

- 每次调整计量后，每 6 h 复查一次 PTT（肝素半衰期为 90 min）
- 治疗期间每天复查 PTT 1~2 次
- 每天复查全血细胞计数（确保红细胞比容以及血小板数值稳定）

其他

IBW =［50 kg（男性）或 45.5 kg（女性）］+2.3 kg［身高超过 5 英尺（约 1.5 m）］

体表面积（body surface area，BSA）（m^2）

$$= \sqrt{\frac{身高（cm）×体重（kg）}{3600}}$$

敏感性和特异性计算

		疾病	
		出现	未出现
检测	+	a（真 +）	b（假 +）
	−	c（假 −）	d（真 −）

$$发病率 = \frac{所有患病}{所有患者} = \frac{a+b}{a+b+c+d}$$

$$敏感性 = \frac{真阳性}{所有患病} = \frac{a}{a+c}，特异性 = \frac{真阴性}{所有未患病} = \frac{d}{b+d}$$

$$阳性预测价值 = \frac{真阳性}{所有阳性} = \frac{a}{a+b}$$

$$阴性预测价值 = \frac{真阴性}{所有阴性} = \frac{d}{c+d}$$

$$精确度 = \frac{真阳性 + 真阴性}{所有患者} = \frac{a+d}{a+b+c+d}$$

$$阳性似然比 = \frac{真阳性率}{假阳性率} = \frac{Se}{1 - Sp}$$

$$阴性似然比 = \frac{假阴性率}{真阴性率} = \frac{1 - Se}{Sp}$$

$$优势比 = \frac{或然率}{1 - 或然率}, \quad 或然率 = \frac{优势比}{优势比 + 1}$$

$$再测试优势比 = 目前优势比 \times LR$$

麻醉设备检查

- 检查必须在麻醉系统符合现行标准的前提下进行，而正规的麻醉系统应当包括可升降风箱及以下监护设备：心电监护仪、脉搏监护仪、脉氧饱和度分析仪、肺活量计、气道压力监测设备，以及高低压报警设备
- 备用的通气设备是完好、有功能的
- 高压系统
  - 检查氧气瓶氧供 *
  - 检查中心管道氧供 *
- 低压系统
  - 检查低压系统的初始状态 *
  - 检查低压系统是否漏气 *
  - 打开机器开关以及其他电力设备 *
  - 检查流量仪 *
- 调节和检查回收系统 *
- 呼吸环路系统
  - 校准氧气监测仪 *
  - 检查呼吸环路系统的初始状态
  - 检查呼吸环路是否漏气
- 检查手动通气和机械通气系统以及单向阀门
- 检查、校准以及设定所有监护仪的报警限制
- 检查机器的最终状态
  - 挥发罐已关闭 *
  - APL 阀打开
  - 转换器调到手控模式
  - 所有流量仪归零

- ♦ 患者的吸引装置准备合适
- ♦ 呼吸系统可以使用

*提示：如果麻醉机已经在一台麻醉手术中成功使用，以上星号的步骤不用再次重复

麻醉前手术室准备："SOAP M"

S：吸引器（Suction）

- 确认负压吸引器打开并与过滤桶连接牢靠，保证足够的气流

O：氧气（Oxygen）

- 检查壁氧连接完好，并确保供氧管道压力在 $50 \sim 55$ Pa
- 检查麻醉机后面的备用氧气瓶有足够氧气（>1000 Pa）
- 校准氧气传感器
- 确保气囊 – 活瓣 – 面罩装置随手可得

A：气道（Airway）

- 检查喉镜和手柄
- 选择合适型号的气管导管，检查套囊有无漏气，并确保有气管导管管芯
- 备好备用喉罩
- 口咽通气道、牙垫、胶带
- 听诊器

P：药物（Pharmacy）

- 准备好麻醉所需药物（包括镇静药、诱导药物、肌肉松弛药）
- 备好抢救药物（肾上腺素、阿托品、琥珀胆碱）
- 确保蒸发罐已充满
- 备好合适的抗生素
- 准备好可用的药物输液泵并设置好合适的泵速

M：机器/监护仪（Machine / Monitors）

- 检查麻醉机（见上一部分）

- 检查监护仪：合适型号的血压袖带；可以使用的脉氧饱和度分析仪；心电监护仪以及电极片；神经刺激仪
- 保温设备及输液加温器；根据情况准备好有创动脉血压监测、中心静脉压监测、肺动脉压监测以及脑电图监测设备

附录 C　恶性高热的治疗

诊断及相关问题

恶性高热的症状

- 呼气末二氧化碳升高
- 躯干或全身强直，咬肌痉挛，牙关紧闭
- 心动过速/呼吸急促
- 合并呼吸性酸中毒和代谢性酸中毒
- 体温升高（一般最后才出现）
- 肌红蛋白尿

在年轻患者中突发未预料的心搏骤停

- 推测存在高钾血症并启动治疗
- 监测肌酸激酶（CK）、肌红蛋白、动脉血气，直到恢复正常
- 考虑丹曲林治疗
- 通常继发于罕见的肌肉骨骼疾病（例如肌营养不良）
- 复苏抢救较困难且需要较长时间

使用琥珀胆碱后的咬肌痉挛和牙关紧闭

- 是很多恶性高热患者的早期症状
- 当四肢肌肉出现僵直时，立即开始丹曲林治疗
- 当急诊手术时，可以继续使用不会诱发恶性高热的药物，密切监护和评估
- 立即检测 CK 数值，且每 6 h 重复一次，直到恢复正常。观察有无尿色加深或酱油色尿，如果出现，立即采样检测肌红蛋白

急性期的处理

- 呼救，迅速获取丹曲林，通知外科医生
  - ◆ 停止吸入麻醉药以及琥珀胆碱的使用
  - ◆ 100% 纯氧高流量通气，10 L/min 或以上

- ◆ 立即停止手术，如果是急诊手术，可以继续使用不会诱发恶性高热的药物
- ◆ 不要浪费时间更换环路和 CO_2 吸收系统
- 丹曲林
  - ◆ 新剂型：利阿诺定（Ryanodex）
    - ★ 混合 250 毫克/安瓿的丹曲林和 5 ml 灭菌水（不是生理盐水）
    - ★ 静脉推注，2.5 mg/kg
    - ★ 可根据需要追加，最大剂量为 10 mg/kg
  - ◆ 传统剂型：Dantrium/Revonto（丹曲林钠）
    - ★ 混合 20 毫克/安瓿的丹曲林和 60 ml 灭菌水（不是生理盐水）
    - ★ 静脉推注，每 5 min 静脉注射一次（2.5 mg/kg）直至症状缓解
    - ★ 持续输注至最大剂量 10 mg/kg
- 碳酸氢盐治疗酸中毒
  - ◆ 血气分析结果暂时不可获取时：1~2 mEq/kg
- 降温：如果患者核心体温高于 39 ℃，降温，灌洗体腔、胃、膀胱、直肠。体表冰敷，静脉注射冷生理盐水。核心体温小于 38 ℃时停止降温，并防止温度低于 36 ℃
- 心律失常通常出现于高钾血症以及酸中毒的治疗时
  - ◆ 使用常规的治疗心律失常的药物，避免使用钙离子通道阻滞剂，因为其与丹曲林一起使用会诱发高钾血症或心搏骤停
- 高钾血症的治疗：过度换气、碳酸氢盐、葡萄糖/胰岛素、钙等
  - ◆ 碳酸氢盐：1~2 mEq/kg 静脉注射
  - ◆ 胰岛素：对于儿童，胰岛素 0.1 U/kg 混合 1 ml/kg 50% 葡萄糖溶液静脉注射；对于成人，常规 10 U 胰岛素混合 50 ml 50% 葡萄糖溶液静脉注射

- ◆ 对致命性高钾血症可使用氯化钙 10 mg/kg 或者葡萄糖酸钙 10 ~ 50 mg/kg
  - ◆ 每小时监测一次血糖水平
- 持续监测呼气末二氧化碳、电解质、血气、CK、核心温度、尿量及其颜色、凝血功能。如果 CK 或（和）血钾短时间内迅速升高或者尿量减至少于 0.5 ml/(kg·h)，给予利尿药使尿量大于 1 ml/(kg·h)，并给予碳酸氢盐碱化尿液，避免肌红蛋白尿导致肾衰竭
  - ◆ 静脉（例如股静脉）血气对于高代谢状态的评估价值优于动脉血气
  - ◆ 必要时行中心静脉压或者肺动脉压监测，并记录每分钟通气量
  - ◆ 置入导尿管，进行尿量监测

急性后期

- 患者在 ICU 观察至少 24 h，以避免再次复发
- 静脉推注丹曲林（1 mg/kg q4 ~ 6 h 或者持续泵注至少 24 h [0.25 mg/(kg·d)]）
- 监测重要脏器以及上述实验室检查
  - ◆ 出现临床症状改变时，监测动脉血气
  - ◆ 每 8 ~ 12 h 监测一次 CK；如数值呈下降趋势，可延长监测间隔时间
- 监测尿肌红蛋白，早期开始治疗，以预防肌红蛋白沉淀、堵塞肾小管从而导致肾衰竭。CK 水平高于 10 000 IU/L 可能是横纹肌溶解以及肌红蛋白尿的假性征象。可根据 ICU 诊疗规划治疗急性横纹肌溶解以及肌红蛋白尿 [利尿并水化尿液，使尿量达到 2 ml/(kg·h) 以上，同时静脉输注碳酸氢钠以碱化尿液，并密切监测尿及血浆 pH]
- 建议患者及其家庭成员对恶性高热提高关注度并提高警惕